青岛放射学史志

1902—2022年

主　编 ◎ 徐文坚 刘红光 冯卫华 郝大鹏

科学技术文献出版社
SCIENTIFIC AND TECHNICAL DOCUMENTATION PRESS
·北京·

图书在版编目（CIP）数据

青岛放射学史志：1902—2022年 / 徐文坚等主编 .—北京：科学技术文献出版社，2023.6
ISBN 978-7-5235-0283-9

Ⅰ .①青… Ⅱ .①徐… Ⅲ .①放射医学—医学史—青岛—1902-2022 Ⅳ .① R81-092

中国国家版本馆 CIP 数据核字（2023）第 098669 号

青岛放射学史志 1902—2022 年

策划编辑：张　蓉　　责任编辑：张　蓉　危文慧　　责任校对：王瑞瑞　　责任出版：张志平

出 版 者　科学技术文献出版社
地　　址　北京市复兴路15号　邮编 100038
编 务 部　（010）58882938，58882087（传真）
发 行 部　（010）58882868，58882870（传真）
邮 购 部　（010）58882873
官方网址　www.stdp.com.cn
发 行 者　科学技术文献出版社发行　全国各地新华书店经销
印 刷 者　北京地大彩印有限公司
版　　次　2023 年 6 月第 1 版　2023 年 6 月第 1 次印刷
开　　本　787 × 1092　1/16
字　　数　406千
印　　张　19.5
书　　号　ISBN 978-7-5235-0283-9
定　　价　189.00元

谨以此史志纪念

青岛市放射学专业建立120周年

暨青岛市医学会放射学分会成立70周年

并献给在本领域奋斗的同仁们！

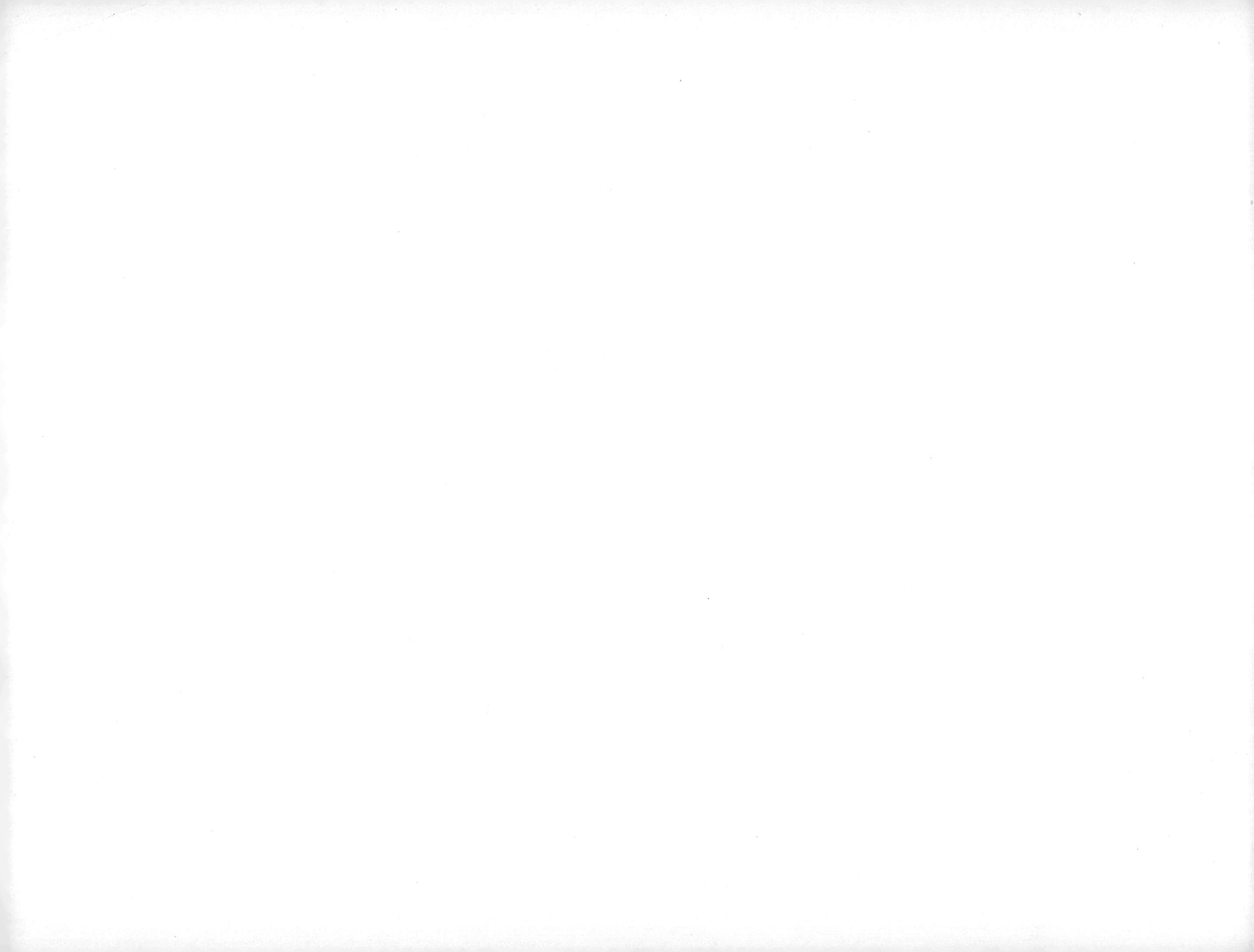

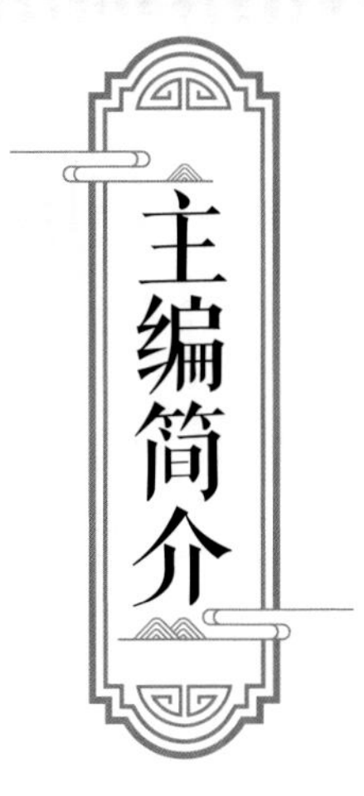
主编简介

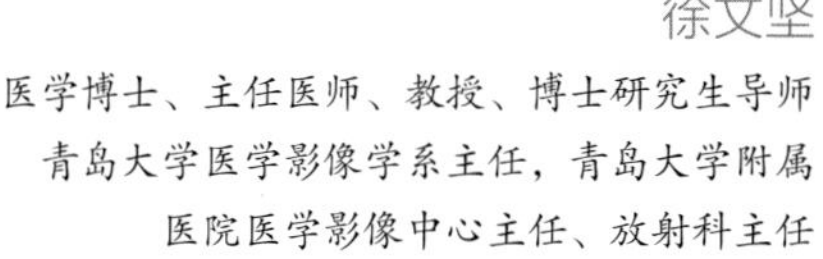
徐文坚
医学博士、主任医师、教授、博士研究生导师
青岛大学医学影像学系主任，青岛大学附属
医院医学影像中心主任、放射科主任

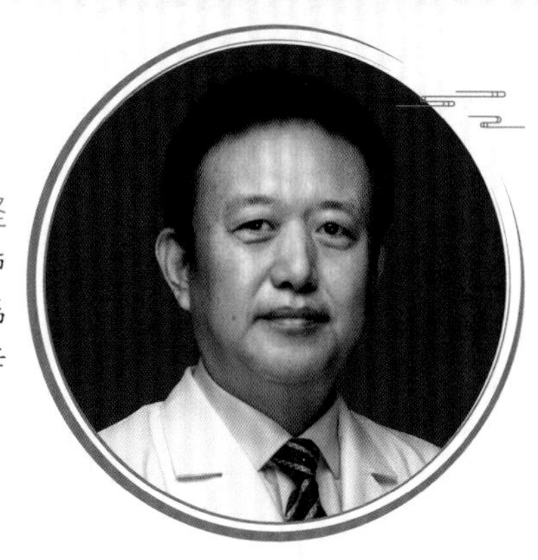

【社会任职】

曾任中华医学会放射学分会第十二至第十四届委员，第十二、第十三届全国骨关节专业学组组长；现任中国康复医学会医学影像与康复专业委员会副主任委员，中国老年医学会放射学分会常务委员，中国医师协会放射医师分会委员兼运动与创伤专业学组组长，中国医学装备协会放射影像装备分会常务委员，中国医疗保健国际交流促进会放射学分会常务委员，山东省医学会放射学分会副主任委员，青岛市医学会放射学分会主任委员，《医学影像学杂志》副主编，《中华放射学杂志》《中国临床解剖学杂志》《中国医学影像技术》《国际医学放射学杂志》《临床放射学杂志》等编委。

【专业特长】

骨关节疾病影像诊断及 CT、MR 新技术研究。

【工作经历】

1983 年 7 月至 1989 年 7 月，华山冶金医学专科学校附属医院（现河北医科大学第一医院）放射科住院医师、助教；1989 年 8 月至 1992 年 7 月，青岛医学院（现青岛大学医学院）放射学专业硕士研究生；1992 年 7 月至 1995 年 8 月，青岛大学附属医院主治医师；1995 年 8 月至 1998 年 7 月，天津医科大学医学影像学博士研究生；1998 年 7 月至 2001 年 9 月，青岛大学附属医院放射科副主任、副主任医师、副教授、硕士研究生导师；2001 年 10 月至 2003 年 2 月，德国 Ruhr 大学医院医学影像学博士后；2003 年 2 月至今，青岛大学医学影像学系主任，青岛大学附属医院医学影像中心主任、放射科主任，主任医师、教授、博士研究生导师。

【学术成果】

作为主编 / 副主编出版专著 11 部，作为主编出版全国高等学校统编教材 3 部，作为主译出版专著 3 部，参编国家卫生健康委员会和国家教育委员会高校统编教材 10 部；在国内外专业核心期刊发表科研论文 180 余篇。主持国家自然科学基金课题 2 项、省部级课题 2 项，主持科技部重大研发课题子课题 1 项。以首位或主要参与者获省级和市级科研奖励 7 项、国家科学技术进步奖二等奖 1 项（第四位）、青岛市青年科技奖 1 项。曾获青岛市著名好医生、山东省卫生系统中青年重点科技人才、山东省十佳医师、山东省优秀科主任、青岛市拔尖人才等荣誉称号。

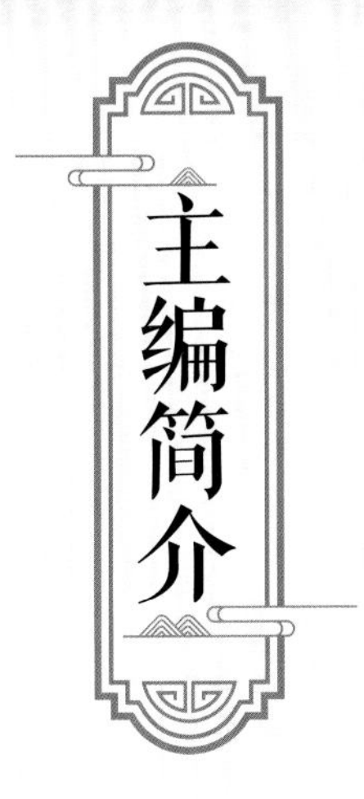

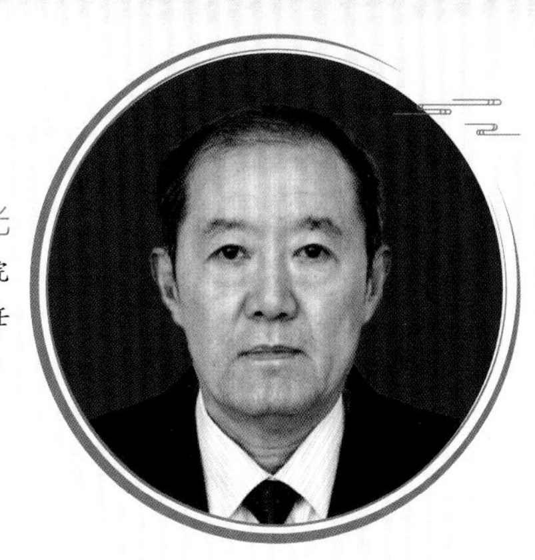

刘红光

副主任医师，青岛市西海岸新区人民医院

原放射科主任

【社会任职】

曾任青岛市医学会放射学分会委员（第八、第九届）、副主任委员（第十、第十一届）、顾问（第十二届），山东省中西医结合学会医学影像专业委员会委员（第四届），青岛市中西医结合学会医学影像专业委员会委员（第一、第二届），山东省医学影像学研究会胸部影像学专业委员会委员（第二、第三届），《实用医学影像杂志》编委（第二届至今），山东省摄影家协会会员。

【专业特长】

肌骨系统疾病及消化、呼吸系统疾病影像学诊断。

【工作经历】

1972 年参加工作，1993 年 2 月至 1998 年 7 月任胶南市人民医院（现青岛市西海岸新区人民医院）放射科副主任，1998 年 7 月至 2009 年 7 月任放射科主任。曾先后在青岛市市立医院、山东省医学影像学研究所和中国人民解放军总医院进修学习。

【学术成果】

作为主编出版医学专著4部（人民卫生出版社）、作为副主编出版专著4部（人民卫生出版社等），参编专著18部；发表专业论文43篇（第一作者）。获山东省医学科学技术奖成果推广应用奖1项，青岛市科学技术进步奖二等奖、三等奖各1项，胶南市、黄岛区科学技术进步奖一等奖4项、二等奖3项、三等奖7项。曾获胶南市专业技术拔尖人才（第三至第五届）、黄岛区优秀专业技术拔尖人才（终身）等荣誉称号。

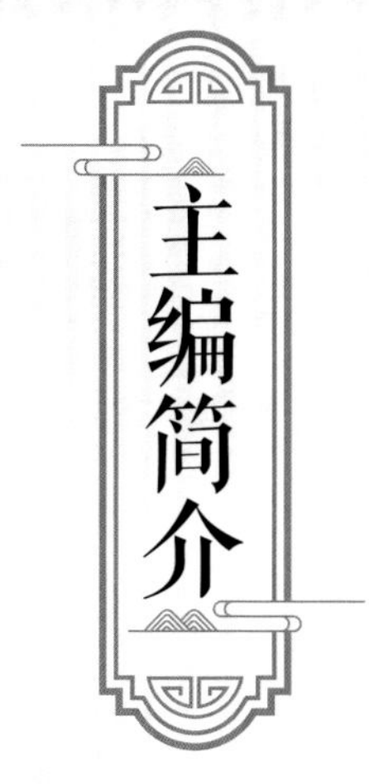

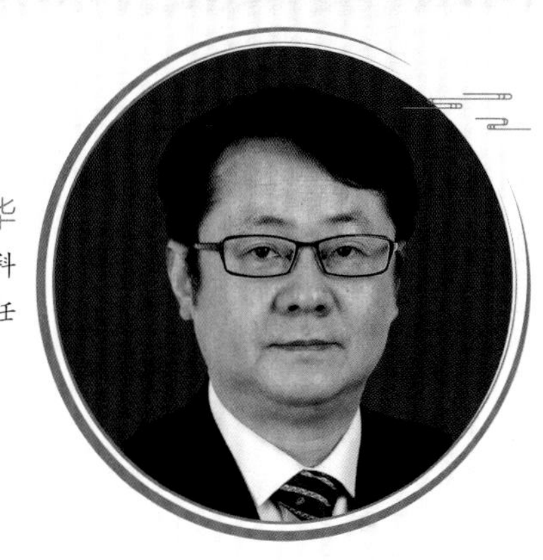

冯卫华

主任医师、教授，青岛大学附属医院放射科
副主任兼西海岸院区放射科主任

【社会任职】

现任中国医师协会放射医师分会肌骨专业学组委员，中国研究型医院协会肿瘤影像诊断学专业委员会委员，山东省医学会放射学分会副主任委员，山东省医师协会医学影像科医师分会副主任委员。

【专业特长】

主要从事肌骨疾病和神经疾病影像诊断，侧重于骨关节疾病 CT、MR 新技术研究。

【工作经历】

1987 年青岛医学院医疗系毕业留校工作至今，2001 年青岛大学医学院医学硕士毕业，2008 年晋升主任医师。2009 年德国海德堡大学访问学者，2014 年美国马里兰大学医院进修。

【学术成果】

作为主编、主译、参编者出版医学专著 10 余部；发表核心期刊论文 38 篇，SCI 收录论文 2 篇。曾获得 1989 年度、1992 年度和 1994 年度山东省科学技术进步奖（第五位）。

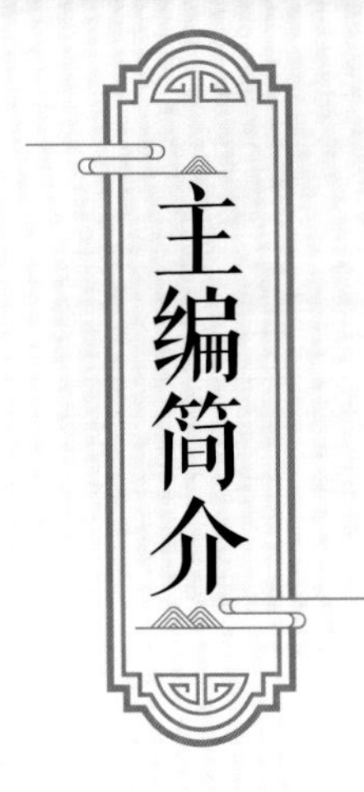

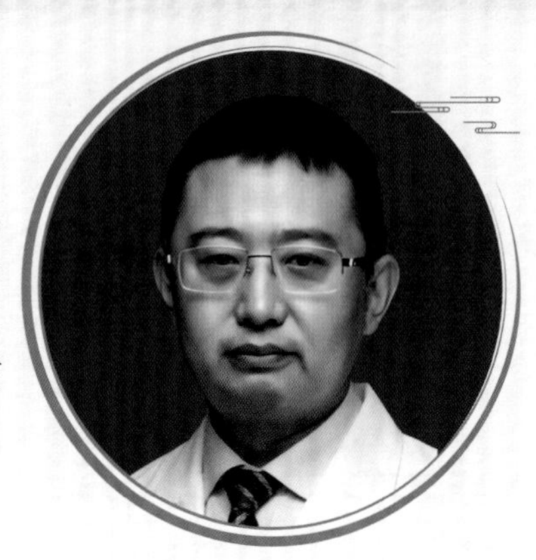

郝大鹏
医学博士、主任医师、博士研究生导师
青岛大学附属医院放射科副主任兼市南院区
放射科主任

【社会任职】

中华医学会放射学分会骨关节专业委员会委员，山东省医学会放射学分会委员，青岛市医学影像质控中心副主任，青岛市公安局法医顾问。

【专业特长】

骨关节、头颈影像诊断。

【工作经历】

1995 年 1 月至 2000 年 8 月，青岛市第三人民医院放射科住院医师；2000 年 9 月至 2003 年 7 月，青岛大学医学院影像医学与核医学专业硕士研究生；2003 年 7 月至 2007 年 8 月，青岛大学医学院附属医院放射科主治医师；2007 年 9 月至 2010 年 7 月，首都医科大学影像医学与核医学专业博士研究生；2010 年 7 月至今，青岛大学附属医院放射科副主任、主任医师。

【学术成果】

作为主译出版专著 1 部，作为副主编出版专著 1 部，参编专著 11 部；以第一作者或通信作者发表中华系列期刊论文及 SCI 收录论文 30 余篇；主持国家自然科学基金和山东省自然科学基金面上项目各 1 项。

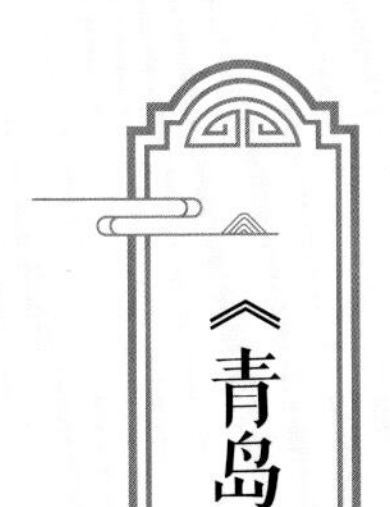

《青岛放射学史志1902—2022年》编撰委员会

主　　编：徐文坚　刘红光　冯卫华　郝大鹏

编　　委：（按姓氏笔画排序）

于龙华　于钦密　上官景俊　王　力　王　刚　王立忠　王克明　王其军　王国华　王艳丽　王晓妮　王暖林
王韶玉　邓　凯　冯　磊　冯秀栓　邢春礼　曲　申　吕奎荣　朱月莉　刘　华　刘　凯　刘　震　刘世合
刘吉华　刘学军　刘珍友　刘勇山　刘莉娜　刘增胜　衣　蕾　祁　波　孙全伟　孙其勤　孙继泽　苏国强
杜继魁　李　慧　李子祥　李志明　李美爱　李炯佾　李辉坚　杨　青　汪贯刁　宋　刚　宋修峰　张　庆
张　利　张元春　张玉光　张正福　张传玉　张洪业　张维明　邵长征　林　青　林红雨　郁万江　罗　辉
房　刚　孟祥水　赵克强　段　峰　姜春雷　聂　佩　高守乐　高远翔　崔久法　崔新建　隋庆兰　葛东泉
董　旭　韩　燕　韩迅德　谢立旗

顾　　问：（按姓氏笔画排序）

马祥兴　王宗信　李文华　李联忠　吴新彦　邱经熙　张　通　陈士宗　陈祥民　柳　澄　夏宝枢　徐爱德
曹庆选　曹来宾　路晓东

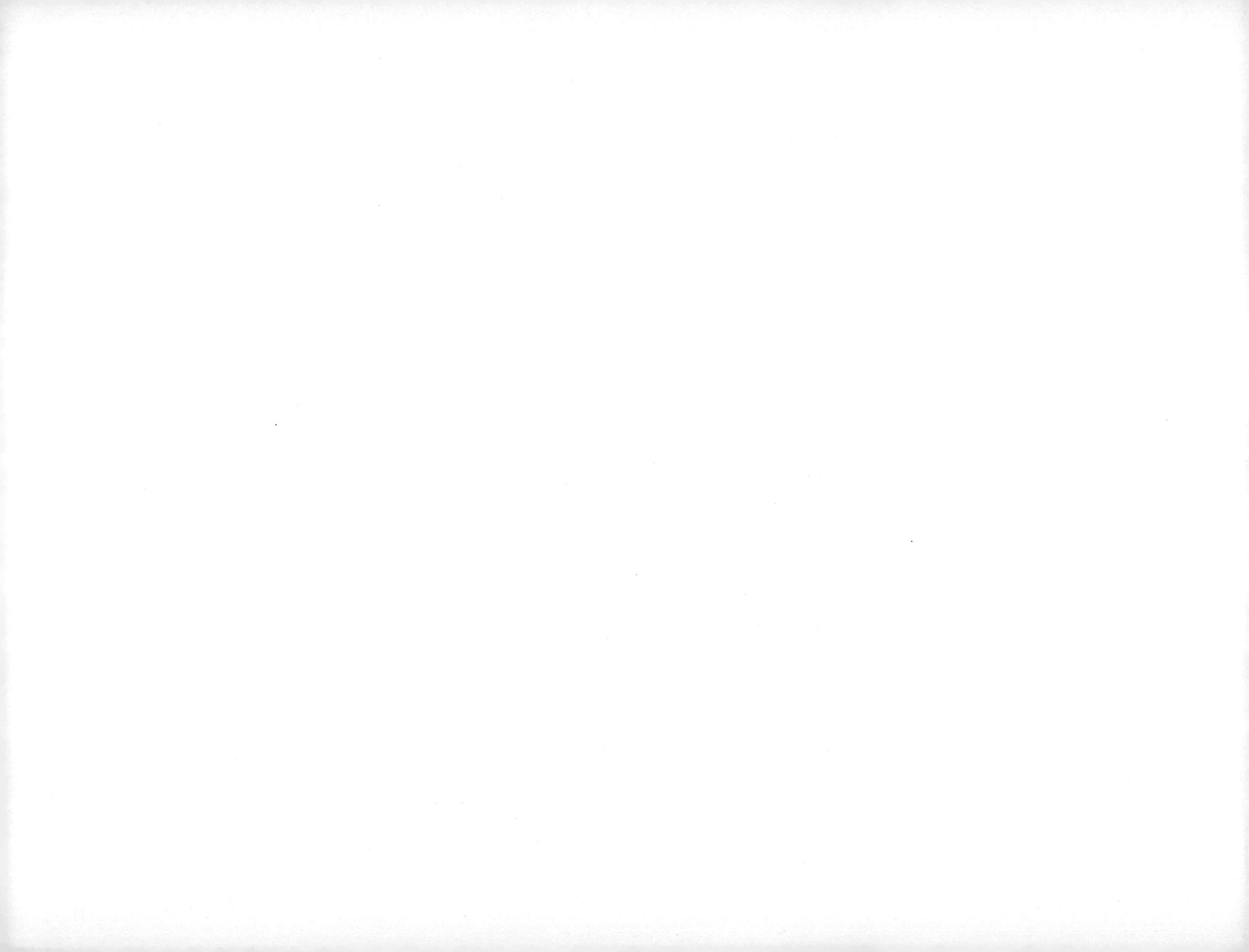

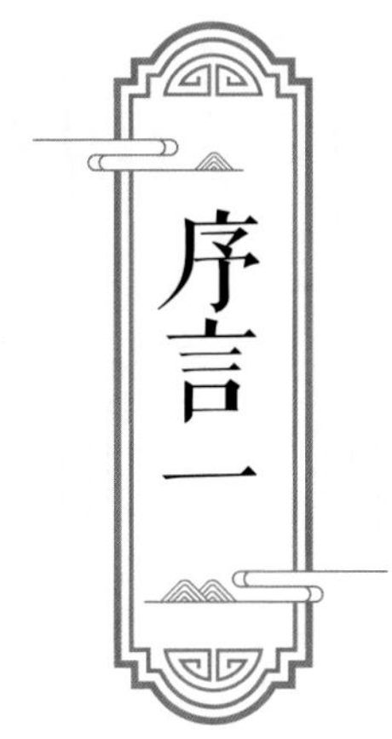

序言一

史志，古今总览。一卷在手，可览百科、明渊源、知兴替。

纵观各行各业及地方志、史，编撰续修，传承有序，深为各方所重视。然地方卫生史志在编撰中，往往受篇幅等因素所限，对放射学科多一笔带过。

今日，我们欣慰地看到，青岛市医学会放射学分会在徐文坚主任委员的带领下，担负起了撰写青岛市百年放射学史志这一光荣而又艰巨的任务。史志以珍贵翔实的资料展现了青岛市放射学专业从无到有、由弱到强的发展历程，介绍了放射学专业前辈们创业的艰辛，记录了一代代放射学人才的艰苦奋斗和辛勤付出。史志突出了改革开放以来，青岛市医学影像学专业突飞猛进的发展，从单一的 X 线诊断检查，逐步发展到 CT、MR、超声医学、介入放射学和核医学等高新技术全面应用。史志介绍了以曹来宾教授为领军人物的青岛市放射学专业团队经过半个多世纪的奋斗所取得的辉煌业绩，他们努力学习、勤奋工作、刻苦钻研，在肌骨疾病影像学诊断领域达业界一流水平。

悠悠历史长河，百年疾如过隙，我们这一代放射学工作者伴随着放射学的发展而成长，见证了放射学近半个世纪的发展，我们有责任、有义务将这段历史展现给后人。前事不忘，后事之师。

值此《青岛放射学史志 1902—2022 年》付印发行之际，谨对这一大作的完成向史志编写组表示祝贺！

2021 年 12 月 31 日于青岛

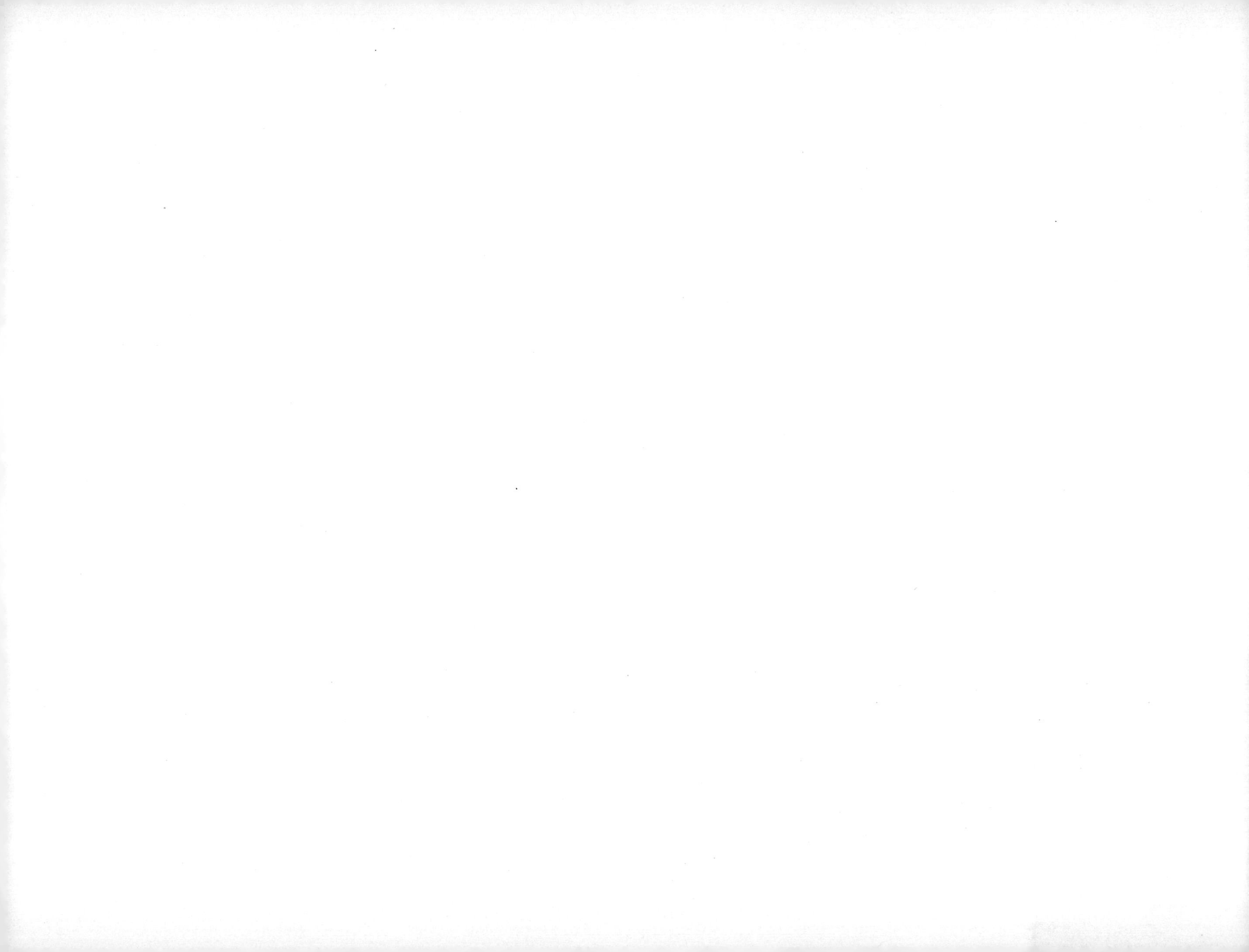

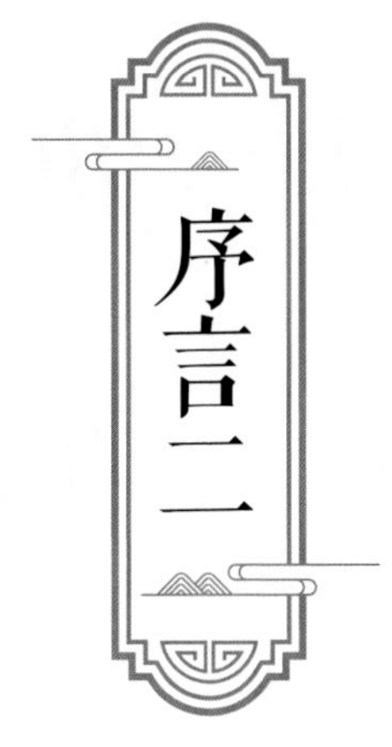

史志者，史实之载体。以史为鉴，可知兴替，是为前事不忘，后事之师也。

然修史撰志是一项浩繁的工程，同时是一项艰巨而辛苦的工作。非常高兴地看到，由徐文坚教授任主任委员的青岛市医学会放射学分会承担起了这项任务，成立了《青岛放射学史志 1902—2022 年》编撰委员会，历时数年，并在青岛市放射界多位老专家大力支持、全体放射学分会委员和各院的资料收集人共同努力下，完成了这部跨世纪专著，可喜可贺！

青岛市放射学科建立较早。在德国物理学家威廉•康拉德•伦琴发现 X 射线后仅仅 7 年，1902 年，德国在青所建的胶澳督署医院就设置了 X 光室，成为青岛市成立最早的放射学科。解放初期，青岛市有几位防痨专家组织了放射学组，以研讨肺结核 X 线诊断为重点。1953 年，青岛市医学会放射学分会与全国各大城市放射学分会同步首批成立，同时也是山东省首个成立的放射学分会，卢筱英于 1953 年至 1964 年担任主任委员。

其后历经 60 余载，青岛市放射学科已经从单一 X 线检查诊断，逐步发展成拥有 CT、MR、超声、介入放射和 PET-CT 等检查项目的诸多高端设备，集诊疗于一体、内涵丰富的综合性医学影像学体系。广大从业者始终勤奋工作，刻苦学习，钻研诊疗技术，开展科研，服务民众，取得了骄人业绩。尤其是以曹来宾教授为领军人物的青岛市放射学界著名专家们，经过半个多世纪的奋斗，确立了青岛市放射学界在国内外肌骨疾病临床影像学诊断领域的学术地位。

放射学史志，前需追记老一辈放射工作者创业之艰辛、立业之伟绩；今当载影像医学高速发展之盛况。这里，不单单是记载，更是为了传承与发展。手捧史志，眼前又浮现出老师卢筱英那清瘦的身影。老师身患严重的心脏瓣膜疾病，数度进行开胸手术。当时科内医师很少，卢主任往往略事康复就会带病坚持上班。因病魔缠身，他话语很慢且低沉，但为我们批改 X 线片报告却十分认真。他不仅亲自审修报告，还督促我们学习，要求我们对照书籍回顾当日看到的影像学胶片，勤于思考。他常勉励我们："不思考等于站在那里走路，不会有进步的。"在老师的引领和教导下，我们那一代刚跨进放射工作领域的年轻人，可以说大都有着"一不怕苦，二不怕死"的精神，利用简陋、防护极差的设备，在裸管的 X 光机下工作，不畏辐射给自身带来的危害，努力钻研业务，开展多种新型特殊检查，为患者能得到正确的诊疗而勤奋工作。

盛世修志，志载盛世。《青岛放射学史志 1902—2022 年》即将问世，希望年轻的新一代医学影像学工作者们，继承和发扬老一辈放射人艰苦创业、勤奋工作、锐意创新、不断进取的精神，续写青岛市医学影像学的辉煌。

2021 年 12 月 31 日于青岛

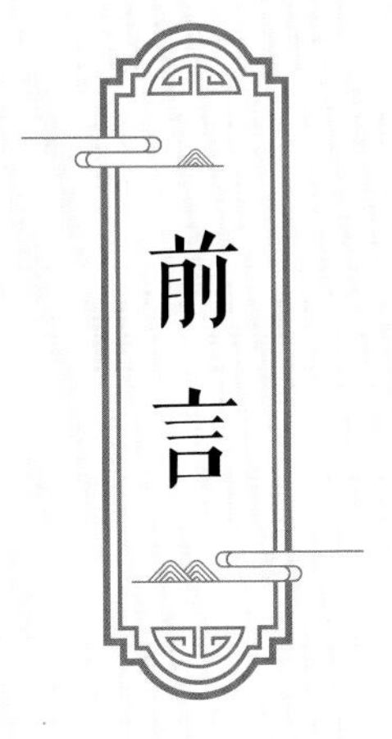

前言

与其他临床学科相比，放射学是一门年轻的学科，自威廉·康拉德·伦琴发现X线至今也只有127年的历史，历经普通X线到目前DR/CR、CT、MR、DSA、超声、SPECT、PET/CT、PET/MR等多种影像学信息载体全面应用的现代影像学时代。提供的信息从大体形态到器官功能，从静态到动态，从大体解剖结构到细胞、亚细胞甚至分子水平，成为涵盖从诊断到治疗的全方位临床学科。青岛市放射学的发展也伴随着自然科学技术的进步，走过了近120个春秋。与山东省乃至全国放射学的发展同步，放射科由最初的X光室（1902年）发展到如今放射科、超声科、核医学科、介入医学科等俱全的医学影像学大型临床支撑科室时代。科室设置从最初的一家医院发展到遍布全市各级医院。放射科从业人员也从最初的几人到如今的数千人，由以工人和技术人员为主的辅助科室，发展到以本科生、研究生为主要骨干群体的现代化临床科室。尽管本史志从策划启动到编撰完成历经近10年时间，编撰期间经历诸多困难与波折，但在编撰委员会、广大同仁和朋友们的共同努力下，终于得以圆满完成，也算为青岛市放射学120年的发展献上一份厚礼！

伴随着放射学在青岛的发展，青岛市医学会放射学分会也由最初仅有几人的单一的放射学会，发展成为现今有百余名学会委员和青年委员的学术机构，期间还陆续成立或派生出了影像技术学会、中西医结合学会医学影像专业委员会、分子影像学会、介入放射学会等分会，丰富、拓展了青岛市放射学界的学术交流平台，促进了放射学界学术的发展。由于出色的医学教研成绩，青岛市放射学界曾经涌现出众多蜚声国内外的放射学专家，如卢筱英、曹来宾、邱祖荫、徐德永、邱经熙、夏宝枢、辛复兴、吴新彦、徐爱德、李联忠等教授，其中尤以曹来宾教授毕生所从事的骨关节影像诊断在国内外享有盛誉，凝结其经验精华的《骨与关节X线诊断学》曾获全国科学大会奖（1978年）。青岛市在职的放射学专家们也有诸多的科研文章、课题、著作获得各级政府的奖励，近年还有多项课题获得国家自然科学基金的资助。青岛大学青岛医学院相继成立“医学影像学系”（1985年）、获得硕士学位授权（1985年）及博士学位研究生招生资格（2010年），为青岛市及国内放射学界培养了众多骨干力量。

青岛市放射学界并不仅仅局限于本市或省内发展，还积极主办及参与国内外学术交流，增进了与国内外同行的交流，其中由青岛大学附属医院放射科主导的“中（青岛）—德放射学双边交流项目”已实施十几年，极大促进了青岛市放射学界与德国及其他发达国家的交流，也扩大了青岛市放射学界在国内外的声誉。

青岛市放射学发展到今天且取得可喜成绩，得益于几代放射学工作者的聪明才智和无私奉献，在此向所有为青岛市放射学发展做出贡献的放射学界人士，以及关心、帮助、支持放射学发展的朋友及主管部门表示衷心的感谢！

总结与记录历史是为了更好地发展。本着准确、真实记录的原则，自 2013 年青岛市放射学年会首次提出编写计划以来，历经数次学会成员集体讨论，青岛市放射学界各位专家及同道、青岛市医学会及社会各界朋友们在史料收集与整理、编撰与审核过程中，无私提供相关史料、照片等材料及建议，并通过主动查阅档案等方式，获得了丰富、真实的第一手资料，为本史志的编写打下了坚实基础。本史志在编写过程中也得到了放射学界老前辈如夏宝枢、邱经熙、吴新彦、徐爱德、李联忠、王宗信、柳澄、马祥兴、曹庆选等专家们的鼎力支持，前辈们也提出了诸多宝贵意见，谨向他们表示崇高的敬意和衷心的感谢。史志编写因得到大家的鼎力支持和帮助，才得以圆满完成，在此一并表示衷心的感谢。

本史志是青岛市放射学自创立后发展至今所经历程的记录，尽管编撰委员会希望能真实、完整、完美地予以载录、呈现，但由于年代跨度大，史料征集困难，加之编者经验不足，编写水平有限，以及其他主观或客观的原因（如资料记录不全或丢失、各级医院提供资料不全等因素影响），史志内容或有失偏颇，或不完整，或描述不恰当，或误编，不当之处，还请各位同仁批评指正，并欢迎继续补充史料，以便修改和增补。

愿青岛市放射学的未来会发展得越来越辉煌！

青岛市医学会放射学分会

主任委员

2021 年 12 月 31 日

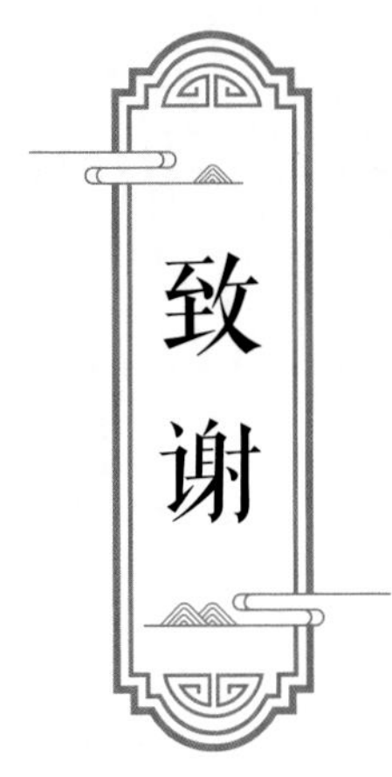

致谢

本史志编写过程中，得到了青岛市及其他地区放射界同仁的大力支持，也得到了社会各界朋友无私提供史料、照片、建议及各种形式的帮助，借此机会向各位同仁、朋友表示衷心感谢！

感谢下列人员提供史料、照片等资料（按姓氏笔画排序）：刁晓鹏、马建海、王锐、王强、王群、王先荣、王芳华、王建光、王建盛、王新明、车雪梅、代普岩、兰恭晋、刘云泉、刘文辉、刘永杰、刘永毅、刘延军、刘学强、刘荣强、江世东、孙付明、孙永良、孙同会、孙克豪、孙彩明、杜学厚、李世军、李培莹、杨呈伟、吴彬、利文凯、张凯、张炳、张鹏、张霞、张林君、陈璐、陈玉峰、陈立山、陈春香、尚景峰、罗汉明、庞永周、庞春晖、郑金科、赵波、姜海涛、姜鲁洲、贺伟、聂南海、贾进正、夏良绪、徐元光、徐燕斌、常建刚、崔美安、崔景康、商文海、韩飞、韩洪正、舒强、禄云波、谭占胜、潘德利。

《青岛放射学史志 1902—2022 年》编撰委员会

2021 年 12 月 31 日

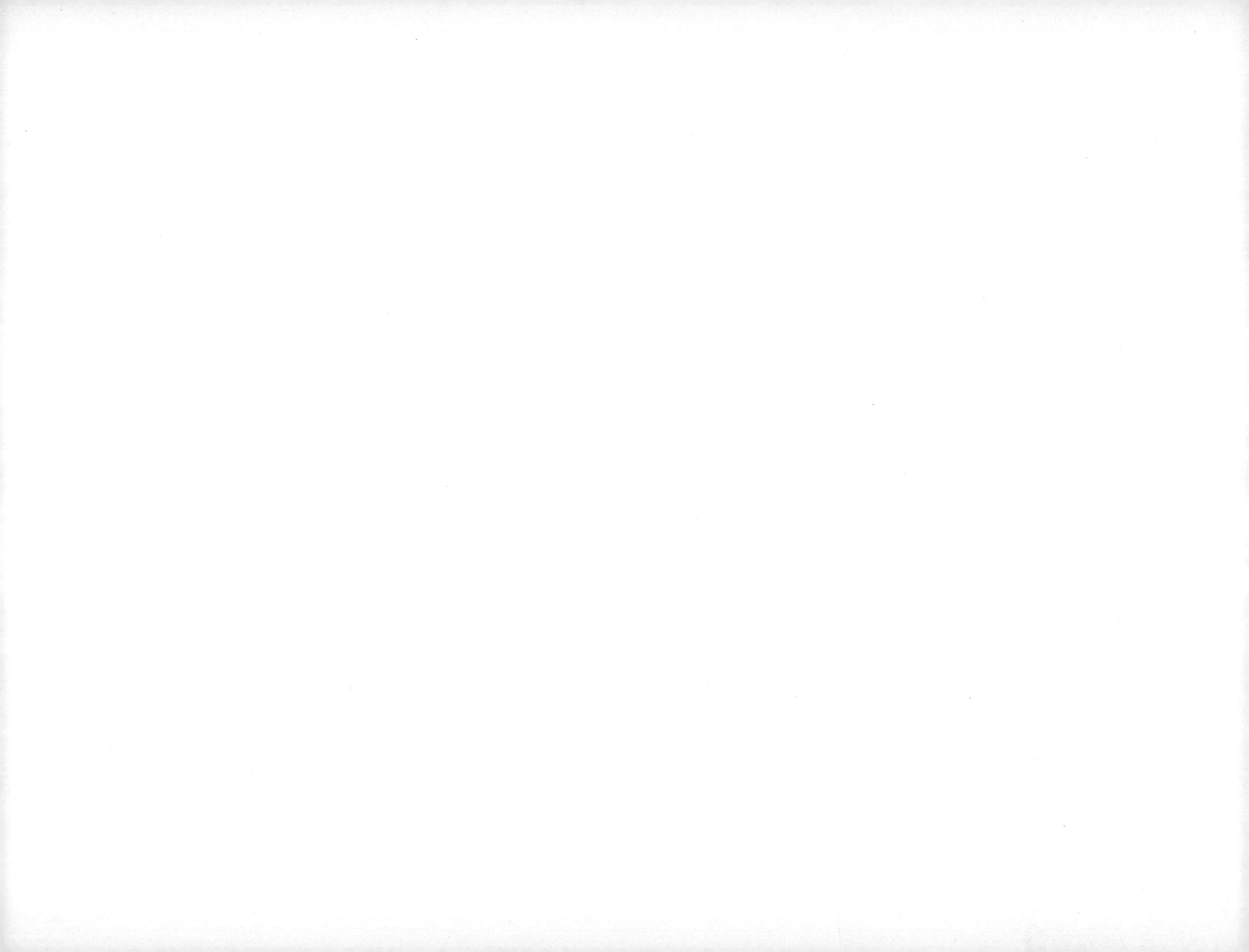

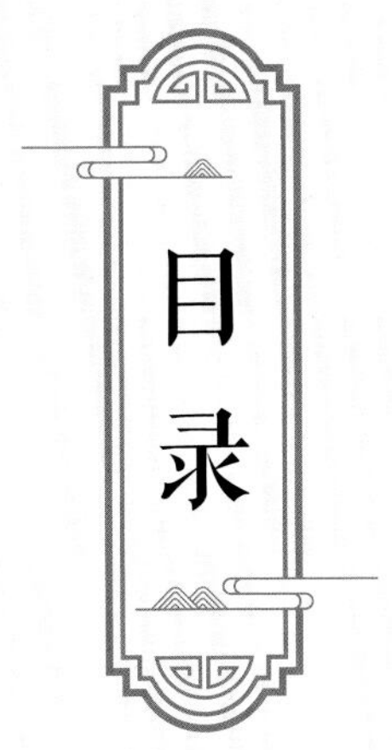

目录

第一章

青岛市医学会放射学分会
（含其他放射学相关专业学会）

第一节　青岛市医学会放射学分会历史沿革

一、青岛市医学会放射学分会成立（第一至第四届）

青岛市医学会放射学分会成立于1953年4月5日，成员共3人。

主任委员：

卢筱英（图1-1-1）　山东大学医学院附设医院（青岛医学院附属医院前身）

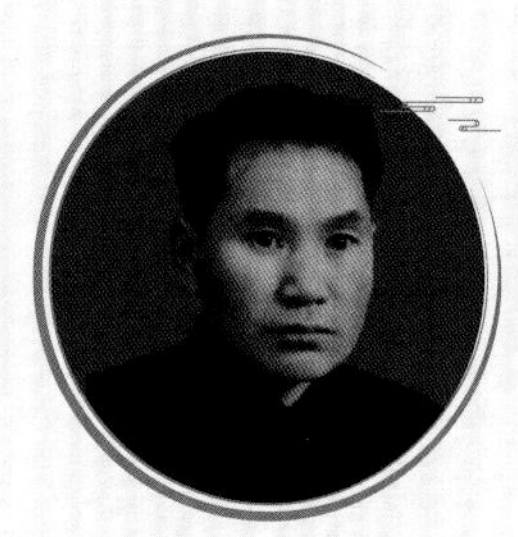

图1-1-1　青岛市医学会第一届放射学分会主任委员卢筱英（时任山东大学医学院附设医院放射科代理主任）

秘书：

邱经熙　中国人民解放军第401医院（中国人民解放军海军第971医院前身，下同）

会计：

姜东皋　青岛市结核病医院

1953年青岛市医学会放射学分会成立的消息，刊登在刚创刊的《中华放射学杂志》1953年第1期77页（图1-1-2）。

1958年，因工作需要，增聘吴新彦（时为青岛医学院附属医院放射科医师）为放射学分会秘书。

至1964年换届前，青岛市医学会第一至第四届放射学分会主任委员均为卢筱英主任，以上人员均连任。

會務通訊

中華醫學會總會放射學會消息

1952年12月14日中華醫學會在北京召開第九屆會員代表大會。放射學會的會員們聽了政府對衛生工作的方針任務的報告，及各種愛國衛生運動的工作報告後，都感到異常興奮，深切地體會到在毛主席和中央人民政府的正確領導下，我國衛生工作在短短的三年中已獲得輝煌成就，保證了生產建設、國防建設任務的順利進行。今後爲了更好地完成祖國的建設計劃，必須大家團結一致，緊密的組織起來，隨時響應政府號召，大力培養幹部，積極參加愛國運動，並根據第二屆全國衛生會議所決定的衛生工作四大原則，全心全意爲促進人類健康，積極參加生產建設和保衛世界和平而奮鬥。在這種具有共同的認識，高度的愛國熱情，和堅定的決心與信心的氣氛中，放射學會舉行了會議，報告學術論文，總結過去的工作，改選委員並製訂了今後工作計劃。

副主任委員　梁鐸、余貽倜
秘書兼會計　胡懋華

2. 委員：
左立梁　徐憲明　張秉彝
楊　濟　榮獨山　黎光煦
劉國相　龍名揚　戴志昇
蘭寶森

3. 候補委員：　張益瑛　杜持禮　劉賡年

4. 聘任幹事：　李松年

5. 通訊處：北京中國協和醫學院放射學系胡懋華

四、工作計劃與執行情況：

1. 廣泛吸收新會員，組織中華醫學會各地分會放射學會。

已與全國33處放射學科醫師取得聯系，號召踴

(2) 應用蘇聯肺結核分類方法的總結……
……………與結核科學會聯合討論。

(3) 放射學的前途……………汪紹訓
(4) 腦造影和腦室造影………徐秀鳳
(5) 蘇聯紅十字醫院放射科工作介紹
……………………………蘭寶森

4. 通訊處：北京中國協和醫學院放射學系
谷銑之

成都分會：

1. 成立日期：1953年3月28日。
2. 組織：主任委員　陳官璽
秘書　劉承志
會計　劉曙清
3. 動態：每兩週或三週開會一次，已開過五次：

(1) 蘇聯結核分類法討論…………全體
(2) 枝氣管擴張……………………陳官璽
(3) 肺氣腫…………………………劉承志
(4) 肺炎……………………………史青芝
肺結核空洞………………………陳佳模
(5) 不定型肺炎……………………鍾知强

青島分會：

1. 成立日期：1953年4月5日。
2. 組織：主任委員　盧筱英
秘書　邱經熙
會計　姜東皋
3. 動態：業務學習分兩組進行，每三週開兩次會。

(1) 醫師組：討論關於肺結核臨床方面與放射學科在工作中如何取得一致的問題。第一部討論工作中所存在的不調和的問題，第二部與臨床醫師共同學習蘇聯肺結核的分類法。

(2) 技術員組：學習X線機的線路分析，由電學開始，以便提高業務水平。學習過程中有兩點體會：

(一)放射線工作者與臨床醫師之間，放射學科醫師與技術員之間的團結加强了。

(二)認識到學習是爲了提高業務水平，最後是爲了更好的爲祖國的經濟建設、國防建設服務。

4. 通訊處：青島山東大學醫學院醫院放射線科　盧筱英

图1-1-2　1953年《中华放射学杂志》第1期关于青岛市医学会放射学分会成立的报道

二、青岛市医学会第五届放射学分会

1964 年，选举产生青岛市医学会第五届放射学分会。

主任委员：

辛复兴（图 1–1–3）　青岛市市立医院

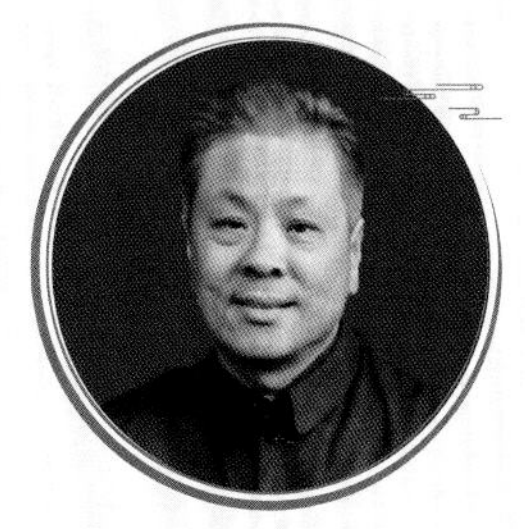

图 1-1-3　青岛市医学会第五届放射学分会主任委员辛复兴（时任青岛市市立医院放射科主任）

副主任委员：

曹来宾　青岛医学院附属医院（青岛大学附属医院前身，下同）

邱经熙　中国人民解放军第 401 医院

委员：

邱祖荫　青岛医学院附属医院

宋焕云　青岛市崂山县人民医院（青岛市崂山人民医院前身，下同）

王　澍　青岛纺织医院（青岛市中心医院前身，下同）

王希铢　青岛市市立医院（后调入青岛市台东区医院）

王宗信　青岛市市立医院

吴新彦　青岛市市立医院

秘书：

吴新彦（兼）　青岛市市立医院

1964 年至 1978 年，因特殊情况，青岛市医学会放射学分会未开展换届选举活动。

1979 年改革开放后，放射学分会恢复学术活动，因未召开会员代表大会改选，故仍作为第五届，成员如上。

三、青岛市医学会第六届放射学分会

1981 年 4 月青岛市医学会放射学分会换届选举，成立青岛市医学会第六届放射学分会。

主任委员：

辛复兴　青岛市市立医院

副主任委员：

曹来宾　青岛医学院附属医院

邱经熙　中国人民解放军第 401 医院

吴新彦　青岛市市立医院

委员：

戴志才　胶南县人民医院（胶南市人民医院前身）

冯友翰　中国人民解放军第 401 医院

李仁轩　青岛市第二人民医院（青岛市海慈医疗集团前身，下同）

秦福进　青岛市即墨县人民医院（青岛市即墨市人民医院前身，下同）

邱祖荫　青岛医学院附属医院

尚明庆　青岛市平度县人民医院（青岛市平度市人民医院前身，下同）

宋焕云　青岛市崂山县人民医院

王　澍　青岛纺织医院

王希铢　青岛市第二人民医院

王宗信　青岛市市立医院

辛钦璋　青岛市人民医院（后并入青岛市市立医院，下同）

杨英元　青岛市莱西县人民医院（青岛市莱西市人民医院前身，下同）

周森泉　青岛市胶州中心医院

秘书：

王宗信（兼）　青岛市市立医院

四、青岛市医学会第七届放射学分会

1986 年 6 月学会换届选举，成立青岛市医学会第七届放射学分会。本届放射学分会首次设立名誉主任委员。

名誉主任委员：

辛复兴　青岛市市立医院

主任委员：

吴新彦（图 1-1-4）　青岛市市立医院

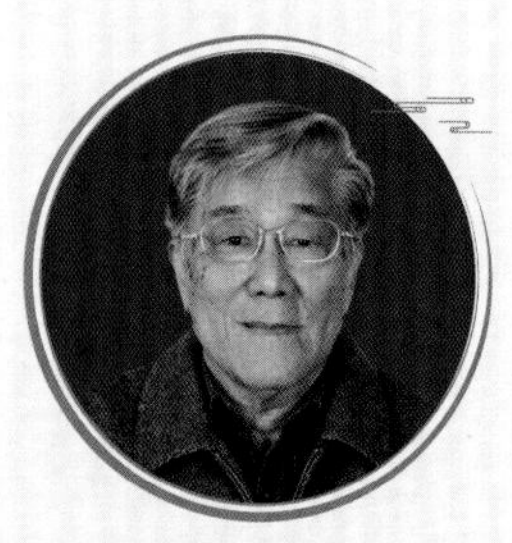

图 1-1-4　青岛市医学会第七届放射学分会主任委员吴新彦（时任青岛市市立医院放射科主任）

副主任委员：

徐爱德　青岛医学院附属医院

王宗信　青岛市市立医院

委员：

戴志才　胶南县人民医院

李民安　青岛市人民医院

秦福进　青岛市即墨县人民医院

尚明庆　青岛市平度县人民医院

沈其杰　青岛市第二人民医院

沈荣庆　中国人民解放军第 401 医院

宋焕云　青岛市崂山县人民医院

王　澍　青岛纺织医院

王宗信　青岛市市立医院

杨英元　青岛市莱西县人民医院

臧家欣　青岛医学院附属医院

周森泉　青岛市胶州中心医院

秘书：

王宗信（兼）　青岛市市立医院

五、青岛市医学会第八届放射学分会

1992 年学会换届选举，成立青岛市医学会第八届放射学分会。

主任委员：

吴新彦　青岛市市立医院

副主任委员：

徐爱德　青岛医学院附属医院

安丰新　青岛市市立医院

委员：

陈士宗　青岛市胶州中心医院

崔新建　青岛纺织医院

高　峰　中国人民解放军第 401 医院

路晓东　青岛医学院附属医院

李民安　青岛市人民医院

刘红光　青岛市胶南市人民医院（青岛市西海岸新区人民医院前身，下同）

刘法宗　青岛市崂山区人民医院（青岛市第八人民医院前身，下同）

麦　强　青岛市市立医院

秦福进　青岛市即墨市人民医院（青岛市即墨区人民医院前身，下同）

孙信祥　青岛市胶州市人民医院

沈其杰　青岛市第二人民医院

王怀杰　青岛市平度市人民医院

杨英元　青岛市莱西市人民医院

张荣泽　中国人民解放军第 401 医院

秘书：

麦　强（兼）　青岛市市立医院

六、青岛市医学会第九届放射学分会

1997 年学会换届选举，成立青岛市医学会第九届放射学分会。

主任委员：

吴新彦　青岛市市立医院

副主任委员：

徐爱德　青岛大学医学院附属医院（原青岛医学院附属医院，下同）

安丰新　青岛市市立医院

委员：

陈祥民　青岛市人民医院

崔新建　青岛纺织医院

陈士宗　青岛市胶州中心医院

路晓东　青岛大学医学院附属医院

刘法宗　青岛市第八人民医院

刘红光　青岛市胶南市人民医院

麦　强　青岛市市立医院

秦福进　青岛市即墨市人民医院

沈其杰　青岛市第二人民医院

孙信祥　青岛市胶州市人民医院

王怀杰　青岛市平度市人民医院

谢立旗　中国人民解放军第 401 医院

杨英元　青岛市莱西市人民医院

宗绪安　中国人民解放军第 401 医院

秘书：

麦　强（兼）　青岛市市立医院

七、青岛市医学会第十届放射学分会

2001 年换届选举，成立青岛市医学会第十届放射学分会。

名誉主任委员：

吴新彦　青岛市市立医院

主任委员：

安丰新（图 1-1-5）　青岛市市立医院

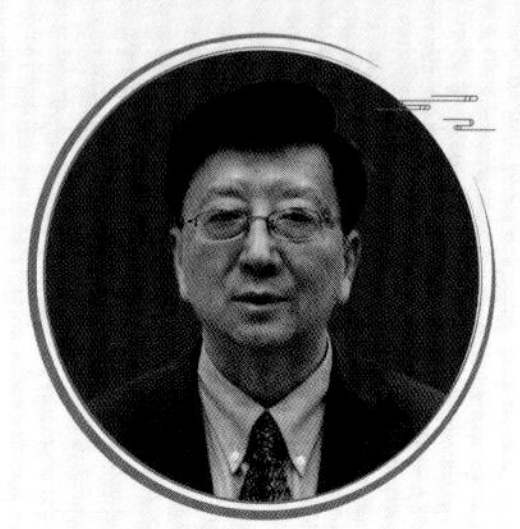

图 1-1-5　青岛市医学会第十届放射学分会主任委员安丰新（时任青岛市市立医院放射科主任）

副主任委员：

路晓东　青岛大学医学院附属医院

陈祥民　青岛市人民医院

委员：

崔新建　青岛纺织医院

陈士宗　青岛市胶州中心医院

崔元君　青岛市即墨市人民医院

李文华　青岛市第二人民医院

刘吉华　青岛大学医学院附属医院

刘红光　青岛市胶南市人民医院

刘纯良　青岛市莱西市人民医院

刘　凯　青岛市儿童医院

麦　强　青岛市市立医院

孙信祥　青岛市胶州市人民医院

王暖林　青岛市胶南市经济技术开发区医院（青岛市黄岛区第二医院前身）

王怀杰　青岛市平度市人民医院

徐文坚　青岛大学医学院附属医院

谢立旗　中国人民解放军第 401 医院

殷泽富　青岛大学医学院附属医院

张荣泽　中国人民解放军第 401 医院

张为忠　青岛市市立医院

宗绪安　中国人民解放军第 401 医院

秘书：

麦　强（兼）　青岛市市立医院

2003 年度青岛市医学会放射学分会年会上，依据青岛市医学会 2003 第 14 号文，设立第十届放射学分会顾问委员并增补部分副主任委员、委员、秘书，还设置了秘书助理，名单如下。

设置顾问委员（6 人）：

曹来宾　青岛大学医学院附属医院

徐爱德　青岛大学医学院附属医院

陶慕圣　山东大学齐鲁医院

夏宝枢　潍坊市人民医院

王宗信　青岛市市立医院

邱经熙　中国人民解放军第 401 医院

增补副主任委员（2 人）：

崔新建　青岛市中心医院（青岛大学附属青岛市中心医院前身，下同）

刘红光　青岛市胶南市人民医院

增补委员（4 人）：

刘元伟　青岛经济技术开发区第一人民医院（青岛市西海岸新区中心医院前身，下同）

韩迅德　青岛市第八人民医院

陈春香　青岛市骨伤科医院［后并入山东大学齐鲁医院（青岛），下同］

张　通　青岛市市立医院

增补秘书（1 人）：

王国华　青岛市市立医院

增设秘书助理（2 人）：

刘吉华（兼）　青岛大学医学院附属医院

谢立旗（兼）　中国人民解放军第 401 医院

八、青岛市医学会第十一届放射学分会

2006 年 11 月 18 日放射学分会换届选举，成立青岛市医学会第十一届放射学分会。

名誉主任委员：

安丰新　青岛市市立医院

主任委员：

陈祥民（图 1–1–6）　青岛市市立医院

副主任委员：

徐文坚　青岛大学医学院附属医院

崔新建　青岛市中心医院

张　通　青岛市市立医院

谢立旗　中国人民解放军第 401 医院

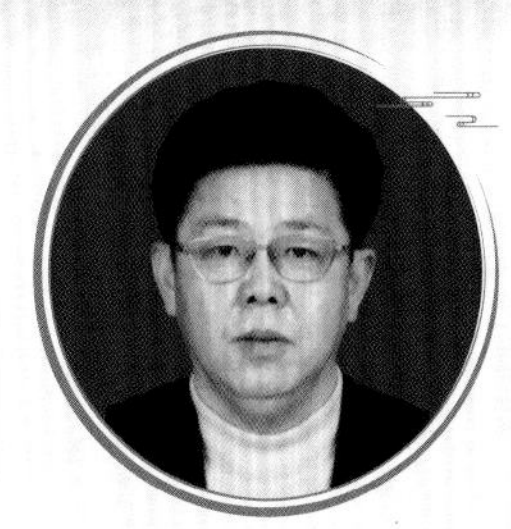

图 1-1-6　青岛市医学会第十一届放射学分会主任委员陈祥民（时任青岛市市立医院西院区放射科主任）

刘红光　青岛胶南市人民医院

刘　凯　青岛市妇幼中心医院

刘吉华　青岛大学医学院附属医院

韩迅德　青岛市第八人民医院

陈士宗　青岛市胶州中心医院

李文华　青岛市海慈医疗集团

委员：

王国华　青岛市市立医院

苏国强　中国人民解放军第 401 医院

张伟忠　青岛市市立医院

殷泽富　青岛大学医学院附属医院

王暖林　胶南市经济技术开发区医院

曹庆选　青岛市海慈医疗集团

王学淳　青岛市市立医院

赵　波　青岛市胶州市人民医院

杨　青　青岛大学医学院附属医院

綦先成　青岛市平度市人民医院

孙永平　青岛市莱西市人民医院

隋庆兰　青岛大学医学院附属医院

侯永教　青岛市即墨市人民医院
孙继泽　青岛市中心医院
舒　强　青岛市第九人民医院
陈春香　青岛市骨伤科医院
王　莉　青岛市市立医院
吴　彬　青岛市传染病医院
张洪业　青岛市第三人民医院
邓　凯　青岛市胸科医院
张　利　青岛市第五人民医院
王新明　青岛市经济技术开发区第一人民医院
邹进军　青岛市肿瘤医院（后并入青岛市中心医院，下同）
纪年尚　青岛市城阳区人民医院
刘永毅　国家计委青岛疗养院

秘书：

王国华（兼）　青岛市市立医院

九、青岛市医学会第十二届放射学分会

（一）青岛市医学会第十二届放射学分会换届成立

2012 年 11 月 16 日放射学分会换届选举，成立青岛市医学会第十二届放射学分会。

本届放射学分会首次成立了青年委员会，第一届青年委员会成立大会与青岛市医学会放射学分会换届会议同时举行，会议制定了修改版青岛市医学会放射学分会委员及青年委员会守则。会议地点：青岛经济技术开发区迎宾馆（青岛市医学会第十二届放射学委员会成员通知“青医会字〔2012〕27 号”，图 1–1–7）。

本届委员会期间，还成立了放射学分会专业学组（详细内容见后述）。

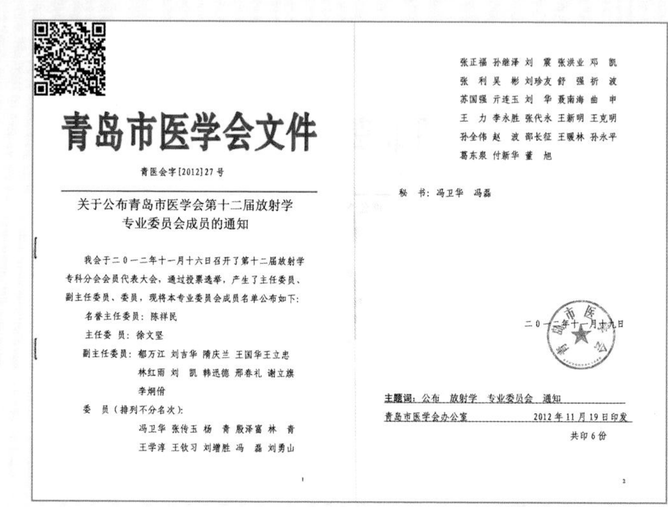
青岛市医学会文件

青医会字[2012]27 号

关于公布青岛市医学会第十二届放射学专业委员会成员的通知

我会于二０一二年十一月十六日召开了第十二届放射学专科分会会员代表大会，通过投票选举，产生了主任委员、副主任委员、委员，现将本专业委员会成员名单公布如下：

名誉主任委员：陈祥民

主任委　员：徐文坚

副主任委员：郁万江　刘吉华　隋庆兰　王国华王立忠　林红雨　刘　凯　韩迅德　那春礼　谢立旗　李炯俏

委　员（排列不分名次）：

冯卫华　张传玉　杨　青　殷泽富　林　青　王学淳　王钦习　刘增胜　冯　磊　刘勇山　张正福　孙继泽　刘　震　张洪业　邓　凯　张　利　吴　彬　刘珍友　舒　强　祈　波　苏国强　亓连玉　刘　华　聂南海　曲　申　王　力　李永胜　张代永　王新明　王克明　孙全伟　赵　波　郗长征　王暖林　孙永平　葛东泉　付新华　董　旭

秘　书：冯卫华　冯磊

二０一二年十一月十九日

主题词：公布　放射学　专业委员会　通知

青岛市医学会办公室　2012 年 11 月 19 日印发

共印 6 份

图 1–1–7　青岛市医学会公布第十二届放射学分会委员会成员的通知

名誉主任委员：

陈祥民　青岛市市立医院

主任委员：

徐文坚（图 1–1–8）　青岛大学医学院附属医院

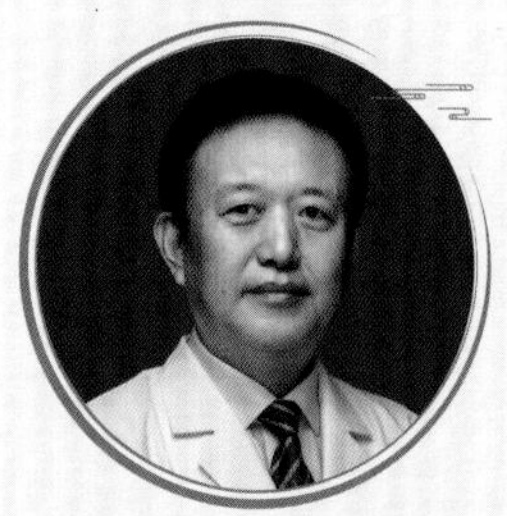
图 1–1–8　青岛市医学会第十二届放射学分会主任委员徐文坚（时任青岛大学医学院附属医院放射科主任）

副主任委员：

郁万江　青岛市市立医院

刘吉华　青岛大学医学院附属医院

隋庆兰　青岛大学医学院附属医院

王国华　青岛市市立医院

王立忠　青岛市海慈医疗集团

林红雨　青岛市中心医院

刘　凯　青岛市妇幼中心医院

韩迅德　青岛市第八人民医院

邢春礼　青岛市胶州中心医院

谢立旗　中国人民解放军第 401 医院

李炯佾　青岛市阜外心血管病医院

委员：

冯卫华　青岛大学医学院附属医院

张传玉　青岛大学医学院附属医院

杨　青　青岛大学医学院附属医院

殷泽富　青岛大学医学院附属医院

林　青　青岛大学医学院附属医院

王学淳　青岛市市立医院

王钦习　青岛市市立医院

刘增胜　青岛市市立医院

冯　磊　青岛市市立医院

刘勇山　青岛市海慈医疗集团

张正福　青岛市肿瘤医院

孙继泽　青岛市中心医院

刘　震　青岛市中心医院

张洪业　青岛市第三人民医院

邓　凯　青岛市胸科医院

张　利　青岛市第五人民医院

吴　彬　青岛市传染病医院

刘珍友　青岛市第八人民医院

舒　强　青岛市第九人民医院

祁　波　青岛市胶州市中心医院

苏国强　中国人民解放军第 401 医院

亓连玉　中国人民解放军第 401 医院

刘　华　青岛市市南区医院

聂南海　青岛市市北区医院

曲　申　青岛市商业局医院

王　力　青岛市钢铁公司职工医院

李永胜　青岛城阳区医院

张代永　青岛市骨伤科医院

王新明　青岛市开发区第一人民医院

王克明　青岛市即墨市人民医院

孙全伟　青岛市胶州市人民医院

赵　波　青岛市胶州市人民医院

邵长征　青岛市胶南市人民医院

王暖林　青岛市胶南市经济技术开发区医院

孙永平　青岛市莱西市人民医院

葛东泉　青岛市平度市人民医院

付新华　青岛市平度市人民医院

董　旭　青岛市平度市中医医院

秘书：

冯卫华（兼）　青岛大学医学院附属医院

冯　磊（兼）　青岛市市立医院

顾问委员：

张　通　青岛市市立医院

李文华　青岛市海慈医疗集团

崔新建　青岛市中心医院

刘红光　青岛胶南市人民医院

陈仕宗　青岛市胶州中心医院

（二）青岛市医学会放射学分会第一届青年委员会成立

2012 年 11 月 16 日，青岛市医学会放射学分会第一届青年委员会成立大会与放射学分会换届选举同时举行（图 1-1-9），放射学分会首次成立了青年委员会。本届青年委员会成员组成如下。

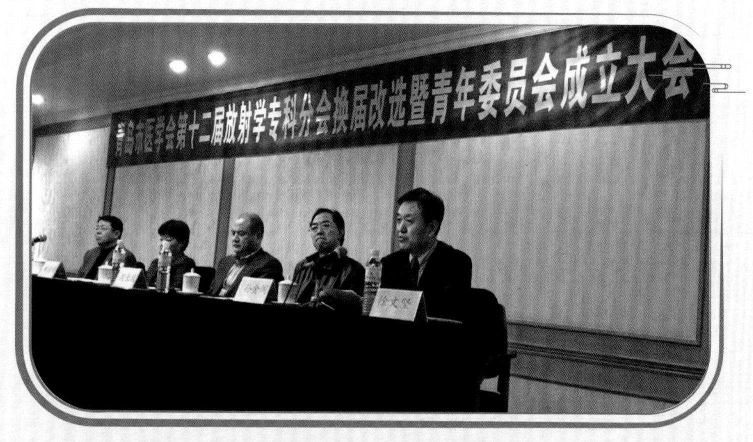

图 1-1-9　青岛市医学会第十二届放射学分会换届改选会暨第一届青年委员会成立大会（2012 年 11 月 16 日于黄岛）

左起：陈祥民、刘丽娟、周长政、孙金阁、徐文坚。

主任委员：

徐文坚　青岛大学医学院附属医院

副主任委员：

郝大鹏　青岛大学医学院附属医院

张　庆　青岛市市立医院

祁　波　青岛市胶州中心医院

王其军　青岛市黄岛区人民医院

委员：

刘学军、陈海松、宋修峰、张雪辉、王海燕、姜传武、关建中、衣蕾、邹红梅、李辉坚、贾彦军、张维明、宋辉、刘永杰、张元春、于钦密、王建盛、李培莹

（三）青岛市医学会第十二届放射学分会专业学组成立

2013 年 7 月 6 日经青岛市医学会批准，青岛市医学会放射学分会专业学组成立大会在青岛市黄海饭店召开，初步设置“肌骨影像、神经（含头颈五官）影像、心胸影像、腹部影像”4 个专业学组和 1 个“妇儿（含乳腺）影像”工作学组。每个专业学组由 20 ~ 25 人组成，设组长 1 人，副组长 2 人，组长由分会的副主任委员兼任。各学组名单如下。

肌骨影像学组

组长：刘吉华

副组长：王国华、郝大鹏

委员：何树岗、崔久法、张萍、刘少东、马建华、刘健、张洪业、

邹红梅、姜春雷、张代永、祖玉良、张霞、杜继魁、王建盛、朱月莉、孙永平、王东东、孙屹岩、朱继兰、祁波

神经（含头颈五官）影像学组

组长：隋庆兰

副组长：邢春礼、张庆

委员：李滢、段峰、牛蕾、刘莉娜、方明、宋修峰、周炜、宋辉、王新明、易华、王锐、于钦密、江世东、聂南海、张维明、舒强、王倩、冯秀栓、郭成、张利

心胸影像学组

组长：李炯佾

副组长：林红雨、王立忠

委员：林吉征、蒋刚、关建中、邓凯、宋思亮、李辉坚、刘华、王力、刘永杰、王暖林、宋刚、王克明、董旭、张文、杨呈伟、李永胜、付新华、邵长征、杨昱、马民、杨正武、乔炳龙

腹部影像学组

组长：谢立旗

副组长：韩迅德、王其军

委员：张雪辉、高远翔、陈静静、姜传武、孟庆梅、曲申、张元春、葛东泉、罗辉、李世军、赵波、孙全伟、贾彦军、王晓妮、郑金科、陈玉峰、左云海、王琪、王凯、迟长功、聂南海、赵京德

妇儿（含乳腺）影像工作学组

组长：刘凯

副组长：林青

委员：李培莹、王海燕、衣蕾、于澜、王峰先、姜炳强、李美爱、鲍爱华、王丽华、鹿松、徐江、徐后莹、王艳丽、王前、孙彩明、吕奎荣、刘英慧

十、青岛市医学会第十三届放射学分会

（一）青岛市医学会第十三届放射学分会换届成立

2016年11月4日，放射学分会在青岛市黄海饭店举行换届选举，成立青岛市医学会第十三届放射学分会（图1–1–10）。

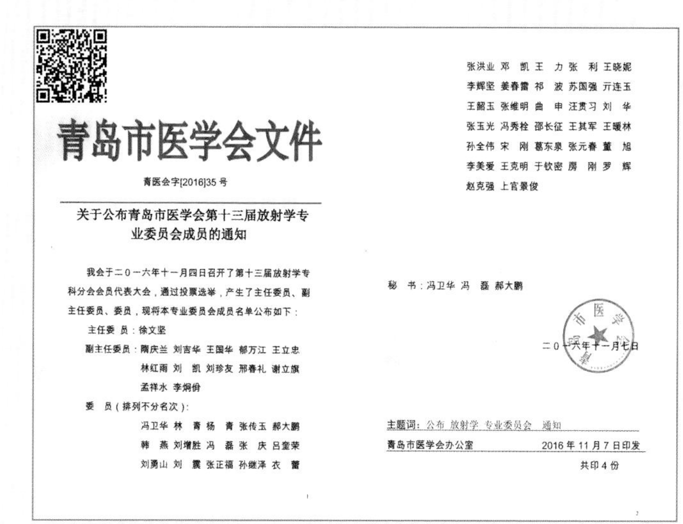

青岛市医学会文件

青医会字[2016]35号

关于公布青岛市医学会第十三届放射学专业委员会成员的通知

我会于二〇一六年十一月四日召开了第十三届放射学专科分会会员代表大会，通过投票选举，产生了主任委员、副主任委员、委员，现将本专业委员会成员名单公布如下：

主任委员：徐文坚

副主任委员：隋庆兰 刘吉华 王国华 郁万江 王立忠 林红雨 刘凯 刘珍友 邢春礼 谢立旗 孟祥水 李炯佾

委员（排列不分名次）：

冯卫华 林青 杨青 张传玉 郝大鹏 韩燕 刘增胜 冯磊 张庆 吕奎荣 刘勇山 刘震 张正福 孙继泽 衣蕾 张洪业 邓凯 王力 张利 王晓妮 李辉坚 姜春雷 祁波 苏国强 亓连玉 王韶玉 张维明 曲申 汪贵习 刘华 张玉光 冯秀栓 邵长征 王其军 王暖林 孙全伟 宋刚 葛东泉 张元春 董旭 李美爱 王克明 于钦密 房刚 罗辉 赵克强 上官景俊

秘书：冯卫华 冯磊 郝大鹏

二〇一六年十一月七日

主题词：公布 放射学 专业委员会 通知

青岛市医学会办公室　2016年11月7日印发

共印4份

图1–1–10　青岛市医学会公布第十三届放射学分会成员的通知

主任委员：

徐文坚　青岛大学附属医院（原青岛大学医学院附属医院，下同）

副主任委员：

隋庆兰　青岛大学附属医院
刘吉华　青岛大学附属医院
王国华　青岛市市立医院
郁万江　青岛市市立医院
王立忠　青岛市海慈医疗集团
林红雨　青岛市中心医院
刘　凯　青岛市妇女儿童医院
刘珍友　青岛市第八人民医院
邢春礼　青岛市胶州中心医院
谢立旗　中国人民解放军第 401 医院
孟祥水　山东大学齐鲁医院（青岛）
李炯佾　青岛市阜外心血管病医院

委员：

冯卫华　青岛大学附属医院
林　青　青岛大学附属医院
杨　青　青岛大学附属医院
张传玉　青岛大学附属医院
郝大鹏　青岛大学附属医院
韩　燕　青岛大学附属医院
刘增胜　青岛市市立医院
冯　磊　青岛市市立医院
张　庆　青岛市市立医院
吕奎荣　青岛市市立医院
刘勇山　青岛市海慈医疗集团
刘　震　青岛市中心医院
张正福　青岛市肿瘤医院
孙继泽　青岛市中心医院
衣　蕾　青岛市妇儿医院
张洪业　青岛市第三人民医院
邓　凯　青岛市胸科医院
王　力　青岛市胸科医院
张　利　青岛市第五人民医院
王晓妮　青岛市妇儿医院
李辉坚　青岛市第八人民医院
姜春雷　青岛市第九人民医院
祁　波　青岛市胶州市中心医院
苏国强　中国人民解放军第 401 医院
亓连玉　中国人民解放军第 401 医院
王韶玉　山东大学齐鲁医院（青岛）
张维明　青岛市阜外心血管病医院
曲　申　青岛市商业局医院
汪贯习　青岛大学松山医院
刘　华　青岛市市南区医院
张玉光　青岛市城阳区人民医院
冯秀栓　青岛市经济技术开发区第一医院
邵长征　青岛市胶南市人民医院
王其军　青岛市胶南市人民医院
王暖林　青岛市黄岛区第二人民医院（青岛市黄岛区区立医院前身）

孙全伟　青岛市胶州市人民医院

宋　刚　青岛市胶州市人民医院

葛东泉　青岛市平度市人民医院

张元春　青岛市平度市人民医院

董　旭　青岛市平度市中医院

李美爱　青岛市平度市第五人民医院

王克明　青岛市即墨市人民医院

于钦密　青岛市即墨市人民医院

房　刚　青岛市即墨区中医医院

罗　辉　青岛市莱西市人民医院

赵克强　青岛市莱西市人民医院

上官景俊　山东大学齐鲁医院（青岛）

秘书：

冯卫华（兼）　青岛大学附属医院

冯　磊（兼）　青岛市市立医院

郝大鹏（兼）　青岛大学附属医院

2017 年 10 月至 2021 年 7 月，第十三届放射学分会的部分委员因年龄、工作变动等原因，由个人提出申请，分会根据实际情况并报请青岛市医学会批准，部分副主任委员和委员调整如下。

（1）刘凯（副主任委员，青岛市妇儿医院）：因年龄因素，申请辞去委员和副主任委员职务。

（2）谢立旗（副主任委员，中国人民解放军第 401 医院）：因单位及政策原因，申请辞去委员和副主任委员职务。

（3）亓连玉（委员，中国人民解放军第 401 医院）：因单位和政策原因，申请辞去委员职务。

（4）张元春（委员，青岛市平度市人民医院）：因工作单位变动，申请辞去委员职务。

（5）增补下列人员为第十三届放射学分会委员：宋修峰（青岛市妇儿医院）、于华龙（青岛大学附属医院）、杜继魁（青岛市平度市人民医院）为委员。

（6）增补下列人员为第十三届放射学分会副主任委员：宋修峰（青岛市妇儿医院）、李辉坚（青岛市第八人民医院）。

（二）青岛市医学会第十三届放射学分会第二届青年委员会换届成立

2017 年 11 月 3 日，青岛市医学会第十三届放射学分会青年委员会在黄海饭店举行换届会议，成立第二届青年委员会，通过投票选举产生主任委员、副主任委员和委员，名单如下。

主任委员：徐文坚

副主任委员：刘学军、朱月莉、刘莉娜、李慧、李辉坚

委员：崔久法、周晓明、段峰、张雪辉、张炳、姜传武、刘桂芳、李杰、邹红梅、贾彦军、邱若光、张浩、顾萌、董振宇、曲刚成、刘长卿、王建盛、刘永杰、周大鹏、任庆国、王文莉

（三）青岛市医学会第十三届放射学分会第二届专业学组换届成立

2017 年 11 月 3 日，青岛市医学会第十三届放射学分会在黄海饭店举行了专业学组换届会议，成立了第二届肌骨影像学组、神经（含头颈五官）影像学组、心胸影像学组、腹部影像学组和妇儿（含乳腺）影像学组等专业学组，通过投票选举产生了各专

业学组组长、副组长和委员，名单如下。

肌骨影像学组

组长： 刘吉华

副组长： 王国华、郝大鹏

委员： 崔久法、段峰、王欣、高传平、张代永、祖玉良、上官景俊、孙德政、张炳、马千里、韩金花、刘少东、刘健、张洪业、邹红梅、姜春雷、汪贯习、张霞、杜继魁、王建盛、任同良、王文莉

神经（含头颈五官）影像学组

组长： 隋庆兰

副组长： 刘学军、张庆

委员： 李滢、任延德、牛蕾、姜涛、方明、张文伟、周炜、宋辉、易华、王锐、于钦密、江世东、张海英、张维明、王倩、冯秀栓、郭成、刘剑、袁芬、张利

心胸影像学组

组长： 李炯佾

副组长： 林红雨、张传玉、王立忠

委员： 林吉征、蒋刚、关建中、宋思亮、李辉坚、刘华、王力、刘永杰、王暖林、宋刚、王克明、董旭、张文、李永胜、邵长征、杨昱、马民、乔炳龙、王家臣、徐海滨

腹部影像学组

组长： 谢立旗

副组长： 刘珍友、王其军、周晓明

委员： 张雪辉、高远翔、陈静静、左云海、朱月莉、刘莉娜、于龙华、王琦、姜传武、贾彦军、王晓妮、孟庆梅、王凯、曲申、迟长功、葛东泉、罗辉、赵京德、孙全伟、陈玉峰、刘世合

妇儿（含乳腺）影像学组

组长： 宋修峰

副组长： 林青

委员： 李培莹、张萍、衣蕾、于澜、王峰先、姜炳强、李美爱、鲍爱华、师红美、鹿松、徐江、徐后莹、王艳丽、孙彩明、吕奎荣、刘英慧、谭政帅、庄勋慧

2020 年年初，全球性“新型冠状病毒性肺炎”疫情暴发，影响了正常的生活和工作秩序，受其影响，学会换届工作未按时进行，一直由第十三届放射学分会委员会承担分会的相关工作。学会工作主要通过线上形式坚持每季度和年度的学术交流、“新型冠状病毒性肺炎”疫情防控及影像学诊断培训等活动。根据青岛市医学会部署，预计 2022 年年底进行放射学分会委员会的换届。

第二节　青岛市放射学相关的其他分会

一、青岛市医学会影像技术分会

按照青岛市医学会章程有关规定，结合医学影像技术专业发展现状，青岛市第一届影像技术分会于 2001 年 11 月 17 日成立。

（一）青岛市医学会第一届影像技术分会（2001 年 11 月至 2005 年 12 月）

主任委员：高守乐（图 1-2-1）（青岛大学医学院附属医院）

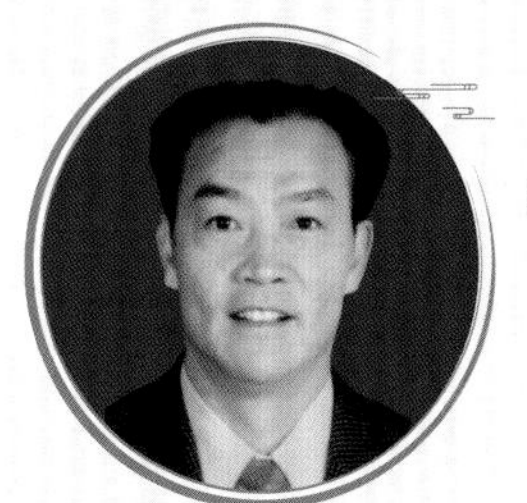

图 1-2-1 青岛市医学会第一届影像技术分会主任委员高守乐（时在青岛大学医学院附属医院放射科工作）

副主任委员：迟国安、郭启振、舒强、王永平、孙其勤

委员：唐进军、陈涛、傅强、聂兴浩、邢春礼、赵禾身、荆向军、刘英娥、李印良、刘元伟、宿玉成、侯永教、张亮、吕宗杰、王瑞亮（兼）

秘书：王瑞亮（兼）

本届学会由 21 人组成。

（二）青岛市医学会第二届影像技术分会（2005 年 12 月至 2010 年 11 月）

主任委员：高守乐（青岛大学医学院附属医院）

副主任委员：迟国安、郭启振、傅强、舒强、王永平、孙其勤

委员：唐进军、陈涛、傅强、刘凯、苏国强、邢春礼、赵禾身、徐子森（兼）、荆向军、刘英娥、李印良、宿玉成、张亮、吕宗杰、王瑞亮、高玉庆、邓凯、李炯佾、王新明、季年尚、赵波

秘书：徐子森（兼）

本届学会由 28 人组成。

（三）青岛市医学会第三届影像技术分会（2010 年 11 月至 2014 年 6 月）

主任委员：孙其勤（图 1-2-2）（青岛市市立医院）

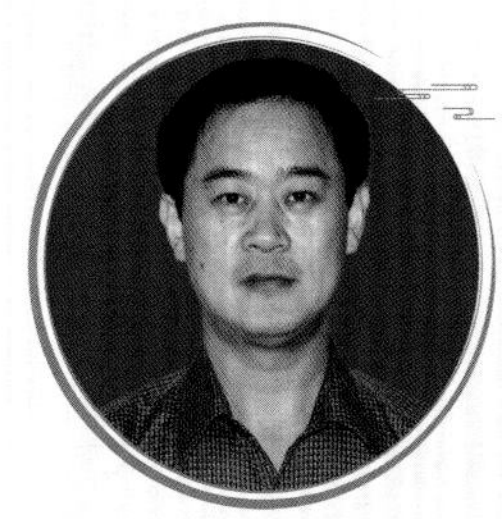

图 1-2-2 青岛市医学会第三届影像技术分会主任委员孙其勤（时在青岛市市立医院放射科工作）

副主任委员：傅强、徐子森、郭启振、王永平、张密堂、苏国强、舒强、聂仁栓

委员：高玉庆（兼）、李军堂、刘世恩、吕恩民、唐进军、李高宏、陈燚、徐浩、衣蕾、邓凯、张洪业、张维明、于良宁、刘华、李永胜、栾年鹏、王善良、孙金伟、王克明、陈玉峰、张亮、李世军、吕宗杰、宿玉成

秘书：高玉庆（兼）

本届学会由 33 人组成。

（四）青岛市医学会第四届影像技术分会（2014 年 6 月至今）

主任委员：孙其勤（青岛市市立医院）

副主任委员：傅强、李军堂、徐子森、刘世恩、王克明、王永平、张密堂、刘英娥、舒强、苏国强、宿玉成

委员：李军堂、朱相宁、高玉庆（兼）、杨志涛、许峰磊、吕恩民、王昭波、李高宏、秦凯、吕宗杰、张洪业、邓凯、徐浩、王强、于良宁、陈燚、王善良、于英、李永胜、栾年鹏、孙燕新、张亮、李世军、孙全伟、江世东、陈玉峰、贾进正

秘书：赵鸿飞、高玉庆（兼）

本届学会由 40 人组成。

二、青岛市医学会影像技术分会青年委员会

根据青岛市医学会青医会字〔2011〕17 号关于青岛市医学会青年委员会管理规定的文件指示精神，自第三届影像技术分会开始设立青岛市医学会影像技术分会青年委员会。每届影像技术分会换届后的第二次年会期间换届成立新一届青年委员会，青年委员会主任委员由影像技术分会主任委员兼任。

（一）影像技术分会第一届青年委员会（2011 年 10 月至 2014 年 6 月）

主任委员：孙其勤（青岛市市立医院）

副主任委员：李军堂（兼）、刘英娥、李晓飞

委员：胡斌、卢立军、房刚、周锐志、赵华希、王昭波、于翠妮、张俊杰、王浩军、丁甫成、王强、马世良、王本涛、张荷、秦凯、张郁

秘书：李军堂（兼）

本届青年委员会由 20 人组成。

（二）影像技术分会第二届青年委员会（2014 年 6 月至今）

主任委员：孙其勤（青岛市市立医院）

副主任委员：李军堂、李晓飞、张俊杰

委员：赵鸿飞（兼）、韩春蕾、韩实媚、周锐志、高笋、于群、张郁、秦凯、丁甫成、苏本可、卢立军、马世良、孙明鲁、房刚、王立伟、王本涛、赵华希、王浩军

秘书：赵鸿飞（兼）

本届青年委员会由 22 人组成。

三、青岛市中西医结合学会医学影像专业委员会

青岛市中西医结合学会医学影像专业委员会成立于 2005 年 5 月 27 日，首届委员会挂靠单位为青岛市海慈医疗集团。

（一）青岛市中西医结合学会第一届医学影像专业委员会

2005 年成立了以青岛市海慈医疗集团影像科为主体的筹备小组，李文华主任为组长，并与青岛大学医学院附属医院、青岛市市立医院、青岛市中西医结合医院等单位共同协作，开始进行实质性筹划。于 2005 年 5 月 27 日下午，经青岛市卫生局批准，青岛市中西医结合学会医学影像专业委员会成立。2005 年 5 月 28 日至 29 日，在青岛市海慈医疗集团举行了青岛市中西医结合学会第一届医学影像专业委员会成立大会暨青岛市中西医结合学会医学影像专业委员会继续教育学习班。

主任委员：李文华（图 1–2–3）（青岛市海慈医疗集团影像科）

副主任委员：徐文坚（青岛大学医学院附属医院）、张通（青

岛市市立医院）、曹庆选（青岛市海慈医疗集团）、孙继泽（青岛市中心医院）、李培祥（青岛市中西医结合医院）、谢立旗（中国人民解放军第 401 医院）

委员：王松、刘红光、念丁芳（兼）、张守平、王莉、张利、李彩霞、高军东、刘继联、李风阶、董旭、王怀杰、李世军、王暖林、吴明贞、陈春香、夏黎明、侯永教、张建顺

秘书：念丁芳（兼）

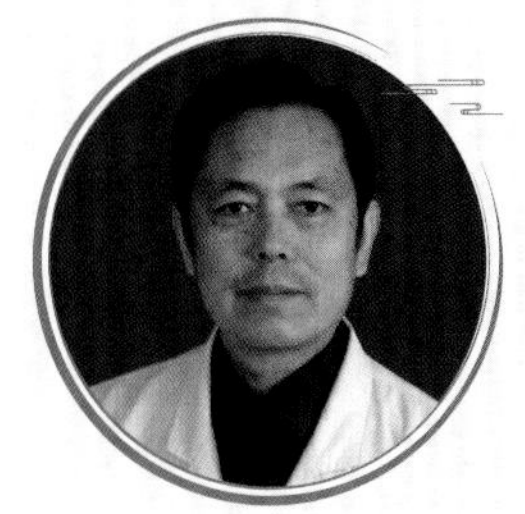

图 1-2-3　青岛市中西医结合学会第一届医学影像专业委员会主任委员李文华（时任青岛市海慈医疗集团影像中心主任）

（二）青岛市中西医结合学会第二届医学影像专业委员会

2008 年 10 月 8 日至 11 日青岛市中西医结合学会第二届医学影像专业委员会在青岛大学国际学术会议中心举行换届选举会议。会议由青岛市中西医结合学会延壮波秘书长主持，李文华主任委员进行了第一届中西医结合学会医学影像专业委员会工作报告。根据学会章程规定的专业委员会选举办法，按程序进行了投票选举。学会主任委员、副主任委员及委员共 35 人全票当选。

主任委员：李文华（青岛市海慈医疗集团影像科）

副主任委员：徐文坚、张通、曹庆选、谢立旗、孙继泽、马林

委员：王松、杨青、王立忠、冯卫华、刘红光、念丁芳、周军（兼）、张守平、冯磊、王莉、张利、李彩霞、李炯佾、张代永、林红雨、吴彬、高军东、王克明、刘继联、李风阶、董旭、王怀杰、李世军、王暖林、吴明贞、李辉坚、衣蕾、孙莉

秘书：周军（兼）

学会成立后，除每年举办学术年会之外，还与北京大学临床肿瘤医院、中华医学会放射学分会介入学组、《介入放射学杂志》编辑部及青岛大学医学院附属医院，在青岛市联合举办了第六届国际介入医学论坛、国家卫生部“十年百项计划”推广学习班、第二届山东省影像敬老会、青岛市医学影像诊断继续教育学习班、第五至第八届全国肌骨系统影像诊断新进展学习班等学术会议，促进了青岛市医学影像学事业的发展。

四、青岛市医学会分子影像学分会

青岛市医学会分子影像学分会于 2010 年 1 月成立，挂靠单位是青岛市中心医院。

（一）青岛市医学会第一届分子影像学分会

主任委员：崔新建（图 1-2-4）（青岛市中心医院 PET-CT 中心）

副主任委员：隋庆兰（青岛大学附属医院）、刘增胜（青岛市市立医院）、邢春礼（青岛市胶州中心医院）、刘慧敏（青岛市中心医院）

委员：王倩、王清、王振光、王其军、王善良、王学淳、王新明、王艳丽、王暖林、方明、尹智伟、刘震、关济、纪年尚、关建中、张代永、张元春、张明金、张正福、邵长征、聂仁栓、曾磊、姜传武、夏黎明、葛东泉

秘书：张密堂（青岛市中心医院放射科）、房娜（青岛市中心医院 PET/CT 中心）

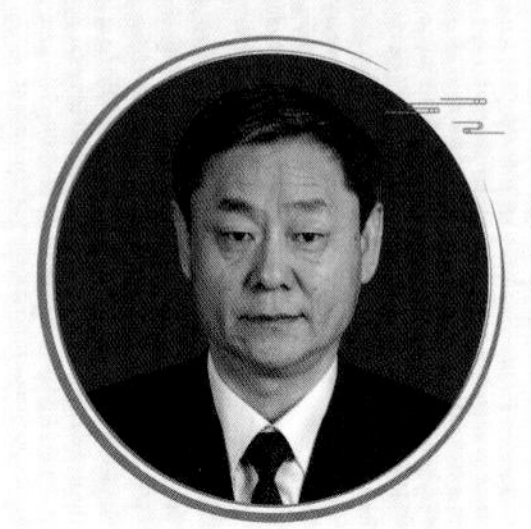

图 1-2-4　青岛市医学会第一届分子影像学分会主任委员崔新建（时任青岛市中心医院 PET-CT 中心主任）

（二）青岛市医学会第二届分子影像学分会

2017 年 4 月 14 日，青岛市医学会分子影像学分会第二届委员换届会暨 2017 年分子影像学年会于青岛中心医院 PET/CT 二楼会议室召开（图 1–2–5）。换届会由青岛市医学会秘书长王者令主持，青岛市中心医院张春玲副院长向大会致辞，医学会学术部刘丽娟主任宣读了竞聘办法及资格审查情况。后经民主选举产生第二届委员会主任委员、副主任委员和委员。青岛市中心医院分子影像科王艳丽主任当选青岛市医学会第二届分子影像学分会主任委员，原主任委员崔新建教授担任名誉主任委员。

名誉主任委员：崔新建

主任委员：王艳丽（图 1–2–6）（青岛市中心医院分子影像科）

副主任委员：隋庆兰（青岛大学附属医院）、刘增胜（青岛市立院）、王其军（青岛市西海岸新区人民医院）、房娜（青岛市中心医院）

委员：马民、牛蕾、尹春红、王立忠、王清、王琦、王善良、王学淳、王新明、方明、尹智伟、刘学军、刘珍友、刘震、关建中、李杰、张元春、张正福、张萍、杜继魁、周大鹏、邱兴邦、曾磊、姜传武、姜涛、夏黎明、葛东泉、祖玉良、赵莉、顾华勇、赵希鹏、胡彩霞

秘书：郭成（青岛市中心医院分子影像科）、吴增杰（青岛市中心医院分子影像科，现在青岛大学附属医院工作）

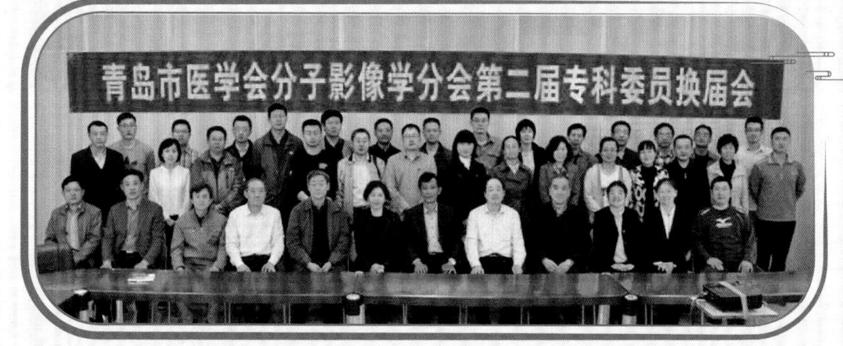

图 1-2-5　青岛市医学会分子影像学分会第二届委员换届会议

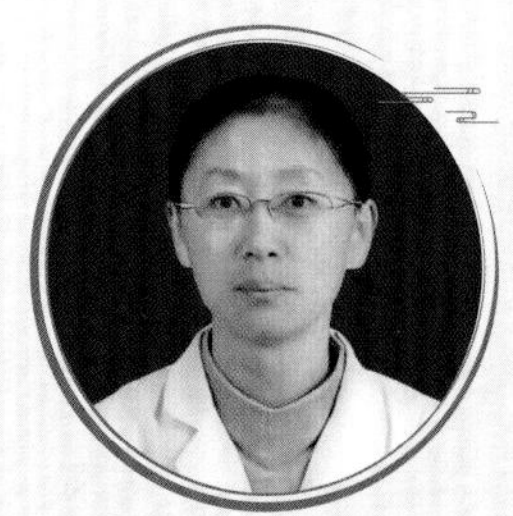

图 1-2-6　青岛市医学会第二届分子影像学分会主任委员王艳丽（时任青岛市中心医院 PET-CT 中心主任）

五、青岛市医学会介入诊疗分会

青岛市医学会介入诊疗分会成立于 2011 年 10 月 16 日。

主任委员：李子祥（图 1–2–7）（青岛大学医学院附属医院）

副主任委员：张为忠（青岛市市立医院）、王松（青岛大学

附属医院）、苏国强（中国人民解放军401医院）、王子轩（青岛市市立医院）、孙继泽（青岛市中心医院）、念丁芳（青岛市海慈医疗集团）

委员：孙成建、刘元伟、赵诚、付军桦、蒋刚、王永奎、程楷、高德欣、张鸣镝、于东升、赵鲁豫、仲捷、管延亮、祁波、刘静才、马建华、曲申、杜利力、刘洪军、夏良旭、尹智伟、葛美叶、范光文、胡效坤、张涛、周军、候立泳

秘书：王彦华（青岛大学附属医院）

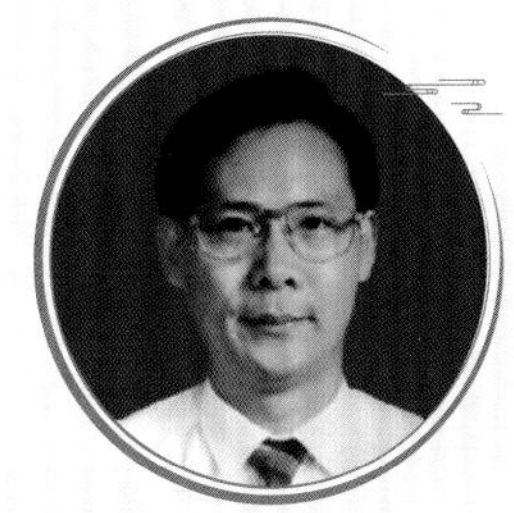

图 1-2-7 青岛市医学会第一届介入诊疗分会主任委员李子祥（时任青岛大学医学院附属医院介入放射科主任）

第三节 青岛市医学会放射学分会学术会议

自1953年4月5日青岛市医学会放射学分会成立起，首届放射学分会每月组织举行1～2次读片会或学术报告会，地点在青岛医学院附属医院（现青岛大学附属医院）。

1957年起，设定每月的第三个星期三为固定的放射读片或学术讲座时间，地点在青岛医学院附属医院（现青岛大学附属医院）放射科。

1962年至1973年，每1～3个月举行一次放射读片或讲座。地点在青岛市市立医院礼堂。主要参会者有青岛医学院附属医院（现青岛大学附属医院）、青岛市市立医院、中国人民解放军401医院、青岛纺织医院（现青岛大学附属青岛市中心医院）、青岛市第二人民医院（现为青岛市海慈医疗集团）、青岛市第三人民医院及青岛市台西人民医院（现为青岛市第五人民医院）、青岛市肿瘤医院、青岛市崂山区人民医院（现为青岛市第八人民医院），即墨、胶州、胶南、莱西等区县级医院，以及青岛市港口医院（现为青岛市阜外心血管病医院）、青岛市铁路医院（现为青岛市第九人民医院）、二轻局医院、青岛市交通医院，部分大工厂如青岛钢厂、青岛橡胶厂、青岛四方机车车辆厂、青岛纺机制造厂等企业医院和保健站的放射医师。会议多由青岛医学院附属医院、青岛市市立医院、中国人民解放军401医院的主任和专家主持，到会人数一般在50～80人。

1979年，青岛市医学会放射学分会恢复正常工作，自1981年开始举行放射学术年会，会期为2～3天，多在市区集中举办。自1990年起，开始转向各区、县、市活动。

1981年夏，在青岛市科学技术馆举办了青岛市医学会放射学分会第一次年度学术会议。特邀汪绍训、李松年、王云钊、吴恩惠、邹仲、陈星荣、林贵、连世海、刘惠芳等国内教授到会。参会人员达200余人（图1-3-1）。截至1989年，青岛市医学会放射学分会第二至第九次年度学术会议均在青岛市市区不同地点举办。

1990年10月19日至21日，青岛市医学会放射学分会1990年学术会议（第十次）在即墨市中兴宾馆举办，会议主席为青岛市医学会放射学分会主任委员吴新彦教授。

1991年6月19日至21日，青岛市医学会放射学分会1991

年学术会议（第十一次）在崂山区政府招待所举办，会议主席为青岛市医学会放射学分会主任委员吴新彦教授。

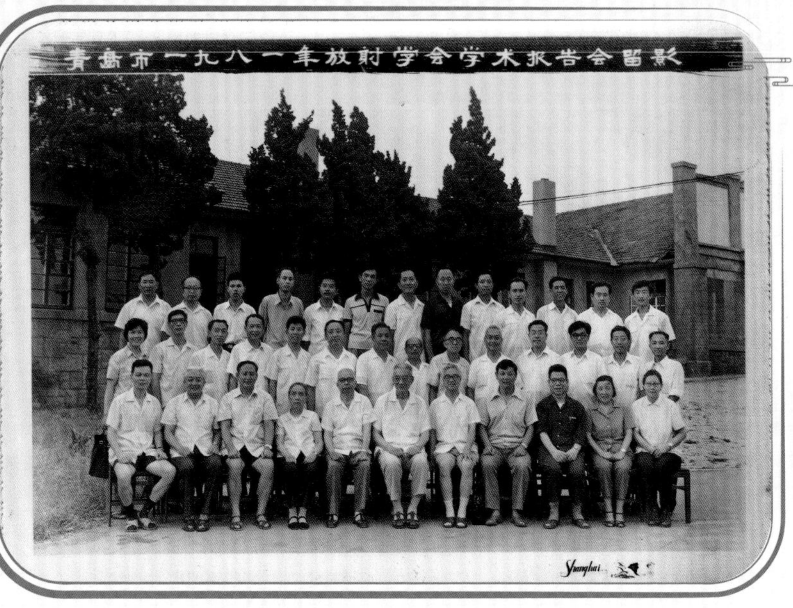

图 1-3-1　青岛市医学会放射学分会第一次学术年会合影（1981 年于青岛市科技馆）（图片由邱经熙、曹庆选提供）

前排左起：林贵、王云钊、吴恩惠、汪绍训夫人、汪绍训、邹仲、李松年、陈星荣、连世海、孙素钏、刘惠芳。

1992 年 11 月 5 日至 7 日，青岛市医学会放射学分会 1992 年学术会议（第十二次）在青岛市黄海疗养院举办，会议主席为青岛市医学会放射学分会主任委员吴新彦教授。会议邀请了华伯埙、连世海、夏宝枢、张维新、陶慕圣等专家教授莅临会议讲学并参加读片活动。

1993 年 11 月 3 日至 5 日，青岛市医学会放射学分会 1993 学术会议（第十三次）在平度市政府招待所举办，会议主席为青岛市医学会放射学分会主任委员吴新彦教授。

1994 年 6 月 29 日，青岛市医学会放射学分会在青岛市市立医院礼堂举办放射读片会，共读片 32 份。主持人为曹来宾教授、沈荣庆教授、吴新彦教授。

1994 年 10 月，青岛市医学会放射学分会 1994 年学术会议（第十四次）在胶州市卫生宾馆举办（图 1-3-2），会议主席为青岛市医学会放射学分会主任委员吴新彦教授。

1995 年 10 月 25 日至 28 日，青岛市医学会放射学分会 1995

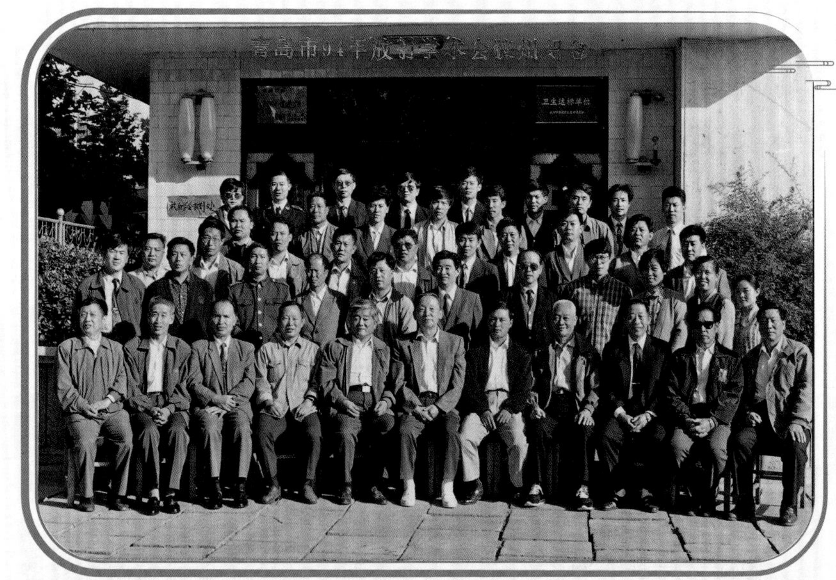

图 1-3-2　青岛市医学会放射学分会 1994 年学术会议合影（1994 年 10 月于胶州）（图片由邱经熙提供）

前排左起：周森泉、尚明庆、宋焕云、徐爱德、王澍、曹来宾、佚名、邱经熙、王宗信、徐德永、沈荣庆。

年学术会议（第十五次）在胶南市（现黄岛区）明月大酒店举办，会议主席为青岛市医学会放射学分会主任委员吴新彦教授。

1996 年 4 月 21 日至 27 日，在青岛核工业部疗养院举办华东六省一市第二次医学影像学学术论文交流会暨青岛市医学会放射学分会 1996 年学术年会（第十六次），会议主席为青岛市医学会放射学分会主任委员吴新彦教授，到会代表 200 余人。

1997 年 10 月 17 日至 20 日，青岛市医学会放射学分会 1997 年学术会议（第十七次）在莱西市政府招待所举办，会议主席为青岛市医学会放射学分会主任委员吴新彦教授。特邀周康荣教授、颜志平教授到会讲授小肝癌及介入治疗，参会代表 80 余人。

1998 年 9 月 12 日，青岛市医学会放射学分会与青岛市第二人民医院（现青岛市海慈医疗集团）联合举办专家讲座，地点在青岛市第二人民医院会议室。特邀徐家兴、李建平、朱杰敏、华伯埙、赵斌等教授学者讲座，参会代表 70 余人。

1998 年 9 月 10 日至 14 日，青岛市医学会放射学分会 1998 年学术会议（第十八次）在平度市政府招待所举办，会议主席为青岛市医学会放射学分会主任委员吴新彦教授。特邀吴恩惠教授、王云钊教授授课，到会代表 100 余人。

1999 年 9 月 8 日至 12 日，青岛市医学会放射学分会 1999 年学术会议（第十九次）在青岛市经济技术开发区（现黄岛区）阿里山酒家举办，会议主席为青岛市医学会放射学分会主任委员吴新彦教授。特邀上海医科大学华山医院沈天真教授、施增儒教授莅临会议并进行学术讲座，到会代表 80 余人。

2000 年 10 月 20 日至 23 日，青岛市医学会放射学分会 2000 年学术会议（第二十次）在胶州市阳光大厦举办，会议主席为青岛市医学会放射学分会主任委员吴新彦教授。特邀肖湘生教授、马祥兴教授莅临会议并作讲座，到会代表 80 余人。

2001 年 11 月 8 日至 12 日，青岛市医学会放射学分会 2001 年学术会议（第二十一次）在青岛大酒店举办，会议主席为青岛市医学会放射学分会主任委员吴新彦教授。

2002 年 10 月 19 日至 20 日，青岛市医学会放射学分会 2002 年学术会议（第二十二次）暨日照市放射学分会年会在日照市山海天宾馆联合举办，为首次和其他城市联合举办放射学术年会（图 1-3-3），会议主席为青岛市医学会放射学分会主任委员安丰新教授。会议特邀山东省医学影像学研究所的武乐斌教授到会进行学术讲座。

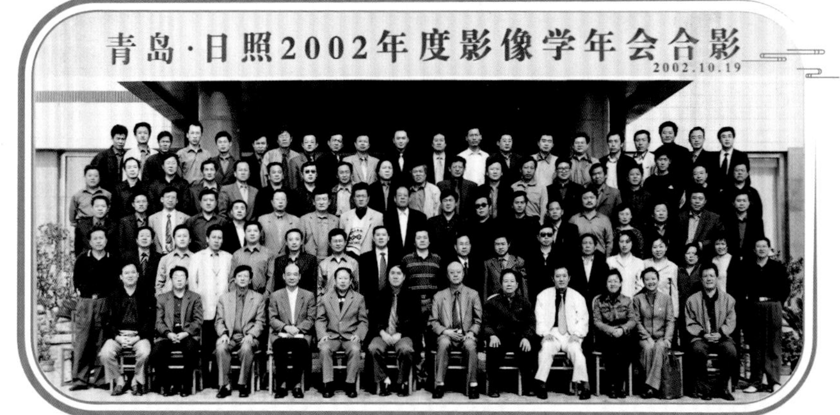

图 1-3-3　青岛市医学会放射学分会 2002 年学术会议暨日照市放射学分会年会合影
（2002 年 10 月于日照）
（图片由刘红光提供）

前排左起：张荣泽、陈祥民、安丰新、吴乃森、徐爱德、郭新贵、王世山、徐志宣、刘红光、佚名、张通、延宏。

2003年10月15日至18日，首次胶东半岛放射学术会议暨青岛市医学会放射学分会2003年学术会议（第二十三次）在威海市白云宾馆举办，会议主席为青岛市医学会放射学分会主任委员安丰新教授和威海市放射学会主任委员肖德贵教授。

2004年6月2日至3日，青岛市医学会放射学分会2004年学术会议（第二十四次）暨青岛市首次医学影像质量控制培训班在青岛市市立医院学术厅举办，会议主席为青岛市医学会放射学分会主任委员安丰新教授。

2005年12月22日至24日，青岛市医学会放射学分会2005年学术会议（第二十五次）暨医学影像质量控制培训班在黄岛宾馆举办，会议主席为青岛市医学会放射学分会主任委员安丰新教授。

2006年11月16日至18日，青岛市医学会放射学分会2006年学术会议（第二十六次）暨医学影像质量控制训练班在莱西宾馆举办，会议主席为青岛市医学会放射学分会主任委员安丰新教授。

2007年9月13日至16日，青岛市医学会放射学分会2007年学术会议（第二十七次）、青岛市中西医结合学会医学影像专业委员会年会、山东省PACS论坛在青岛邮电疗养院举办，会议主席为青岛市医学会放射学分会主任委员陈祥民教授。

2008年11月6日至9日，青岛市医学会放射学分会2008年学术年会（第二十八次）在胶南市（现黄岛区）海西大酒店举办，会议主席为青岛市医学会放射学分会主任委员陈祥民教授。会议邀请刘士远教授（上海长征医院）、曾蒙苏教授（复旦大学附属中山医院）、赵斌教授（山东省医学影像学研究所）、李传福教授（山东大学齐鲁医院）、刘奉立教授（烟台毓璜顶医院）莅临并作精彩讲座。本市专家徐文坚、刘吉华、安丰新、隋庆兰、谢立旗、刘凯、陈祥民、刘红光、崔新建、王国华等也做了专题讲座。青岛市放射界老专家邱经熙、吴新彦、李联忠、徐爱德、王宗信、杨全明等教授及放射界同仁100余人参会。

2009年11月6日至9日，青岛市医学会放射学分会2009年学术会议（第二十九次）在黄岛区政府招待所举办（图1-3-4），会议主席为青岛市医学会放射学分会主任委员陈祥民教授。青岛市放射界老专家曹来宾、夏宝枢、吴新彦、李联忠、徐爱德、王宗信等教授参加了会议。山东省医学会放射学分会主任委员、山东省医学影像学研究所所长武乐斌教授，山东省医学影像学研究所CT室首席专家柳澄教授，中国人民解放军放射医学专业委员

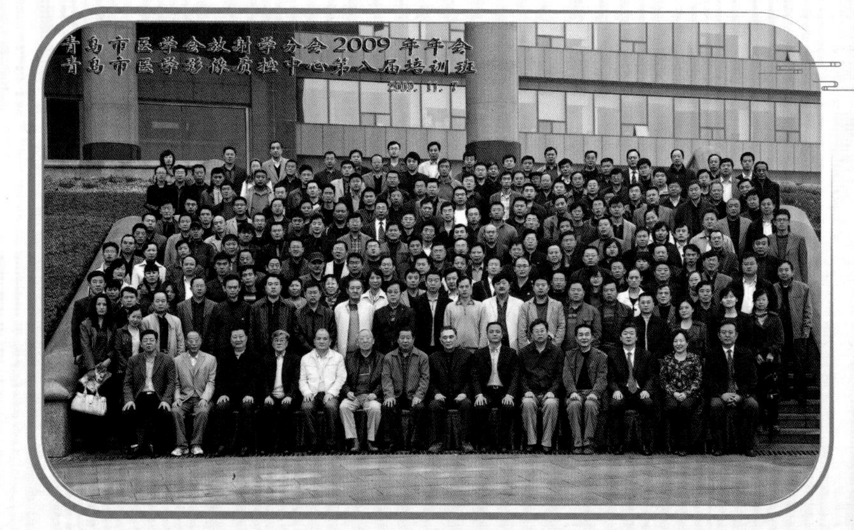

图1-3-4　青岛市医学会放射学分会2009年学术会议合影（2009年11月7日于黄岛）
（图片由刘红光提供）

前排左起：陈祥民、王宗信、李联忠、吴新彦、周长政、曹来宾、武乐斌、夏宝枢、吕福杰、柳澄、孙钢、管军、宋少娟、徐文坚。

会主任委员、济南军区总医院副院长孙钢教授，以及山东省医学影像学研究所宋少娟教授莅临会议授课。参会代表 170 余人。

2010 年 11 月 26 日至 28 日，青岛市医学会放射学分会 2010 年学术会议（第三十次）暨青岛市医学影像质量控制第九次培训班在青岛市即墨宾馆召开，会议主席为青岛市医学会放射学分会主任委员陈祥民教授。会议同时举办省级继续教育讲座“恶性肿瘤的非血管介入治疗与影像学评价”。山东省医学影像学研究所武乐斌教授、李振家教授，山东省中西医结合学会医学影像专业委员会主任委员、山东大学齐鲁医院放射科马祥兴教授到会授课。青岛市放射界老专家吴新彦教授、李联忠教授、王宗信教授、杨全明教授及放射界同仁 163 人参加了会议。

2011 年 12 月 4 日至 6 日，青岛市医学会放射学分会 2011 年学术会议（第三十一次）暨青岛市医学影像质控中心第十届培训班在城阳区鑫复盛逸海国际酒店举办，会议主席为青岛市医学会放射学分会主任委员陈祥民教授。参加年会及培训班的学员来自青岛市 7 区 5 市共 150 余人。此次会议安排多为一级医院放射科的医师参会。山东省医学会放射学分会主任委员武乐斌教授、副主任委员赵斌教授、山东省中西医结合学会医学影像专业委员会主任委员马祥兴教授及青岛市医学会放射学分会委员等共 15 位专家做了专题学术报告。此外，青岛市放射界有 7 位中青年医师进行了精彩的学术发言。

2012 年 11 月 16 日至 18 日，青岛市医学会放射学分会 2012 年学术会议（第三十二次）暨青岛市医学影像质量控制第十一届培训班在黄岛开发区迎宾馆召开（图 1-3-5），会议主席为青岛市医学会放射学分会主任委员陈祥民教授。11 月 16 日下午 3 点，在黄岛开发区迎宾馆同时举行青岛市医学会第十二次放射学分会会员代表大会，进行分会换届选举。在会议上，陈祥民教授进行第十一届放射学分会工作报告，徐文坚教授进行第十二届放射学分会换届筹备工作报告，刘丽娟主任宣读《青岛市医学会第十二届放射学分会委员资格审查报告》及《主任委员、副主任委员、委员选举办法》，会议通过了第十二届放射学分会会员代表大会计票人建议名单，并选举出新一届放射学分会委员。随后，进行第十二届放射学分会第一次委员会全体会议，选举徐文坚教授为第十二届放射学分会主任委员，谢立旗等 11 位教授为副主任委员，陈祥民教授为名誉主任委员。会议随后举行青岛市医学会第十二届放射学分会的第一届青年委员会成立大会，孙金阁秘书长主持会议，学术会务部刘丽娟主任宣读第十二届放射学分会第一届青

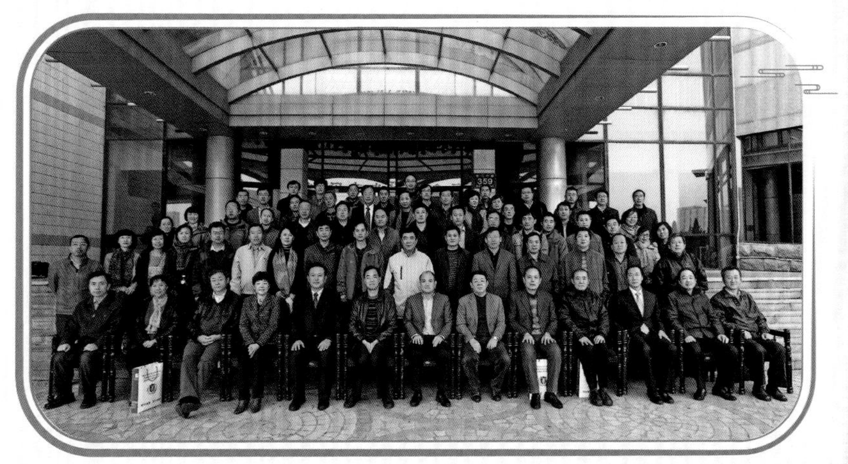

图 1-3-5　青岛市医学会放射学分会 2012 年学术会议暨放射学分会第十二届委员会全体委员合影（2012 年 11 月 16 日于黄岛）

前排左起：刘吉华、张通、崔新建、刘丽娟、徐文坚、孙金阁、周长政、陈祥民、李文华、刘红光、郁万江、隋庆兰、王国华。

年委员会人员名单，发放青年委员会聘书、顾问聘书（5位）、资深委员感谢状（6位）。至此，青岛市医学会放射学分会第十二届委员会正式成立。11月17日至18日，会议举行了专家专题讲座、疑难罕见病例讨论和青岛市医学影像质量控制第十一次学术会议及培训班。

2012年12月29日，青岛市医学会第十二届放射学分会第一次工作会议在青岛市黄海饭店二楼会议厅召开（图1-3-6）。会议主要包括：①青岛市医学会放射学分会委员工作会议；②青岛市医学会放射学分会2012年第四季度疑难病例讨论会。全体委员会议由放射学分会副主任委员刘吉华教授主持，主任委员徐文坚教授汇报新一届学会成立以来所做的工作，并布置下一步工作计划，同时征得全体委员同意，主要内容如下。

（1）青岛市医学会放射学分会学术年会举办时间、地点：为提高青岛市放射学的知名度，便于参会者及早设计参会计划，以及方便会议组织者筹备会议，经全体委员会一致同意，自2013年起，青岛市医学会放射学分会年度学术会议在相对固定的时间和地点召开，初定会议时间为每年11月份的第一个周末，会议地点以市区为主，方便参会者交通出行。会议主题以知识普及、知识更新为主，兼顾经验交流，新技术、新进展、科研创新交流，以及对外交流等。

（2）疑难病例讨论会和继续医学教育：面向基层，每季度一次，每次一个主题（如神经五官、心胸、腹部、骨关节等）。会议地点由青岛市及区县各医院提出申请，轮流举办。

（3）2013年择机启动《青岛放射学史志1902—2022年》编写工作。

（4）启动放射学分会专业学组成立筹备事宜：参照中华医学会放射学分会专业学组的设立办法，建议成立神经（含头颈五官）影像、心胸影像、腹部影像、肌骨影像四大专业学组及妇儿（含乳腺）影像工作组，待报请青岛市医学会批准后启动筹备工作。由于青岛市医学会已成立介入放射学分会，放射分学会不再设立介入学组。

（5）经青岛市医学会批准，启用“青岛市医学会放射学分会”学术交流印章，只限用于放射学分会内部学术会议通知发放等用途，禁用于其他目的。

（6）设立学会邮箱：qdradiology@163.com，方便学会及委员进行交流。

（7）宣布青岛市医学会放射学分会委员／学组成员守则（讨论稿）。

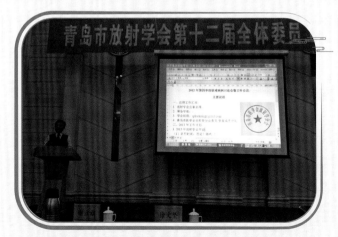

图1-3-6　青岛市医学会第十二届放射学分会第一次全体委员工作会议（2012年12月29日于青岛）

2013年6月26日，青岛市医学会放射学分会第十二届委员会主任委员会议在青岛大学附属医院会议室举办，主任委员徐文坚教授，副主任委员郁万江、刘吉华、隋庆兰、王国华、王立忠、林红雨、刘凯、韩迅德、谢立旗、李炯佾等教授，以及秘书冯卫华教授、冯磊教授参加了会议。同时邀请青年委员会副主任委员郝大鹏、张庆、祁波和王其军参加了会议。会议主要讨论青岛市医学会放射学分会专业学组成立事宜，会议通过各医院推荐的委员名单，投票选举产生各专业学组组长、副组长，确定7月6日在黄海饭店举行专业学组成立会议，同时讨论并通过了“青岛市医学会放射学分会委员及学组成员守则”、2013年度全市学术年会举办时间及地点、《青岛放射学史志1902—2022年》编写筹备及专业学组成立会议相关的具体事项（图1–3–7）。

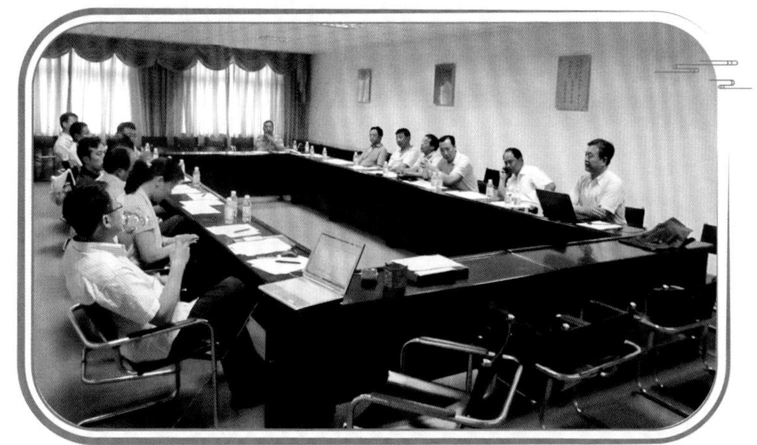

图1–3–7　青岛市医学会放射学分会第十二届委员会主任委员会议
（2013年6月26日于青岛大学附属医院会议室）

2013年7月6日，青岛市医学会放射学分会专业学组成立大会暨青岛地区2013年疑难病例影像学术讨论会在青岛市黄海饭店举办，放射学分会设立了“肌骨影像、神经（含头颈五官）影像、心胸影像、腹部影像”4个专业学组和“妇儿（含乳腺）影像”工作学组。每个专业学组由20 ~ 25人组成，设组长1人，副组长2人，组长由分会的副主任委员兼任（详见本章第一节）。青岛市医学会孙金阁秘书长、学术会务部刘丽娟主任等出席会议，并为各位专家颁发证书。随后，进行了骨关节疾病疑难病例讨论和学术交流会议，参会代表120余人。

2013年11月8日至10日，青岛市医学会放射学分会2013年学术会议（第三十三次）和第八次青岛市中西医结合学会医学影像专业委员会学术会议暨全国骨关节影像诊断新进展学习班在青岛市黄海饭店举办（图1–3–8，图1–3–9），会议主席为青岛市医学会放射学分会主任委员徐文坚教授。会议邀请众多国内著名放射学专家参会，包括天津医科大学的祁吉教授和郭志教授、首都医科大学附属北京同仁医院的王振常教授、首都医科大学宣武医院李坤城教授、郑州大学第一附属医院程敬亮教授、新疆兵团医院的宋法亮教授，以及省内专家包括山东大学齐鲁医院马祥兴教授、山东省医学影像学研究所武乐斌教授、烟台毓璜顶医院刘奉立等教授，以及青岛市医学会放射学分会的各位专家等共30余位学者进行了学术讲座和大会交流。会议还首次邀请德国海德堡大学医院Gerd Noeldge教授、Marianne Winterstein博士、Lars Gerigk博士到会进行了精彩的学术报告，开创了青岛市医学会放射学分会对外交流的新局面。参会代表200余人（图1–3–10，图1–3–11），会议内容涉及骨关节、神经、五官及胸腹部、儿科，涵盖全身各系统的影像学诊断新理论、新知识、新技术、新方法、介入治疗等，内容丰富，报告新颖、独特。在本次放射学学术会议上，

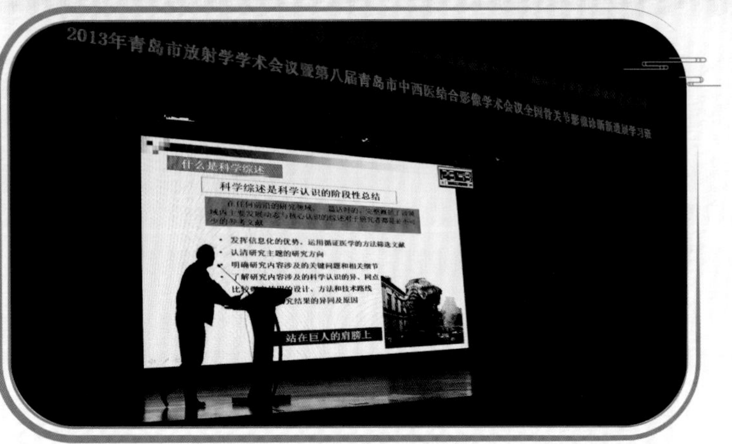
2013年青岛市放射学学术会议暨第八届青岛市中西医结合影像学术会议全国骨关节影像诊断新进展学习班
什么是科学综述
科学综述是科学认识的阶段性总结
发挥信息化的优势，运用循证医学的方法筛选文献
认清研究主题的研究方向
明确研究内容涉及的关键问题和相关细节
站在巨人的肩膀上

图 1-3-8　青岛市医学会放射学分会 2013 年学术会议，会议进行中（2013 年 11 月 8 日于青岛）

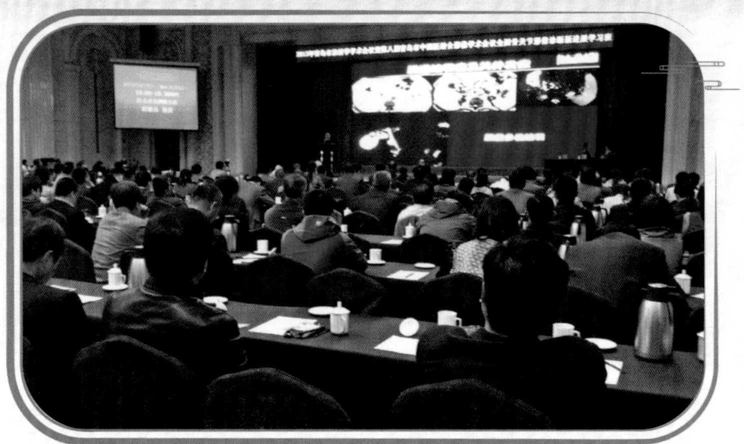

图 1-3-9　青岛市医学会放射学分会 2013 年学术会议会场照片（2013 年 11 月 8 日于青岛）

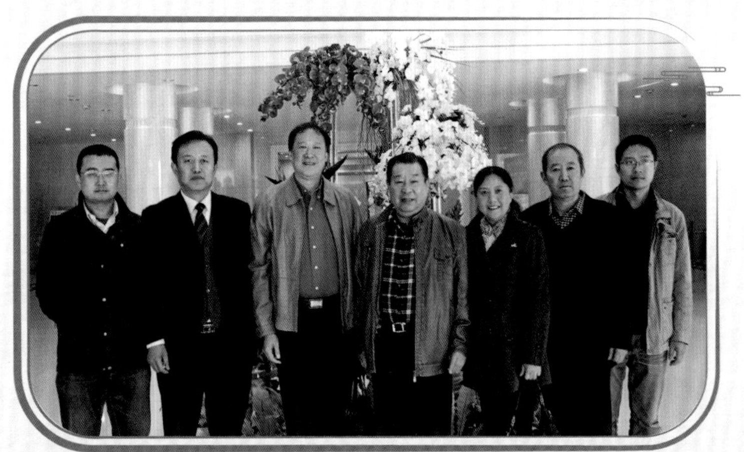

图 1-3-10　青岛市医学会放射学分会 2013 年学术会议期间部分专家合影（2013 年 11 月 8 日于青岛）

左起：郝大鹏、徐文坚、祁吉、武乐斌、张通、刘红光、王其军。

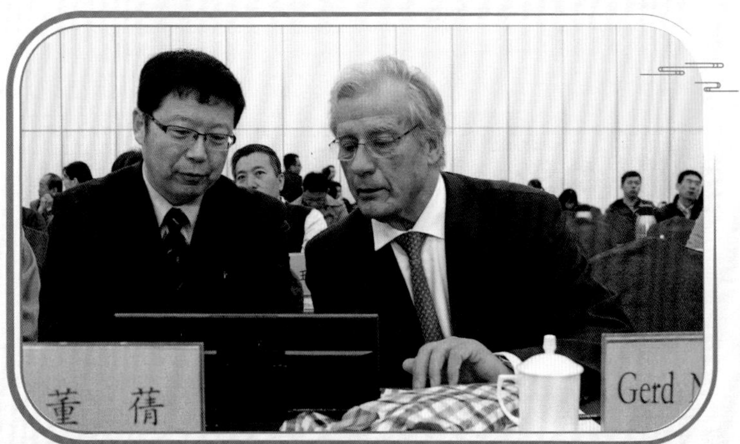
董　蒨
Gerd N

图 1-3-11　青岛市医学会放射学分会 2013 年学术会议照片（2013 年 11 月 8 日于青岛）

青岛大学附属医院副院长董蒨教授（左）与德国海德堡大学医院 Gerd Noeldge 教授（右）交流中。

部署、启动了《青岛放射学史志 1902—2022 年》的撰写工作。

2013 年 12 月 22 日，青岛市医学会放射学分会主任委员工作会议（扩大会议）在青岛市万达艾美酒店举办。会议内容包括 2013 年学会工作总结、2014 年学术活动工作安排（包括每季度疑难病例读片会及全市年度学术会议的时间、地点等）。本次会议参加人员有青岛市医学会放射学分会主任委员、副主任委员、青年委员会副主任委员和学会秘书，青岛市医学会放射学分会顾问委员及李联忠教授、吴新彦教授等青岛市放射学界老专家共 20 多人参会。

2014 年 11 月 7 日至 9 日，青岛市医学会放射学分会 2014 年学术年会（第三十四次）暨全国骨关节影像新进展继续教育学习班在青岛胜利油田疗养院顺利召开。同期还召开了第九次青岛市中西医结合学会医学影像专业委员会和第五次青岛市医学会分子影像学会学术会议（图 1-3-12）。出席会议的嘉宾有：青岛市医学会孙金阁秘书长和学术部刘丽娟主任、天津医科大学总医院终身教授张云亭主任、山东省医学会放射学分会主任委员马祥兴教授、山东省医学影像学研究所所长赵斌教授和武乐斌教授、临沂市医学会放射学分会主任委员李晓东教授、烟台市医学会放射学分会主任委员刘奉立教授、日照市医学会放射学分会主任委员徐锐教授等省内外著名专家，青岛市中西医结合学会医学影像专业委员会主任委员李文华教授、青岛市医学会分子影像学分会主任委员崔新建教授，以及青岛市医学会放射学分会委员和各医院放射科老中青医师 240 余人参加了会议。会议学术交流内容均为当前医学影像学领域的国际热点问题和新技术新进展，包括脑血管病的影像学诊断与介入治疗、骨关节运动损伤影像学诊断、CT 低剂量技术、PET/CT 在肿瘤学的应用进展等，同时还进行了疑难病例报告与讨论，对本市多家医院提供的 10 余例疑难病例进行了详尽讨论，贴近临床实际应用，并对病例的检查技术、征象认识、诊断与鉴别诊断思路及治疗进行了探讨。

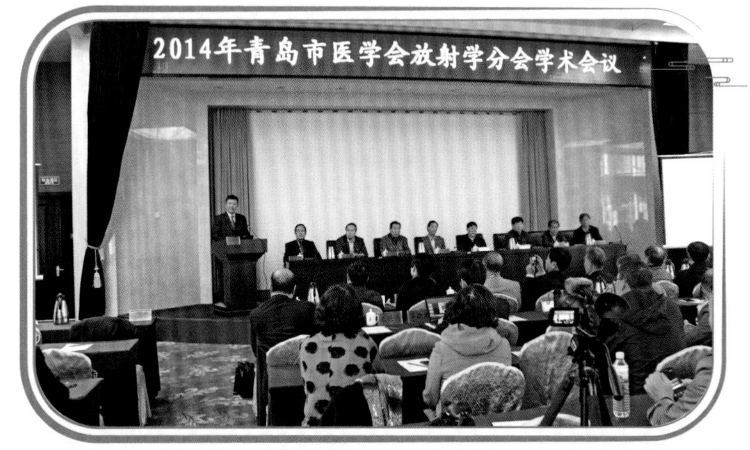

图 1-3-12　青岛市医学会放射学分会 2014 年学术会议开幕式（2014 年 11 月 7 日于青岛）

主席台嘉宾左起：徐文坚、李文华、马祥兴、武乐斌、孙金阁、张云亭、赵斌、孙达、崔新建。

2015 年 10 月 29 日至 31 日，青岛市医学会放射学分会 2015 年学术会议（第三十五次）暨首届山东半岛医学影像论坛、青岛市分子影像学第六次学术年会、肌骨系统疾病影像诊断新进展学习班在青岛市黄海饭店举办（图 1-3-13）。本次会议由青岛市医学会放射学分会主办，青岛大学附属医院承办，半岛七地市（青岛、烟台、威海、潍坊、日照、滨州、东营）放射学分会协办。来自德国、韩国、中国台湾、北京、上海、广州、西安、杭州、济南等地区的 34 位国内外知名专家应邀到会进行了专题学术讲座，山东半岛地区共近 400 名专家和代表参加了会议。

10 月 30 日上午会议开幕式由青岛市医学会放射学分会主任委员徐文坚教授主持。青岛大学附属医院副院长董蒨教授、青岛市医学会副会长孙金阁教授、中华医学会放射学分会副主任委员刘士远教授、《中华放射学杂志》编辑部主任高宏教授、山东省医学会放射学分会主任委员马祥兴教授、德国海德堡大学医院放射科主任 Hans-Ulrich Kauczor 教授等分别在开幕式上致辞。海德堡大学医院 Kauczor 教授、韩国延世大学附属医院 Severance 医院 Jae-Joon Chung 教授、中国台湾高雄医学大学奇美医院郭禹廷教授、中华医学会放射学分会副主任委员刘士远教授和广东省人民医院梁长虹教授、中华医学会放射学分会秘书长张敏鸣教授（浙江大学医学院附属第二医院）、中华医学会放射学分会常务委员

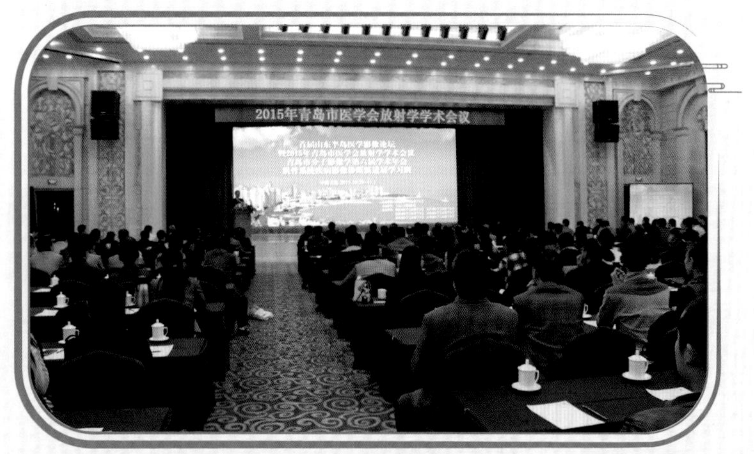

图 1-3-13　青岛市医学会放射学分会 2015 年学术会议（2015 年 10 月 29 日于青岛）

宦怡教授（空军军医大学西京医院）和于春水教授（天津医科大学总医院）、《中华放射学杂志》编辑部主任高宏教授、中国医科大学附属盛京医院潘诗农教授、大连医科大学附属第一医院刘爱连教授和杭州师范大学附属医院丁建平教授，省内著名专家武乐斌、李传福、柳澄、马祥兴、赵斌、王滨等教授和半岛七地市的放射学专家徐文坚、董光、刘奉立等教授分别做精彩的专题报告。

2016 年 11 月 4 日至 6 日，青岛市医学会放射学分会 2016 年学术会议（第三十六次）在青岛市黄海饭店举行（图 1-3-14），会议主席为青岛大学附属医院放射科主任徐文坚教授。青岛市医学会相关领导到会并致辞，来自青岛市区及周边地区近 200 位放射学同仁汇聚一堂，进行了学术交流和经验分享。会议邀请了德国海德堡大学 Gerd Noeldge 教授、Jan Mueller 博士，中山大学附属第一医院孟悛非教授，暨南大学附属第一医院刘思润教授等数十位国内外放射学界知名专家进行授课和交流。会议内容涵盖肌骨系统、神经系统、心胸腹部等系统影像学诊断新思路、新进展，围绕国内外医学影像最前沿、最热点问题，进行讨论。《中华放射学杂志》编辑部主任高宏教授、《磁共振成像》杂志社贺光军社长就科研论文及综述撰写、论文发表等诸多环节进行了讲解。

11 月 4 日下午会议同期，在青岛市医学会组织下，举办了青岛市医学会放射学分会第十三届委员会换届选举，会议由青岛市医学会王者令秘书长主持，学术会务部刘丽娟主任宣读换届要求，通告换届选举程序，新当选的委员参加了本次会议。放射学分会委员通过无记名投票，徐文坚教授当选并连任第十三届放射学分会主任委员，刘吉华、隋庆兰、王国华、郁万江、谢立旗、刘凯、

林红雨、李炯佾、孟祥水、王立忠、刘珍友、邢春礼等 12 位专家当选为副主任委员，放射学分会委员共 60 人，其中冯卫华、冯磊、郝大鹏当选为学会秘书。主任委员徐文坚教授对第十二届委员会相关工作做了工作总结，并就第十三届委员会相关工作做出了部署和展望。

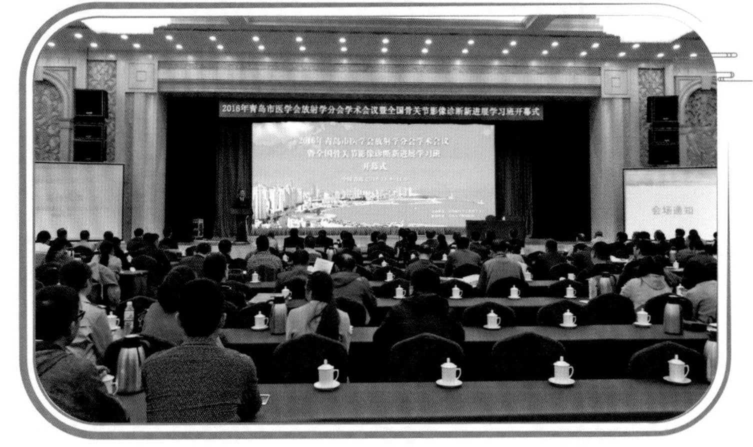

图 1-3-14　青岛市医学会放射学分会 2016 年学术会议（2016 年 11 月 4 日于青岛）

2017 年 11 月 3 日至 5 日，青岛市医学会放射学分会 2017 年学术会议（第三十七次）暨肌骨系统疾病影像诊断新进展学习班在青岛市黄海饭店举行，会议主席为青岛市医学会放射学分会主任委员徐文坚教授。开幕式由青岛大学附属医院放射科黄岛院区主任刘吉华教授主持，青岛市医学会会长王者令教授、青岛大学附属医院院长董蒨教授等出席了此次开幕式并致辞（图 1-3-15 ~ 图 1-3-17）。国内放射学领域的 30 余位知名专家参加了本次会议，中华医学会放射学分会候任主任委员、上海长征医院放射科主任刘士远教授，中华医学会放射学分会常务委员、骨关节学组组长、北京大学第三医院放射科主任袁慧书教授，中华医学会放射学分会常务委员及头颈部专业组组长、首都医科大学附属北京友谊医院副院长王振常教授，骨关节学组副组长、华中科技大学同济医学院附属同济医院李小明教授和大连医科大学附属第一医院王绍武教授，神经学组副组长、中国人民解放军总医院马林教授，天津医科大学总医院张云亭教授，中山大学附属第一医院孟悛非教授，暨南大学附属第一医院刘思润教授，南京市第一医院王德杭教授，广西医科大学附属第一医院黄仲奎教授，山东大学齐鲁医院李传福教授和马祥兴教授，山东省医学影像学研究所所长武乐斌教授、柳澄教授和王光彬教授，以及《中华放射学杂志》编辑部主任高宏教授等数十位放射学界知名专家莅临会议并进行了学术讲座。本市老专家吴新彦教授、王宗信教授、李联忠教授，青

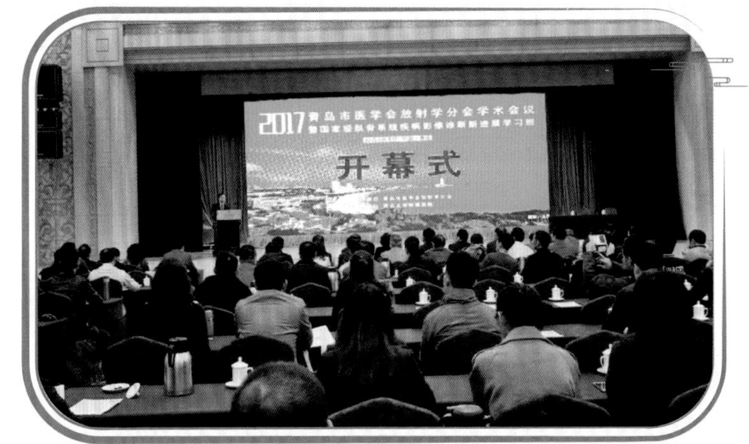

图 1-3-15　青岛市医学会放射学分会 2017 年学术会议（2017 年 11 月 3 日于青岛）

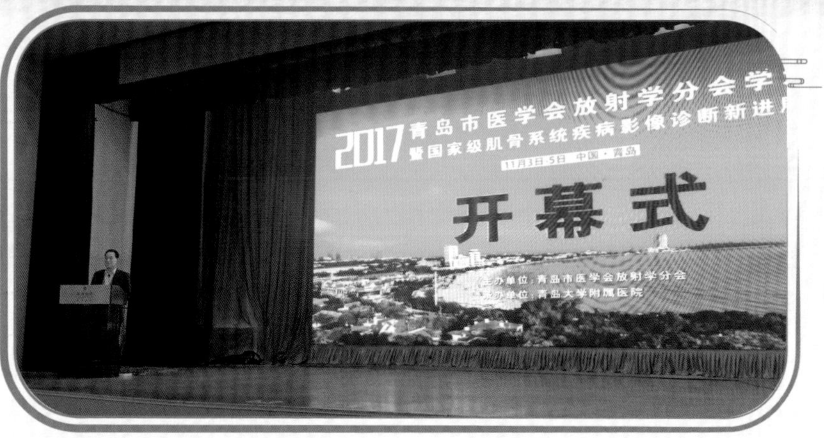

图 1-3-16 青岛市医学会放射学分会 2017 年学术会议，刘士远教授在开幕式上致辞（2017 年 11 月 3 日于青岛）

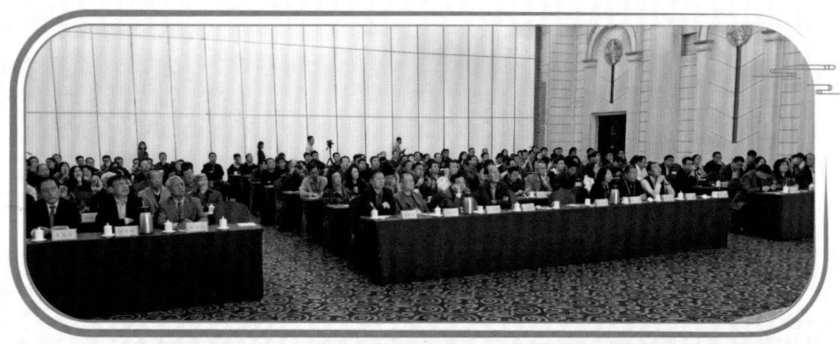

图 1-3-17 青岛市医学会放射学专科分会 2017 年学术会议进行中（2017 年 11 月 3 日于青岛黄海饭店）

岛市医学会放射学分会各位委员及来自青岛市区和周边地区的近 200 位学界同仁汇聚一堂，交流并分享经验。

2018 年 11 月 15 日至 18 日，青岛市医学会放射学分会 2018 年学术会议（第三十八次）暨第二届中（青岛）—德医学影像论坛在青岛市黄海饭店隆重举行，会议主席为青岛市医学会放射学分会主任委员、青岛大学附属医院放射科主任徐文坚教授，青岛市医学会王者令秘书长到会并致辞（图 1-3-18）。德国海德堡大学医院放射科主任 Hans-Ulrich Kauczor 教授（图 1-3-19）、Gerd Noeldge 教授和 Junkermann 教授，德国 Marl 市立医院放射科主任 Dieter Apitzsch 教授，美国纽约州立大学 Kings County 中心医院放射科主任 Salvatore Sclafani 教授，中国台湾大学医学院附属医院放射科主任施庭芳教授（图 1-3-20），中华医学会放射学分会主任委员、北京协和医院放射科主任金征宇教授，中华医学会放射学分会常务委员兼肌骨专业委员会主任委员、北京大学第三医院放射科主任袁慧书教授，首都医科大学附属北京同仁医院放射科主任鲜军舫教授，中国医学科学院肿瘤医院放射科主任赵心明教授，天津医科大学肿瘤医院放射科主任郭志教授，浙江大学医学院附属第一医院放射科肖文波教授，《中华放射学杂志》编辑部主任张琳琳教授等国内外知名专家受邀参加了会议并进行了精彩的学术报告，省内专家包括山东大学齐鲁医院放射科李传福教授、马祥兴教授、于德新教授、齐滋华教授，山东省医学影像学研究所赵斌教授、柳澄教授、王光彬教授、田军教授等，山东省立医院放射科王锡明教授，滨州医学院院长王滨教授、附属医院院长秦东京教授、附属医院放射科主任姜兴岳教授，潍坊市人民医院院长董光教授、放射科主任耿海教授，泰山医学院附属医院院长李长勤教授，胜利油田中心医院副院长庞闽厦教授，济宁医学院附属医院放射科主任陈月芹教授，烟台毓璜顶医院放射科副主任董建军教授，威海市市立医院磁共振室主任李振芝教授等著名专家参会。本市老专家徐爱德、李联忠、吴新彦、王宗信等教授，以及中青年专家李文华、崔新建、刘吉华、王国华、郁万江、孟祥水、谢立旗、冯卫华、张传玉、冯磊、林青、林红雨、王立忠、郝大鹏、宋修峰、张洪业、刘学军等教授参会。另有来自青岛市及周边地区 300 余位业界同仁汇聚一堂，交流并分享经验。本次大会恰逢青岛大学附属医院建院 120 周年庆典、德国专家为青岛大学附属医院赠送伦琴铜像的赠送仪式，以及青岛大学附属医院放射楼以我国著名放射学家、青岛大学附属医院放射科曹来宾教授名字命名的“来宾楼”启用仪式。各位专家和同道也同时参加了上述仪式并参观了青岛大学附属医院放射科，分享了医院 120 年历程所取得的成就。

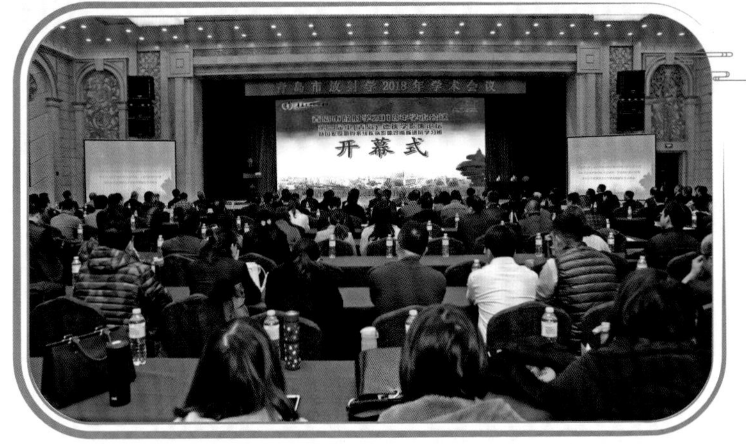

图 1-3-18　青岛市医学会放射学分会 2018 年学术会议（2018 年 11 月 15 日于青岛）

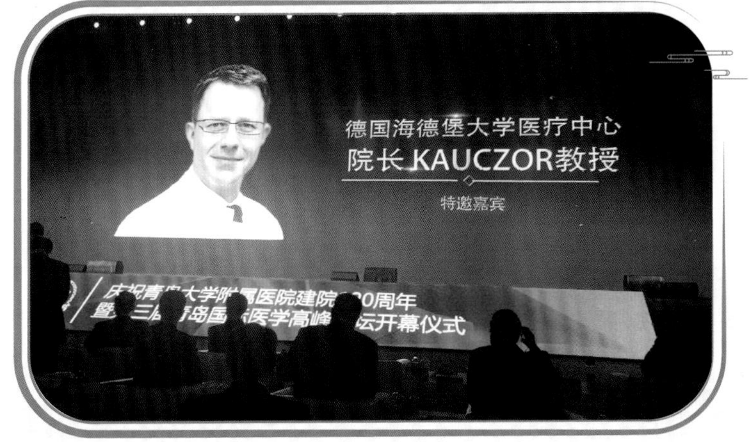

图 1-3-19　青岛市医学会放射学分会 2018 年学术会议和青岛大学附属医院 120 周年庆典（2018 年 11 月 16 日于青岛）

德国海德堡大学医院放射科主任 Kauczor 教授致辞。

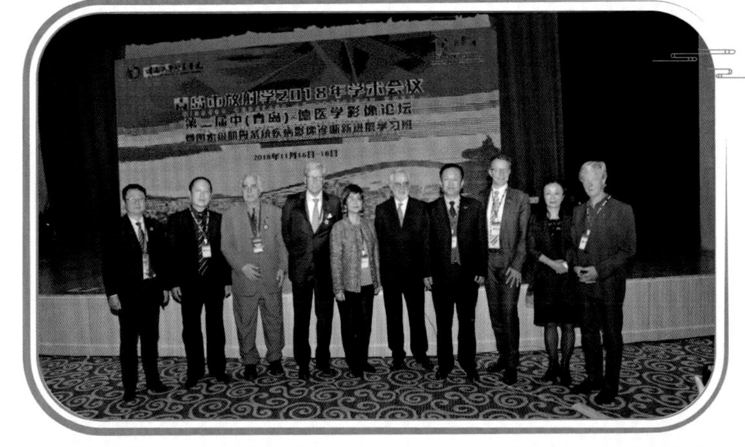

图 1-3-20　青岛市医学会放射学分会 2018 年学术会议，部分中外专家合影（2018 年 11 月 16 日于青岛）

左起：冯卫华、李文华、Sal Sclafani（美国）、Gerd Noeldge（德国）、施庭芳（中国台湾）、Hans Junkermann（德国）、徐文坚、Hans-Ulrich Kauczor（德国）、林青、Dieter Apitzsch（德国）。

2019 年 11 月 1 日至 3 日，青岛市医学会放射学分会 2019 年学术会议（第三十九次）在青岛大学附属医院西海岸院区科教楼隆重举行，会议主席为青岛市医学会放射学分会主任委员、青岛大学附属医院放射科主任徐文坚教授。青岛市医学会王者令秘书长、学术会务部刘丽娟主任及青岛大学附属医院张国庆副院长到会并致辞（图 1-3-21 ~ 图 1-3-23）。本次大会邀请了中华医学会放射学分会委员、天津市儿童医院院长李欣教授，中国医科大学附属第一医院放射科李松柏教授，天津市第一中心医院沈文教授，天津医科大学第二附属医院张雪宁教授，大连医科大学附属第二医院副院长王绍武教授，复旦大学附属肿瘤医院顾雅佳教授，杭州师范大学附属医院丁建平教授，中国医师协会放射医师分会常务委员、北京积水潭医院程晓光教授，中国医科大学附属盛京医院潘诗农教授，《中华放射学杂志》编辑部主任张琳琳教授，以及山东省医学会放射学分会主任委员、山东大学齐鲁医院（青岛）党委书记马祥兴教授、原主任李传福教授，山东省医学影像学研究所所长王光彬教授、原所长赵斌教授、资深专家柳澄教授等 15 位省内外放射学界知名专家进行授课和交流。会议内容涉及胸部、腹部、神经五官和骨关节影像学的各个方面。会议同期还举办了青岛大学医疗集团放射学专业委员会第二次会议、青岛市医学影像质控中心 2019 年第三次工作会议、青岛市疑难病例读片会及骨关节影像诊断新进展学习班。来自青岛市区及周边地区放射学同仁及青岛大学医疗集团放射学专业委员会成员 220 余人参加了会议。

2020 年 4 月 25 日，根据新型冠状病毒性肺炎疫情防控需要，青岛市医学会放射学分会组织本市专家和同行进行了主题为“新型冠状病毒性肺炎防控：影像诊断和质量控制”学术与培训会议，本市专家徐文坚教授、冯卫华教授、孟祥水教授、张传玉教授及王国华教授等分别就“青岛市新型冠状病毒性肺炎防控：影像学任务与对策”“新型冠状病毒性肺炎影像质控探讨”“新型冠状病毒性肺炎影像学表现”“不典型新型冠状病毒性肺炎实例分析

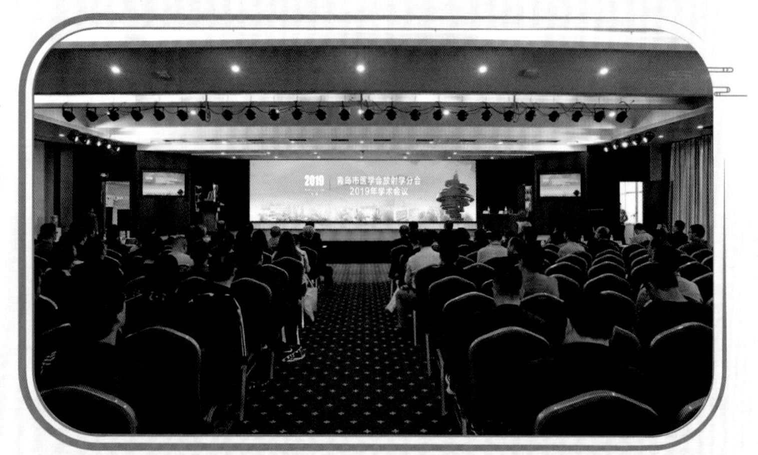
2019
青岛市医学会放射学分会
2019年学术会议
图 1-3-21　青岛市医学会放射学分会 2019 年学术会议（2019 年 11 月 1 日于青岛大学附属医院黄岛院区科教楼）

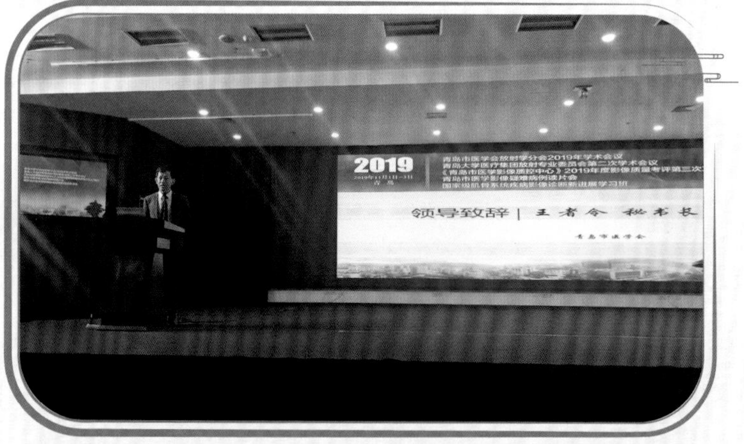

图 1-3-22　青岛市医学会放射学分会 2019 年学术会议，市医学会王者令秘书长致开幕词（2019 年 11 月 1 日于青岛大学附属医院黄岛院区科教楼）

与鉴别诊断”等内容进行了学术讲座，体现了特殊时期影像学的任务、挑战及应对策略，为下一步的疫情防控提供了专业理论指导（图 1-3-24，图 1-3-25）。

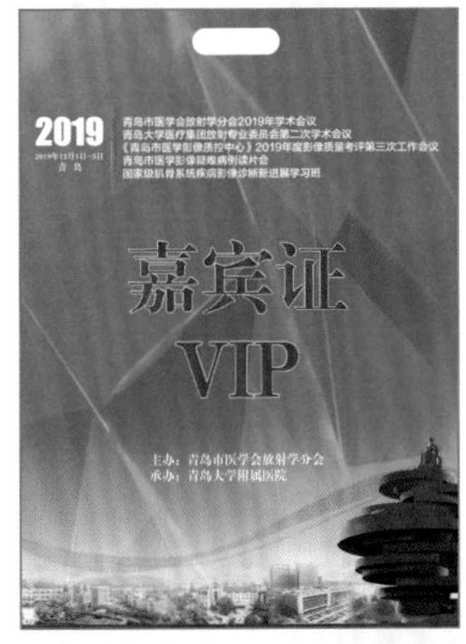

图 1-3-23　青岛市医学会放射学分会 2019 年学术会议嘉宾证

2020 年 10 月 30 日至 11 月 1 日，青岛市医学会放射学分会 2020 年学术会议（第四十次年会）在青岛市中心假日酒店举办，会议主席为青岛市医学会放射学分会主任委员、青岛大学附属医院放射科主任徐文坚教授。由于新型冠状病毒性肺炎疫情影响，会议采取线上直播与线下会场相结合的方式举行，其中外地专家和参会代表以线上为主，本市专家和代表以线下为主。同时还举办了全国肌骨系统疾病影像诊断新进展学习班、运动医学临床影像学继续教育学习班，来自全国各地 700 余名代表观看此次会议直播（图 1-3-26）。会议由青岛大学附属医院放射科副主任冯卫华教授主持，徐文坚教授致开幕词。中国医师协会放射医师分会会长、首都医科大学附属北京友谊医院副院长王振常教授，中华医学会放射学分会常务委员袁慧书教授（北京大学第三医院放射科主任）、张惠茅教授（吉林大学白求恩第一医院放射科主任）、

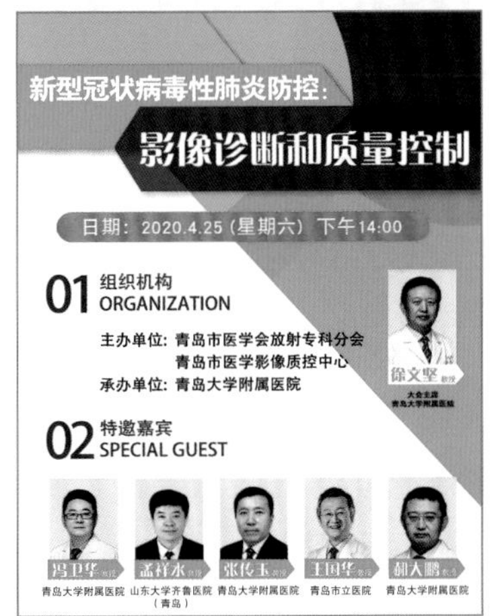

图 1-3-24　新型冠状病毒性肺炎防控：“影像诊断和质量控制”学术会议宣传海报（线上）

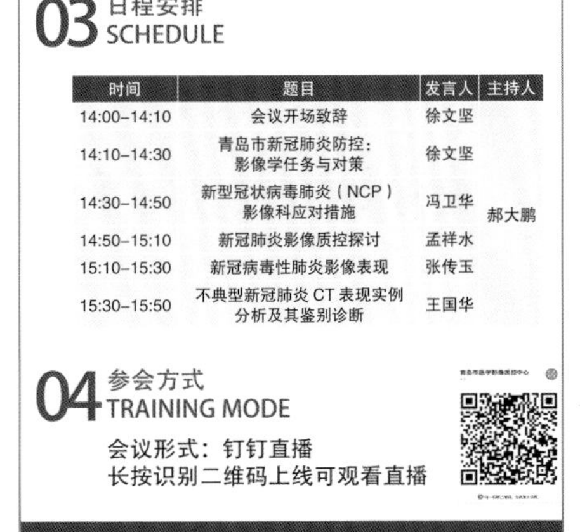
03 日程安排
SCHEDULE

时间	题目	发言人	主持人
14:00–14:10	会议开场致辞	徐文坚	郝大鹏
14:10–14:30	青岛市新冠肺炎防控：影像学任务与对策	徐文坚	
14:30–14:50	新型冠状病毒肺炎（NCP）影像科应对措施	冯卫华	
14:50–15:10	新冠肺炎影像质控探讨	孟祥水	
15:10–15:30	新冠病毒性肺炎影像表现	张传玉	
15:30–15:50	不典型新冠肺炎 CT 表现实例分析及其鉴别诊断	王国华	

04 参会方式
TRAINING MODE
会议形式：钉钉直播
长按识别二维码上线可观看直播

图 1-3-25　“新型冠状病毒性肺炎防控：影像诊断和质量控制”学术会议日程（线上）

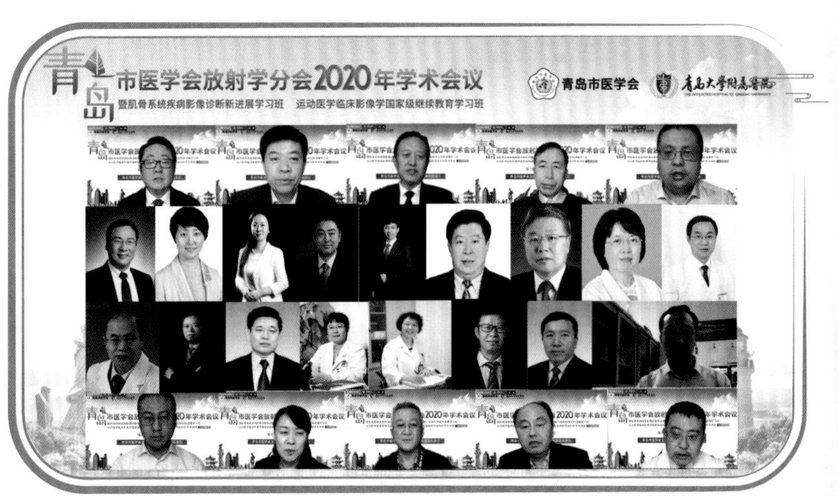

图 1-3-26　青岛市医学会放射学分会 2020 年学术会议（2020 年 10 月 30 日于青岛）

鲜军舫教授（首都医科大学附属北京同仁医院放射科主任）、李松柏教授（中国医科大学附属第一医院放射科主任）、赵心明教授（中国医学科学院肿瘤医院放射科主任）、沈文教授（天津市第一中心医院放射科主任）、张雪宁教授（天津医科大学总医院）、《中华放射学杂志》编辑部主任张琳琳教授，以及山东省内专家赵斌、马祥兴、王光彬、王锡明、王青、邵广瑞、于德新、田军、林祥涛、黄勇、张国伟、谢海柱、谢元忠等教授和青岛本市专家刘吉华、隋庆兰、张传玉、郝大鹏、孟祥水、王国华、李烔佾、郁万江、林红雨、刘学军等教授参会并分别做了学术讲座。青岛大学附属医院放射科副主任郝大鹏教授致闭幕词。本次会议为综合性影像学术会议，受邀参会者均为国内本专业顶级专家，学术内容包含全身各部位或系统的 X 线、CT、MRI 等影像学检查方式的研究进展与临床应用经验、新技术研发与应用、疑难病例讨论及运动医学临床影像学等，并且涵盖新型冠状病毒性肺炎影像学检查的质量控制管理及院感防控和影像科在新型冠状病毒性肺炎疫情防控中的任务和对策。

2021 年 12 月 4 日至 5 日，青岛市医学会放射学分会 2021 年学术会议（第四十一次）暨山东省第五次数字医学学术会议在青岛市海天中心举办，会议主席为青岛市医学会放射学分会主任委员、青岛大学附属医院放射科主任徐文坚教授。由于新型冠状病毒性肺炎疫情影响，会议采取线上直播与线下会场相结合的方式举行，其中外地专家和参会代表以线上为主，本市专家和代表以线下为主。大会开幕式由青岛大学附属医院放射科副主任郝大鹏教授主持，徐文坚教授致开幕词（图 1-3-27，图 1-3-28）。外地参会专家包括中国医师协会放射医师分会会长王振常教授（首都医科大学附属北京友谊医院副院长），中华医学会放射学分会常务委员居胜红教授（东南大学中大医院放射科主任）、鲜军舫教授（首都医科大学附属北京同仁医院放射科主任）、郑敏文教授（空军军医大学西京医院放射科主任），北京协和医院王怡宁教授，以及山东省和青岛市的影像学专家马祥兴、王光彬、王锡明、王青、于德新、陈月琴、江兴岳、孟祥水、公佩友、冯卫华、张传玉、王国华、郁万江、李烔佾、林红雨、宋修峰、李辉坚、刘学军教授等国内知名专家参会并分别做了精彩的学术讲座。会议内容涵盖肌骨系统、神经系统、心胸腹部等系统影像诊断新技术、新进展，紧密围绕国内外医学影像最前沿、最热点问题，极大地拓展和丰富了各位与会代表的思路和视野。线下参会代表 200 余人，线上参会人员达 1700 余人。

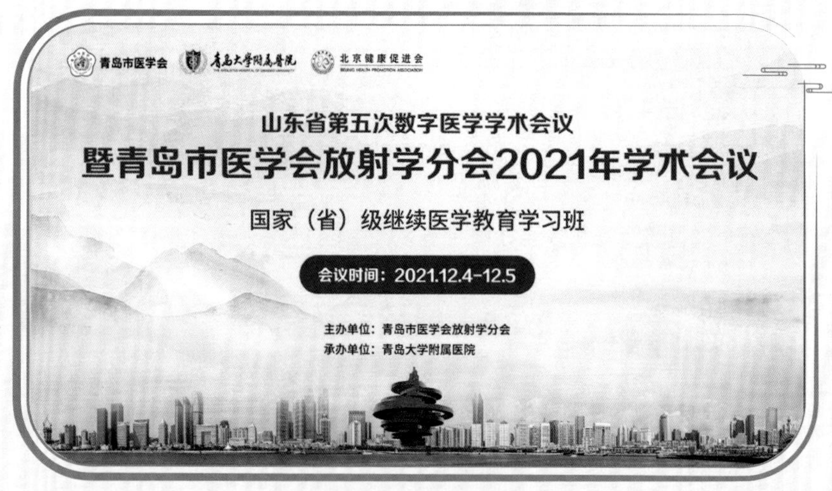

图 1-3-27　青岛市医学会放射学分会 2021 年学术会议暨山东省第五次数字医学学术会议在青岛海天中心举办（2021 年 12 月 4 日于青岛）

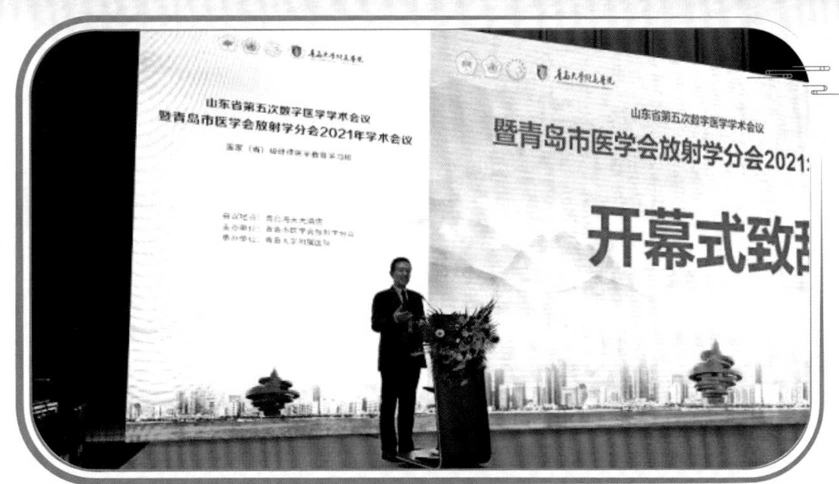

图 1-3-28　青岛市医学会放射学分会 2021 年学术会议，大会主席徐文坚教授致开幕词（2021 年 12 月 4 日于青岛）

第四节　青岛市举办的跨区域和省级及以上放射学学术会议

1975 年 8 月，上海市中山医院放射科荣独山应邀教授来青，在青岛东方饭店举办学术讲座，青岛市放射界部分代表参加会议。

1991 年 4 月 23 日，青岛医学院附属医院 CT 室牵头组织在青岛市能源部疗养院召开北方地区神经放射学术交流会，这是青岛医学院附属医院放射科第一次承办全国性学术会议(图 1–4–1)。会议邀请天津医科大学吴恩惠教授和张云亭教授，北京天坛医院陆荣庆教授和高培毅教授等著名专家莅临会议并进行学术讲座；山东省内专家包括潍坊市人民医院夏宝枢教授和王世山教授、烟台市毓璜顶医院张维新教授等，以及全国 21 个省市的 120 余名代表参会。学术交流会开幕式上，青岛市政府程友新副市长代表青岛市政府讲话，参加开幕式的还有青岛医学院院长邢来田、青岛医学院附属医院院长高绪孟、原青岛医学院附属医院党委书记邹存玮，以及青岛市医学会吕铭第秘书长、青岛市医学会放射学分会主任委员吴新彦教授等，同时青岛市放射学专家曹来宾、徐德永、徐爱德、王澍、李民安、王宗信等教授也出席了开幕式。会务组由李联忠、李玉香、隋庆兰、郭启震、解桂花等人组成。会上交流论文 60 余篇。

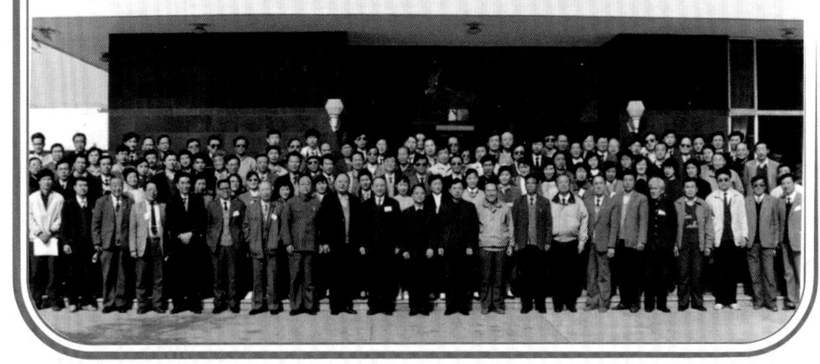

图 1-4-1　北方地区神经放射学术交流会（1991 年 4 月于青岛）（图片由李联忠提供）

1991 年 10 月 23 日至 27 日，由中华医学会放射学分会主办、青岛医学院附属医院承办的“第四届全国骨放射学学术会议”在青岛召开，为青岛放射学界历史上规模最大的会议，大会主席为北京积水潭医院王云钊教授和青岛医学院附属医院曹来宾教授，秘书长为徐德永教授。会场及住宿位于中华全国总工会青岛疗养院、航空工业青岛疗养院。来自全国29个省市自治区的代表680余人参会，会议收到投稿论文970余篇（图1-4-2 ~图1-4-4）。全国放射学领域老中青知名专家几乎均有投稿并莅临青岛，包括吴恩惠、李景学、兰宝森、王云钊、李铁一、王溱、段承祥、郭庆林、陈凡、陈丽英、吴振华、高元桂、李麟荪、祁吉、张雪哲、徐均超、黄兆民、孟俊非、屈辉、杨广夫、梁碧玲、刘思润、余卫、王仁法、唐光健、刘士远、宦怡、韩萍、孙钢、程晓光、殷玉明等，以及山东省内的专家柳祥庭、孟繁禄、王玉凯、苏续清等。除全体大会外，论文宣读分3个会场进行。论文中现代化影像应用经验及多种影像比较的研究较前明显增多。MRI在脊柱、四肢的诊断应用方面已显示出很大优越性，可更全面显示病变形态及与周围骨和软组织结构的关系，有广阔的应用前景，尤其在显示膝关节半月板、韧带损伤方面更具有独特的优越性。此次由曹来宾教授倡议举行的读片会使与会者开阔了眼界，丰富了经验，效益巨大。读片会的读片方式为先用幻灯片展示病史和影像资料，代表踊跃发言，再经专家指点，非常受欢迎，成为会议的亮点之一。

1994年9月13日，由中华医学会放射学分会、青岛市医学会放射学分会和德国先灵公司联合举办的《先灵放射学新进展研讨会》在青岛东方饭店举办，参会代表50余人。参会专家包括北京天坛医院院长戴建平教授、中国人民解放军空军总医院放射科主任徐家兴教授、德国Weinmann教授、潍坊市人民医院原院长夏宝枢教授、青岛市市立医院放射科主任吴新彦教授、青岛医学院附属医院放射科主任徐爱德教授等（图1-4-5）。

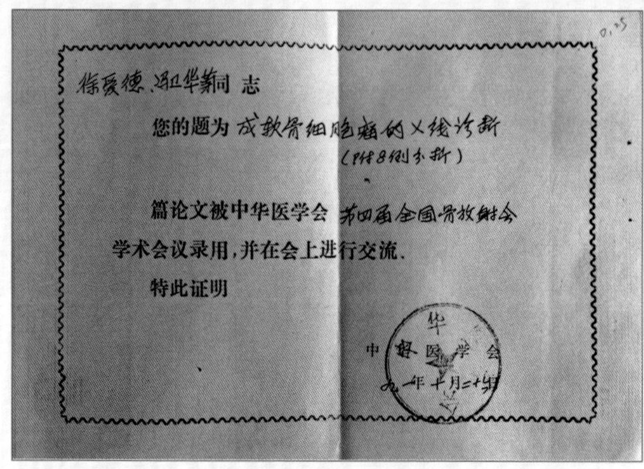

同志

您的题为

篇论文被中华医学会

学术会议录用，并在会上进行交流。

特此证明

中华医学会

图1-4-2　第四届全国骨放射学学术会议论文录用证明（1991年10月于青岛）

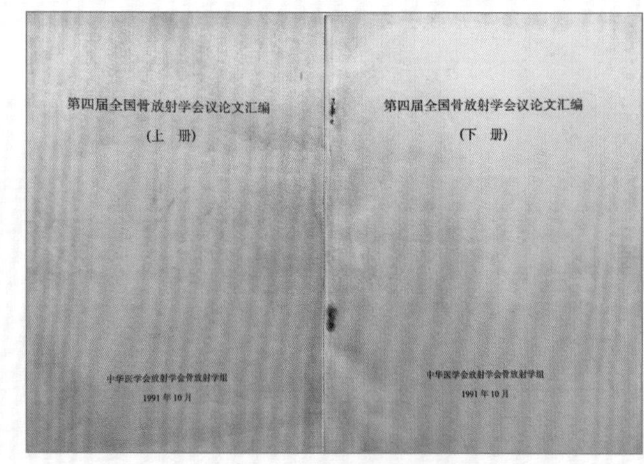

第四届全国骨放射学会议论文汇编

（上　册）

中华医学会放射学会骨放射学组

1991年10月

第四届全国骨放射学会议论文汇编

（下　册）

中华医学会放射学会骨放射学组

1991年10月

图1-4-3　第四届全国骨放射学学术会议论文汇编（1991年10月于青岛）

第四届全国骨放射学术会议纪要

中华医学会放射学会第四届全国骨放射学术会议于 1991 年 11 月 23～27 日在青岛召开。参加者 686 人，收到论文 976 篇，会议规模超过以前各届。会议由主席王云钊、副主席曹来宾及秘书长徐德永等主持。除全体大会外，论文宣读分三个会场进行。论文中现代化影像应用经验及多种影像比较的研究较前明显增多。MRI 在脊柱四肢的诊断方面，已显示很大优越性，可更全面地揭示病变形态及与周围骨和各种软组织结构的关系，有广阔的应用前途，尤其在显示膝关节半月板及韧带损伤方面更具有独特的优越性。在骨肿瘤的诊断方面仍多以平片为基础，MRI 对肿瘤的定性诊断价值尚待研究。在骨转移瘤的诊断方面，核素显像及平片各有所长：核素显像对早期病灶较敏感，并能在一次检查中显示全身骨骼病灶的分布，但晚期病灶核素显像可呈假阴性，仍须以平片诊断。报告了骨肿瘤的动脉灌注化疗、骨髓静脉造影加化疗等介入性放射学的进展，取得了较好疗效。尸体科研及各种动物实验报道较前增多，X 线病理对照研究有新的发展，而且许多是由青年医师完成的。骨质疏松的定量 CT 诊断是最科学可行的方法，经实际观察，李景学教授提出骨矿物质含量达 105mg／ml 作为骨折阈。王云钊教授通过 X 线与病理对照，阐述了有关骨质疏松和骨质减少的病理基础。椎管病变的影像检查仍以非离子型水溶性碘剂造影加 CT 为多用的方法。MRI 虽有很大优越性，但还不能代替其他方法。椎间盘突出的经皮穿刺针吸治疗效果效好，使许多病人免于开刀手术而解除症状。

CT 的应用使眼眶及颞骨外伤的诊断有明显提高，眼眶爆裂骨折平片诊断率很低，CT 使确诊率大为提高，但必须包括冠状面扫描，仅横断面 CT 仍可能漏诊。颞骨高分辨 CT 能显示面神经管骨折、迷路骨折及听骨脱位，而平片及多轨迹体层摄影难于显示。

此次由曹来宾教授倡议举行的读片会使与会者开扩了眼界，丰富了经验，效益巨大。读片会的方式是先用幻灯片展示影像和病史，并加指点。有些特殊病例没有机会在小组中报告，在此读片会上展示很受欢迎。代表们参加之多，发言之踊跃是空前的。这种活动人人可以发言，今后可以多举办。

此次会议已将收到的论文汇编成上下册，共 90 万字，供交流参考。

（兰宝森　徐均超　叶立娴）

图 1-4-4　第四届全国骨放射学学术会议会议纪要，刊登于《中华放射学杂志》1992 年第四期 286 页

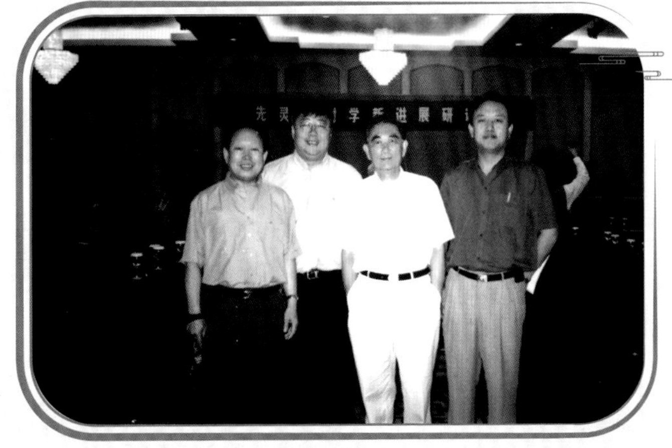

图 1-4-5　先灵放射学新进展研讨会部分参会专家合影（1994 年 9 月于青岛）

左起：徐爱德、戴建平、夏宝枢、徐文坚。

1996 年 4 月 21 至 27 日，华东六省一市第二届医学影像学学术论文交流会在青岛核工业部疗养院举办。大会组织委员会成员有陶慕圣、陈星荣、华伯埙、钱铭辉、刘子江、李章钧、刘仁、王乐桢、徐季顾、吴新彦等教授。到会代表 200 余人。

1998 年 4 月 26 日至 28 日，山东省放射技术专业学术会议在青岛大酒店举办。

1999 年 5 月 18 日至 23 日，由中华医学会放射学分会主办、青岛大学医学院附属医院承办的第五届全国骨关节放射学学术会议在青岛邮电部疗养院召开，大会主席为青岛大学医学院附属医院放射科徐爱德教授。大会共收到论文 530 篇，国内参会代表 400 余人。国内著名放射学专家包括天津医科大学吴恩惠教授、李景学教授，北京积水潭医院王云钊教授、屈辉教授，北京中日友好医院张雪哲教授、王武教授，中国医科大学附属盛京医院吴振华教授，首都医科大学附属北京同仁医院兰宝森教授，中山大学附属第一医院孟俊非教授，中山大学孙逸仙纪念医院梁碧玲教授，北京协和医院余卫教授，东南大学附属中大医院滕皋军教授，《中华放射学杂志》编辑部隋行芳编辑，以及中国台湾大学医院施庭芳教授等众多知名专家参会并进行了精彩的学术报告讲解。山东省及青岛本地专家曹来宾、夏宝枢、张维新、徐爱德、徐德永、吴新彦等教授也全程参加了会议。来自全国各地的代表 470 余人参加了会议（图 1–4–6，图 1–4–7）。

2001 年 11 月 8 日至 12 日，由《中华放射学杂志》、青岛市医学会放射学分会联合举办的"全国 CT 新技术新进展研讨会暨青岛市医学会放射学分会 2001 年学术会议"在青岛大酒店举办。

2004 年 4 月 16 日至 18 日，由青岛市医学会放射学分会和青岛市骨伤科医院联合举办的"山东省（青岛）骨关节疾病影像诊断读片讨论会”在山东省青岛疗养院举办（图 1-4-8）。

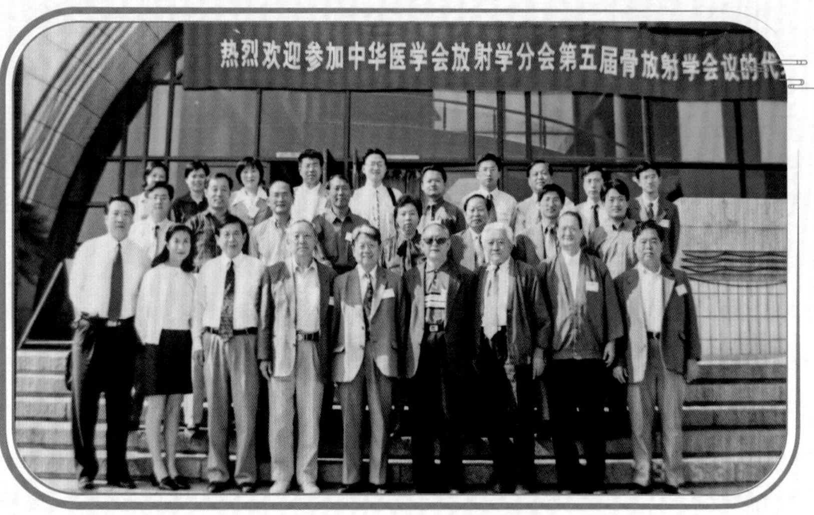

图 1-4-6　中华医学会放射学分会第五届全国骨放射学会议部分专家合影（1999 年 5 月于青岛）

前排左起：郁万江、解桂花、张雪哲、曹来宾、李景学、吴恩惠、王云钊、兰宝森、吴振华；
中排左起：冯卫华、余卫、孟悛非、隋行芳、梁碧玲、徐爱德、王绍武、王武。

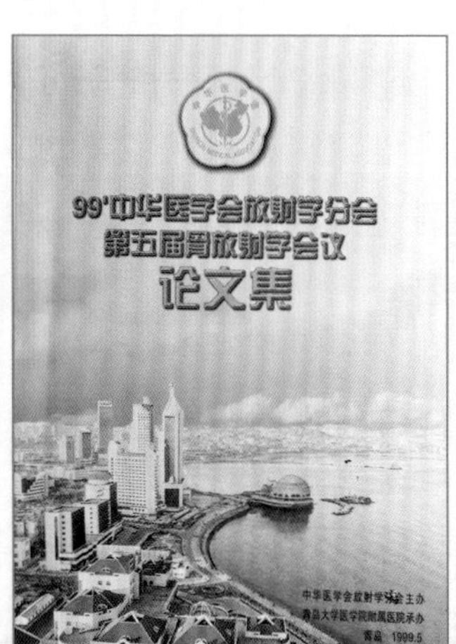

图 1-4-7　中华医学会放射学分会第五届全国骨放射学会议论文集（1999 年 5 月于青岛）

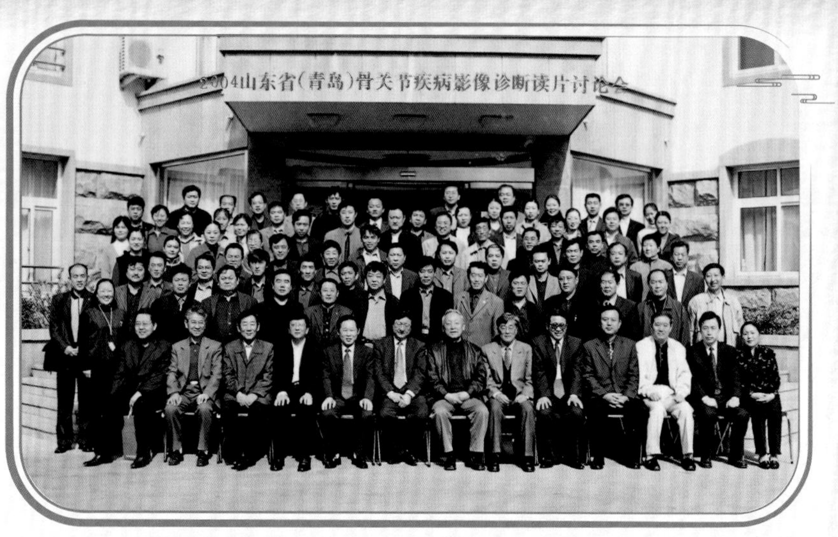

图 1-4-8　山东省（青岛）骨关节疾病影像诊断读片讨论会合影（2004 年 4 月于青岛）（图片由刘红光提供）

前排左起：王钦习、陈瑞霖、沈其杰、安丰新、仲崇昆、丁华民、曹来宾、吴新彦、吴立德、徐文坚、刘红光、刘吉华、陈春香。

2005 年 7 月 13 日至 14 日，第六届北京－青岛国际介入医学论坛暨卫生部“十年百项”计划：非血管和肿瘤介入治疗学习班在青岛举办，大会主席为中国抗癌协会常务理事、介入专业委员会主任委员、北京大学肿瘤医院介入放射科主任杨仁杰教授和青岛大学医学院附属医院放射科主任徐文坚教授。莅临会议的领导和专家包括北京卫生部科教司敬蜀清处长，青岛大学医学院附属医院院长苗志敏教授，潍坊市人民医院原院长夏宝枢教授，山东省医学影像学研究所所长武乐斌教授，中国香港介入放射学会主席、中国香港玛丽医院放射科主任郭昶熹教授，人民卫生出版社现代医学分社姚如林主任，《中华放射学杂志》编辑部任晓黎主任，

《介入放射学杂志》编辑部程永德教授，南京医科大学第一附属医院（江苏省人民医院）介入放射科李麟荪教授，中山医科大学附属肿瘤医院副院长李锦清教授，中国抗癌协会肿瘤介入学专业委员会常务委员、徐州医学院介入放射科主任祖茂衡教授，上海长海医院介入放射科主任王振堂教授，上海市中山医院王建华教授，北京大学第一医院邹英华教授，北京解放军总医院李选教授，上海交通大学附属第六医院程英升教授，北京朝阳医院翟仁友教授，中国医科大学附属第一医院张曦蘷教授等国内著名专家；还有来自纽约州立大学医学中心放射科的 Sal Sclafani 教授，美国 Dotter 介入医学研究所 Pavcnik 教授，日本关西医科大学医院副院长、放射科主任 Sawada 教授，韩国汉城大学医院放射科 Song 教授等国外著名专家参加会议并做了学术报告。来自国内 100 余名介入放射学同仁参加了会议（图 1-4-9）。

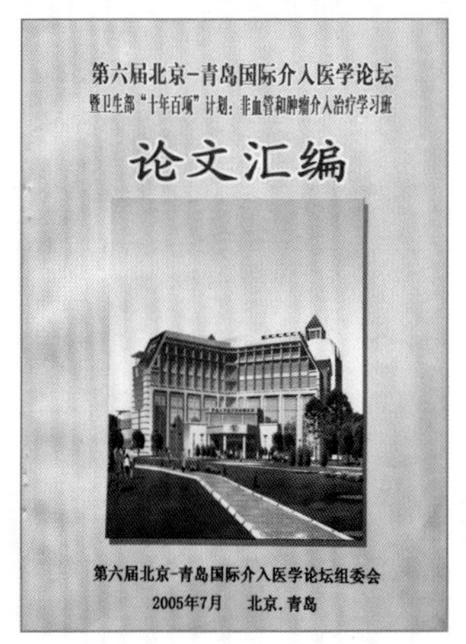

图 1-4-9　第六届北京－青岛国际介入医学论坛暨卫生部“十年百项”计划：非血管和肿瘤介入治疗学习班论文汇编（2005 年 7 月 13 日于青岛）

2005 年 10 月 26 日，由山东省医学会放射学分会和山东省医学影像学研究会联合主办、青岛大学医学院附属医院承办的“山东省第一届骨与关节影像学学术会议暨全国肌骨疾病影像诊断学习班”在邮电部青岛疗养院举办，大会主席为青岛大学医学院附属医院放射科主任徐文坚教授。出席会议的专家包括天津医科大学吴恩惠教授，北京积水潭医院王云钊和屈辉教授，山东省医学影像学研究所武乐斌、赵斌、柳澄、秦维昌、刘作勤、毕万利、王涛、刘强、杨贞振、田军、胡兴华等教授，山东大学齐鲁医院华伯埙、陶慕圣、李传福、马祥兴、齐慈华等教授，《医学影像学》杂志编辑部时季成主任，烟台毓璜顶医院张维新教授，潍坊市人民医院原院长夏宝枢和王世山教授，滨州医学院院长王滨教授，山东中医药大学附属医院李晋波教授，山东省省立医院放射科周存升教授，河北医科大学第三医院崔建岭教授等国内著名专家，以及青岛市的曹来宾教授、吴新彦教授、徐爱德教授、李联忠教授等。还有来自全省各地的代表 200 余人参加了会议（图 1-4-10 ~ 图 1-4-12）。会议内容涵盖骨关节影像学检查与诊断、新技术与新进展等内容。会议期间恰逢我国著名骨关节放射学专家曹来宾教授八十岁生日，全体与会人员共同为曹教授祝贺八十华诞。

2005 年 10 月 27 日，青岛市国际放射学术交流会在青岛市市立医院学术厅举办，会议邀请日本森山纪之教授、东芝公司藏琳忠一教授进行了学术讲座。

2006 年 11 月 1 日至 4 日，普通高等教育“十一五”国家级规划教材·卫生部“十一五”规划教材《医学影像学》（供基础、临床、预防、口腔医学类专业用）第六版编委会在青岛市泛海名人酒店举行，会议由青岛大学医学院附属医院放射科承办，会议主席为青岛大学医学院附属医院放射科主任徐文坚教授。教材主编、天津医科大学总医院吴恩惠教授和华中科技大学同济医学院附属协和医院冯敢生教授、各位副主编和编委共计25位专家参会，卫生部教材办公室杨晋主任出席了本次会议。开幕式由本教材编委徐文坚教授主持。青岛大学副校长兼医学院书记王大文教授、医学院副院长崔益群教授和附属医院副院长董蒨教授参加了开幕式，向与会的各位编者介绍了青岛大学和附属医院概况并预祝编委会能圆满成功。吴恩惠教授和杨晋主任回顾了《医学影像学》教材第一至第五版的发行情况，共发行151万册，对国内医学影像学教育、发展具有非常重要影响，强调了本次教材修订原则为精简字数和以纸质教材、配套学习指导和配套CAI光盘为一体的立体化教材。开幕式后，由主编冯敢生教授主持会议，主编吴恩惠教授传达武汉（2006年5月20日至21日）和北京（2006年8月26日至27日）两次教材会精神并提出《医学影像学》第六版的修订意见，总结了第六轮50种教材在30个省市计200余所院校的使用情况，确定了《医学影像学》第六版主编、副主编、

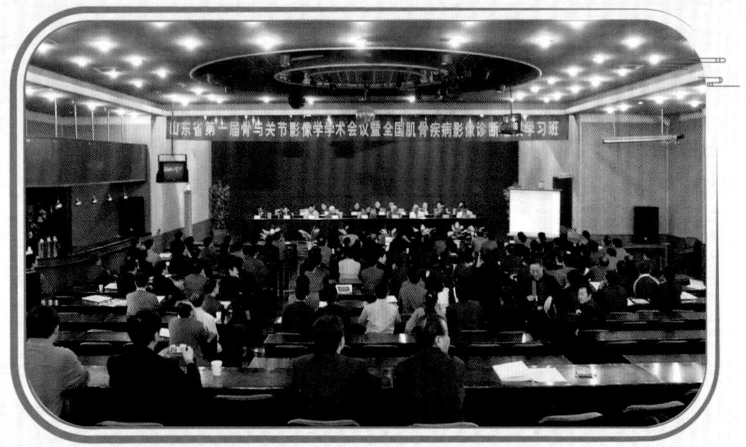

图 1-4-10　山东省第一届骨关节影像学术会议暨全国肌骨疾病病影像诊断学习班开幕式（2005 年 10 月 26 日于青岛）

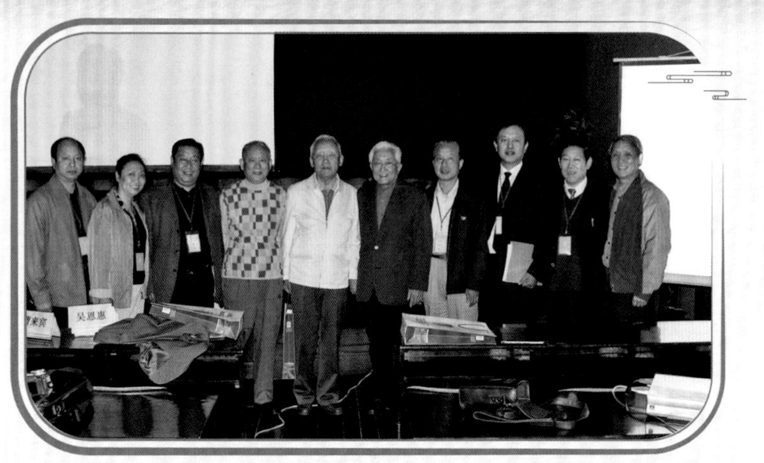

图 1-4-12　山东省第一届骨关节影像学术会议暨全国肌骨疾病病影像诊断学习班部分专家合影（2005 年 10 月 26 日于青岛）

左起：刘延军，胡兴华，武乐斌，吴恩惠，曹来宾，王云钊，刘作勤，徐文坚，杨贞振，李传福。

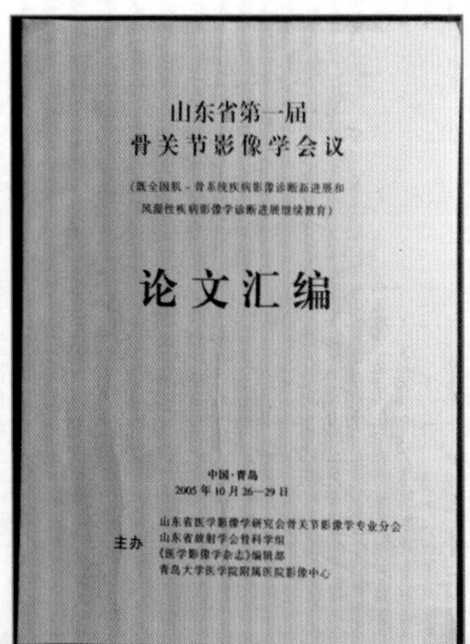

山东省第一届
骨关节影像学会议
（暨全国肌－骨系统疾病影像诊断新进展和
风湿性疾病影像学诊断进展继续教育）

论文汇编

中国·青岛
2005年10月26—29日

主办
山东省医学影像学研究会骨关节影像学专业分会
山东省放射学会骨科学组
《医学影像学杂志》编辑部
青岛大学医学院附属医院影像中心

图 1-4-11　山东省第一届骨关节影像学术会议暨全国肌骨疾病病影像诊断学习班论文汇编（2005 年 10 月 26 日于青岛）

编者条件和人选。通过了新一轮各门教材的修订计划和修订大纲（图 1-4-13，图 1-4-14）。

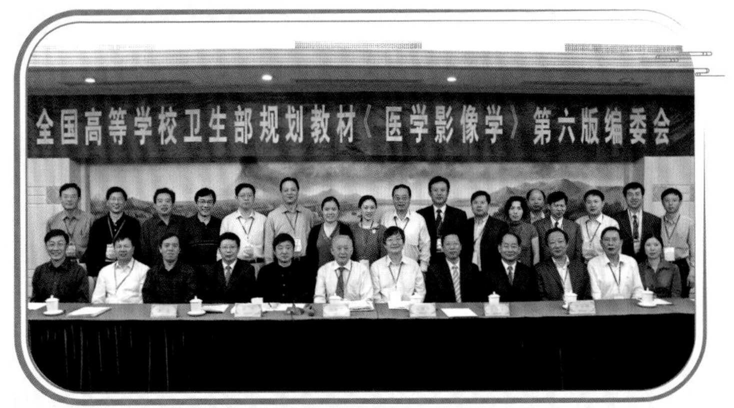

图 1-4-13　全国高等院校卫卫生部规划教材《医学影像学》第六版编委会编者合影（2006 年 11 月 2 日于青岛）

前排左起：王滨、黄仲奎、杨海山、董蒨、杨晋、吴恩惠、冯敢生、王大文、崔益群、李健丁、白人驹、朱文珍；
后排左起：余永强、王绍武、李传亭、王振常、肖恩华、赵建农、宦怡、韩萍、张兆琪、徐文坚、王志刚、刘佩芳、刘延军、龚洪翰、崔建岭、佚名、李欣。

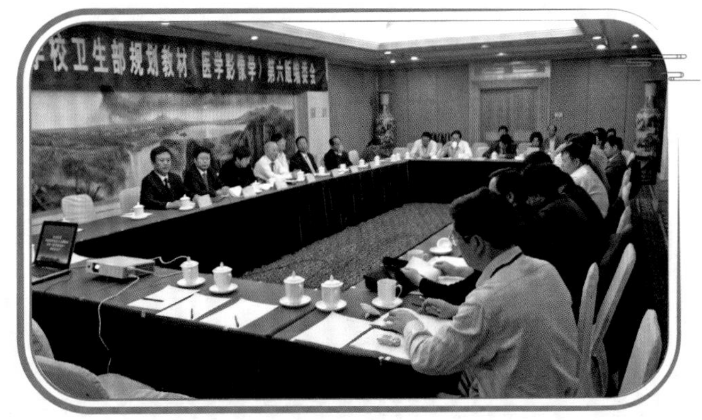

图 1-4-14　全国高等院校卫生部规划教材《医学影像学》第六版编委会会议进行中（2006 年 11 月 2 日于青岛）

2007 年 3 月 25 日，由中华医学会放射学分会与欧洲放射学会、欧洲放射学院联合举办的“2007 年度中－欧影像新进展研讨会（AMS，青岛站）”在青岛皇冠假日酒店举办，本站会议主席由青岛大学医学院附属医院放射科主任徐文坚教授担任，会议主题为多排螺旋 CT 临床应用进展，包括冠脉 CTA、MDCT 腹部影像诊断、CIN 策略、CNS 影像诊断、对比剂在 MDCT 的应用等内容。欧洲放射学会专家 Konstantin Nikolaou 教授（德国慕尼黑）、Andrea Laghi 教授（意大利罗马）、Robeito Pozzi-Mucelli 教授（意大利维罗纳），以及中华医学会放射学分会主任委员、天津市第一中心医院祁吉教授、山东省医学影像学研究所柳澄教授、青岛市市立医院张通、陈祥民教授等国内专家莅临会议，山东省内及青岛市本地专家和代表近 100 人参加了会议（图 1-4-15 ～图 1-4-17）。

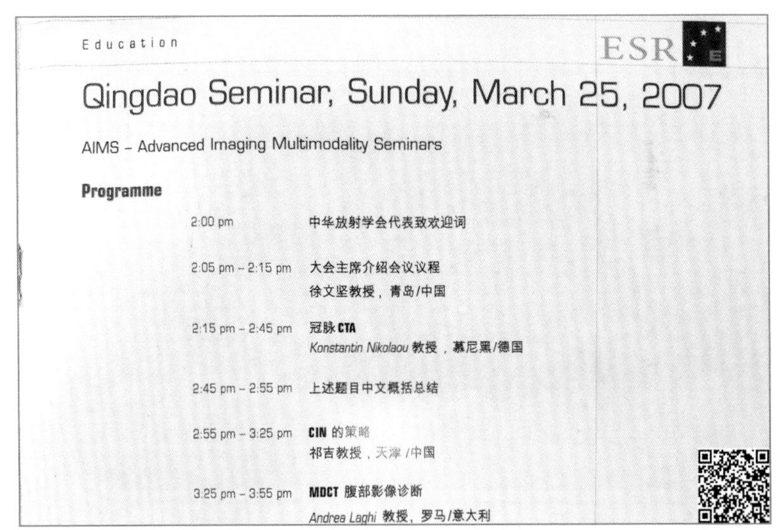

Education　ESR

Qingdao Seminar, Sunday, March 25, 2007

AIMS – Advanced Imaging Multimodality Seminars

Programme

2:00 pm	中华放射学会代表致欢迎词
2:05 pm – 2:15 pm	大会主席介绍会议议程 徐文坚教授，青岛/中国
2:15 pm – 2:45 pm	冠脉 CTA *Konstantin Nikolaou* 教授，慕尼黑/德国
2:45 pm – 2:55 pm	上述题目中文概括总结
2:55 pm – 3:25 pm	CIN 的策略 祁吉教授，天津/中国
3:25 pm – 3:55 pm	MDCT 腹部影像诊断 *Andrea Laghi* 教授，罗马/意大利

图 1-4-15　2007 年中－欧影像新进展研讨会（AMS，青岛站）会议日程（2007 年 3 月 25 日于青岛）

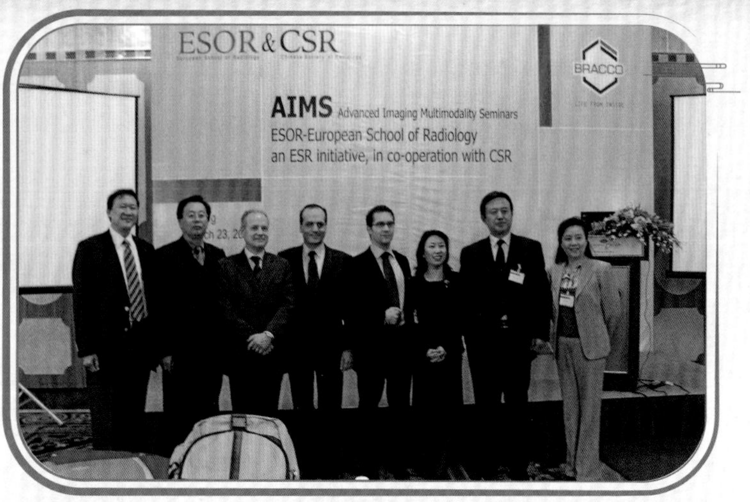

图 1-4-16　2007 年中 - 欧影像新进展研讨会（AMS，青岛站）部分中外专家合影（2007 年 3 月 25 日于青岛）

左起：祁吉、柳澄、Konstantin Nikolaou、Andrea Laghi、Robeito Pozzi-Mucelli、汪艳、徐文坚、张通。

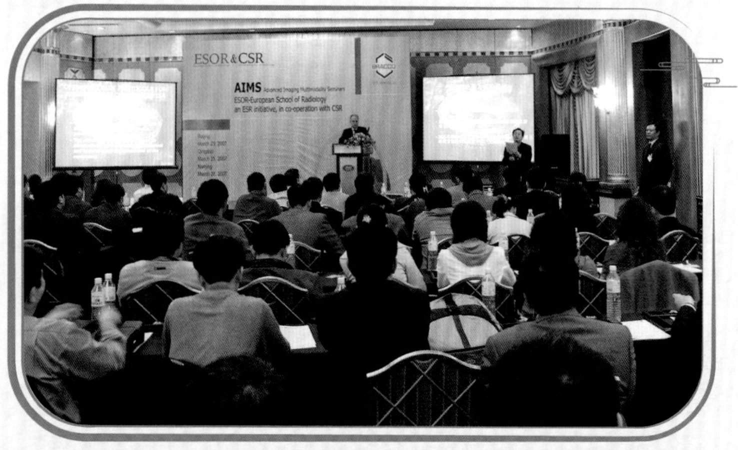

图 1-4-17　2007 年中 - 欧影像新进展研讨会（AMS，青岛站）（2007 年 3 月 25 日于青岛）

2012 年 4 月 19 日，由中华医学会放射学分会和欧洲放射学会、欧洲放射学院联合举办的“2012 年度中 - 欧影像新进展研讨会（AMS，青岛站）”在青岛皇冠假日酒店举办，本站会议主席由青岛大学医学院附属医院徐文坚教授担任，会议主题为“心血管影像学”。除欧洲放射学会的专家外，中华医学会放射学分会副主任委员、北京协和医院放射科主任金征宇教授、首都医科大学附属安贞医院放射科主任张兆琪教授、山东大学齐鲁医院放射科主任马祥兴教授和王倩博士、山东省医学影像学研究所柳澄博士和马睿博士等国内专家莅临会议，来自山东省和青岛市本地代表 100 余人参加了会议。波兰卢布林医科大学 Trojanowska 教授介绍了欧洲放射学院基本情况，授课专家有奥地利维也纳大学 Christian Loewe 教授、意大利罗马大学 Marco Francone 教授、中国医学科学院阜外心血管病医院张兆琪教授和吕斌教授（图 1-4-18，图 1-4-19）。

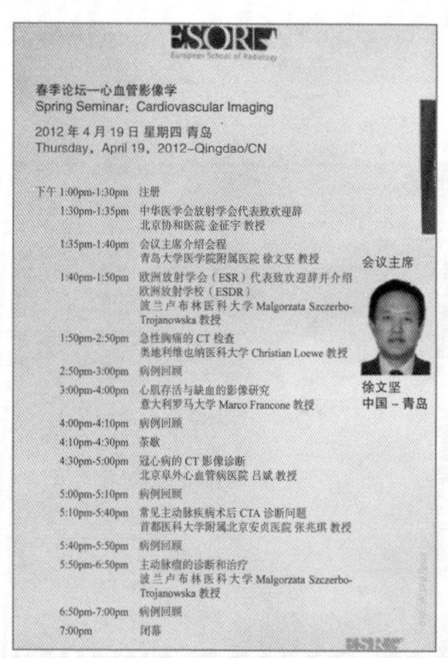

春季论坛—心血管影像学
Spring Seminar：Cardiovascular Imaging

2012 年 4 月 19 日 星期四 青岛
Thursday，April 19，2012–Qingdao/CN

下午 1:00pm-1:30pm	注册
1:30pm-1:35pm	中华医学会放射学会代表致欢迎辞 北京协和医院 金征宇 教授
1:35pm-1:40pm	会议主席介绍会程 青岛大学医学院附属医院 徐文坚 教授
1:40pm-1:50pm	欧洲放射学会（ESR）代表致欢迎辞并介绍欧洲放射学校（ESDR） 波兰卢布林医科大学 Malgorzata Szczerbo-Trojanowska 教授
1:50pm-2:50pm	急性胸痛的 CT 检查 奥地利维也纳医科大学 Christian Loewe 教授
2:50pm-3:00pm	病例回顾
3:00pm-4:00pm	心肌存活与缺血的影像研究 意大利罗马大学 Marco Francone 教授
4:00pm-4:10pm	病例回顾
4:10pm-4:30pm	茶歇
4:30pm-5:00pm	冠心病的 CT 影像诊断 北京阜外心血管病医院 吕斌 教授
5:00pm-5:10pm	病例回顾
5:10pm-5:40pm	常见主动脉疾病术后 CTA 诊断问题 首都医科大学附属北京安贞医院 张兆琪 教授
5:40pm-5:50pm	病例回顾
5:50pm-6:50pm	主动脉瘤的诊断和治疗 波兰卢布林医科大学 Malgorzata Szczerbo-Trojanowska 教授
6:50pm-7:00pm	病例回顾
7:00pm	闭幕

会议主席
徐文坚
中国 - 青岛

图 1-4-18　2012 年中 - 欧影像新进展研讨会（AMS，青岛站）会议日程

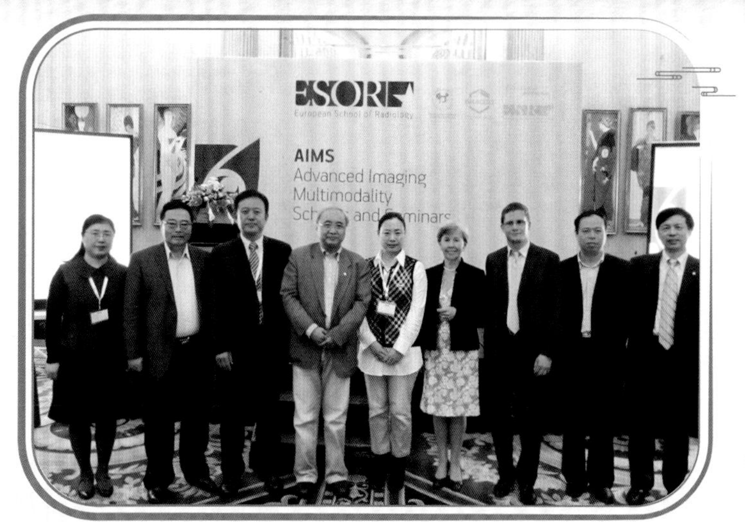

图 1-4-19　2012 年中 - 欧影像新进展研讨会（AMS，青岛站）部分中外专家合影（2012 年 4 月 19 日于青岛）

左起：王倩、张兆琪、徐文坚、金征宇、马睿、Christian Loewe、Marco Francone、马祥兴、吕斌。

2012 年 5 月 10 至 13 日，由中华医学会放射学分会和《中华放射学杂志》编辑部主办、山东省医学会放射学分会及青岛大学医学院附属医院承办的“中华医学会放射学分会第十四届全国骨关节影像学术会议暨骨关节影像诊断新进展国家级继续医学教育学习班”于青岛市黄海饭店隆重召开，会议主席为中华医学会放射学分会骨关节专业学组组长、青岛大学医学院附属医院放射科主任徐文坚教授（图 1-4-20）。中华医学会放射学分会副主任委员、东南大学中大医院院长滕皋军教授、首都医科大学宣武医院放射科主任李坤成教授，中华医学会放射学分会常务委员兼秘书长、北京友谊医院副院长王振常教授，《中华放射学杂志》编辑部主任高宏教授，山东省医学会放射分学会主任委员武乐斌教授，第十二届和第十三届全国骨关节学组委员，以及来自全国各地代表和特邀专家等 400 余人参会。本次年会还受到了青岛市卫生局、青岛市医学会和青岛大学及附属医院领导的高度重视和大力支持，开幕式由徐文坚教授主持，出席开幕式并参会的有青岛市卫生局副局长周长政、青岛市医学会孙锦阁秘书长、青岛大学副校长谢俊霞教授、青岛大学医学院附属医院院长王新生教授和副院长董蒨教授等，他们分别在开幕式上致辞（图 1-4-21）。德国海德堡大学医院的 G. Noeldge 教授和 Kloth 博士也应邀参会交流。滕皋军教授代表中华医学会放射学分会主任委员冯晓源教授祝贺大会开幕并宣读了第十三届骨关节学组委员、顾问名单。第十三届骨关节专业学组设组长 1 人（徐文坚），副组长 4 人（王德杭、潘诗农、葛英辉和程晓光），顾问 5 人（孟悛非、屈辉、黄仲奎、梁碧玲、杨海山），委员 19 人，秘书 1 人。本次大会涵盖 26 个

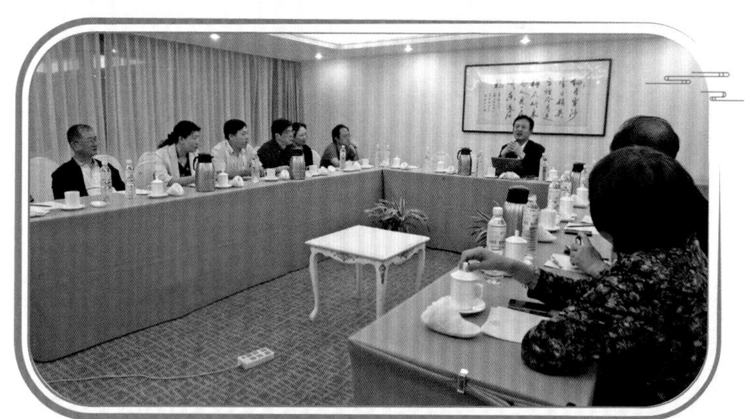

图 1-4-20　第十四届全国骨关节会议开幕前，会议筹备组例行向中华医学会放射学分会骨关节专业学组委员们做会议筹备工作汇报（2012 年 5 月 10 日于青岛）

省市自治区。大会共收到稿件 172 篇，其中中文稿件 167 篇，英文稿件 5 篇。共有国内外专家专题讲座 18 个、论文 28 篇进行了大会交流（图 1–4–22）。

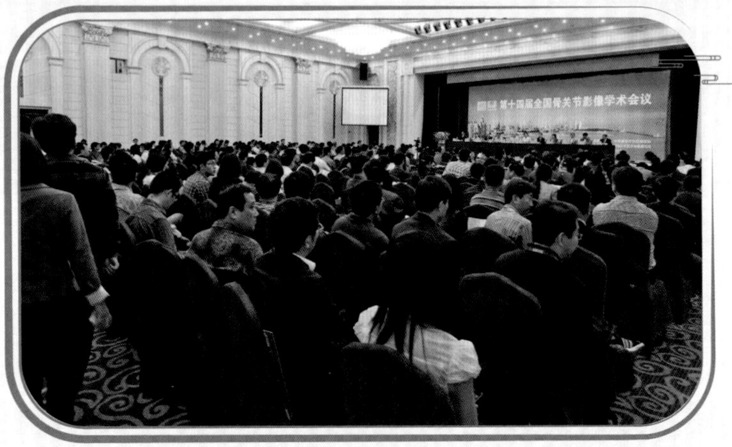

图 1-4-21　中华医学会放射学分会第十四届全国骨关节影像学术会议（2012 年 5 月于青岛）

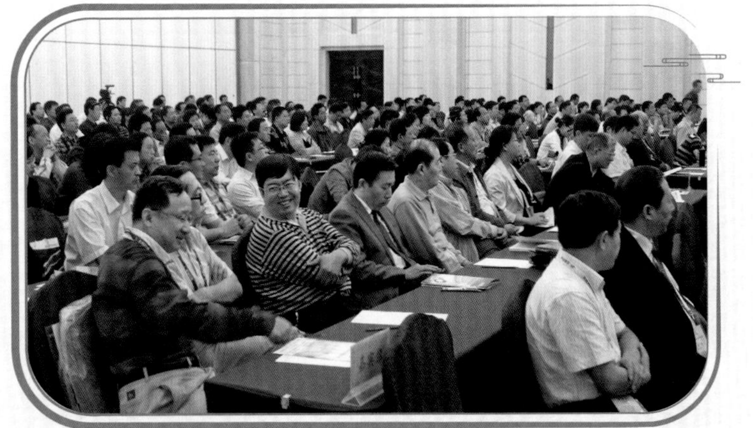

图 1-4-22　中华医学会放射学分会第十四届全国骨关节影像学术会议进行中（2012 年 5 月于青岛）

2014 年 11 月 7 日至 9 日首届中（青岛）—德医学影像学术论坛在青岛胜利油田疗养院召开，出席会议的国外嘉宾有德国海德堡大学医院的 Gerd Noeldge 教授、Simon Sprengel 博士和 Thuy Do 博士，国内嘉宾包括：青岛市科学技术协会副主席王军博士、青岛市卫生与计划生育委员会尹成方副主任、青岛市科学技术协会国际部庞本华部长、青岛市医学会孙金阁秘书长、青岛市医学会学术部刘丽娟主任、山东省医学会放射学分会主任委员马祥兴教授、天津医科大学总医院终身教授张云亭博士、临沂市医学会放射学分会主任委员李晓东教授、烟台市医学会放射学分会主任委员刘奉立教授、日照市医学会放射学分会主任委员徐锐教授、青岛市中西医结合学会医学影像专业委员会主任委员李文华教授、青岛市医学会分子影像学分会主任委员崔新建教授、青岛大学附属医院副院长董蒨教授，以及青岛市医学会放射学分会委员和各医院放射科老中青医师 180 余人参加了会议（图 1–4–23）。

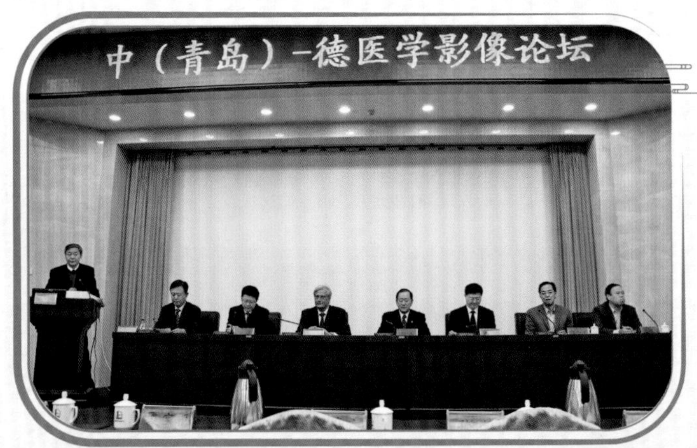

图 1-4-23　首届“中（青岛）—德医学影像论坛”开幕式（2014 年 11 月 7 日于青岛）

左起：崔新建、徐文坚、董蒨、Gerd Noeldge（德国）、王军、尹成方、孙金阁、马祥兴。

会议开幕式由青岛市医学会分子影像学分会主任委员崔新建教授主持，本次会议主席、青岛大学附属医院放射科主任徐文坚教授和承办方青岛大学附属医院副院长董蒨教授分别致开幕词。出席本次会议的青岛市科学技术协会副主席王军、青岛市卫生和计划生育委员会副主任尹成方、山东省医学会放射学分会主任委员马祥兴教授和德国海德堡大学的 Gerd Noeldge 教授等也分别在开幕式上致辞。会议学术交流分为学术报告和疑难病例讨论两大部分，学术报告部分首先由 3 位德国专家分别介绍了海德堡大学在医学影像学方面的最新研究经验和进展，同时介绍了本领域的国际进展（图 1–4–24）；随后由本市专家徐文坚教授和郁万江教授分别进行了“Application of Digital Tomosynthesis in Musculoskeletal System”和“Imaging of Metastases in Soft Tissue”的学术报告，所交流内容均为当前医学影像学领域的国际热点问题和新技术、新进展。第二部分为疑难病例报告与讨论，会议对本市 6 家医院提供的 12 例疑难病例进行了详尽讨论，主要贴近临床实际应用，讨论病例的检查技术、征象认识、诊断与鉴别诊断思路及治疗探讨。同时，还就《青岛放射学史志 1902—2022 年》编写工作的进展情况做了通报与阶段性总结。学术交流会后，德国专家于 2014 年 11 月 10 日又分别参观了青岛大学附属医院本部、东区（含中德乳腺中心）和黄岛分院放射科，并分别与科内值班医师进行了交流。会议期间还与德国专家就下一步的中 – 德交流与合作进行了探讨，经双方专家协商并同意，建议在青岛大学附属医院与德国海德堡大学双边交流 10 余年经验的基础上，达成了进一步合作交流意向。

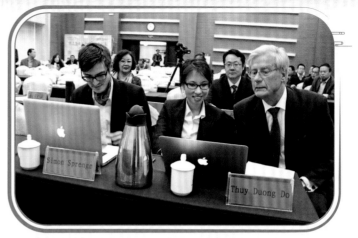

图 1-4-24　首届“中（青岛）—德医学影像论坛”德国专家们在交流
（2014 年 11 月 7 日于青岛）

2016 年 11 月 4 日至 6 日，第二届中（青岛）—德医学影像论坛和青岛市医学会放射学分会 2016 年学术会议在青岛市黄海饭店举行，会议主席为青岛大学附属医院放射科主任徐文坚教授。医学会相关领导到会并致辞，来自青岛市区及周边地区近 200 位放射学同仁汇聚一堂，进行了学术交流和经验分享。德国海德堡大学医院 Gerd Noeldge 教授、Jan Mueller 博士、中山大学附属第一医院孟悛非教授、天津医科大学总医院张云亭教授、暨南大学附属第一医院刘思润教授、《中华放射学杂志》编辑部主任高宏教授、《磁共振成像》杂志社贺光军社长、上海交通大学医学院附属上海儿童医学中心钟玉敏教授、上海交通大学医学院附属新华医院李玉华教授、山东省医学影像学研究所武乐斌教授、山东大学齐鲁医院李传福教授和马祥兴教授、滨州医学院院长王滨教授、山东省省立医院王锡明教授等国内外放射学界知名专家出席会议并进行了学术讲座与授课。会议内容涵盖肌骨系统、神经系统、心胸腹部等系统影像诊断新思路、新进展，围绕国内外医学影像最前沿、最热点问题进行了讨论，还就中（青岛）—德放射学交流与合作、人才培养等事项进行了磋商。

2018 年 11 月 15 日至 18 日，第三届中（青岛）—德医学影像学学术论坛暨青岛市 2018 放射学学术会议在青岛市黄海饭店举办，会议同期举办“青岛市放射学 2018 年学术会议和全国骨肌系统疾病影像诊断新进展学习班”暨青岛大学附属医院建院 120 周年庆典。本次大会共邀请了国内外专家德国海德堡大学医院放射科主任 Hans-Ulrich Kauczor 教授、Gerd Noeldge 教授、Hans Junkermann 教授，德国 Marl 市立医院放射科主任 Dieter Apitzsch 教授，美国纽约州立大学医院放射科主任 Sal Sclafani 教授，中国台湾大学医院放射科主任施庭芳教授，中华医学会放射学分会现任主任委员、北京协和医院放射科主任金征宇教授，中华医学会放射学分会肌骨专业委员会主任委员、北京大学第三医院袁慧书教授，中华医学会放射学分会常务委员、首都医科大学附属同仁医院鲜军舫教授，《中华放射学杂志》张琳琳教授等 20 多位国内外放射学界知名专家进行授课和交流。会议内容丰富，涵盖肌骨系统、神经系统、心胸腹部等系统影像诊断新思路、新进展，紧密围绕国内外医学影像最前沿、最热点问题，极大地拓展和丰富了各位与会代表的思路和视野。同时，《中华放射学杂志》编辑部主任高宏教授就科研论文及综述撰写、论文发表等诸多环节进行了细致的讲解，各位代表均表示受益匪浅。会议期间，举行了德国驻北京大使馆教育参赞 Uwe Stoffregen 和德国放射学专家向青岛大学附属医院赠送伦琴铜像仪式（图 1-4-25），祝贺青岛大学附属医院建院 120 周年及第三届中（青岛）—德医学影像论坛召开。

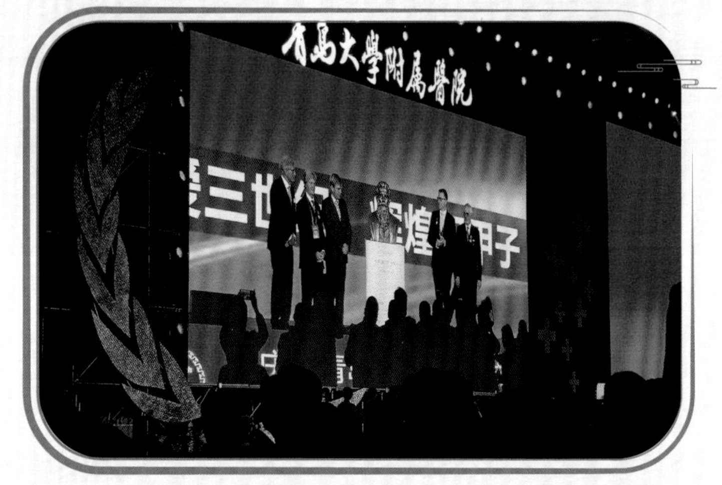

图 1-4-25　第三届中（青岛）—德医学影像论坛上，德国专家向青岛大学附属医院赠送伦琴铜像（2018 年 11 月 16 日于青岛）

左起：Gerd Noeldge（德国海德堡大学医院）、Dieter Apitzsch（德国 Marl 市立医院）、Uwe Stoffregen（德国驻北京大使馆教育参赞）、伦琴铜像、Hans-Ulrich Kauczor（德国海德堡大学医院）、Hans Junkermann（德国海德堡大学医院）。

2019 年 3 月 30 日至 31 日，受人民卫生出版社和中华医学会放射学分会金征宇主任委员的委托，由青岛市医学会放射学分会主任委员、青岛大学附属医院放射科主任徐文坚教授担任主编，组织全国 21 所大学医院和省级医院的 28 位专家编写的《中华影像医学・骨肌系统卷》，根据编写工作的统一安排，经过 1 年多时间的编写、编者交叉互审、副主编审核等多轮审核后，于 3 月 30 日在青岛市黄海饭店召开定稿会。会议由主编徐文坚教授主持，针对编写过程中存在的问题、新技术纳入、内容编排格式，图片、字数等问题进行了详细讨论，形成最后的审核意见，待修改后交稿给人民卫生出版社。参与编写的人员均为中华医学会放射学分会常务委员、委员或全国骨关节专业学组的委员，均系骨关节影像学领域的著名专家，阵容强大，包括北京大学第三医院袁慧书和朗宁教授、北京积水潭医院程晓光和白荣杰教授、大连医科大学附属第二医院王绍武教授、中国医科大学附属盛京医院潘诗农教授、华中科技大学同济医学院附属同济医院李小明教授、河北医科大学第三医院崔建岭教授、河南省人民医院葛英辉教授、上海长征医院王晨光教授、上海交通大学第六人民医院姚伟武教授、武汉大学人民医院查云飞教授、南昌大学第一附属医院曾献军教授、大连大学附属中山医院常晓丹教授、中山大学附属第五医院李绍林教授、中山大学附属第一医院张朝晖教授、清华大学附属北京清华长庚医院郑卓肇教授、杭州师范大学附属医院丁建平教授、中山大学孙逸仙纪念医院陈建宇教授、广西医科大学第一附属医院宋英儒教授、浙江省人民医院龚向阳教授、南京医科大学第一附属医院（江苏省人民医院）邹月芬教授，以及主编单位青岛大学附属医院的刘吉华、冯卫华、郝大鹏、陈海松、崔久法等教授（图 1-4-26，图 1-4-27）。

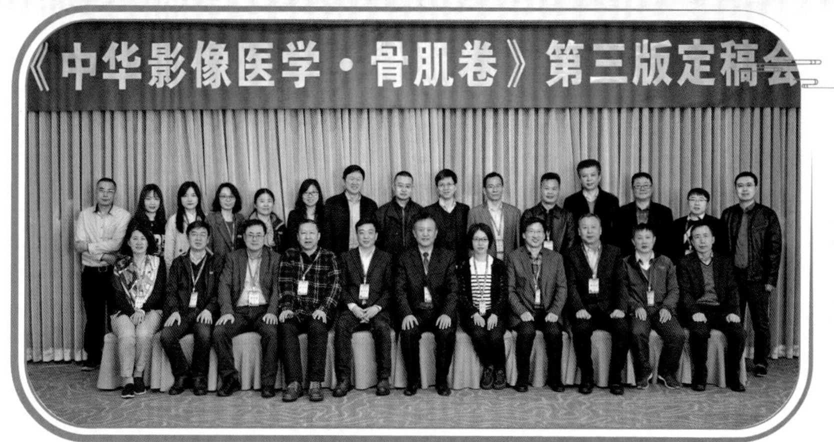

图 1-4-26　人民卫生出版社《中华医学影像 · 骨肌系统卷》定稿会（2019 年 3 月 31 日于青岛）

前排左起：常晓丹、姚伟武、龚向阳、潘诗农、陈建宇、徐文坚、贾艾莎、王绍武、李绍林、崔建岭、刘吉华；

后排左起：陈海松、佚名、佚名、佚名、邹月芬、朗宁、丁建平、郝大鹏、郑卓肇、查云飞、宋英儒、张朝晖、冯卫华、佚名、崔久法。

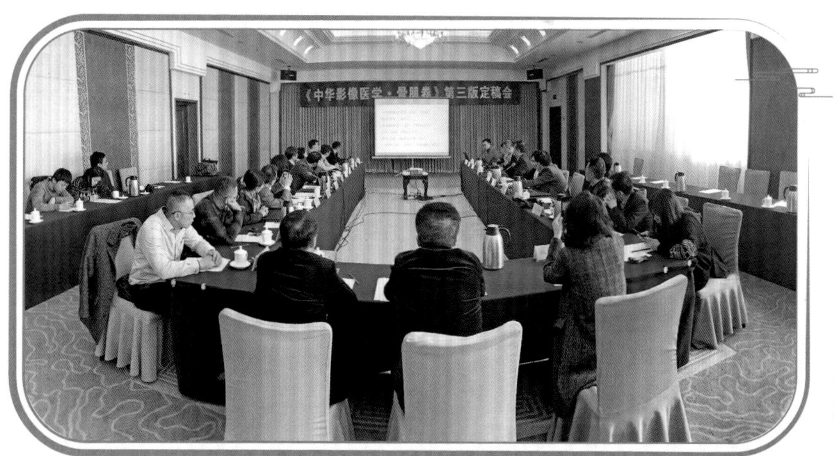

图 1-4-27　人民卫生出版社《中华医学影像 · 骨肌系统卷》定稿会会议进行中（2019 年 3 月 31 日于青岛）

第五节　山东半岛医学影像论坛学术会议

在山东半岛放射届同仁的倡导下，2015 年 5 月 4 日下午在青岛市泛海名人酒店召开了“山东半岛医学影像论坛筹备会议”，来自青岛、烟台、威海、潍坊、日照等地市的12名放射学专家出席了第一次筹备会议，参会人员包括青岛的徐文坚、刘吉华、隋庆兰、冯卫华、郝大鹏，烟台的刘奉立、董建军，威海的肖德贵、李振芝，潍坊的董光、耿海，日照的徐锐等专家（图1-5-1）。第二次筹备会议于2015年9月12日在东营市放射学学术会议会场蓝海大酒店召开，邀请东营市医学会放射学分会主任委员庞闽厦教授和滨州市医学会放射学分会主任委员秦东京教授参加。

会议就下列内容进行讨论并达成共识。

（1）成立“山东半岛医学影像论坛”的可行性与意义：由于胶东半岛地区城市群较为密集，均为沿海城市，交通方便，地理位置、气候、文化、习俗、生活习惯，甚至疾病谱等诸多方面存在相似性；另外，存在部分城市规模较小，放射学人员数量较少，参会交流及学习机会少等缺陷。为提高半岛地区影像学学术水平，促进医学影像学界的学术交流，利于年轻医师培养、多中心研究、远程会诊等工作的开展，有必要成立这个民间的纯学术平台。除放射学学术交流外，本论坛不承担与放射学学术无关的其他任何活动。

（2）涵盖范围：参照半岛城市群、半岛经济区等规划，初定青岛、烟台、威海、潍坊、日照、东营、滨州为初步参与地区，根据论坛开展或反馈情况可邀请其他地区参与。

（3）论坛架构：为便于组织学术交流，初定为理事会制，设立理事长1人，副理事长数人（由各地医学会放射学分会主任委员兼任），理事数人（由各地医学会放射学分会副主任委员兼任），秘书长1人（由理事长所在地产生），理事长和副理事长行使常务理事职责。首届理事长为徐文坚教授，副理事长包括刘奉立、董光、肖德贵、徐锐、庞闵厦、秦东京、刘吉华和隋庆兰教授，秘书长为冯卫华、郝大鹏教授。

（4）论坛举办方式：各地市轮流举办，每年一次。举办顺序为青岛、烟台、威海、潍坊、日照、东营、滨州等。建议半岛论坛与承办地的放射学学术年会合并举办，署名“XXXX市XX年（或XXXX届）放射学学术会议暨XXXX届半岛医学影像论坛”。参会人员为各地市医学会放射学分会委员、承办地放射专业及相关人员。会期两天。

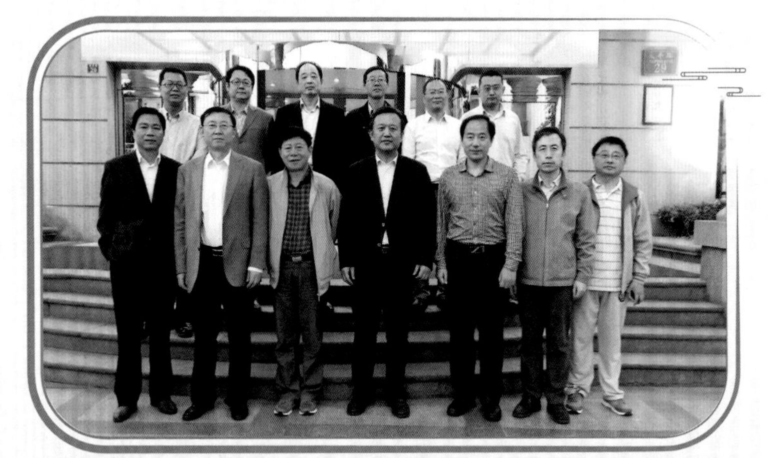

图1-5-1 山东半岛医学影像论坛理事会发起人合影（2015年5月4日于青岛市）

前排左起：刘奉立、董光、肖德贵、徐文坚、徐锐、刘吉华、董建军；
后排左起：刘伟光、冯卫华、隋庆兰、李振芝、耿海、郝大鹏。

（5）首届山东半岛医学影像学论坛拟定于2015年10月29日至11月1日在青岛市黄海饭店举办，与青岛市2015年放射学学术年会合并举办。

2015 年 10 月 29 日至 31 日，青岛市医学会放射学分会 2015 年学术会议暨首届山东半岛医学影像论坛、青岛市分子影像学第六次学术年会和肌骨系统疾病影像诊断新进展学习班在青岛市黄海饭店举办（图 1–5–2，图 1–5–3）。本次会议由青岛市医学会放射学分会主办，青岛大学附属医院承办，半岛七地市（青岛、烟台、威海、潍坊、日照、滨州、东营）医学会放射学分会协办。本次会议为首届山东半岛医学影像学论坛，会议期间还进行了论坛理事会第一次会议，徐文坚教授当选首届论坛理事会理事长，会议通过了半岛影像论坛章程和办会宗旨，并讨论各地市依次举办论坛的顺序。来自德国、韩国、中国台湾、北京、上海、广州、西安、杭州、济南等地的国内外知名专家 34 人应邀到会做了专题讲座，来自山东半岛地区共 400 余位专家和代表参加了会议。

2016 年 10 月 21 日至 23 日，由烟台市医学会放射学分会主办，青岛、东营、威海、日照、潍坊、滨州等山东半岛沿海城市医学会放射学分会协办的第二届山东半岛医学影像论坛暨 2016 年烟台市医学会放射学分会学术会议在烟台召开（图 1–5–4）。大会邀

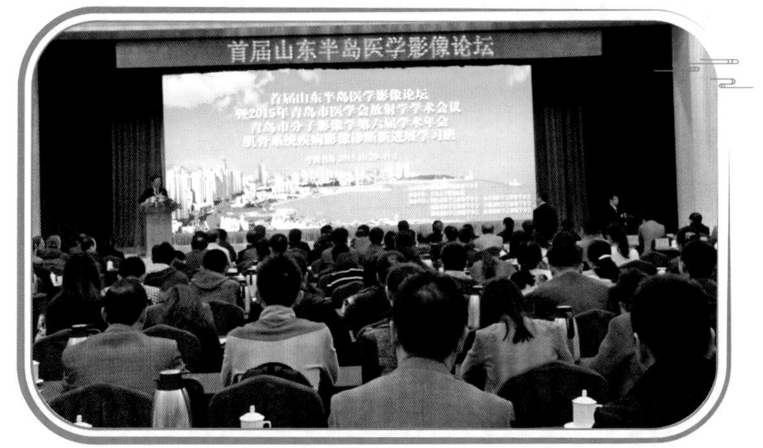

图 1–5–2　首届山东半岛医学影像论坛暨青岛市分子影像学第六次学术年会和肌骨系统疾病影像诊断新进展学习班（2015 年 10 月 29 日于青岛）

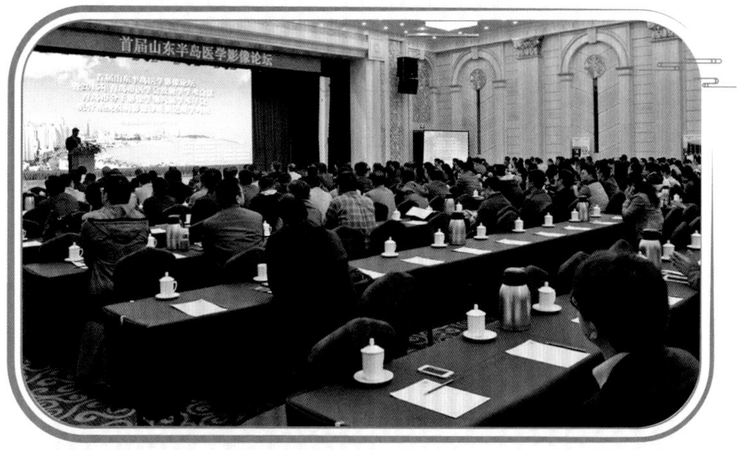

图 1–5–3　首届山东半岛医学影像论坛开幕式（2015 年 10 月 29 日于青岛）

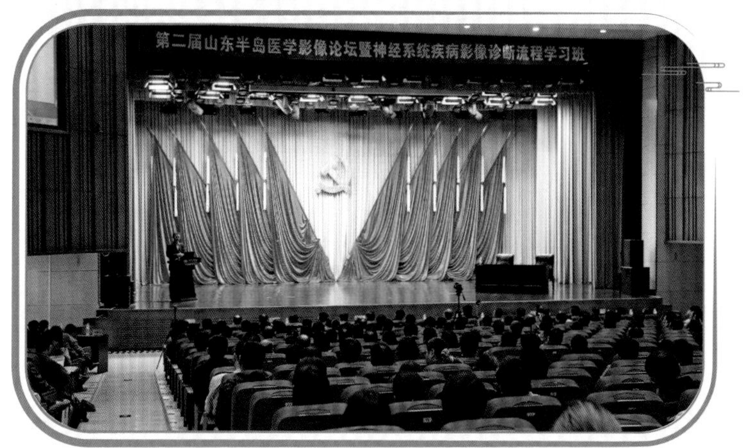

图 1–5–4　第二届山东半岛医学影像论坛暨 2016 年烟台市医学会放射学分会学术会议（2016 年 10 月 21 日于烟台）

请了国内外众多知名影像医学专家参会并进行学术讲座和交流，内容覆盖现阶段医学影像学新技术、新研究及新进展。

2017 年 9 月 22 日至 24 日，由威海市医学会放射学分会主办，青岛、东营、烟台、日照、潍坊、滨州等山东半岛沿海城市医学会放射学分会协办的第三届山东半岛医学影像论坛暨威海市医学会放射专业委员会 2017 年度学术会议在威海东山宾馆召开（图 1–5–5）。

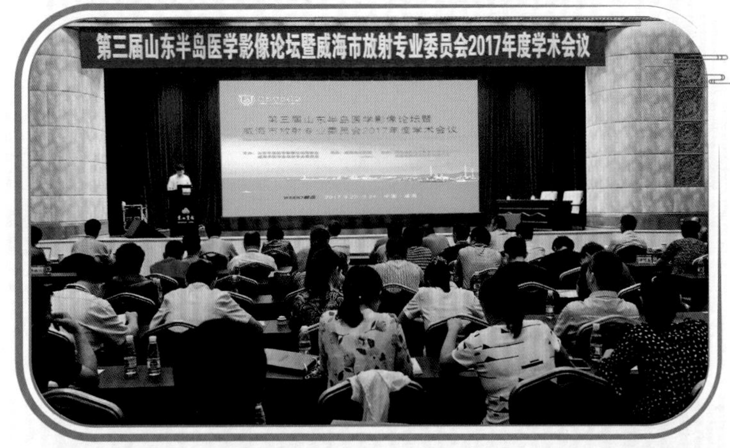

图 1–5–5　第三届山东半岛医学影像论坛暨威海市医学会放射专业委员会 2017 年度学术会议（2017 年 9 月 22 日于威海）

2018 年 8 月 17 日至 19 日，第四届山东半岛医学影像论坛会议暨潍坊市医学会放射专业委员会、潍坊市中西医结合学会放射专业委员会 2018 年学术会议在山东省潍坊市召开。本次会议邀请国内外知名影像学专家进行专题讲座并进行疑难病例讨论、继续教育等形式多样的学术活动。大会以提升基层医院影像诊断水平为宗旨，为大家提供良好的学术交流环境（图 1–5–6）。

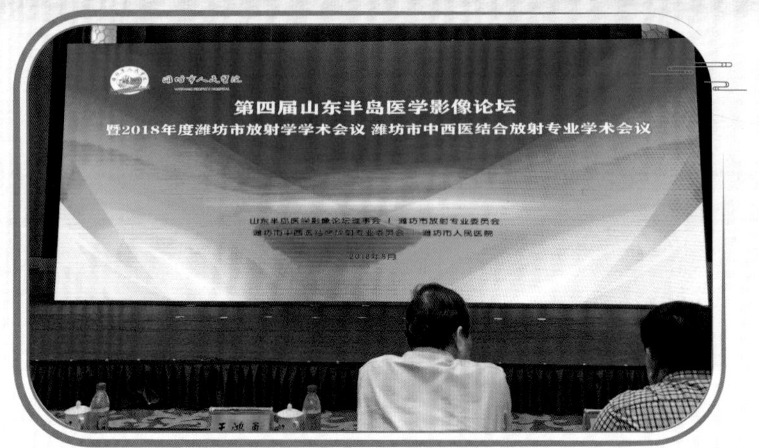

图 1–5–6　第四届山东半岛医学影像论坛会议暨潍坊市医学会放射专业委员会、潍坊市中西医结合学会放射专业委员会 2018 年学术会议（2018 年 8 月 17 日于潍坊）

2019 年 8 月 16 日至 18 日，由山东半岛医学影像论坛理事会、日照市医学会放射专业委员会、日照市医学影像学研究会主办，日照市人民医院承办的第五届山东半岛医学影像论坛学术会议在山东省日照市海景花园大酒店隆重召开。来自省内外 200 余名专家同仁参加了本次会议。会议共安排了 24 位教授就影像学各专业作专题报告。会议期间还召开了山东半岛医学影像理事会，由理事长徐文坚教授主持，对理事会的流程做了完善，人员进行了更替，章程进行了修改（图 1–5–7）。

2020 年 12 月 4 日至 5 日，由山东省健康管理协会、山东半岛医学影像论坛理事会和东营市医学会主办，东营市胜利油田中心医院承办的第六届山东半岛医学影像论坛（暨）东营市医学会第三届放射学专业委员会第七次学术会议在东营市胜利宾馆胜利召开。由于受新型冠状病毒性肺炎疫情影响，本次论坛采用线

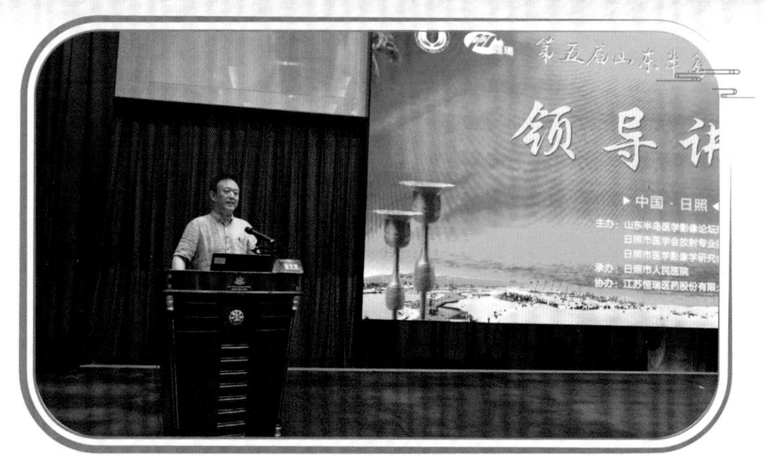

图 1-5-7 第五届山东半岛医学影像论坛（2019 年 8 月于日照）

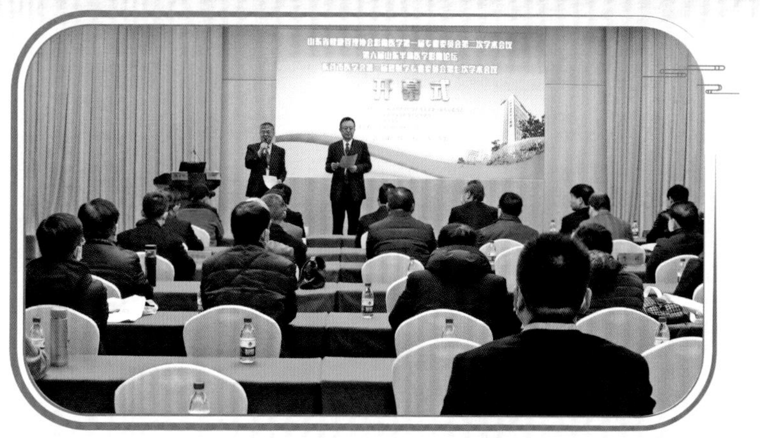

图 1-5-8 第六届山东半岛医学影像论坛（暨）东营市医学会第三届放射学专业委员会第七次学术会议（2020 年 12 月 4 日于东营）

上及线下相结合的形式举办，线下近 100 名代表到场参会，线上 3000 余名来自省内外的专家、学者及代表参加了会议（图 1-5-8）。大会邀请国内专家中华医学会放射学分会候任主任委员、上海长征医院影像医学与核医学科主任刘士远教授，中华医学会放射学分会常务委员、上海交通大学医学院附属瑞金医院放射科主任严福华教授，中华医学会放射学分会常务委员、北京大学第三医院放射科主任袁慧书，中国人民解放军总医院第六医学中心放射科主任程流泉教授，中国人民解放军总医院第一医学中心放射科副主任王海屹教授，武汉大学中南医院放射科主任徐海波教授，大连医科大学附属第一医院刘爱连教授，山西医科大学副校长张辉教授等 15 位省内外教授在会议现场与线上线下参会专家代表进行了学术交流。

2021 年 10 月 8 日至 10 日，由滨州市医学会主办，滨州医学院附属医院承办的第七届山东半岛医学影像论坛暨 2021 滨州市放射学术会议、国家级继续医学教育学习班在滨州蓝海御华大饭店顺利举行（图 1-5-9）。滨州市卫健委副主任孙景华、《中华放射学杂志》编辑部主任张琳琳、山东省医学会放射学分会主任委员王光彬教授、山东半岛医学影像论坛理事长徐文坚教授、滨州医学院附属医院副院长王玉玖教授、滨州市医学会放射学分会主任委员秦东京教授等出席论坛开幕式并讲话。由于受新型冠状病毒性肺炎疫情影响，本次论坛仍然采用线上及线下相结合的形式举办，来自山东半岛七地市各级医院放射科医师 120 余人在线下参加论坛，另有 600 余名放射界同仁在线上参加了会议（图 1-5-10）。论坛上，全国著名放射学专家空军军医大学西京医院宦怡教授、中国人民解放军总医院娄昕教授、山东大学齐鲁医院马祥兴教授、山东省立医院王光彬教授和王锡明教授，以及徐文坚教授、郝大鹏教授等就影像学新技术、新进展做了专题报告。会议期间还举行了第七届山东半岛医学影像论坛理事会工作会议，半岛医学影像论坛在半岛七地市轮流举办已达7年，徐文坚教授总结了论坛举办的经验与收获，理事们讨论了半岛影像论坛理事会的换届选举、下一年度会议举办等多方面事宜（图1-5-11）。

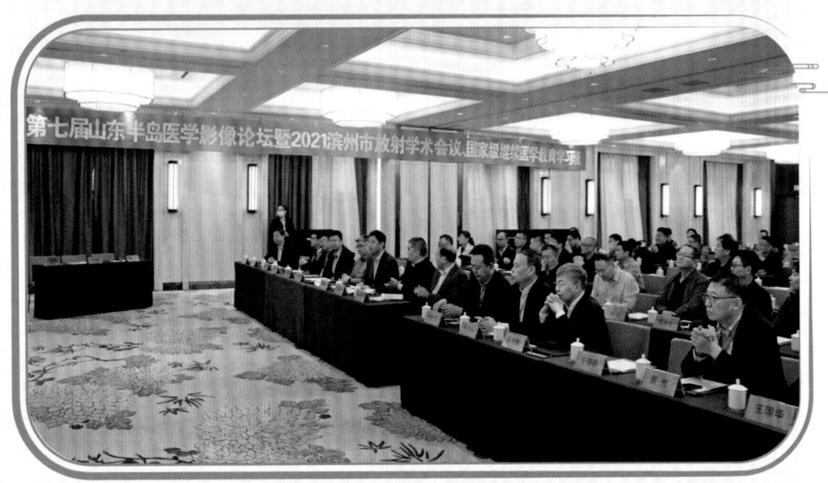

图1-5-9　第七届山东半岛医学影像论会议进行中（2021年10月9日于滨州）

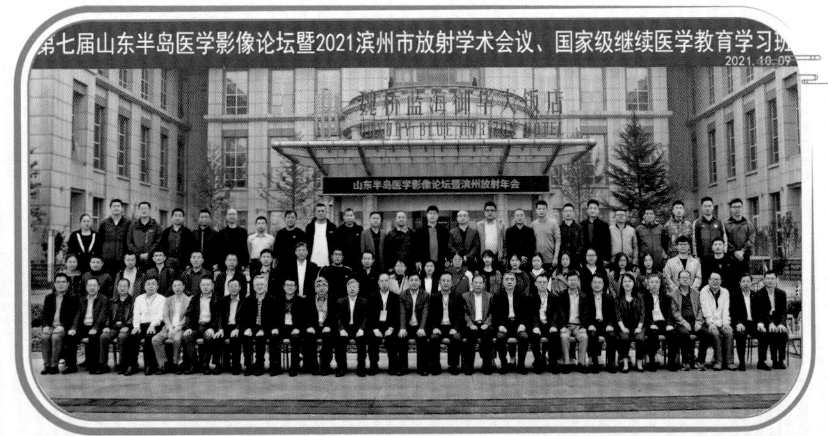

图1-5-10　第七届山东半岛医学影像论坛部分代表合影（2021年10月9日于滨州）

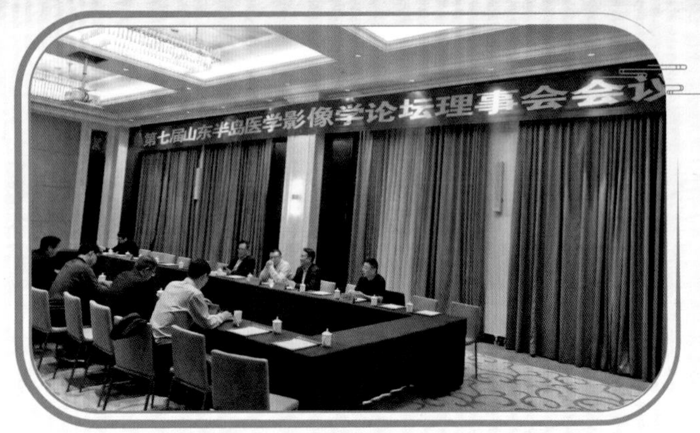

图1-5-11　第七届山东半岛医学影像论坛会议期间，召开了半岛论坛理事会工作会议（2021年10月9日于滨州）

第六节　青岛市医学会放射学分会举办的继续医学教育项目

1979年至1988年，共举办了五期“X线诊断与技术学习班”（诊断学习班三期，技术学习班二期），学习班学员为我市各医院大专学历以下或无学历者。经过培训以后，回各医院放射科上岗工作。师资主要为原青岛医学院附属医院、青岛市市立医院、中国人民解放军第401医院，以及原青岛纺织医院等单位的高年资医师，包括曹来宾、辛复兴、邱经熙、邱祖荫、王澍、吴新彦、吴源清、杨全明、徐德永、徐素新、徐爱德、王宗信、宋焕云等（图1-6-1，图1-6-2）。学习班使用的主要教材为上海第一医学院撰写的《X线诊断学》。由于学术活动规范、连续，内容丰富且收到了较好的效果，青岛市医学会放射学分会曾多次被评选为青岛市医学会先进分会。

1989 年至 2012 年，青岛市医学会放射学分会主办的继续医学教育学习班，由于未征集到相关资料，本节暂空缺。

2013 年以后，原由青岛大学医学院附属医院放射科举办的“骨关节系统疾病影像新进展继续医学教育学习班”改为每年与青岛市医学会放射学分会年度学术会议同期举办。

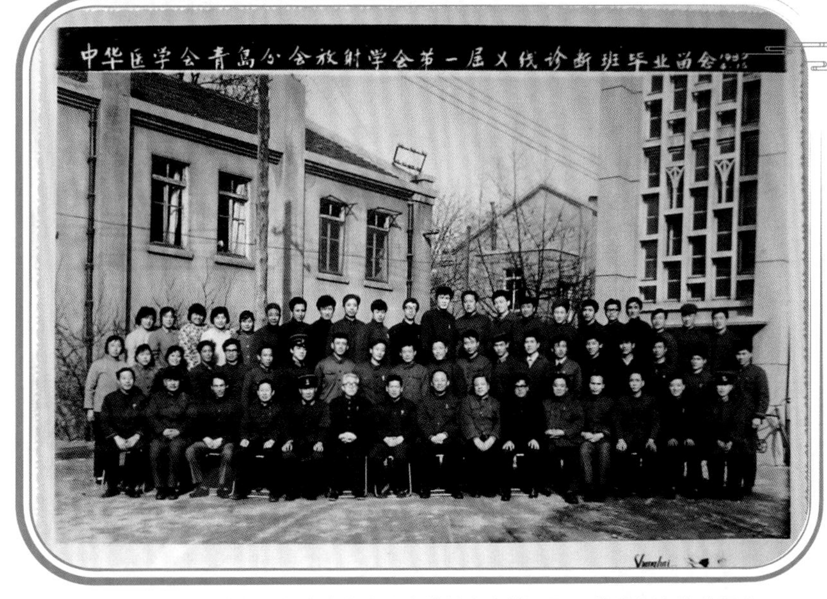

图 1-6-1　中华医学会青岛市分会放射学会第一届 X 线诊断班毕业留念

（1980 年 4 月 16 日于青岛）

前排左起：王宗信，李仁轩，杨全明，徐爱德，冯友翰，邱祖荫，佚名，曹来宾，辛复兴，吴新彦，王澍，宋焕云，藏家欣，李联忠，迟元培。

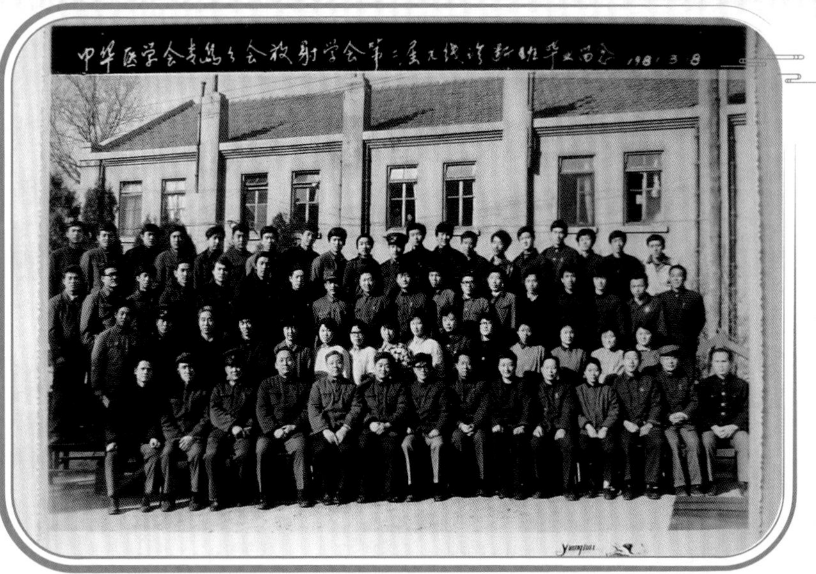

图 1-6-2　中华医学会青岛市分会放射学会第二届 X 线诊断班毕业留念

（1981 年 3 月 18 日于青岛）（图片由曹庆选提供）

前排左起：吴源清，吕明娣，冯友翰，曹来宾，辛复兴，王澍，吴新彦，徐德永，李联忠，徐爱德，徐素新，王宗信，李仁轩，宋焕云。

2013 年 11 月 8 日至 10 日，2013 年度全国骨关节影像诊断新进展学习班与青岛市医学会放射学分会 2013 学术会议和青岛市中西医结合学会医学影像专业委员会第八次学术会议在青岛市黄海饭店同期举办。

2014 年 11 月 7 日至 9 日，2014 年度全国骨关节影像新进展继续教育学习班与青岛市医学会放射学分会 2014 学术会议在青岛胜利油田疗养院同期召开，同期还召开了青岛市中西医结合学会医学影像专业委员会第九次学术会议和青岛市医学会分子影像学分会第五次学术会议。

2015 年 10 月 29 日至 31 日，2015 年度全国肌骨系统疾病影像诊断新进展学习班与青岛市医学会放射学分会 2015 学术会议、首届山东半岛医学影像论坛、青岛市分子影像学第六次学术年会在青岛市黄海饭店同期举办（图 1–6–3）。由来自德国、韩国、中国台湾、北京、杭州，天津、济南、青岛等地区的国内外专家 22 人，以及来自青岛市与会代表 400 余人参加会议。本次学习班涉及骨关节系统影像诊断的新理论、新知识、新技术、新方法、介入治疗等，内容丰富，报告新颖、独特。来自德国海德堡大学的 Hans-Ulrich Kauczor 教授、韩国 Yonsei 大学 Jae-Joon Chung 教授、中国台湾 Yu-Ting Kuo 教授及北京协和医院金征宇教授等专家做了精彩学术报告（图 1–6–4）。本次学习班内容丰富，专家云集，与会代表积极参与，尤其是病例讨论环节，受到与会代表一致好评。

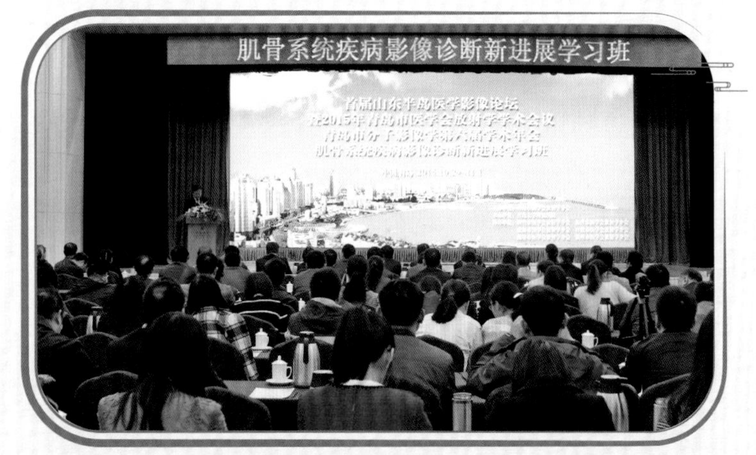

图 1-6-3　2015 年度全国肌骨系统疾病影像诊断新进展学习班
（2015 年 10 月 30 日于青岛）

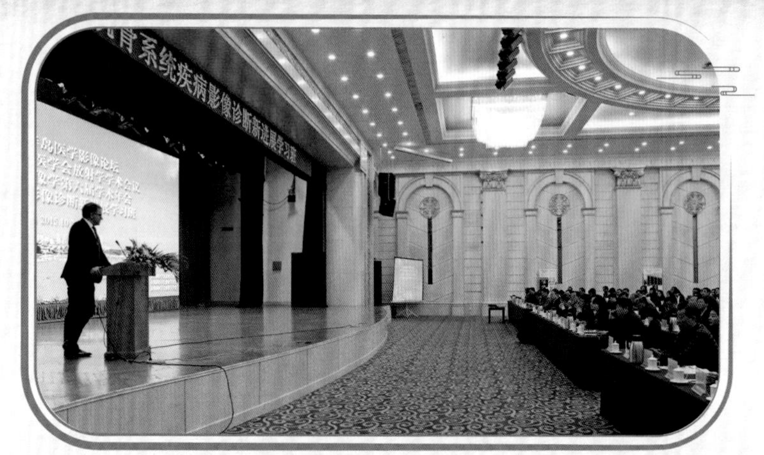

图 1-6-4　2015 年全国肌骨系统疾病影像诊断新进展学习班，德国海德堡大学医院的 Hans-Ulrich Kauczor 教授在做学术报告
（2015 年 10 月 30 日于青岛）

2016 年 11 月 4 日至 6 日，全国骨关节影像诊断新进展学习班与青岛市医学会放射学分会 2016 年学术会议，以及第二届中（青岛）—德医学影像论坛在青岛市黄海饭店同期举办，国内外著名专家 26 人，以及来自山东省与会代表 200 余人参加了会议（图 1–6–5）。本次会议邀请了包括德国海德堡大学 Gerd Noeldge 教授、Jan Mueller 博士，中山大学附属第一医院孟悛非教授，天津医科大学总医院张云亭教授，暨南大学附属第一医院刘斯润教授，《中华放射学杂志》编辑部主任高宏教授，《磁共振成像》杂志社贺光军社长，上海交通大学医学院附属儿童医学中心钟玉敏教授，上海交通大学医学院附属新华医院李玉华教授，山东省医学影像学研究所武乐斌教授，山东大学齐鲁医院李传福教授和马祥兴教授，滨州医学院院长王滨教授，山东省省立医院王锡明教授等国内外放射学界知名专家进行了学术讲座与授课。

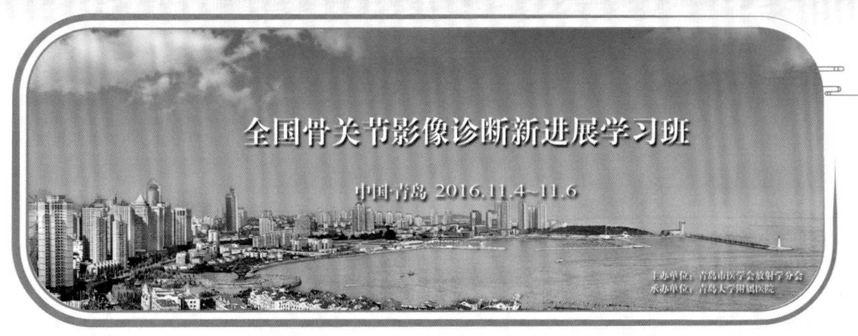

图 1-6-5　全国骨关节影像诊断新进展学习班（2016 年 11 月 4 日于青岛）

2017 年 11 月 3 日至 5 日，2017 年度全国肌骨系统疾病影像诊断新进展学习班与青岛市医学会放射学分会 2017 年学术会议在青岛市黄海饭店同期举办。来自国内多位专家 33 人，以及来自山东省与会代表 200 余人参加会议。

2018 年 11 月 14 日至 18 日，由青岛大学附属医院放射科承办的 2018 年全国肌骨系统疾病影像诊断新进展学习班与青岛市医学会放射学分会 2018 年学术会议在青岛市黄海饭店举办。由来自国内外专家 35 人，以及来自山东省与会代表 300 余人参加会议。

2019 年 11 月 1 日至 5 日，由青岛大学附属医院放射科承办的 2019 年全国肌骨系统疾病影像诊断新进展学习班与青岛市医学会放射学分会 2018 年学术会议在青岛大学附属医院黄岛分院科教楼举办。由来自国内专家 15 人，以及来自山东省的代表 100 余人参加会议。

2020 年 10 月 31 日，由青岛大学附属医院承办的 2020 年肌骨系统疾病影像诊断新进展学习班及运动医学临床影像学继续教育学习班与青岛市医学会放射学分会 2020 年学术会议，由于新型冠状病毒性肺炎疫情影响改为线上举办。会议邀请了近 20 位国内著名专家参加学术交流和讲座，来自全国各地 700 余名代表线上参与了此次会议直播。

2021 年 12 月 3 日至 5 日，由青岛大学附属医院承办的 2021 年肌骨系统疾病影像诊断新进展学习班与青岛市医学会放射学分会 2021 年学术会议，克服了新型冠状病毒性肺炎疫情的影响，在青岛市海天中心采用线上线下结合的方式举办。

2021 年 12 月 10 日至 11 日，青岛市第三届乳腺影像精准诊疗学习班与青岛市医学影像质控中心乳腺影像学术会议、青岛市乳腺癌筛查影像质控会议在青岛市新希望诺富特酒店同期召开，会议由青岛大学附属青岛市中心医院承办，放射科林红雨主任负责会议具体筹办（图 1–6–6）。由于受新型冠状病毒性肺炎疫情影响，会议采取线上线下结合的方式举办，线下参会专家及代表 100 余人，线上参会 300 余人。

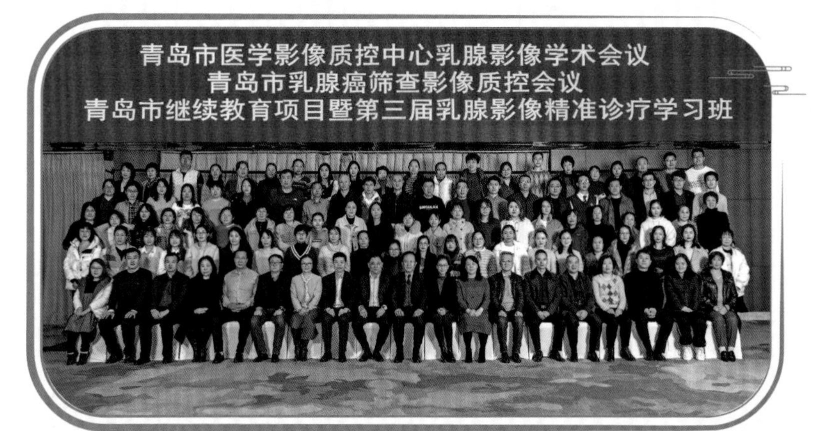

图 1-6-6　青岛市乳腺影像精准诊疗学习班（2021 年 12 月 15 日于青岛）

第七节　青岛市医学会放射学分会举办的疑难病例影像学读片会

2012 年及以前的疑难病例影像学读片会由于未征集到相关资料，信息暂时空缺。

一、2013 年度疑难病例影像学读片会

2013 年 10 月 13 日，由青岛市医学会放射学分会主办、青岛大学附属医院承办的 2013 年青岛市神经系统疑难病例影像学读片会及山东省第九届多排螺旋 CT 高峰论坛会于在青岛大学附属医院黄岛院区 5 楼会议中心隆重召开，来自山东各地近 150 名影像学医师参加了此次会议（图 1–7–1）。

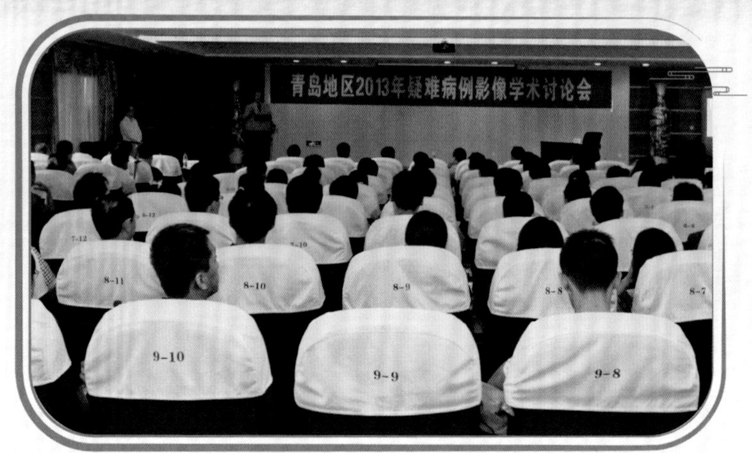

图 1-7-1　2013 年青岛市医学会放射学分会神经系统疑难病例影像学读片会（2013 年 10 月于黄岛）

本次大会共进行了 8 个病例讨论。青岛大学附属医院的刘学军、牛蕾，青岛市市立医院的宋修峰，青岛市第八人民医院的刘珍友，以及段崇锋、战锟、孙德政、管帅等研究生分别报告了各自的病例。来自省内的马祥兴、刘奉立、李晓东、张光晖、王新怡等教授，以及来自本市的徐文坚、张通、谢立旗、李炯佾等教授分别对所讨论的病例征象辨别、诊断与分析思路等进行了点评、指导。

二、2014 年度疑难病例影像学读片会

自 2014 年开始，青岛市医学会放射学分会每年举办四次疑难病例影像学读片会（每季度一次），每次一个主题，如颅脑（含头颈）、胸部、腹部、骨关节、儿科、乳腺影像学等，每次讨论 8 ~ 10 个病例，每个病例（含点评时间）20 分钟。讨论会时间定在每季度最后一个月的周末举办，由青岛市（含区县）各医院申请，轮流举办，免收会务费。疑难病例影像学读片会旨在贴近临床、联系基层、全员参与，以实战形式报告病例的病史与图像，参会代表对图像进行解读与分析，做出诊断与鉴别诊断，再辅以专家点评与分析，以明确诊断思路，并与病理组织学对照，使基层医院和年轻医师通过参与实战，提高影像诊断与鉴别诊断水平，同时增强各医院之间的学术交流。疑难病例影像学读片会成为大家最喜欢参与的会议形式，也成为青岛市医学会放射学分会例行的活动之一。

2014 年 1 月 11 日，胸部疑难病例影像学读片会在青岛市阜

外医院门诊 4 楼学术报告厅举办。

2014 年 3 月 29 日，腹部系统疑难病例影像学读片会在中国人民解放军第 401 医院综合楼（新高层大楼）二楼学术报告厅举办（图 1–7–2）。

2014 年 6 月 28 日，儿科疑难病例影像学读片会在青岛市妇女儿童医院举办。

2014 年 10 月 25 日，骨关节系统疑难病例影像学读片会在青岛市市立医院胶州路院区举行。

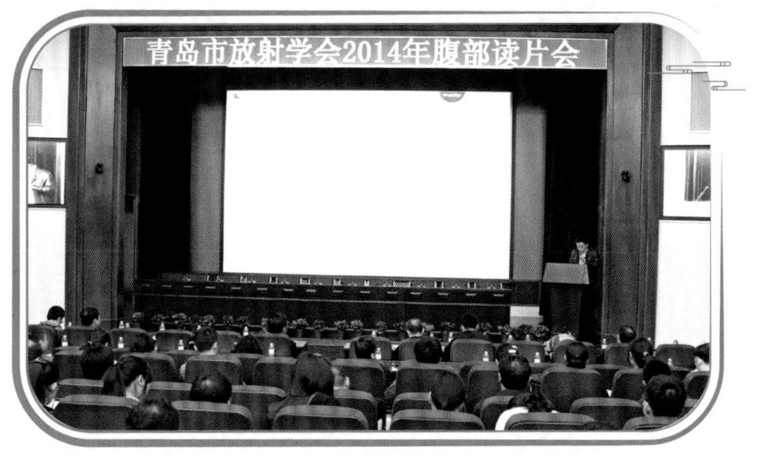

图 1–7–2　青岛市医学会放射学分会 2014 年腹部系统疑难病例影像学读片会（2014 年 3 月 29 日于中国人民解放军第 401 医院）

三、2015 年度疑难病例影像学读片会

2015 年 4 月 11 日，胸部系统疑难病例影像学读片会在青岛市中心医院 7 号楼（PET/CT 楼）二楼学术报告厅举办。

2015 年 6 月 13 日至 14 日，疑难病例影像学读片会、青岛市医学影像学质控会议和医学影像诊疗技术规范化学习班于平度市人民医院同期举办，来自全市各地 100 余名代表参加了会议（图 1–7–3）。青岛市卫生和计划生育委员会医政医管处吕富杰处长、山东省医学影像学质控中心主任赵斌教授、山东省医学会放射学分会主任委员马祥兴教授、潍坊市医学影像质控中心主任董光教授，以及平度市卫生和计划生育委员会张春和副主任、平度市人民医院李鹏院长等出席了会议并分别做了讲话或学术讲座。本次会议共有 12 位专家做了专题讲座，分别从不同侧面讲解了医学影像质控管理的内容、特点及要求，并对影像质控的标准和规范做了深入的探讨和解析。

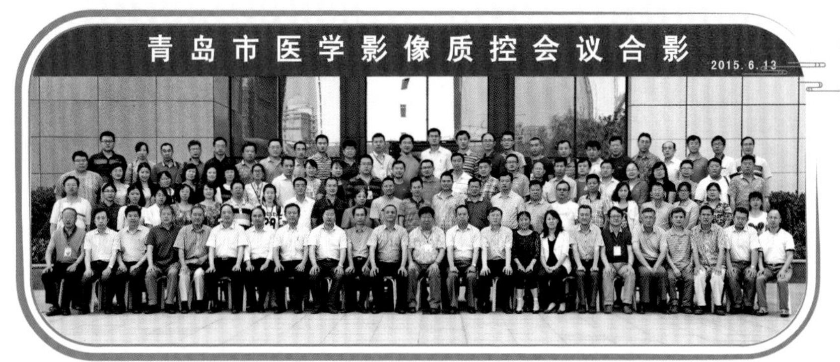

图 1–7–3　青岛市医学会放射学分会 2015 年第二季度疑难病例影像学读片会与医学影像学质控会议部分专家与代表合影（2015 年 6 月 13 日于平度市人民医院）

2015 年 12 月 11 日，由青岛市医学会放射学分会主办、胶州中心医院承办的 2015 年乳腺 – 骨关节系统疑难 / 典型病例影像学读片会在青岛市胶州中心医院科教楼学术厅举行。来自青岛地区各级医院影像学专家、学者及胶州中心医院医务人员共计 100 余人参加了读片会。青岛市胶州中心医院邢春礼副院长出席会议并致辞，读片会由放射科祁波主任主持。读片会以骨关节

及乳腺疾病为主题，由来自山东大学齐鲁医院（青岛）、青岛市市立医院、青岛大学附属医院、青岛市第八人民医院的影像血医师提供疑难 / 典型病例，参会人员结合临床病史及相关影像学表现对病例进行缜密分析，各抒己见，最终由专家进行点评（图 1–7–4）。

东大学齐鲁医院（青岛）学术报告厅举办，讨论病例 10 个，参会人数 60 余人。

2016 年 11 月 26 日，第三季度骨关节系统病例影像学读片会在青岛市城阳区人民医院会议室举办，讨论病例 12 个，参会 70 余人（图 1–7–5）。

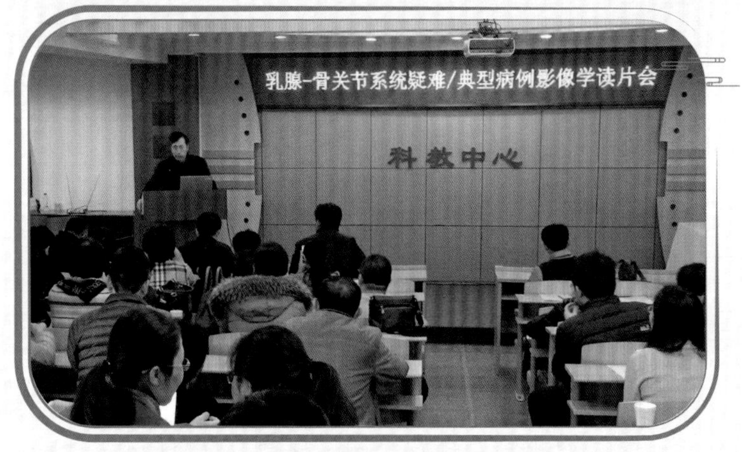

图 1–7–4　青岛市医学会放射学分会 2015 年乳腺 – 骨关节系统疑难 / 典型病例影像学读片会（2015 年 12 月 11 日于胶州中心医院）

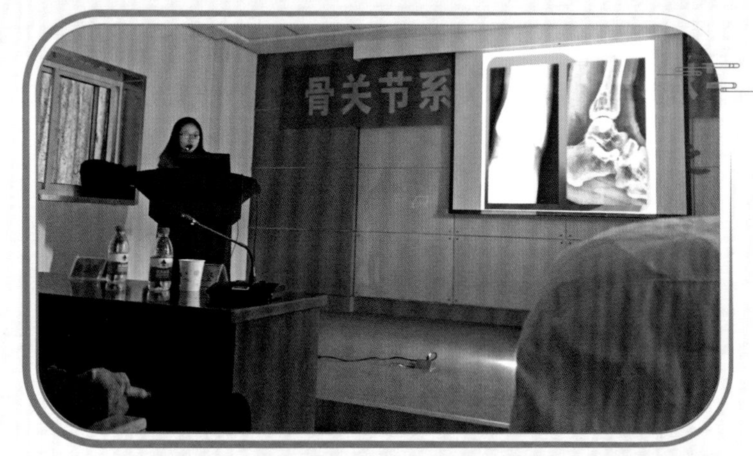

图 1–7–5　2016 年青岛市医学会放射学分会第三季度骨关节系统病例影像学读片会（2016 年 11 月 26 日于城阳区人民医院）

四、2016 年度疑难病例影像学读片会

2016 年青岛市医学会放射学分会组织疑难病例影像学读片会四场，每次进行一个专题的病例讨论。

2016 年 3 月 26 日，第一季度神经系统疑难 / 少见病例影像学读片会在青岛大学附属医院黄岛院区学术报告厅举办，讨论病例 12 个，参会人数 80 人。

2016 年 6 月 25 日，第二季度腹盆部病例影像学读片会在山

2016 年 12 月 10 日，第四季度神经 / 胸部病例影像学读片会在山东大学齐鲁医院（青岛）学术报告厅举办，上午进行专题讲座 5 个，下午讨论病例 10 个，参会人数达 60 人（图 1–7–6）。

本年度的读片会由青岛市各大医院轮流举办，征集病例来自青岛市和所辖市区，涉及面广且病例复杂，践行了专科分会的工作目标：面向基层，以知识普及、更新为主，兼顾新技术、创新及科研，进一步推动了青岛市放射医学水平的进步和提高。

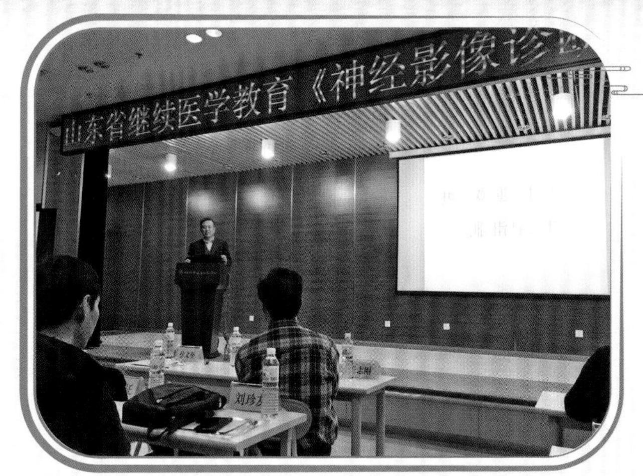

图 1-7-6　2016 年青岛市医学会放射学分会神经 / 胸部影像学读片会 [2016 年 12 月 10 日于山东大学齐鲁医院（青岛）]

五、2017 年度疑难病例影像学读片会

2017 年度青岛市医学会放射学分会按照工作计划完成四次疑难病例讨论会。

2017 年 4 月 22 日，第一季度腹部疑难病例影像学读片会在青岛经济技术开发区第一人民医院学术报告厅举办。讨论病例 12 个，参会人数 80 余人（图 1–7–7）。

2017 年 7 月 22 日，第二季度胸部疑难病例影像学读片会在青岛市海情大酒店举办，进行学术讲座 1 场并讨论病例 12 个，参会人数 120 余人（图 1–7–8）。

2017 年 8 月 26 日，第三季度神经系统疑难病例影像学读片会在青岛市第八人民医院学术报告厅举行。讨论病例 12 个，参会 60 余人。

2017 年 12 月 23 日，第四季度肌骨疑难病例影像学读片会在青岛大学附属医院西海岸院区五楼学术报告厅举办。上午进行专题讲座 5 个，下午讨论病例 10 个，参会达 80 人次。

图 1-7-7　青岛市医学会放射学分会 2017 年第一季度腹部疑难病例影像学读片会（2017 年 4 月 22 日于青岛经济技术开发区第一人民医院）

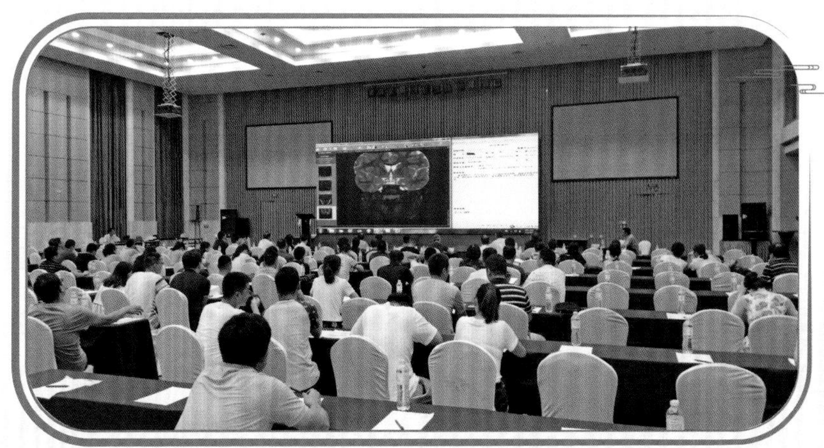

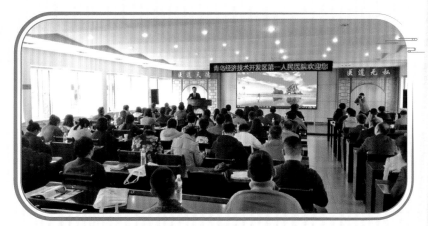

图 1-7-8　青岛市医学会放射学分会 2017 年第二季度胸部疑难病例影像学读片会（2017 年 7 月 22 日于青岛市海情大酒店）

六、2018 年度疑难病例影像学读片会

2018 年度疑难病例讨论会共举办三场（第二季度读片会因为上合峰会原因暂停一次）。

第一季度腹部疑难病例影像学读片会于 2018 年 4 月 12 日在青岛市市立医院东院区学术报告厅举办。讨论病例 12 个，参会人数 60 人。

第三季度胸部疑难病例影像学读片会于 2018 年 8 月 25 日在山东大学齐鲁医院（青岛）举办。举办学术讲座 1 场并讨论病例 12 个，参会人数 120 余人。

第四季度肌骨疑难病例影像学读片会于 2018 年 12 月 29 日在青岛大学附属医院黄岛院区（黄岛区五台山路 1677 号）五楼学术报告厅举办。上午进行专题讲座 5 个，下午讨论病例 10 个，参会达 80 人次。

七、2019 年度疑难病例影像学读片会

2019 年度疑难病例讨论会共举办四场。

第一季度神经疑难病例影像学读片会于 2019 年 3 月 30 日在山东大学齐鲁医院（青岛）学术报告厅（门诊楼三楼）举办。共讨论病例 12 个，参会人数 80 余人（图 1–7–9）。

2019 年 6 月 22 日，第二季度头颈部疑难病例影像学读片会与 2019 年青岛市医学影像质量考评工作第二次会议、山东省医学会放射专业委员会头颈学组第三届学术会议在青岛市胜利油田疗养院成功举办，会议邀请《中华放射学杂志》编辑部主任张琳琳教授、天津市人民医院刘筠教授、中国人民解放军火箭军总医院满凤媛教授、山东省医学影像学研究所毕万利教授和巩若箴教授等国内知名专家参会，会议内容包括头颈部疑难病例讨论和专家学术讲座，参会人数 120 余人（图 1–7–10）。

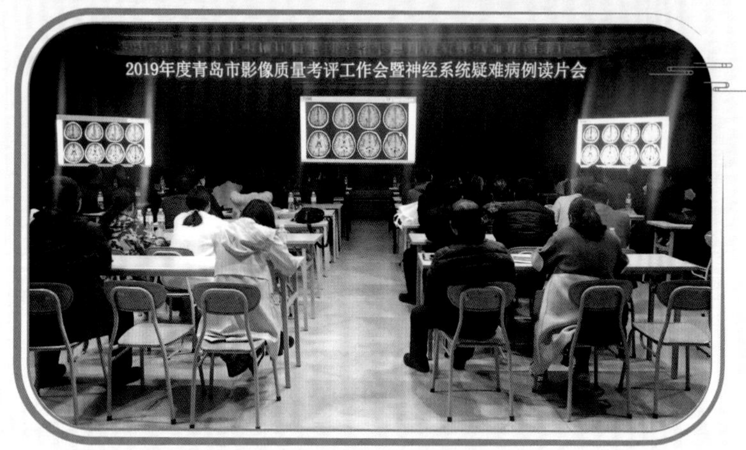

图 1-7-9　青岛市医学会放射学分会 2019 年第一季度神经疑难病例影像学读片会与影像质量考评工作会议同期举办 [2019 年 3 月 30 日于山东大学齐鲁医院（青岛）]

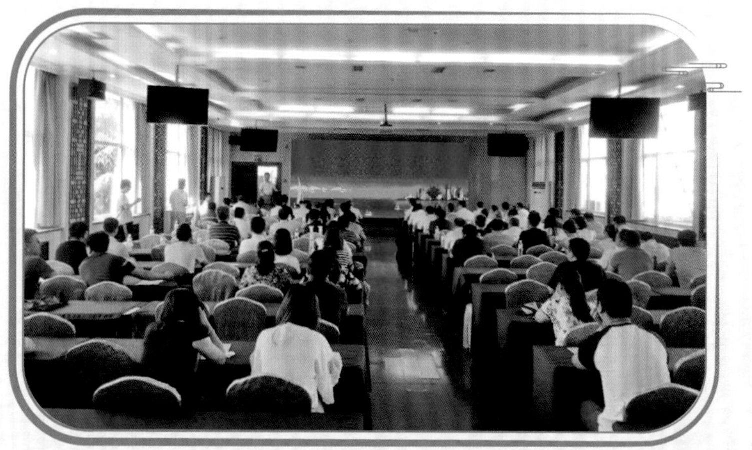

图 1-7-10　青岛市医学会放射学分会 2019 年第二季度头颈部疑难病例影像学读片会（2019 年 6 月 22 日于青岛市胜利油田疗养院）

2019 年 11 月 2 日至 3 日，第三季度肌骨疑难病例影像学读片会、2019 年青岛市医学影像质量考评工作第三次会议在青岛大学附属医院黄岛院区科教楼学术报告厅同期举办。共讨论骨关节系统疑难病例 10 个，同时邀请国内专家李柏松、沈文、张雪宁、顾雅佳、柳澄、马祥兴、李传福、王绍武、李欣、丁建平、潘诗农、张琳琳、程晓光、王光彬等教授参会并进行了学术报告。本市专家徐文坚、刘吉华、王国华、郁万江、郝大鹏、林红雨等全程参会，省内及本市参会代表达 150 人次（图 1-7-11）。

2020 年 1 月 4 日，第四季度胸部疑难病例影像学读片会在青岛大学附属医院崂山院区举办，共讨论病例 11 个，参会达 100 人次（图 1-7-12）。

八、2020 年度疑难病例影像学读片会

2020 年因为新型冠状病毒性肺炎疫情暴发及疫情防控工作影响，没有举办常规系列的疑难病例讨论会，改为与新型冠状病毒性肺炎疫情相关的培训会议。

2020 年 4 月 25 日，在全球性新型冠状病毒性肺炎疫情暴发时期，为普及疫情防控知识及新型冠状病毒性肺炎 CT 检查、诊断与鉴别诊断等临床应用，由青岛市医学会放射学分会、医学影像学质控中心主办，青岛大学附属医院承办的青岛市 2020 年“新型冠状病毒性肺炎防控：影像诊断和质量控制培训会议”在网络直播平台上成功举办。会议由青岛大学附属医院放射科副主任郝大鹏主持，徐文坚教授在开幕式上致辞并详细讲解了影像科在新型冠状病毒性肺炎疫情防控中的任务和对策，冯卫华、孟祥水、张传玉、王国华等教授分别就新型冠状病毒性肺炎影像学检查质量控制与管理、院感防控、新型冠状病毒性肺炎影像学特征和鉴别诊断等进行了学术讲座和病例实战分析。本次质控会议

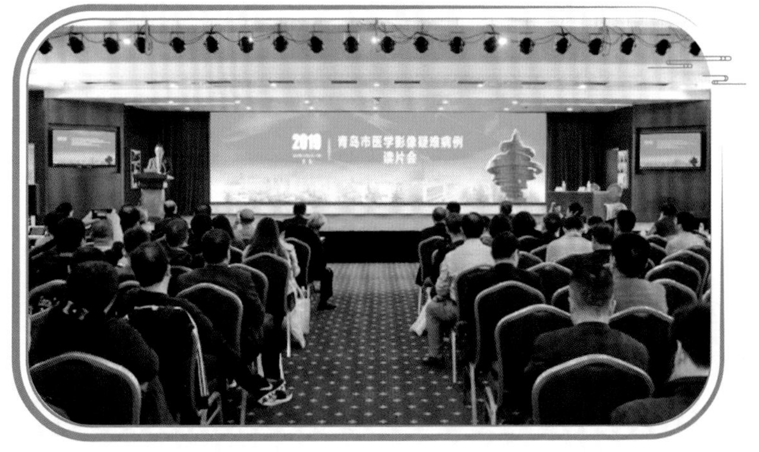

图 1-7-11　青岛市医学会放射学分会 2019 年第三季度肌骨疑难病例影像学读片会（2019 年 11 月 3 日于青岛大学附属医院黄岛院区）

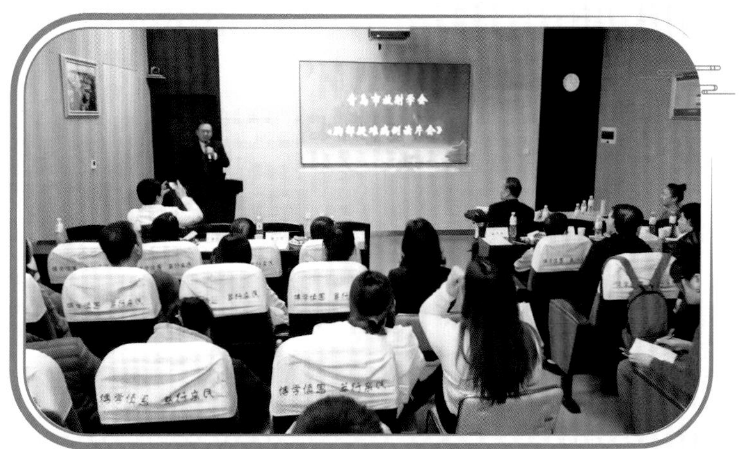

图 1-7-12　青岛市医学会放射学分会 2019 年度第四季度疑难病例影像学读片会（2020 年 1 月 4 日于青岛大学附属医院崂山院区）

首次采取网络直播的模式，为影像学工作者熟悉新型冠状病毒性肺炎的临床特点及影像学特征，同时在影像检查过程中防止院内交叉感染，保障医疗质量和医疗安全，提供影像学检查和感染控制指导意见。来自全市各地500余名代表观看此次会议直播（图1–7–13）。

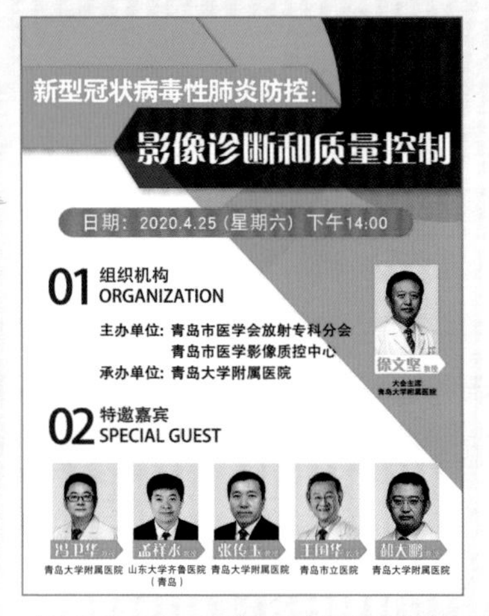
新型冠状病毒性肺炎防控：
影像诊断和质量控制
日期：2020.4.25（星期六）下午14:00
01 组织机构 ORGANIZATION
主办单位：青岛市医学会放射专科分会
青岛市医学影像质控中心
承办单位：青岛大学附属医院
徐文坚
02 特邀嘉宾 SPECIAL GUEST
冯卫华 孟祥水 张传玉 王国华 郝大鹏
青岛大学附属医院 山东大学齐鲁医院（青岛） 青岛大学附属医院 青岛市立医院 青岛大学附属医院

03 日程安排 SCHEDULE

时间	题目	发言人	主持人
14:00–14:10	会议开场致辞	徐文坚	郝大鹏
14:10–14:30	青岛市新冠肺炎防控：影像学任务与对策	徐文坚	
14:30–14:50	新型冠状病毒肺炎（NCP）影像科应对措施	冯卫华	
14:50–15:10	新冠肺炎影像质控探讨	孟祥水	
15:10–15:30	新冠病毒性肺炎影像表现	张传玉	
15:30–15:50	不典型新冠肺炎CT表现实例分析及其鉴别诊断	王国华	

04 参会方式 TRAINING MODE

会议形式：钉钉直播

长按识别二维码上线可观看直播

图1–7–13 2020年“新型冠状病毒性肺炎防控：影像诊断和质量控制培训会议”海报

青岛市医学会放射学分会2020年度神经系统疑难病例影像学读片会与青岛市医学影像质控中心2020年第二次影像质控网络培训会议因新型冠状病毒性肺炎疫情影响，于2020年9月12日通过网络直播方式举办。本市专家徐文坚、冯卫华、孟祥水、王国华、张传玉、刘学军、郝大鹏等通过网络与全市同道对青岛大学附属医院、青岛市市立医院、山东大学齐鲁医院（青岛）、青岛大学附属青岛市中心医院、青岛市妇儿医院等提供的神经系统疑难病例进行了分析与讨论。

九、2021年度疑难病例讨论会

2021年1月29日，青岛市医学会放射学分会和青岛市医学影像质控中心针对新型冠状病毒性肺炎疫情防控的新形势，在线上举办了“新型冠状病毒性肺炎防控：影像诊断新进展研讨会”。参会专家以本市各医院专家为主，包括徐文坚、王国华、冯卫华、孟祥水、林红雨、张传玉、郝大鹏等教授，分别就新型冠状病毒性肺炎诊疗方案（第八版）解读、新型冠状病毒性肺炎防控再认识、新型冠状病毒性肺炎诊断与鉴别诊断、新型冠状病毒性肺炎病例实战分析等方面进行了学术交流（图1–7–14）。

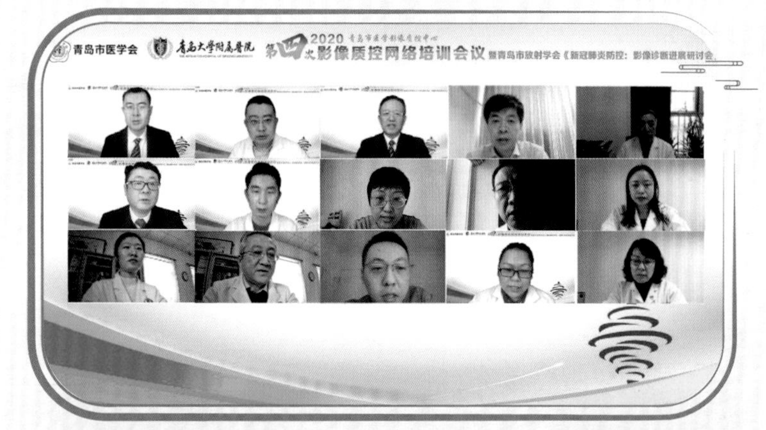
青岛市医学会
影像质控网络培训会议

图1–7–14 青岛市医学会放射学分会“新型冠状病毒性肺炎防控：影像诊断新进展研讨会”于2021年1月29日在线上召开

2021年4月24日，青岛市医学会放射学分会2021年头颈五官疑难病例影像学读片会与青岛市医学影像质控中心2021年第一次质控培训会议同期召开。由于受新型冠状病毒性肺炎疫情影响，会议以线上直播形式举办（图1–7–15），会议对青岛大学附属医院、山东大学齐鲁医院（青岛）提供的头颈五官疑难病例进行了分析与讨论，并与病理对照，最后经专家点评、分析。会议还邀请了中国医师协会放射医师分会主任委员、首都医科大学附属北京友谊医院副院长王振常教授，中华医学会放射学分会常务委员、首都医科大学附属北京同仁医院放射科主任鲜军舫教授，中华医学会放射学分会头颈专业学组副组长、上海交通大学医学院附属第九人民医院放射科主任陶晓峰教授在线上分别就“头颈五官影像检查规范化”做了专题讲座，本市专家徐文坚、王国华、冯卫华、孟祥水、林红雨、张传玉、郁万江、郝大鹏、李炯佾等教授及线上 500 余人参会。

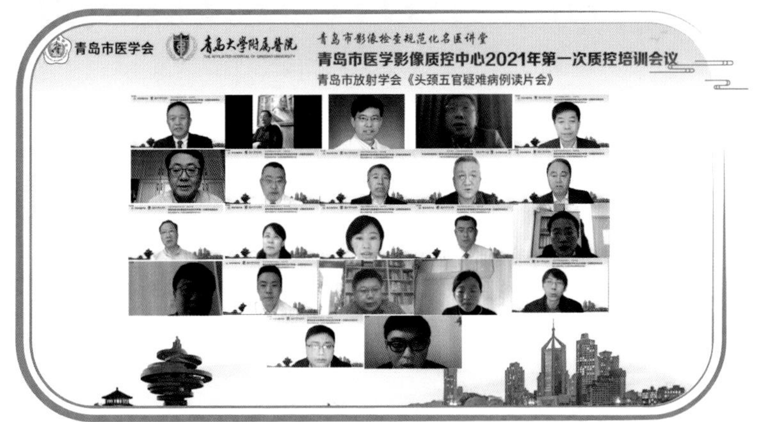

图 1-7-15　2021 年头颈五官疑难病例影像学读片会在线上举办，部分发言代表和点评专家线上合影（2021 年 4 月 24 日）

2021 年 8 月 28 日，青岛市医学会放射学分会 2021 年神经系统疑难病例影像学读片会与青岛市医学影像质控中心 2021 年第二次质控培训会议同期召开，由于受新型冠状病毒性肺炎疫情影响，会议以线上直播形式举办，会议对青岛大学附属医院、山东大学齐鲁医院（青岛）、青岛市市立医院、青岛大学附属青岛市中心医院、青岛市妇女儿童医院等提供的神经系统疑难病例进行了讨论与分析，并与病理对照，最后经专家点评、分析。会议还邀请了中华医学会放射学分会委员、山东省医学会放射学分会主任委员、山东省医学影像学研究所所长王光彬教授，中国人民解放军总医院第一医学中心娄昕教授，上海交通大学附属第六人民医院放射科主任李跃华教授在线上分别就“神经系统影像学新技术及新进展”做了专题讲座。本市专家徐文坚、王国华、冯卫华、孟祥水、林红雨、张传玉、郝大鹏、李炯佾、郁万江、刘学军等教授及线上 600 余人参会（图 1-7-16，图 1-7-17）。

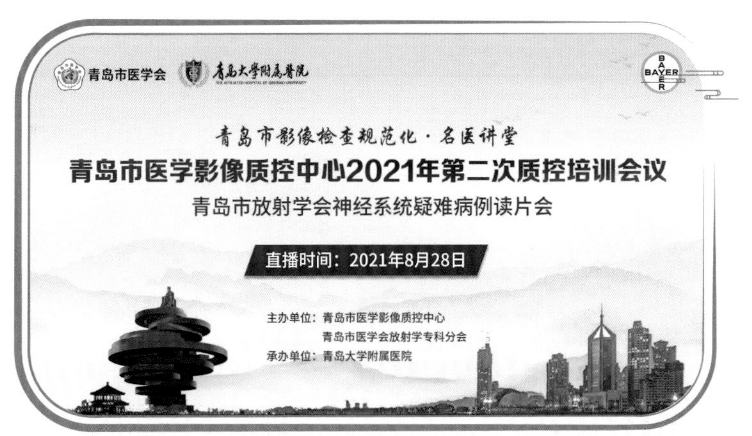

图 1-7-16　青岛市医学会放射学分会 2021 年神经系统疑难病例影像学读片会与青岛市医学影像质控中心 2021 年第二次质控培训会议同期在线上召开（2021 年 8 月 28 日）

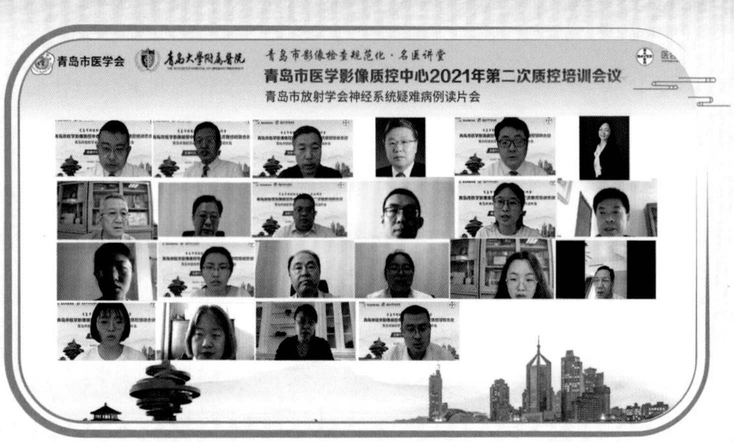

图 1-7-17　青岛市医学会放射学分会 2021 年神经系统疑难病例讨论会在线上举办，部分发言代表和点评专家线上合影（2021 年 8 月 28 日）

第二章 青岛市各级医疗机构放射科

第一节　青岛市区三级甲等医院放射科

一、青岛大学附属医院放射科

（一）历史沿革

青岛大学附属医院的前身是一所德占时期早期创立的德军海军野战医院，与青岛的开埠几乎同时，至今已120余年。1898年4月，青岛市肠道传染病流行，4名德国军人病死，德军远东舰队拨出9个毡棚，在观象山南麓建立了帐篷式野战医院，主要供德国军人就诊，同时也对青岛市居民开设门诊。该院遂成为胶澳最早的医院。1898年10月至1899年10月，医院完成第一期建筑工程，1899年年底交付使用。新建医院命名为胶澳督署医院，俗称总督府医院，负责人为德国医学博士Martim教授。

1902年，胶澳督署医院设X光室，成为青岛最早的放射科。

1914年11月，日本军队占领青岛后，医院被更名为陆军病院。于1916年3月将X光室改称为X光科，由陆军病院卫生材料系一等看护长左藤令造负责技术工作。1920年，医院门诊楼建成后，X光科迁入门诊楼内。

1925年3月，医院归日本财团法人同仁会管辖，X光科又改称为X光室，隶属外科。1941年11月，医院改称“同仁会青岛医院诊疗班”。

1945年8月，日本无条件投降。同年11月6日，青岛由南京国民政府接管，左藤令造留任放射技师。

1946年1月，南京国民政府教育部和社会部卫生署将接收的诊疗班移交山东大学。1946年3月1日，医院被命名为“国立山东大学附属医院”。

1947年3月，更名为X光科，闰应明任代理主任。工作人员除左藤令造外，有技士陈公和，技生衣静芝、王成善，下设放射学组和物理治疗组。

1948年1月，闰应明任主任。同年8月，卢筱英医师和卫生员逄永琏、工人杨更林等来科，左藤令造回国。1949年3月闰应明离任前往中国台湾。

1949年6月青岛解放后，医院改称“山东大学医学院附设医院”，科室更名为X光室。

1951年，卢筱英担任X光室负责人，1952年任代理主任。同年，曹来宾、邱祖荫医师和石济华、蔡凤修护士来X光室工作。

1956年3月，教育部批准山东大学医学院在青岛独立建院，定名为“青岛医学院”。同年9月，医院改称为“青岛医学院附属医院”，隶属于山东省卫生厅和青岛医学院。

1956年4月，X光室改为“放射科”，卢筱英任代理主任。

1959年2月，卢筱英、曹来宾任副主任，下设放射诊断、放射治疗、物理治疗3个专业组。

1963年，放射治疗组独立为放射治疗室。1969年，物理治疗组独立为理疗室。

1972年5月，卢筱英任放射科主任，曹来宾、邱祖荫任副主任。

1976年7月，曹来宾任放射科主任，邱祖荫、吴源清任副主任。1979年成立心导管室。1984年，为引进安装日立大型X线系统（心血管造影机）建成了放射楼，放射科室和其他主要设备也进入新楼。门诊楼内原放射科只进行胸部X线检查、拍片和一般胃肠造影检查。

1984年10月，购置引进第一台头颅CT扫描仪（SCT-10N3 CT机，日本岛津株式会社），成立CT室，李联忠担任负责人。同年，医院派遣李联忠、郭启振到日本岛津株式会社（京都）、京都大津赤十字医院进修学习。

1985年2月，臧家欣任放射科主任，徐爱德、吴源清任副主任。

1988年1月，徐爱德任放射科主任，吴源清、徐德永、李联忠任副主任。在此期间，放射科初步分为4个专业组，即骨组、神经组、腹部组和胸部组。骨组由曹来宾、徐爱德、徐德永、刘吉华、何树岗、冯卫华等组成；神经组由李联忠、张忻宇、隋庆兰组成；腹部组由臧家欣、徐素新、路晓东、李子祥、孙成建等组成；胸部组由邱祖荫、吴源清、张一铭、殷泽富、张传玉、王洪波等组成。各专业组负责安排各自的院内外医疗会诊和教学。按设备和检查方法，科内又分为CT组、普通X线组（X线诊断、胃肠造影和特检）、介入组、超声组、技术组和机修组。其中超声组以房世保医师为主，孙成建兼职。技术组先后由蒋达、郭启震、高守乐、吕恩民负责。机修组由王辰生负责。1992年，路晓东任副主任。

1993年5月，青岛医学院并入青岛大学，改称"青岛大学医学院"，医院改称为"青岛大学医学院附属医院"。

1994年3月，徐爱德连任放射科主任，李联忠、路晓东、张忻宇任副主任。

1994年6月，医院引进美国Resonex RX-5000磁共振成像仪（0.36T，电阻抗型），成立磁共振室，李联忠任室主任。工作人员有张忻宇、何树岗、冯卫华、张传玉、王辰生、徐子森、王春玲、李峥等。设备安装前，医院选派李联忠、张忻宇、王辰生到美国学习。

1997年6月，徐爱德连任放射科主任，路晓东、张忻宇任副主任。同年，成立介入放射科，由路晓东任主任，李子祥和蔡尚郎任副主任。

截至1998年，放射科有工作人员53名，其中医师23人，包括教授/主任医师3人、副教授/副主任医师7人、讲师/主治医师9人、助教/住院医师4人；影像技师17人，包括副主任技师1人、主管技师6人、技师等10人；护士7人；其他辅助类人员6人。同年8月，放射科第一位医学博士徐文坚由天津医科大学毕业回科工作。

1999年3月，徐爱德连任放射科主任，路晓东、徐文坚任副主任。全科共有员工50人，其中医师18人，技师17人，护士8人，其他辅助类人员7人。共有影像检查设备13台，包括MR 1台（美国Resonex 0.36T电阻抗型MR）、CT 2台（美国Picker PQ2000单排螺旋CT和日本岛津TF 4800全身CT各1台）、DSA 1台（Picker）、东芝遥控X线造影机3台和X线摄片机6台。

2001年11月，路晓东任放射科主任兼任介入放射科主任，徐文坚、刘吉华任放射科副主任。同年10月，徐文坚博士赴德国Ruhr大学进行博士后研究。

2002年3月，隋庆兰任副主任。李子祥、王松任介入放射科副主任，明艳任护士长。放射科有工作人员43人，其中医师系列18人，技师系列16人，护理系列6人（正高级职称2人，副高级职称6人，中级职称18人，初级职称14人），工勤人员3人；介入放射科有工作人员8人，其中医师系列3人，技师系列2人，护士系列3人。放射科与介入放射科属同一科室,同在放射楼工作。

2004年3月，徐文坚任放射科主任兼任介入放射科主任，刘吉华、隋庆兰任放射科副主任。李子祥、王松任介入放射科副主任。2005年9月，杨青任放射科副主任。全科共有员工52人，其中医师22人，技师19人，护士9人，其他2人。共有影像检查设备20台，其中包括MR 1台（GE Signa 1.5T MR）、多排螺旋CT 4台（包括GE 8排螺旋CT）、GE DSA 2台等。2004年3月17日，PACS/RIS系统正式运行，为全国最早使用大型PACS/RIS的医院之一（图2-1-1）。

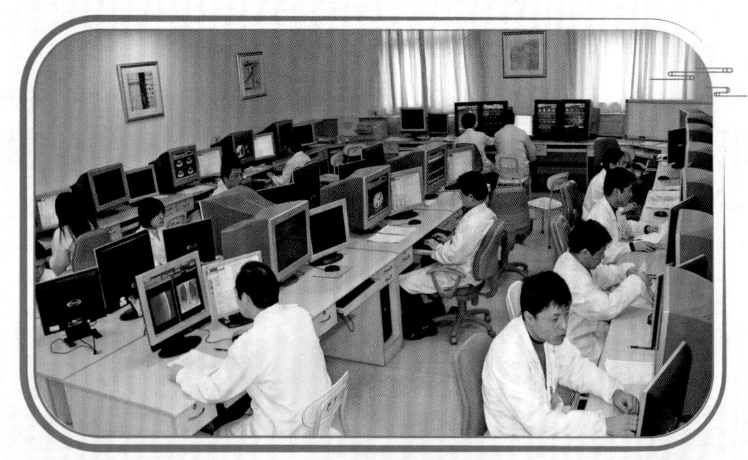

图2-1-1　2004年3月17日，PACS/RIS系统试运行，图示放射楼4楼的PACS读片室

2006年12月，附属医院并购“青岛万杰医院”成立“青岛大学医学院附属医院（崂山院区）”，2007年1月27日开业（图2-1-2）。崂山院区放射科共有专业技术人员12人，包括医师7名：杨青、张传玉、王绍华、何树岗、于华龙、徐爱德教授（退休返聘）及于东升（介入）；放射技师5名：宫润泉、刘光震、张景利、吕丽君、于洋（介入）。放射科建筑面积约800平方米。杨青、张传玉分别担任东区放射科主任和副主任。影像检查设备及办公设备均为原万杰医院所留，包括Philips 1.5T MR 1台、岛津单排螺旋CT 1台、岛津胃肠造影机1台、岛津X线机1台、AGFA CR机1台、国产半自动洗片机1台。能够开展的主要检查业务包括：胸部X线检查、胃肠道造影检查、常规X线拍片、全身CT平扫、CT导引下介入操作等。

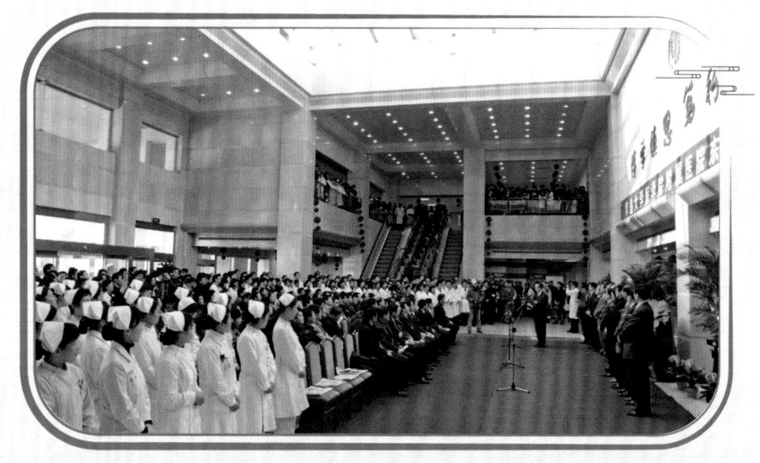

图2-1-2　青岛大学医学院附属医院（崂山院区）开业仪式（2007年1月27日）

2007年3月，青岛大学医学院附属医院成立医学影像中心，下设青岛大学医学院附属医院放射科、介入放射科和东区放射科，徐文坚任医学影像中心主任兼任放射科主任和介入放射科主任，刘吉华、隋庆兰、杨青任放射科副主任，李子祥、王松任介入放射科副主任，明艳任护士长。市南院区放射科共有专业技术人员

48 人，包括医师 21 人，影像技师 21 人，护士 6 人。崂山院区放射科有专业技术人员 27 人，其中医师 11 人，技师 11 人，护士 5 人。放射科工作量（检查人次）27.2 万人次，与 2002 年及以后的年份比较，检查人次逐年增高（图 2–1–3）。介入放射科已独立成科，单独运行。

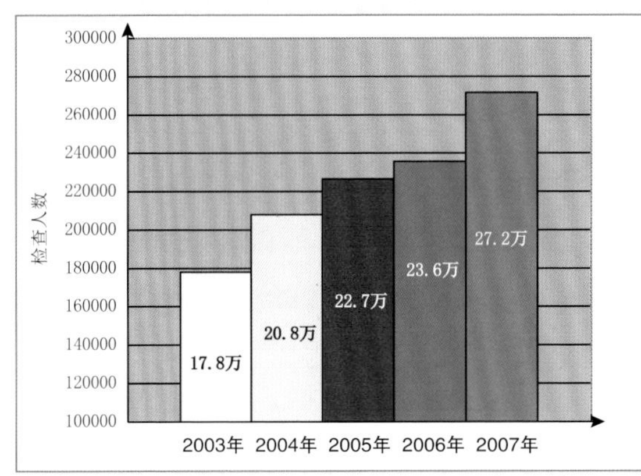

图 2–1–3　2002 年至 2007 年度放射科检查总人次比较

2010 年 10 月，徐文坚连任医学影像中心主任兼任放射科主任，刘吉华、隋庆兰、杨青任副主任。冯卫华任市南院区放射科副主任，杨青、张传玉分别担任崂山院区放射科主任和副主任。李子祥、王松分别担任介入放射科主任和副主任，介入放射科独立运行。市南院区放射科专业技术人员共 57 人，其中医师 20 人，技师 28 人，护士 7 人，工勤人员 2 人；崂山院区放射科有专业技术人员共 27 人，其中医师 11 人，技师 11 人，护士 5 人。放射科年检查工作量 52.5 万人次，其中市南院区 43.8 万人次，崂山院区 8.7 万人次。西海岸医疗中心放射科（黄岛院区）启动人员准备，先期进驻 9 人，包括医师隋庆兰、何树岗、孟聪、高远翔、姜天骄，护士张丕宁，技师苏华伟、田小军、刘乃东等。另有 13 人在总院培训，包括医师于澜、李伟、王欣、杨丽丽，影像技师马敏阁、马文帅、赵孟、岳英杰、张景壮、吴海燕，登记人员王丽娜、王琳琳、周媛等。

2011 年 7 月 10 日，青岛大学医学院附属医院黄岛院区（又名：青岛市西海岸医院）启用（图 2–1–4），隋庆兰、何树岗分别任黄岛院区放射科主任和副主任。科室有员工 24 人，其中主任医师 1 人，副主任医师 1 人，主治医师 3 人，住院医师 4 人，技师 9 人，主管护师 2 人，护师 1 人，登记员 3 人。拥有大型医疗设备 10 台，其中磁共振机 1 台（GE 3.0T SIGNA HDXT），256 排螺旋 CT 机 1 台（飞利浦 BRILLIANCE iCT），16 排螺旋 CT 机 2 台（飞利浦 BRILLIANCE16 CT 和 GE Brightspeed Elite 16 CT 各 1 台），数字平板多功能胃肠机 2 台，DR 2 台，数字乳腺 X 线机 1 台，移动 DR 机 1 台，配备有院区独立的 PACS/RIS 系统。

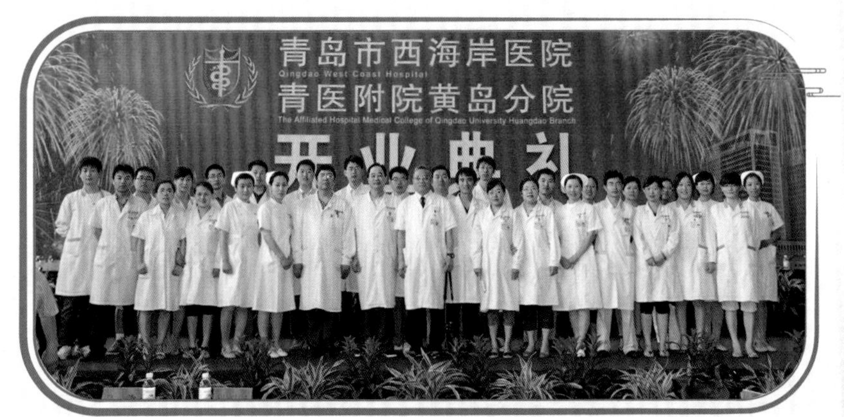

图 2–1–4　青岛市西海岸医院开业，放射科全体医护人员合影（2011 年 7 月 10 日）

2012 年 6 月 9 日，青岛大学医学院附属医院乳腺影像科成立（设在崂山院区乳腺中心内），有林青（主任医师）、费洁（超声医师）、李丽丽（乳腺影像技师）3 名工作人员，林青任主任。乳腺成像设备包括：数字乳腺三维体层 X 线成像系统 1 台，多功能立体定位穿刺活检床 1 台，彩色多普勒诊断仪 2 台。主要影像检查包括乳腺 X 线摄影、乳腺术前介入定位、乳腺超声诊断和穿刺活检等，乳腺 MR 检查在放射科进行。医院聘请德国 Marl 市立医院放射科主任 Dieter Apitzsch 教授任顾问，海德堡大学妇产医院乳腺影像科主任 Hans Junkermann 教授任名誉主任（图 2-1-5，图 2-1-6）。2012 年 9 月 18 日，德国卫生部副部长 Mauz 女士率代表团访问医院、放射科和乳腺影像科，讨论了下一步合作相关事宜（图 2-1-7，图 2-1-8）。

2013 年 8 月，徐文坚连任医学影像中心主任兼任放射科主任，刘吉华、隋庆兰、杨青、林青任副主任，郝大鹏任主任助理。徐文坚兼任市南院区放射科主任，刘吉华任副主任；杨青任崂山院

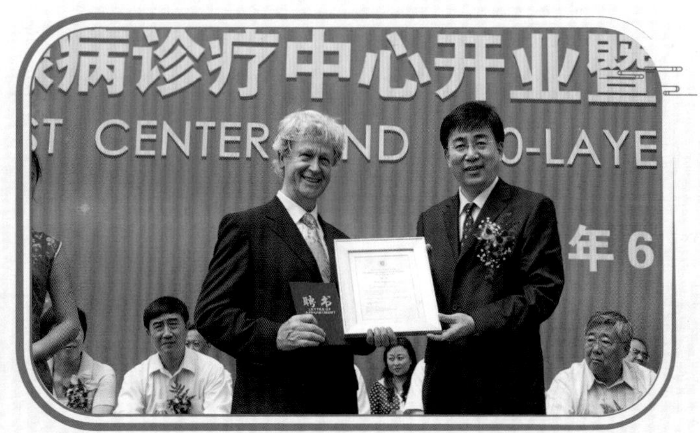

图 2-1-5　青岛大学附属医院乳腺中心开业典礼，王新生书记授予德国 Apitzsch 博士乳腺影像科顾问称号（2012 年 6 月 9 日）

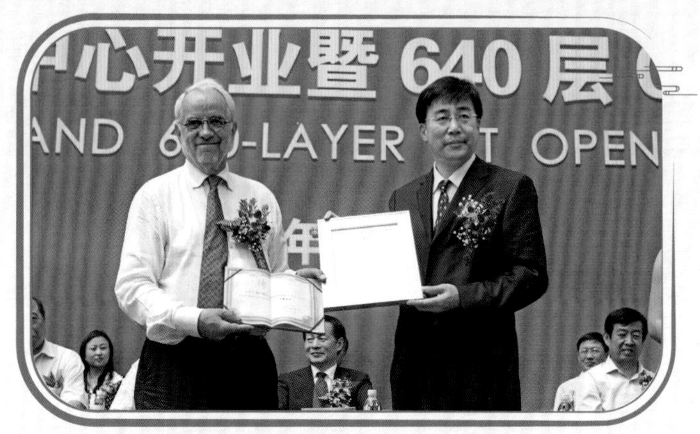

图 2-1-6　青岛大学附属医院乳腺中心开业典礼，王新生书记授予德国海德堡大学 Hans Junkermann 教授乳腺影像科名誉主任称号（2012 年 6 月 9 日）

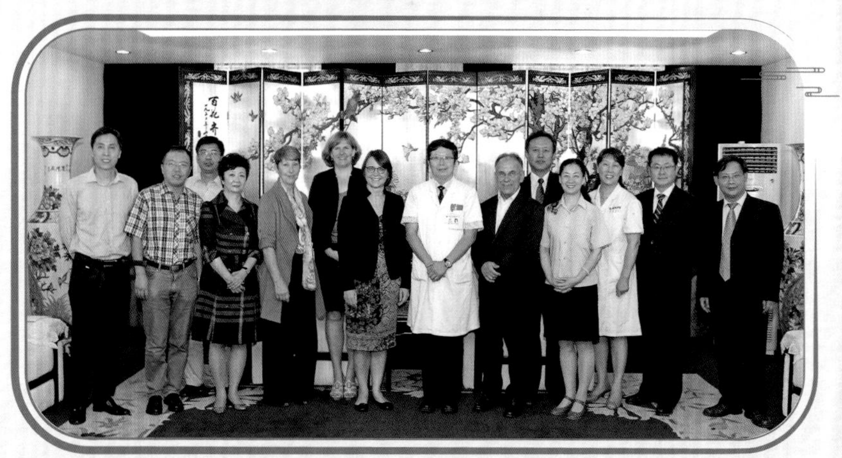

图 2-1-7　德国卫生部副部长 Mauz 女士率代表团来青岛大学附属医院访问，与曾在德国留学的部分放射学专家和院领导合影（2012 年 9 月 18 日）

左起：林吉征、于东升、纪清连、林青、Angelika Koester、佚名、Widmann Mauz、董蒨、佚名、徐文坚、王岩青、孙黎惠、冯卫华、李子祥。

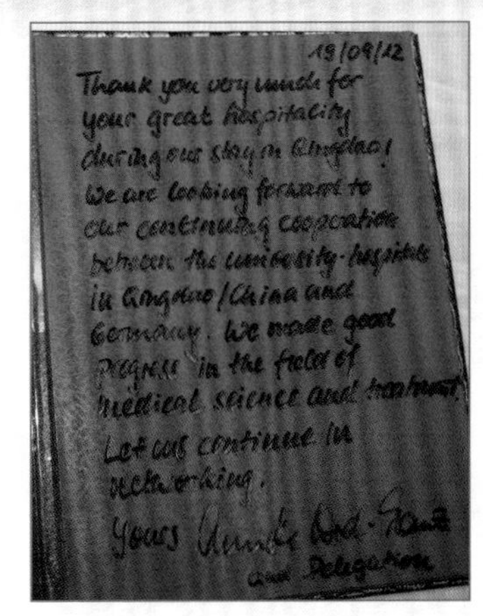

19/09/12
Thank you very much for
your great hospitality
during our stay in Qingdao!
We are looking forward to
our continuing cooperation
between the university-hospitals
in Qingdao/China and
Germany. We made good
progress in the field of
medical science and treatment.
Let us continue in
networking.
Yours
and Delegation

图 2-1-8　德国卫生部副部长 Mauz 女士率代表团访问青岛大学医学院附属医院期间，留言纪念（2012 年 9 月 18 日）

区放射科主任，张传玉任副主任；隋庆兰任黄岛院区放射科主任，何树岗任副主任；林青任乳腺影像科主任。放射科共有员工 116 人，其中市南院区 62 人，包括医师 23 人、技师 22 人、护理 7 人、工勤系列 10 人；黄岛院区 27 人，包括医师 11 人，技师 9 人，护士 3 人、工勤人员 4 人；崂山院区 23 人，包括医师 7 人、技师 8 人、护士 4 人、工勤人员 4 人；乳腺影像科 4 人。放射科共有设备 37 台，其中市南院区 19 台（含 MR 2 台、CT 5 台、DR 4 台、CR 1 台、数字乳腺 X 线机 1 台、数字胃肠造影机 4 台、曲面体层机 1 台、牙片机 1 台），黄岛院区 10 台（含 MR 1 台、CT 3 台、DR 4 台、数字胃肠造影机 2 台），崂山院区 8 台（MR 1 台、CT 2 台、DR 1 台、CR 1 台、数字胃肠造影机 1 台、数字乳腺 X 线机 1 台、曲面体层机 1 台）；乳腺影像科设备同 2012 年。

2014 年 9 月 26 日，青岛大学附属医院市北院区开业（原青岛市四方机车车辆厂职工医院），放射科单元未单独行政设置，归总院放射科管理，放射科主任委托周启鸿负责该院区日常工作。工作人员包括技师周启鸿、任继钢和护士董璞，医师由市南院区委派医师轮换值班。市北院区开业时放射科设备包括：16 排螺旋 CT 1 台（开业时新引进，GE Optima 520 16 排 CT，图 2-1-9），DR 1 台（德国 Roentgenwerk Bochum IMAX，原青岛市四方机车车辆厂职工医院设备）。

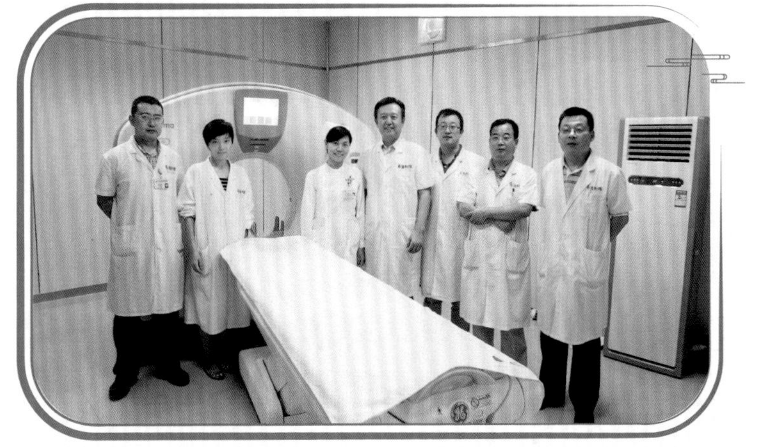

图 2-1-9　青岛大学附属医院市北院区于 2014 年 9 月 26 日开业，首台 CT 投入使用（GE Optima 16 排螺旋 CT），工作人员在 CT 机房合影

2013 年 10 月青岛大学医学院附属医院改称为青岛大学附属医院，放射科分布于市南、黄岛、崂山、市北 4 个院区及乳腺中心影像科共 5 个单元。2016 年 3 月，徐文坚连任医学影像中心主任兼任放射科主任，刘吉华、张传玉、冯卫华、林青、郝大鹏任副主任。冯卫华任市南院区放射科主任，刘学军任副主任；张传玉任崂山院区放射科主任，郝大鹏任副主任；刘吉华任黄岛院区放射科主任，周晓明任副主任；林青任乳腺影像科主任；市北院区放射科无单独行政设置，由放射科主任委派周启鸿负责日常事

务管理。放射科共有员工145人，包括医师59人、技师48人、护理16人和工勤人员22人。其中市南院区59人、黄岛院区41人、崂山院区35人、市北院区4人、乳腺影像科6人。全科共有影像设备50台，其中MR设备6台（市南、黄岛、崂山院区各2台）、CT设备13台（市南5台、黄岛4台、崂山3台、市北1台）。

2018年11月17日，青岛大学附属医院建院120周年，德国海德堡大学医院放射科的H. U. Kauczor教授、G. Noeldge教授、H. Junkermann教授和Marl市立医院放射科主任D. E. Apitzsch教授等捐赠伦琴铜像以表达对院庆的祝贺。同时，为纪念我国著名骨关节放射学专家、青岛大学附属医院放射科原主任曹来宾教授对我国放射学事业和青岛大学附属医院发展所做出的贡献，经医院研究决定，将市南院区的影像楼命名为“来宾楼”。120周年院庆期间，来宾楼命名仪式和德国专家赠送伦琴铜像仪式于2018年11月17日在来宾楼前同时隆重举办（图2-1-10～图2-1-12）。

2019年3月，徐文坚连任医学影像中心主任兼任放射科主任，张传玉、冯卫华、郝大鹏任副主任，聂佩任主任助理。郝大鹏任市南院区放射科主任，刘学军任副主任；张传玉任崂山院区放射科主任，李志明任副主任；冯卫华任西海岸院区（也称黄岛院区）放射科主任，周晓明任副主任。2019年4月陈静静任乳腺影像科副主任（主持工作）。放射科有工作人员190人，其中市南院区专业技术人员65人，包括医师29人、影像技师28人、护士8人；黄岛院区专业技术人员49人，包括医师18人、影像技师23人、护士8人；崂山院区专业技术人员48人，包括医师20人、影像技师22人、护士6人；市北院区3人；4个院区放射科共有医辅工勤人员25人。乳腺影像科行政隶属乳腺中心管理。放射科年度影像检查达148万人次。

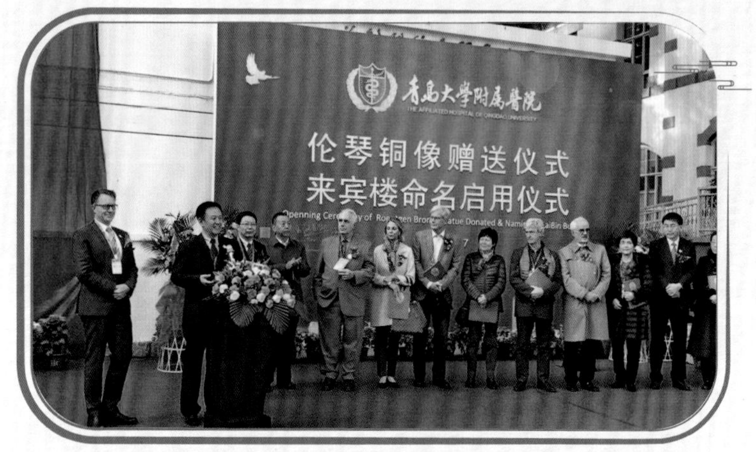

图2-1-10　德国专家赠送伦琴铜像及来宾楼命名启用仪式现场（2018年11月17日）

左起：H. U. Kauczor、徐文坚、董蒨（青岛大学附属医院院长）、曹庆伍、S. Sclafani（纽约州立大学医院放射科主任）、Kauczor夫人、G. Noeldge、J. Apitzsch、D. E. Apitzsch、H. Junkermann、施庭芳（台湾大学医院放射科主任）、王新生（青岛大学附属医院党委书记）、曹庆选。

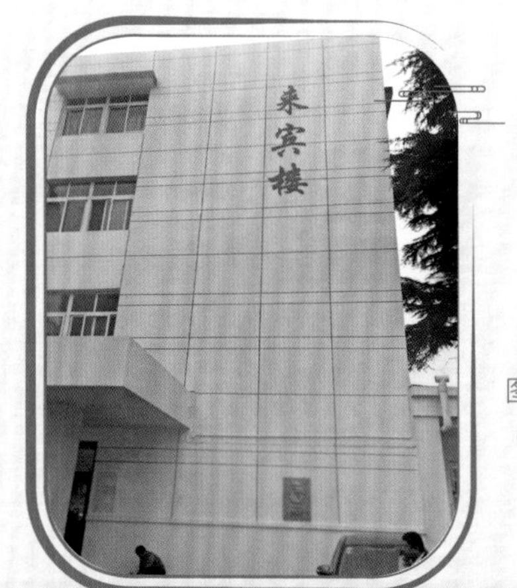

图2-1-11　来宾楼外景（2018年11月17日）

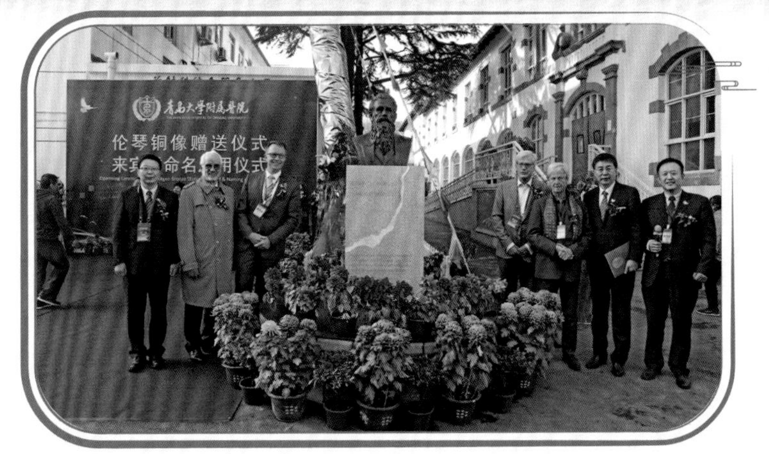

图 2-1-12　为庆祝青岛大学附属医院建院 120 周年赠送伦琴铜像的 4 位德国放射学专家、院领导与伦琴铜像合影（2018 年 11 月 17 日）

左起：董蒨、H. Junkermann、H. U. Kauczor、伦琴铜像、G. Noeldge、D. E. Apitzsch、王新生、徐文坚。

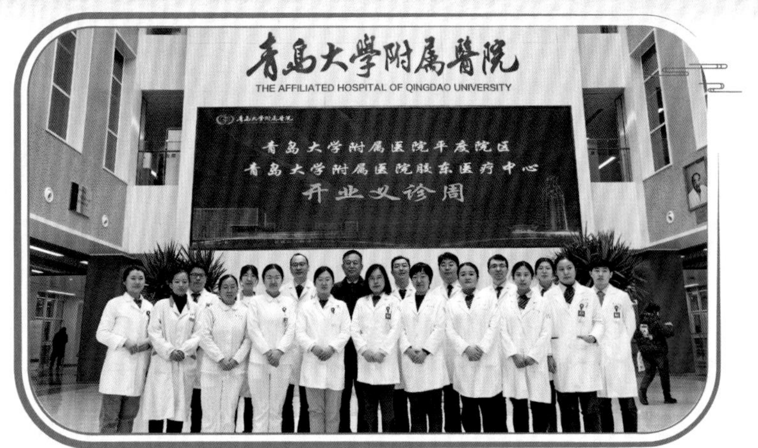

图 2-1-13　平度院区开业典礼，放射科医护人员合影（2020 年 11 月 24 日）

2020 年 11 月 24 日，青岛大学附属医院平度院区开业（图 2-1-13），高远翔任青岛大学附属医院放射科副主任兼平度院区放射科主任，王刚、段峰任平度院区放射科副主任。放射科共有人员 21 人，包括医师 8 人、影像技师 7 人、护士 3 人、登记员 3 人。影像设备包括 MR 1 台（GE SIGNA Pioneer 3.0T MR）、CT 2 台（飞利浦 256 层 Brilliance iCT 和 Access 16 排 CT 各 1 台）、数字平板胃肠造影机 1 台（西门子 Luminos Fusion）、DR 2 台（西门子 Multix Fusion Max DR）、移动 DR 1 台（西门子 Mobilett Mira Max）、数字乳腺 X 线摄影系统 1 台（GE Senographa Crystal）等设备，以及 PACS/RIS 系统并与总院互联运行。

截至 2021 年 12 月 31 日，放射科共有职工 205 人，其中主任医师 17 人，副主任医师 19 人，主治及住院医师 42 人，技术员 81 人，护士 26 人，工勤等辅助人员 27 人。其中博士后 1 人，博士 20 人。市南院区放射科共有职工 73 人，其中主任医师 9 人，副主任医师 6 人，主治及住院医师 12 人，技师 26 人，护士 8 人，工勤等辅助人员 12 人；崂山院区放射科共有职工 53 人，其中主任医师 3 人，副主任医师 2 人，主治及住院医师 12 人，技师 23 人，护士 8 人，工勤等辅助人员 5 人；西海岸院区放射科共有职工 53 人，其中主任医师 2 人，副主任医师 4 人，主治及住院医师 13 人，技师 23 人，护士 6 人，工勤等辅助人员 5 人；市北院区放射科共有职工 3 人，其中技师 2 人，护士 1 人；平度院区放射科共有职工 23 人，其中副主任医师 3 人，主治及住院医师 5 人，技师 7 人，护士 3 人，工勤等辅助人员 5 人。截至 2021 年 12 月 31 日，放射科 5 个院区共有影像设备 83 台，其中 MR 12 台（3.0T 7 台、1.5T 5 台），CT 27 台（640 层 1 台、256 层 3 台、双源 1 台、64 层 12 台、16 层 7 台、方舱 3 台），DR 17 台，移动 DR 12 台，数字乳腺X线摄片机3台，数字胃肠X线造影机9台，曲面体层机3台。2021年度影像学检查达209万人次。各院区设备具体配置：①市南院区：影像设备27台，其中MR 4台，CT 8台，DR 5台，移动DR 4台，数字乳腺X线摄片机1台，数字胃肠X线造影机4台，曲面体层机1台；②崂山院区：影像设备22台，其中MR 3台，CT 7台，DR 5台，移动DR 4台，数字乳腺X线摄片机0台，数字胃肠X线造影机2台，曲面体层机1台；③西海岸院区：影像设备21台，其中MR 3台、CT 7台，DR 4台，移动DR 3台，数字乳腺X线摄片机1台，数字胃肠X线造影机2台，曲面体层机1台；④平度院区：影像设备11台，其中MR 2台，CT 4台，DR 2台，移动DR 1台，数字乳腺X线摄片机1台，数字胃肠X线造影机1台；⑤市北院区：影像设备2台，其中CT 1台，DR 1台。

（二）影像检查设备与技术应用

青岛大学附属医院于德、日经营时期，配备原始型的X线机用于临床，主要检查呼吸、消化系统和骨科疾病。日本所用的瓦勒氏100 mA和西门子200 mA的X线机，均为裸线式，诊断治疗两用，用显像纸拍片，兼做神经性皮炎、湿疹等皮肤病浅部放疗，工作人员与患者均会受到辐射损伤。

1947年从善后救济总署引进美国Picker-X线机，1948年又引进Phillip Metalix-11048型200 mA X线机后，开始用胶片拍摄，兼做皮肤癌、血管瘤和疣、胼胝、腮腺炎、淋巴瘤等浅部放疗，该机一直使用到1988年。

20世纪50年代初，引进匈牙利Auto-progress 100 mA、瑞典Skandia-300B X线机，淘汰了原有的裸线X线机。60年代，增添上海KE 200 mA、KB 400 mA、KC 400 mA X线机，30 mA轻便式X线机及匈牙利THX-25型X线机，可做各种肿瘤的深部放疗。

1963年和1969年，放疗、理疗室分别独立后，放射科主要任务为透视、拍片、X线造影等，提高了各种疾病诊断的准确性。

20世纪60年代初，开展了支气管、肾盂、胆道、胆囊、腹膜后、膝关节、子宫输卵管等造影。20世纪80年代，开展了脑血管、椎管、四肢动脉造影、心血管造影和体层摄影。60年代以来，放射科曹来宾教授等多次参加地方病、职业病、大骨节病、氟骨症、尘肺等的调查研究，提出诊断标准和防治方案，推动有关部门做好防治工作。

20世纪70年代，增添上海M0-3型铝靶乳腺专用X线机、XG-200型和XG500型X线机，以及匈牙利NEO-Diagnomax-125型X线机后，淘汰了50年代的旧设备。

1979年成立心导管室，1984年为引进安装日立大型X线造影系统而建成放射楼后，科室和主要设备进入新楼，门诊楼内只做胸部X线检查拍片和一般胃肠道造影检查。1984年，购进了当时为大型的X线造影系统（日立1513T-1300 mA心血管X线机、TD-110型850 mA和TU-100型850 mA胃肠道造影遥控X线机、500 mA X线摄片机）和岛津SCT-10N3型颅脑二代CT，后者为当时青岛医学院附属医院引进的第1台CT设备。这一时期开展的主要影像学检查包括心血管X线造影、多轨迹X线体层摄影、下颌骨曲面体层摄影、颅脑CT检查等，为临床诊断提供了重要依据。

1987年后，先后购置DR155-B型、TU-200型X线机，开展心血管造影、多轨迹体层摄影、下颌骨曲面体层摄影等。

1990 年，购进岛津 SCT-3000TX 全身 CT 机，开展了颅脑、胸、腹、盆腔、骨关节等全身各部位 CT 检查，进一步提高了临床诊断水平。该机投入使用以来，得到精心维护，并且创下球管曝光 66 万次的国内最高纪录。

1994 年 6 月，购买美国 Resonex RX-5000 磁共振设备（场强 0.36T，电阻抗型），为附属医院首台磁共振成像仪器，开展了颅脑、脊柱、胸腹、盆腔、骨关节等常规 MR 检查。

1995 年 11 月和 1996 年 6 月，先后引进岛津 MSCT-4800TF（三代 CT）和 Picker PQ-2000（单螺旋 CT）两台 CT 设备。原岛津 SCT-10N3 和 SCT-3000TX 两台 CT 设备分别于 1992 年和 1996 年先后调拨到其他医院。1997 年 12 月，引进 Picker 公司生产的 DSA 设备。

自 1992 年以来，相继开展了不同类型的介入放射学检查及治疗，如 1992 年 3 月开展了肝肿瘤、脑出血、PTCA 等介入治疗（李子祥等）；1993 年 11 月开展了经皮椎间盘切吸术（徐文坚等），1997 年 10 月开展了肾动脉狭窄球囊扩张成形术、血管内溶栓治疗等介入手术（李子祥等）。

2000 年 1 月，引进美国 GE Signa 1.5T MR 系统，为附属医院首台超导高场强 MR 成像设备，相继开展了全身各部位 MR 平扫、增强扫描及 MRA 等检查。

2003 年引进美国 GE LightSpeed 8 排螺旋 CT 和 GE Hispeed NX/I 双排 CT 各 1 台，其中 GE 双排 CT 安装在查体中心使用，2016 年 3 月因故障停机报废。

2004 年引进 GE LightSpeed 16 排 CT 和 GE Hispeed NX/I CT-SIM 系统。

2005 年又引进当时国际上最先进的德国 Siemens Sensation Cardiac 32 排（64 层）螺旋 CT，开展了 CT 冠状动脉、头颈和四肢血管造影及动态增强 CT 检查等较特殊的检查项目。

2003 年至 2006 年，还相继引进了遥控数字 X 线机 3 台（美国 GE Prestige Ⅱ、GE RX 和东软 -Philips 遥控数字 X 线机各 1 台）、数字 X 线成像系统 4 台（DR，包括德国 Siemens-MX、Siemens-FX、荷兰 Philips-VR/T、Philips-TX 各 1 台），计算机 X 线成像系统一套（CR，德国 AGFA-ADC-PLUS）。同期还在使用的其他设备包括：乳腺钼靶摄影机 1 台（GE 800T，2002 年引进）、牙齿 X 线机 1 台（意大利 Genddex Oralix，1998 年引进）、曲面体层 X 线机（芬兰 Cranex3+ CEPH，1998 年引进）、移动 X 线机 2 台（Siemens）。此前使用的常规 X 线机，如普通 X 线摄片机 2 台（Toshiba KXO-15R）、普通遥控床 X 线系统 2 台（Toshiba KXO）、移动 X 线机 1 台（Shimadzu MU-125），以及 Resonex MR 系统先后分别被调拨到其他医院或退役报废。

2003 年，医院引进 GE PACS 和 RIS 系统，2004 年年初投入使用。至此，放射科每天产生的所有影像资料并入 PACS，并通过 web 向全院发布。随崂山院区（2007 年）、黄岛院区（2011 年）、市北院区（2014 年）和平度院区（2020 年）相继建立，通过 PACS/RIS 系统，所有院区影像资料全部实现共享查阅、书写与发放诊断报告、会诊与教学等，整个系统也在不停升级改造，一直使用至今。

2004 年同期，市南院区查体中心还安装了数字遥控 X 线机（东软，2011 年报废），单板 DR 摄影系统（荷兰 Philips）。

2006年12月，东区（崂山院区）放射科成立，具体设备类型及数量见东区简史。

2008年10月，市南院区购入并安装使用GE 3.0T HDx超导MR机，为附属医院首台3.0T高场强MR设备。2009年1月更新原有GE Signa 1.5T MR系统，安装了新型GE Signa 1.5T HD MR系统。市南院区完成MR替换改造与更新，2台设备使用至今。

2010年5月，市南院区安装数字化全景曲面体层成像装置（德国XG5），使口腔摄影前进一步。

2011年1月，市南院区引进GE BrightSpeed 16排CT；4月至6月，引进东芝（Flexavision）和岛津数字平板胃肠造影机（Safari 17），后者可以进行数字断层摄影和全脊柱全下肢摄影。2011年4月市南院区查体中心安装岛津遥控数字胃肠机（型号：Flexavision）。

2011年5月，黄岛院区放射科成立，引进设备类型及数量见黄岛院区简史。

2012年6月，乳腺中心乳腺影像科成立，引进设备类型及数量见乳腺影像科简史。

2013年4月，放射科通过三级甲等医院等级复审，放射防护和应急抢救被评为亮点。

2014年，市南院区引进岛津数字化移动DR（日本，MOBILEDART EVOLUTION），完成市南院区床边摄片的数字化工作。

2014年9月26日，市北院区放射科启用，同时启用新引进的GE OPTIMA 520 16排螺旋CT。2016年11月，引进Philips DIGITAL DIAGNOST PRO双板DR替换原有已故障的DR系统。

2014年12月，市南院区放射科引进西门子Definition Flash双源CT。至此，放射科拥有了国际四大厂家当时最为先进的高端CT（市南院区GE宝石CT，黄岛院区Philips 256层iCT，市南院区Siemens双源CT，崂山院区Toshiba Aquilion One 640层CT）。

2015年8月，市南院区引进更新GE数字化乳腺摄影机（SENOGRAPHE ESSENTIAL）替代原有的乳腺数字X线模拟摄影机。

2015年年底，青岛市医学影像质控中心落户我院，购置了辐射计量仪，进行环境辐射监测，以保障患者和工作人员安全。徐文坚教授任影像质控中心主任。

2016年11月，引进联影16排螺旋CT（UCT510），替换市南院区查体中心原有的GE双排CT。

2017年10月，引进两台锐珂单板DR DRX-EVOLUTION PLUS，放置于市南院区门诊和查体中心。

2018年8月，市南院区引进GEOPTIMA670-64层CT，替换Siemens Sensation Cardiac 32排64层螺旋CT；引进东芝UNI-VISION数字化胃肠造影机1台。

2019年3月8日，市南院区住院检查中心在德慈楼地下二层建成开业，引进西门子MAGNETOM PRISMA 3.0T磁共振成像系统、128层Perspective CT，岛津DRX-EVOLUTION PLUS数字胃肠机，锐珂单板DRX-EVOLUTION PLUS DR机。主要服务住院患者影像学检查。

2020年，新型冠状病毒性肺炎疫情期间，引进迈瑞MobiEye 700A移动DR。

2021年，因新型冠状病毒性肺炎疫情防控需要，市南、黄岛、崂山和平度院区分别配置了车载CT或方舱CT各1台。截至2021

年12月31日，共有影像设备83台，包括MR设备12台（市南4台，崂山和黄岛各3台，平度2台），CT 27台（市南8台，崂山和黄岛各7台，平度4台，市北1台），数字胃肠造影X线机9台（市南4台，崂山和黄岛各2台，平度1台），DR 17台（市南和崂山各5台，黄岛4台，平度2台，市北1台），移动DR 12台（市南和崂山各4台，黄岛3台，平度1台），曲面体层3台（市南、崂山、黄岛各1台），数字乳腺X线摄影机3台（市南、崂山、黄岛各1台）。

（三）影像学教学

1. 医学影像学系教学

1952年，山东大学医学院附设医院（现青岛大学附属医院）开始承担山东大学医学院医学系放射学的教学工作，卢筱英授课并编写教材，指导学生见习和实习，主持制作模型、挂图和幻灯片，开创了放射学教学新局面。尔后，相继由曹来宾、邱祖荫和徐爱德、徐德永、吴源清、李联忠等负责教学工作。

1985年9月，青岛医学院设立医学影像学专业（大专），教学任务量加大。影像专科每年招收35人左右，全年授课达400余学时。1993年9月开始招收五年制影像本科学生，每年招生35～60人。影像专科学生在本院实习8个月（本科12个月），主要学习普通X线诊断和CT/MR诊断。1996年停招三年制专科教育。截至2021年9月，共有11届影像专科生、24届本科生毕业，主要充实到省市和县级医院做影像诊断、影像技术或继续攻读硕士研究生。学校的医学影像学系毕业生已成为国内外放射学界的骨干力量（图2-1-14～图2-1-17）。

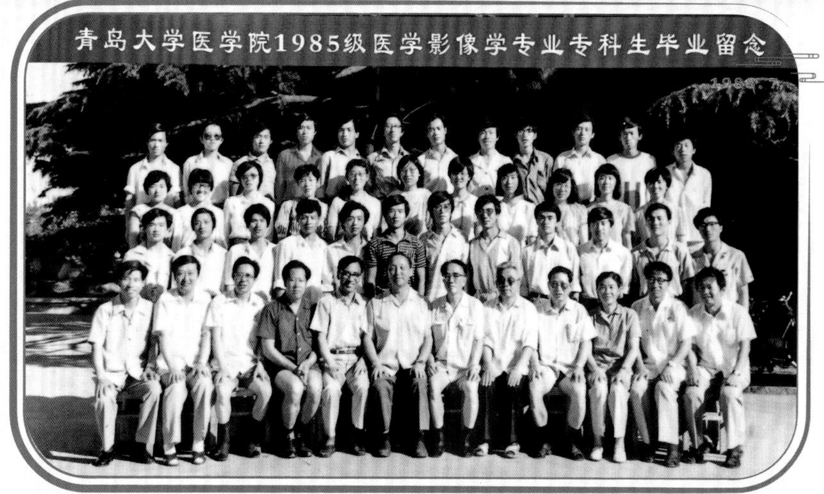
青岛大学医学院1985级医学影像学专业专科生毕业留念

图2-1-14　医学影像学专业首届毕业班师生合影（三年制，1985级首届大学专科）（1988年7月）

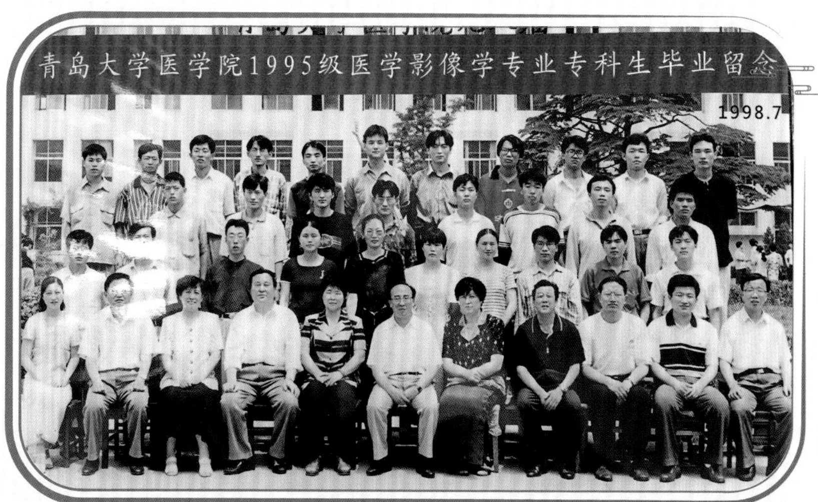
青岛大学医学院1995级医学影像学专业专科生毕业留念
1998.7

图2-1-15　医学影像学专业1995级毕业班师生合影（三年制，最后一届大学专科）（1998年7月）

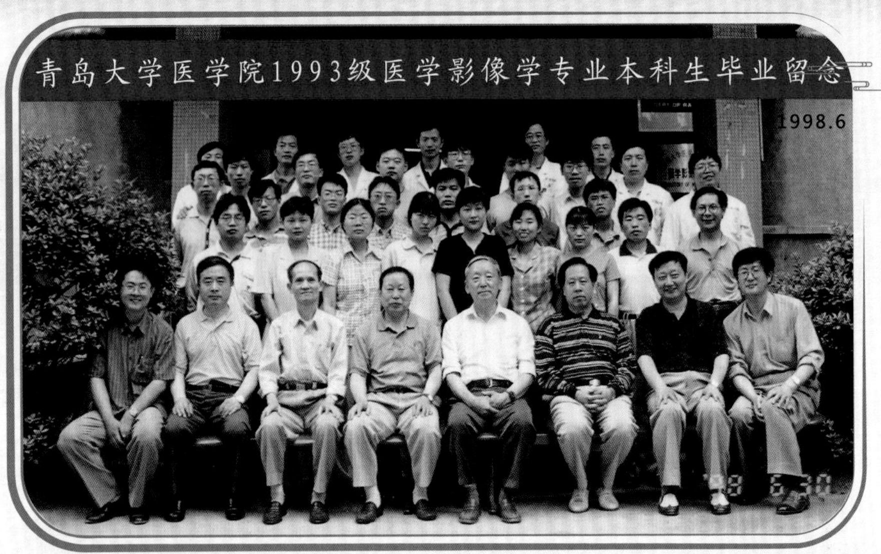
青岛大学医学院1993级医学影像学专业本科生毕业留念
1998.6

图 2-1-16　医学影像学专业首届本科毕业班师生合影（五年制，1993 级首届大学本科）（1998 年 7 月）

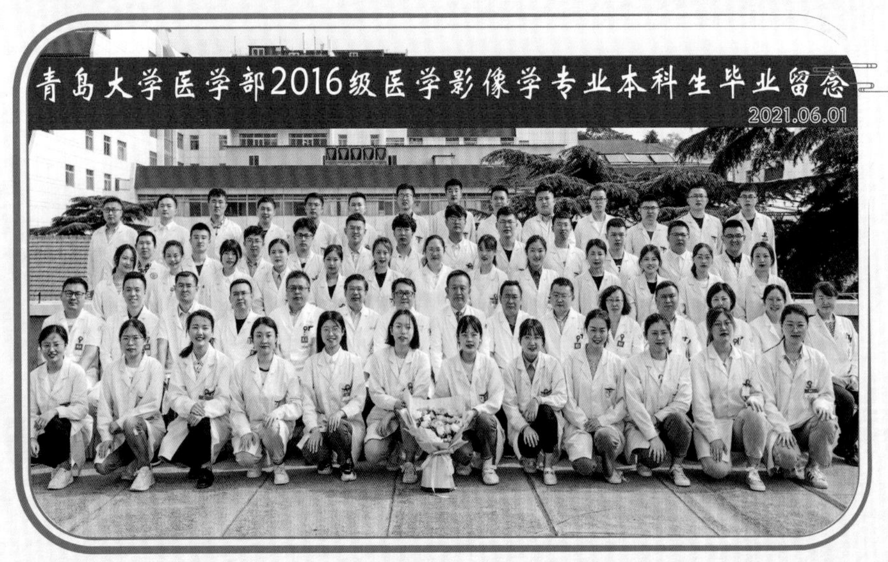
青岛大学医学部2016级医学影像学专业本科生毕业留念
2021.06.01

图 2-1-17　医学影像学专业 2016 级毕业班师生合影（五年制，本科）（2021 年 7 月）

除承担医学影像学系本科专业课程外，青岛大学附属医院还承担临床医学专业本科教学的影像诊断教学工作（后期改由青岛大学附属青岛市中心医院承担临床医学系本科的医学影像学课程和实习的教学任务），以及儿科系、检验系、营养系、口腔系本科的影像诊断学教学工作。

2. 研究生教学

青岛医学院于 1987 年起获得硕士研究生招生资格并开始招收医学影像学硕士研究生，由曹来宾教授、邱祖荫教授带领研究生做骨关节和胸部 X 线临床研究。1987 年，共招收硕士研究生 3 名（刘吉华、何树岗和殷泽富）。1990 年 7 月第一批 3 名研究生毕业，均留附属医院工作（图 2–1–18）。随后，招生数量逐年增加，到 2021 年年底，在校硕士研究生近 60 人，硕士研究生导师达 21 人。研究方向包括骨关节影像、神经（含头颈五官）影像、胸部影像、腹部影像、介入放射学等亚专业方向。目前已毕业硕士研究生 300 余人。2012 年获批博士研究生招生资格，首批博士研究生导师为徐文坚教授，每年招收专业学位研究生 2 ～ 3 人（含在职博士研究生）。之后，刘吉华、胡晓坤、郝大鹏获批博士研究生导师资格。已毕业博士研究生 14 人，在读 7 人（图 2–1–19，图 2–1–20）。

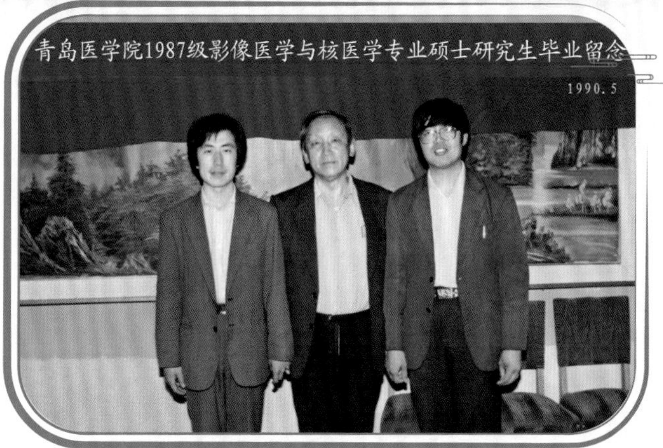

图 2-1-18　青岛医学院医学影像学专业首届硕士研究生毕业，师生合影（1990 年 5 月于青岛）

左起：刘吉华、曹来宾、何树岗。

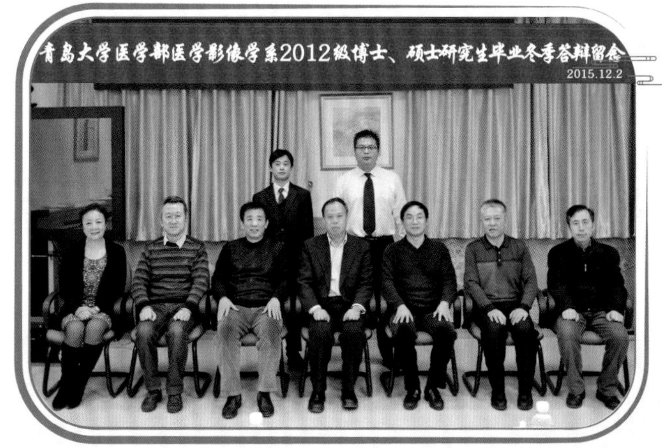

图 2-1-19　青岛大学医学部影像医学系首届博士研究生（后排右一：刘学军，2012 级）毕业答辩后，与答辩委员会专家合影（2015 年 12 月 2 日于青岛）

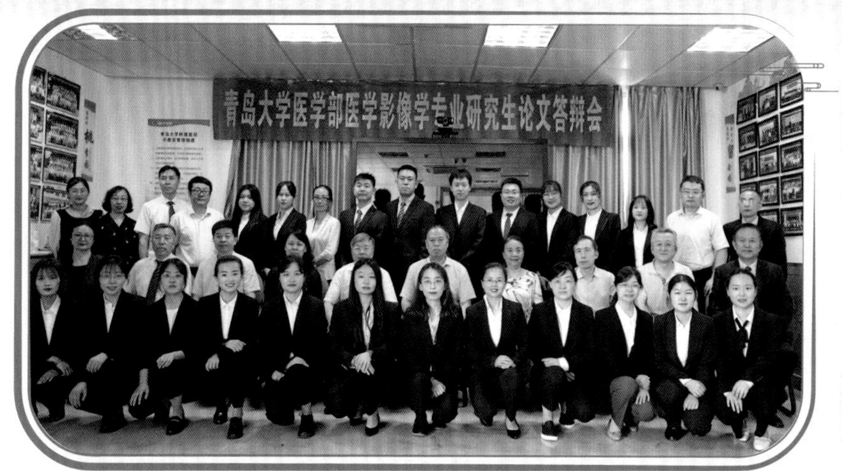

图 2-1-20　青岛大学医学影像学专业 2018 级研究生（其中博士生 1 人，硕士生 21 人）论文答辩后，与导师和答辩委员会专家合影（2021 年 6 月 16 日于青岛）

3. 进修医师教学

自 1951 年青岛医学院附属医院放射科开始接受外院进修医师，最初每年 2 ~ 4 人，后增至每年 7 ~ 8 人，最多 1 年达 19 人。除本省进修医师外，还接收来自全国各地，如河南、广东、湖北、云南、青海、黑龙江、新疆、内蒙古等省、市、自治区的放射专业医师（图 2-1-21 ~ 图 2-1-23）。据不完全统计，1998 年至 2021 年，共培养进修医师 300 余人，均已成为各医院的学术骨干力量。

4. 住院医师规范化培训教学

1998 年青岛大学医学院附属医院被批准为山东省首批住院医师规范化培训试点医院，2009 年通过住院医师规范化培训教学基地再评审，每年接收放射学专业和临床专业住院医师 40 人以上，规范化培训考试通过率几乎达 100%（图 2-1-24）。

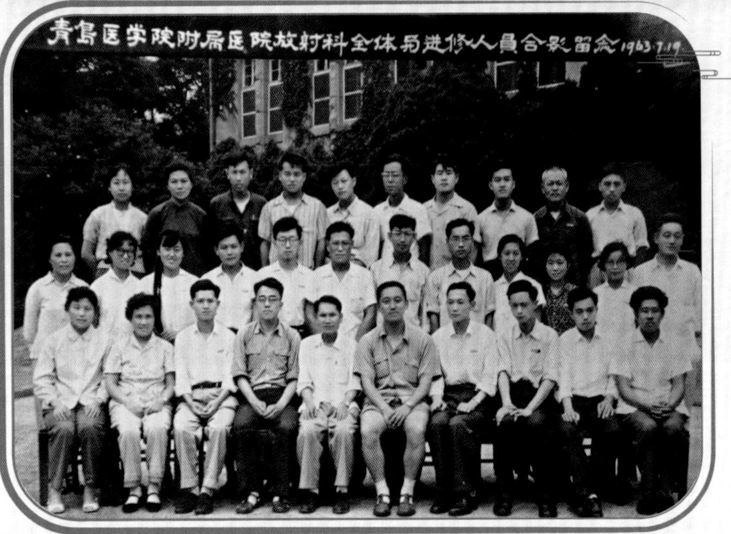

图 2-1-21　1963 年青岛医学院附属医院放射科进修医师合影
（1963 年 7 月 19 日）

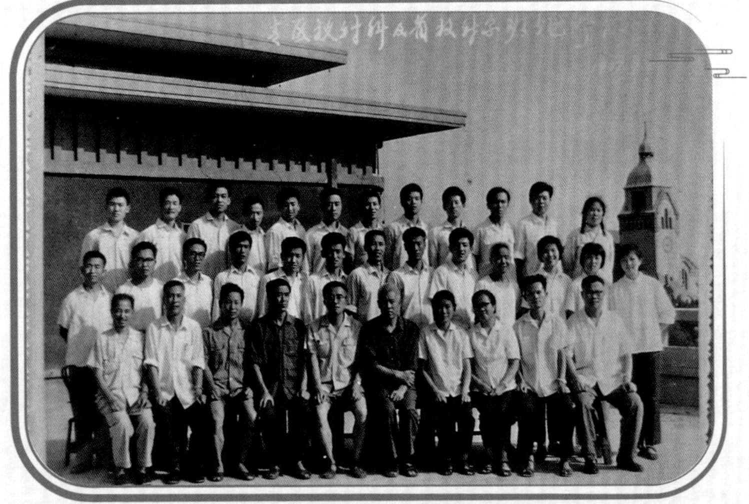

图 2-1-22　1977 年青岛医学院附属医院放射科进修医师合影
（1977 年 9 月 1 日）

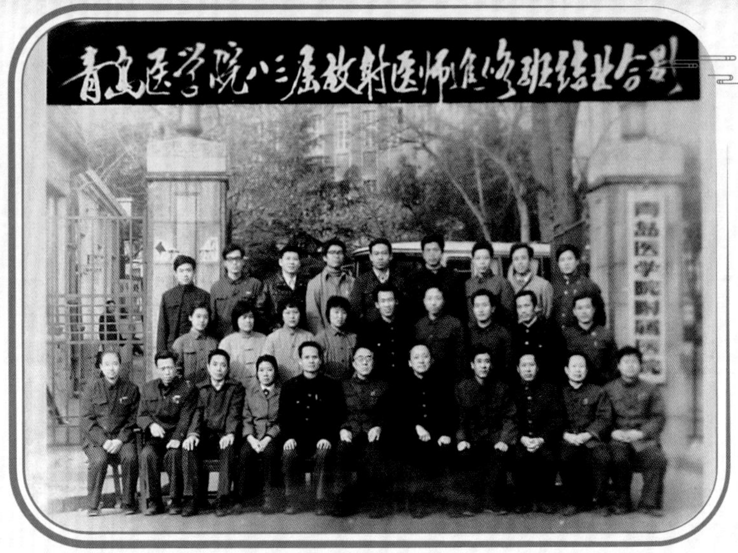

图 2-1-23　青岛医学院附属医院放射科八三届进修医师与老师们合影

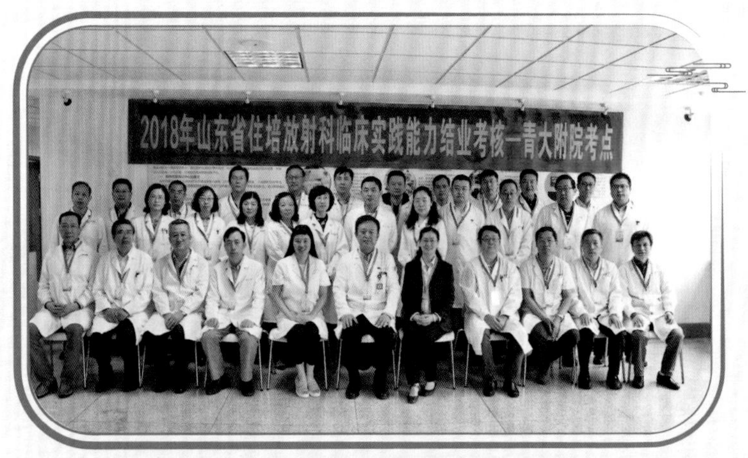

图2-1-24　2018 年 5 月 27 日山东省住院医师规范化培训临床实践能力考试，
青岛大学附属医院考点全体考官合影

2017 年起，作为山东省住院医师规范化培训临床实践能力结业考试基地，顺利完成了每年度的山东省规范化培训临床实践能力结业考试任务。

5. 其他教学任务

2009 年 8 月 1 日至 9 月 30 日，德国 Rostock 大学医学专业本科学生 Max Schindler 自费来放射科学习 2 个月，放射科成为青岛大学医学院附属医院首个接收欧洲大学医学生临床实习的科室。其后，2010 年至 2013 年分别有德国 Muenster 大学、Ruhr 大学及 Heidelberg 大学等医学专业的本科学生来放射科短期见习学习（图 2–1–25，图 2–1–26）。

放射科还承担医学院夜大学、医院护士学校、青岛台东区业余大学及青岛市医学会放射学分会举办的放射诊断学学习班教学任务。

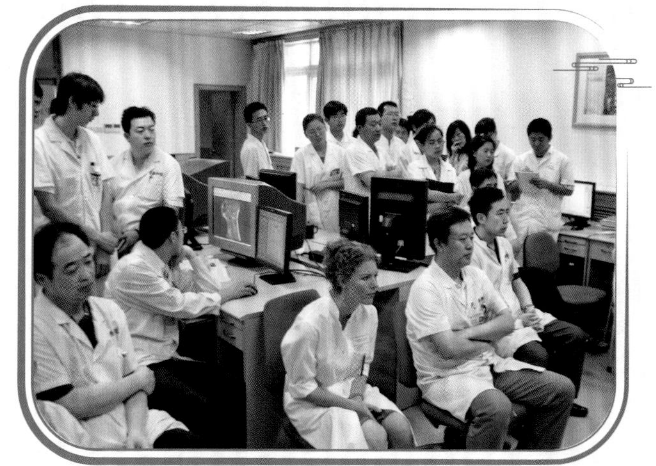

图 2–1–25　德国 Muenster 大学医学院学生 Jana Dunrop（前中）在放射科参加疑难病例讨论（2010 年 8 月 17 日）

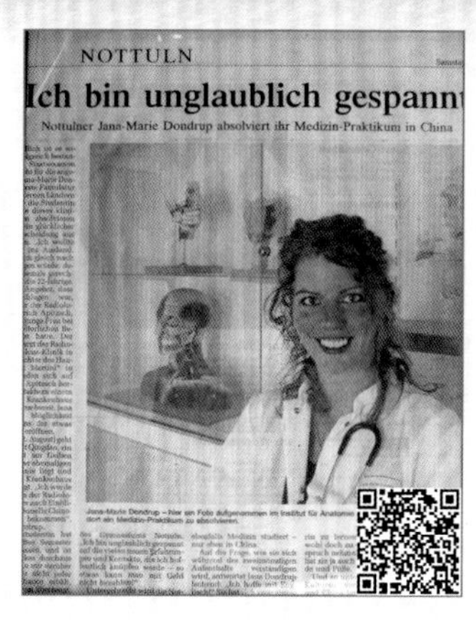

NOTTULN

Ich bin unglaublich gespannt

Nottulner Jana-Marie Dondrup absolviert ihr Medizin-Praktikum in China

图 2–1–26　德国 Muenster 大学医学院学生 Jana Dunrop 在青岛大学医学院附属医院放射科学习回国后，德国当地报纸给予了报道（2010 年 10 月）

（四）人才培养与对外交流

20 世纪 90 年代前，为提高科室整体业务技术水平，不断学习新技术，开展新项目，放射科先后派专业医技人员去北京、上海、天津、济南等国内重点医院进修学习达 50 人次，主要学习普通 X 线诊断、CT、MR 诊断和介入技术，促进了年轻医师的业务提高。

随着国家改革开放步伐的加快，采取“走出去，请进来”相结合的办法，着眼于人才培养、梯队建设和新技术学习与引进，放射科对外交流活动也逐渐增多。

1. 走出去

1993 年，路晓东去加拿大温哥华医院进修 1 年余。1982 年，吴源清赴日本参观考察。1984 年，李联忠、郭启震赴日本参观学习。1990 年，徐爱德、徐德永、李联忠和王辰生赴日本参观学习。1994 年，徐爱德、李联忠、张忻宇、王辰生赴美国参观学习。1996 年，路晓东、徐子森赴美国参观学习。2001 年，徐文坚教授赴德国 Ruhr 大学进行博士后研究，2003 年年初回国，成为放射科的第一位博士后（图 2–1–27）。

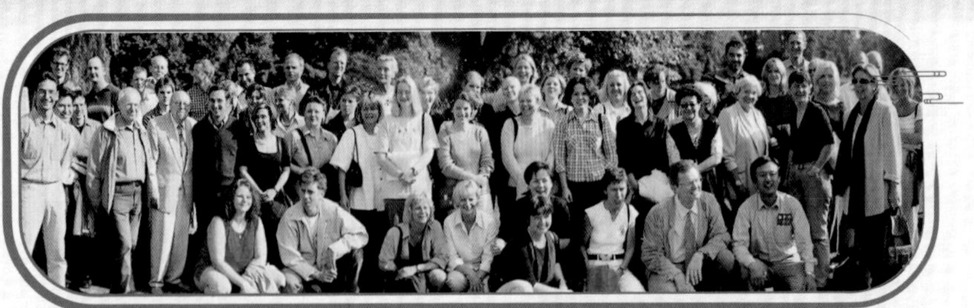

图 2-1-27　徐文坚（前排右一）在德国学习期间与 S. Lange 教授（前排右二）和科室同事合影（2002 年 5 月于德国 Ruhr 大学医院）

自 2003 年开始，由徐文坚教授自主联系、德国卫生部双边交流司资助的“中（青岛）—德放射学双边交流项目”正式启动，相继派出放射科及其他相关科室人员 40 余人次赴德国专项学习，开辟了放射科对外交流的新时代。2005 年至 2007 年，林青、李子祥、孙城建、于东升等分别赴德国 Marl 市立医院学习。2008 年，陈海松、林吉征赴德国慕尼黑大学学习。2009 年及 2010 年，冯卫华、段峰、纪清连等分别赴德国海德堡大学综合医院学习。在此期间，徐文坚教授还协助医院与德国卫生部正式签署了“中（青岛）—德放射学双边交流协议”（图 2-1-28，图 2-1-29），为年轻放射学医师提供了良好的对外交流平台，极大促进了放射科人才培养与对外交流的步伐。

2012 年，郝大鹏赴美国 UTMB 放射科学习 1 年。2014 年刘学军赴美国南加州大学 Keck 医院学习 1 年。2015 年陈静静赴美国加州 HOPE 市医学中心学习 6 个月。2016 年至 2017 年崔久法去美国纽约州立大学医学中心学习 1 年。2017 年展金峰去英国爱丁堡大学医院学习 3 个月；林青去美国 Memorial Sloan-Kettering 癌症中心学习 3 个月。

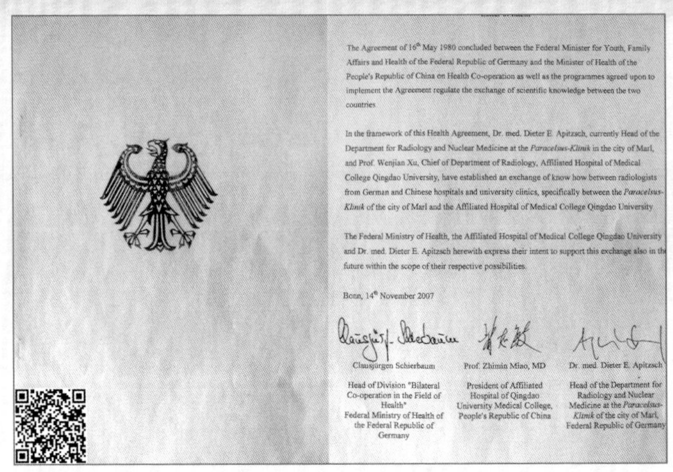

The Agreement of 16th May 1980 concluded between the Federal Minister for Youth, Family Affairs and Health of the Federal Republic of Germany and the Minister of Health of the People's Republic of China on Health Co-operation as well as the programmes agreed upon to implement the Agreement regulate the exchange of scientific knowledge between the two countries

In the framework of this Health Agreement, Dr. med. Dieter E. Apitzsch, currently Head of the Department for Radiology and Nuclear Medicine at the *Paracelsus-Klinik* in the city of Marl, and Prof. Wenjian Xu, Chief of Department of Radiology, Affiliated Hospital of Medical College Qingdao University, have established an exchange of know how between radiologists from German and Chinese hospitals and university clinics, specifically between the *Paracelsus-Klinik* of the city of Marl and the Affiliated Hospital of Medical College Qingdao University

The Federal Ministry of Health, the Affiliated Hospital of Medical College Qingdao University and Dr. med. Dieter E. Apitzsch herewith express their intent to support this exchange also in the future within the scope of their respective possibilities

Bonn, 14th November 2007

Clausjürgen Schierbaum	Prof. Zhimin Miao, MD	Dr. med. Dieter E. Apitzsch
Head of Division "Bilateral Co-operation in the Field of Health" Federal Ministry of Health of the Federal Republic of Germany	President of Affiliated Hospital of Qingdao University Medical College, People's Republic of China	Head of the Department for Radiology and Nuclear Medicine at the *Paracelsus-Klinik* of the city of Marl, Federal Republic of Germany

图 2-1-28　中（青岛）—德放射学双边交流协议（2007 年 11 月）

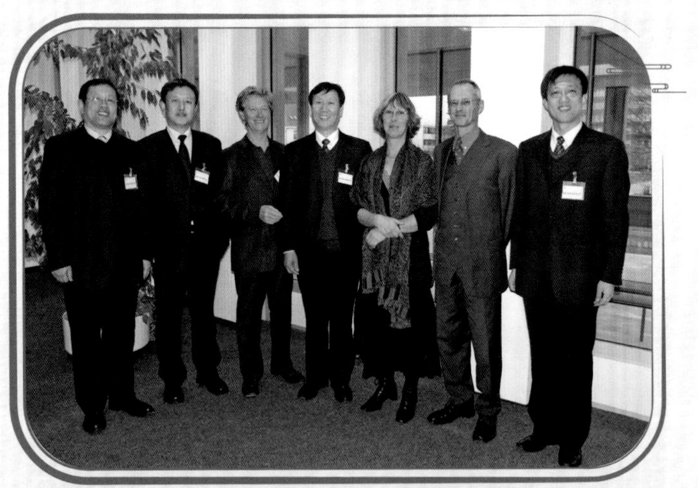

图 2-1-29　徐文坚教授协助附属医院与德国卫生部双边交流司签署“中（青岛）—德放射学双边交流协议”后合影留念（2007 年 11 月 14 日于波恩）

左起：梁军、徐文坚、D. E. Apitzsch、苗志敏、A. Koester、Schierbaum、修海清。

2. 请进来

1978 年，放射科邀请原放射科主任、美籍华人闫应明来科进行学术交流。自 1988 年以来，放射科邀请国内外知名专家来院讲学 100 余人次，如美国纽约州立大学医院 S. Sclafani 教授，霍普金斯大学医院 van Zajil 教授，华盛顿大学医院杨晓明教授，德国海德堡大学综合医院 H. U. Kauczor 教授、G. Noeldge 教授、H. Junkermann 教授，德国 Marl 市立医院 D. E. Apitzsch 教授等均多次来放射科交流，其中 H. U. Kauczor 教授、G. Noeldge 教授、H. Junkermann 教授和 D. E. Apitzsch 教授分别被聘为放射科客座教授（图 2–1–30）。

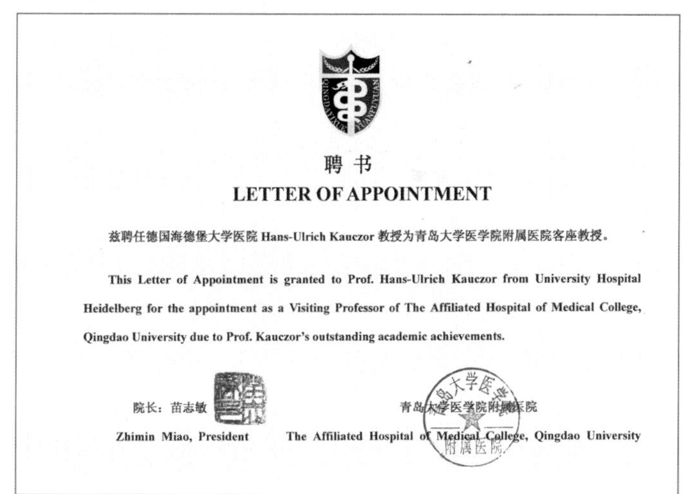

聘 书

LETTER OF APPOINTMENT

兹聘任德国海德堡大学医院 Hans-Ulrich Kauczor 教授为青岛大学医学院附属医院客座教授。

This Letter of Appointment is granted to Prof. Hans-Ulrich Kauczor from University Hospital Heidelberg for the appointment as a Visiting Professor of The Affiliated Hospital of Medical College, Qingdao University due to Prof. Kauczor's outstanding academic achievements.

院长：苗志敏　　青岛大学医学院附属医院

Zhimin Miao, President　　The Affiliated Hospital of Medical College, Qingdao University

图 2–1–30　海德堡大学综合医院放射科主任 Hans-Ulrich Kauczor 教授被医院聘为客座教授（2011 年）

3. 参加国际学术会议

20 世纪改革开放以后，每年至少有 5 人次投稿或受邀参与中华医学会放射学分会组织的各种学术会议并做会议主持、专家讲座、论文报告和论文交流；放射科专家有数十人次去国外参加学术会议，了解国外放射学发展动态。例如，1993 年，曹来宾教授应邀参加了北美放射年会；1996 年，李联忠赴马来西亚参加了第九届亚太地区放射年会；2000 年以后，几乎每年都有 2 ~ 3 人去国外参加学术会议，现场学习先进理论与技术。

2004 年以后，放射科徐文坚、郝大鹏、胡亚斌、刘士锋等多人经主动投稿或受邀参加北美放射学会（Radiological Society of North America，RSNA）、欧洲放射学会（European Congress of Radiology，ECR）、欧洲骨放射学会（European Society of Musculoskeletal Radiology，ESSR）、亚洲骨骼学会（Asian Musculoskeletal Society，AMS）等国际知名会议或邀请做会议主持人、专题讲座、大会发言和壁报交流等，直接参与国际高水平的学术展示与交流（图 2–1–31，图 2–1–32）。

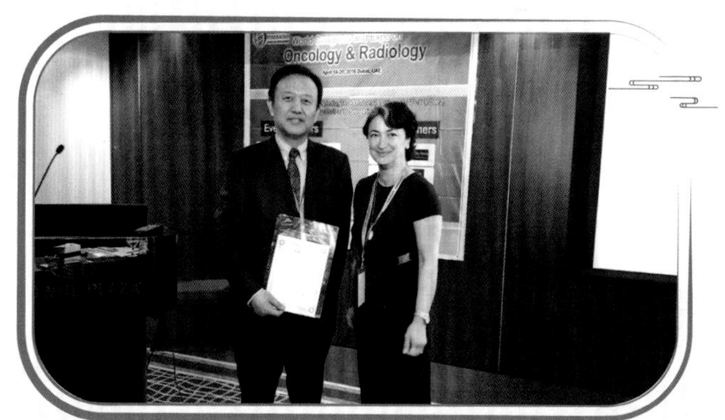

图 2–1–31　徐文坚教授受邀参加“世界肿瘤与放射学大会”做会议主持人并做专题报告，并为发言者瑞典 Karolinska 大学医院的 Axelsson 教授颁发发言证书（2016 年 4 月 20 日于迪拜）

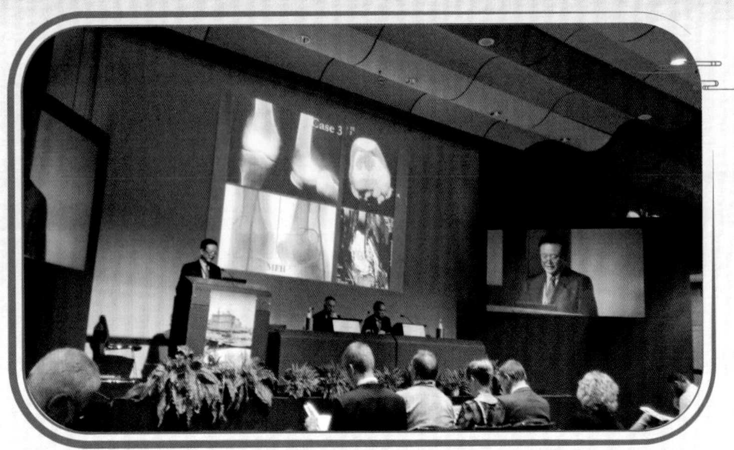

图 2-1-32　徐文坚受邀参加欧洲第二十四届骨放射学会年会（ESSR）并做专题报告（2017 年 6 月 15 日于意大利巴里）

（五）举办学术会议

1991 年 4 月，由李联忠牵头举办了北方地区神经放射年会，到会人数 120 余人（详见第一章，下同）。

1991 年 10 月，由曹来宾牵头举办了中华医学会全国骨关节放射年会，到会人数 680 余人。

1995 年至 1999 年，由徐爱德牵头连续多次举办了山东省骨关节继续医学教育学习班，每次到会人数约超过 100 人。

1999 年，由徐爱德牵头举办了第五届全国骨关节学术会议，到会人数约 470 余人。

2005 年 7 月 13 日至 14 日，第六届“北京－青岛国际介入医学论坛暨卫生部‘十年百项’计划：非血管和肿瘤介入治疗学习班”在青岛举办，大会主席为中国抗癌协会常务理事、北京大学肿瘤医院介入放射科主任杨仁杰教授和青岛大学医学院附属医院放射科主任徐文坚教授，来自国内 100 余名介入放射学同仁参加了会议。

2005 年 10 月 26 日，由山东省医学会放射学分会和山东省医学影像学研究会联合主办、青岛大学医学院附属医院承办的“山东省第一届骨与关节影像学学术会议暨全国肌骨疾病影像诊断学习班”在邮电部青岛疗养院举办，大会主席为青岛大学医学院附属医院放射科主任徐文坚教授，来自全省各地的代表 200 余人参加了会议。

2006 年 11 月 1 日至 4 日，普通高等教育“十一五”国家级规划教材 · 卫生部“十一五”规划教材《医学影像学》（供基础、临床、预防、口腔医学类专业用）第六版教材编委会在青岛市泛海名人酒店举行。会议由青岛大学医学院附属医院放射科承办，会议主席为青岛大学医学院附属医院放射科主任徐文坚教授。教材主编、天津医科大学总医院吴恩惠教授和华中科技大学同济医学院附属协和医院冯敢生教授、各位副主编和编委共计 25 位专家参会。

2007 年 3 月 25 日，由中华医学会放射学分会与欧洲放射学会、欧洲放射学院联合举办的“2007 年度中－欧影像新进展研讨会（AMS，青岛站）”在青岛皇冠假日酒店举办。本站会议主席由青岛大学医学院附属医院放射科主任徐文坚教授担任，会议主题为“多排螺旋 CT 临床应用进展”，包括冠脉 CTA、MDCT 腹部影像诊断、CIN 策略、CNS 影像诊断、对比剂在 MDCT 的应用等内容。来自德国、意大利和国内专家近 100 人参加了会议。

2012 年 4 月 19 日，由中华医学会放射学分会和欧洲放射学会、欧洲放射学院联合举办的“2012 年度中－欧影像新进展研讨会（AMS，青岛站）”在青岛皇冠假日酒店举办。本站会议主席由青岛大学医学院附属医院徐文坚教授担任，会议主题为“心血管影像学”。来自波兰、奥地利、意大利和国内专家近 100 人参加了会议。

2012 年 5 月 11 至 13 日，由时任中华医学会放射学分会委员、全国骨关节专业学组组长、青岛大学医学院附属医院放射科主任徐文坚教授任会议主席的中华医学会放射学分会第十四届全国骨关节学术会议在青岛举办，到会人数 400 余人。

自 2005 年开始，放射科承办国家级继续教育项目 11 届，每年参会人数为 150 ~ 200 人。徐文坚教授自 2012 年担任青岛市医学会放射学分会主任委员，一般每年在 11 月举办青岛市医学会放射学年会。截至 2021 年，共举办了九次全市放射学年会，会议规模、参会人数、会议质量及影响力在全省市级放射学会中位居前列。

2014 年至 2018 年连续举办了 3 届中（青岛）—德影像高端影像论坛。

2015 年举办首届山东半岛医学影像论坛，山东半岛七地市共同参与，每年轮流举办，包括青岛、烟台、威海、潍坊、日照、东营、滨州。截至 2021 年，共举办 7 届会议，参会人数为 200 ~ 300 人不等，取得了较好的学术交流效果。

2019 年 3 月 30 日至 31 日，受人民卫生出版社和中华医学会放射学分会委托，由徐文坚教授担任主编，全国 21 所大学医院和省级医院的 28 位专家参与编写的《中华医学影像·骨肌系统卷》定稿会于 3 月 30 日在青岛市黄海饭店召开。

（六）科研与学科建设成绩

1. 发表论文

20 世纪 70 年代及以前，放射科每年发表的论文数量约为 20 篇，以曹来宾教授的论文为主；80 至 90 年代，放射科发表的论文数量增至每年约 30 篇，以曹来宾、徐德永、徐爱德教授的论文为主。1993 年中国医学科学院医学信息研究所《医学信息学杂志》刊载的《〈中华放射学杂志〉文献计量分析》显示，曹来宾教授的放射学论文数量位居全国放射界第四位。2000 年以后，放射科每年发表论文约 40 篇，其中 SCI 收录论文每年 2 ~ 3 篇；2010 年以后，每年发表论文 50 余篇，其中 SCI 收录论文每年 15 ~ 20 篇；2015 年以后，每年发表论文 70 篇以上，其中 SCI 收录论文和中华级期刊论文数量明显增多，每年约 30 篇；2021 年 6 月，青岛大学附属医院放射科中文论文数量进入“中国医院 CT/MRI 中文论文发表排行榜（2016 年至 2020 年）”前 30 名，其中 CT 论文位列全国第 7 名，MRI 论文位列第 23 名（《中国 CT 和 MRI 杂志》与北京万方数据股份有限公司发布）（图 2-1-33）。

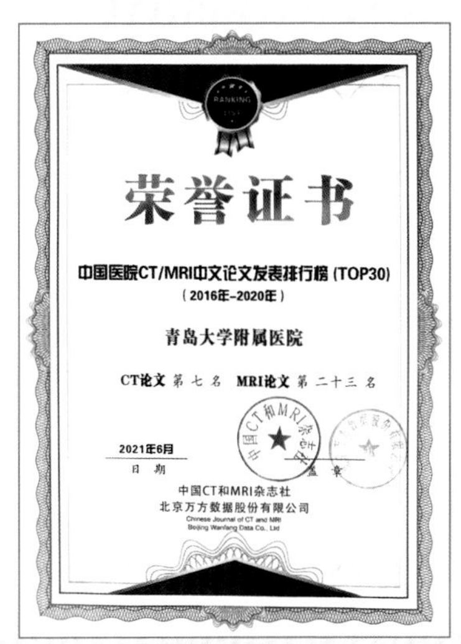

图 2-1-33　2021 年 6 月，青岛大学附属医院放射科荣获“中国医院 CT/MRI 中文论文发表排行榜（Top 30，2016 年至 2020 年）”荣誉证书，其中 CT 论文位列全国第 7 名，MRI 论文位列第 23 名（《中国 CT 和 MRI 杂志》与北京万方数据股份有限公司发布）

2. 主编及参编著作

2000 年以前，放射科专家主编著作 15 部，参编 10 余部，其中主要以曹来宾教授主编为主，数量达 10 部，其主编的《骨与关节 X 线诊断学》获全国科学大会奖三等奖（详见曹来宾教授介绍），1998 年由山东科学技术出版社再版，更名为《实用骨关节影像诊断学》（图 2-1-34，图 2-1-35）。2000 年后放射科专家们主编著作 40 余部，其中主编全国高校统编和规划教材 8 部；主译著作 4 部。参编著作 70 余部，参编教材 16 部。放射科专家们所主编及参编的著作和教材主要以骨关节影像诊断为主，在国内放射学界产生了重要影响（表 2-1-1，图 2-1-36）。

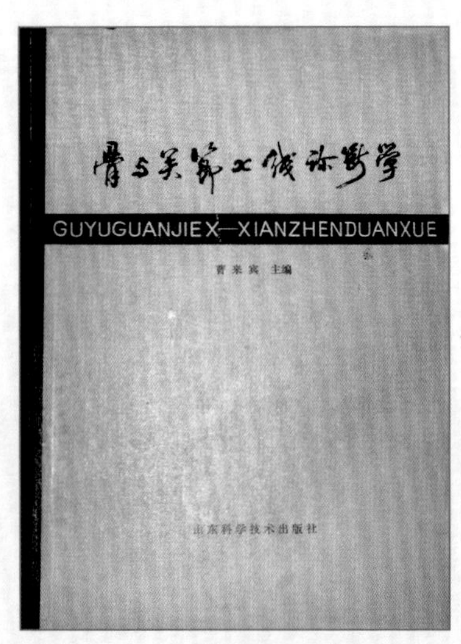

图 2-1-34 曹来宾主编《骨与关节 X 线诊断学》，山东科学技术出版社，1980 年版

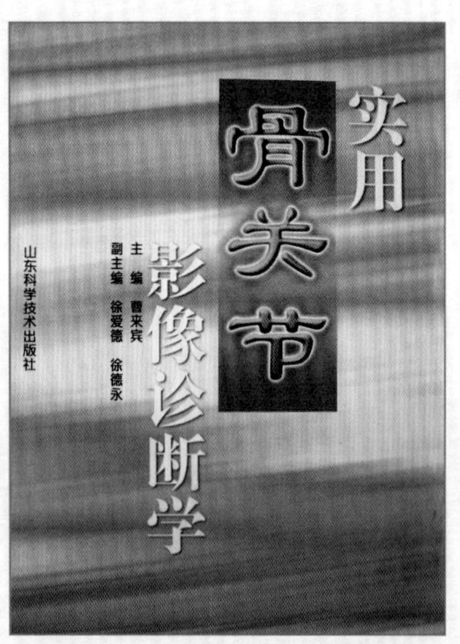

图 2-1-35 曹来宾主编《实用骨关节影像诊断学》，山东科学技术出版社，1998 年版

表 2-1-1 放射科人员任主编及副主编著作一览表

参与人	承担任务	著作名称	著作类型	出版社	时间
曹来宾	主编	骨与关节 X 线诊断学	专著	青岛医学院内部发行	1973
邱祖荫 吴源清	主编	胸部透视诊断手册	专著	山东人民出版社	1975
曹来宾	主编	骨与关节 X 线诊断学（修订本）	专著	青岛医学院内部发行	1977
曹来宾	主编	骨与关节 X 线诊断学	专著	山东科学技术出版社	1981
曹来宾	主编 2	X 线诊断学	全国中等卫生学校试用教材	山东科学技术出版社	1984
曹来宾	主编 2	X 线诊断造影技术	专著	人民卫生出版社	1986
李联忠	主编	颅脑疾病 CT 图谱	专著	济南出版社	1991
曹来宾	主编 2	骨放射诊断学	专著	北京医科大学中国协和医科大学联合出版	1994
徐文坚	副主编	现代影像学眼异物定位	专著	济南出版社	1995
曹来宾	主编 3	放射学（下册）	专著	人民卫生出版社	1996
殷泽富	主编	胸部 CT 诊断学	专著	山东科学技术出版社	1996
曹来宾	主编 2	骨关节疾病图谱	专著	福建科学技术出版社	1997

续表

参与人	承担任务	著作名称	著作类型	出版社	时间
曹来宾	主编	实用骨关节影像诊断学	专著	山东科学技术出版社	1998
徐德永	主编	实用体质骨病学	专著	人民卫生出版社	1998
李联忠	主编	脊柱疾病影像诊断学	专著	人民卫生出版社	1999
李联忠	主编	颅脑 MRI 诊断与鉴别诊断	专著	人民卫生出版社	2000
徐文坚	主编 4	急腹症影像学（第一版）	专著	人民卫生出版社	2001
徐爱德	副主编	体部 CT 鉴别诊断学	专著	山东大学出版社	2001
徐爱德	主编	骨关节疾病影像学图鉴	专著	山东科学技术出版社	2002
徐爱德 徐文坚 刘吉华	主编	骨关节 CT 和 MRI 诊断学	专著	山东科学技术出版社	2002
李联忠	主编	脑与脊髓 CT、MRI 诊断学图谱	专著	人民卫生出版社	2002
殷泽福	主编	呼吸系统疾病 CT 诊断（一）～（四）	视听教材	人民卫生出版社	2002
高守乐	副主编	恶性肿瘤综合治疗进展	专著	青岛海洋大学出版社	2002
徐文坚	主编	泌尿系统影像诊断学	专著	人民卫生出版社	2003

续表

参与人	承担任务	著作名称	著作类型	出版社	时间
刘吉华 房世保 徐文坚	主译	软组织肿瘤成像	专著	人民卫生出版社	2004
曹来宾	副主编	骨肿瘤影像诊断学	专著	科学出版社	2004
徐文坚 刘吉华	主译	骨放射学：正常与早期病理表现的界定	专著	山东科学技术出版社	2005
孔令琦	主编	新编医学影像学应试向导	专著	同济大学出版社	2005
何树岗	副主编	腰背痛	专著	人民卫生出版社	2005
徐文坚	副主编	医学影像诊断学：学习指导和习题集（第一版）	全国高等职业院校规划教材	人民军医出版社	2006
刘吉华	主译	妇产科超声诊断学	专著	人民卫生出版社	2006
冯卫华	主编	简明胸部 X 线诊断指南	专著	人民卫生出版社	2006
张忻宇 刘吉华	副主编	头颈部疾病影像鉴别诊断	专著	化学工业出版社	2007
冯卫华	主编	医学影像学笔记	专著	科学出版社	2007
徐文坚 郝大鹏	主编	骨关节与软组织 CT 读片指导	卫生部教材办公室视听教材	人民卫生出版社	2008
王振光	主编	医学影像学考试一本通	专著	人民军医出版社	2008
刘吉华	主编	骨关节解剖与疾病影像诊断	专著	人民卫生出版社	2009

续表

参与人	承担任务	著作名称	著作类型	出版社	时间
郝大鹏	主编	国家医师资格考试实践技能应试指南－临床执业（助理）医师	视听教材（配套光盘）	人民卫生出版社	2010
郝大鹏	主编	颞骨的 CT 读片指导	卫生部医学视听教材及 CAI 课件	人民卫生出版社	2010
徐文坚	主编 2	人体断面与影像解剖学（第三版）	卫生部“十一五”规划教材，全国高等学校教材（供医学影像学专业用）	人民卫生出版社	2010
徐爱德	主编	骨关节与软组织疾病影像鉴别诊断	专著	中国协和医科大学出版社	2010
徐文坚 刘学军	主译	WHO 肌骨系统放射诊断手册	专著	人民军医出版社	2011
徐文坚	副主编	山东省医学影像学检查技术操作规范（第一版）	专著	山东科学技术出版社	2011
徐文坚	主编 2	体质性骨病影像诊断图谱	专著	人民卫生出版社	2012
徐文坚	主编 2	消化系统影像诊断学手册	专著	人民卫生出版社	2012

续表

参与人	承担任务	著作名称	著作类型	出版社	时间
徐文坚	主编 4	急腹症影像学	专著（第二版）	人民卫生出版社	2012
徐文坚	副主编	多排螺旋 CT 临床手册	专著	人民卫生出版社	2013
徐文坚	主编	医学影像学骨关节疾病放射诊断全集	视听教材	中华医学电子音像出版社	2013
徐文坚	主编	医学影像学放射诊断：骨关节疾病鉴别诊断	视听教材	中华医学电子音像出版社	2014
徐文坚	主编	医学影像学诊断骨关节疾病病例分析	视听教材	中国医学电子音像出版社	2014
李联忠	主编	颅脑 MRI 诊断与鉴别诊断	专著	人民卫生出版社	2014
李滢	副主编	实用临床影像诊断学	专著	科学技术文献出版社	2014
徐文坚	副主编	中华临床医学影像学－骨关节与软组织分册	专著	北京大学医学出版社	2015
徐文坚	主编	人体断层影像解剖学（第四版）	国家卫生和计划生育委员会“十三五”规划教材，全国高等学校教材（供医学影像学专业用）	人民卫生出版社	2016

续表

参与人	承担任务	著作名称	著作类型	出版社	时间
李联忠 徐文坚 刘吉华 冯卫华	主编	颅内压增高症影像诊断（第二版）	专著	人民卫生出版社	2016
徐文坚	主编 2	骨肌系统影像检查指南	专著	清华大学出版社	2016
唐晓燕	副主编	PACU 护理风险管理与案例分析	专著	科学技术文献出版社	2016
徐文坚	主编 2	人体断层影像解剖学实验指导（第二版）	国家卫生和计划生育委员会“十三五”规划教材配套教材，全国高等学校配套教材（供医学影像学专业用）	人民卫生出版社	2017
徐文坚	主编 2	图解骨肌系统影像检查指南	专著	清华大学出版社	2017
徐文坚	副主编	中华医学影像学案例解析宝典骨肌分册	专著	人民卫生出版社	2017
徐文坚	主编	中华影像医学·骨肌系统卷（第三版）	专著	人民卫生出版社	2019
徐文坚	副主编	山东省医学影像学检查技术操作规范（第二版）	专著	山东科学技术出版社	2019

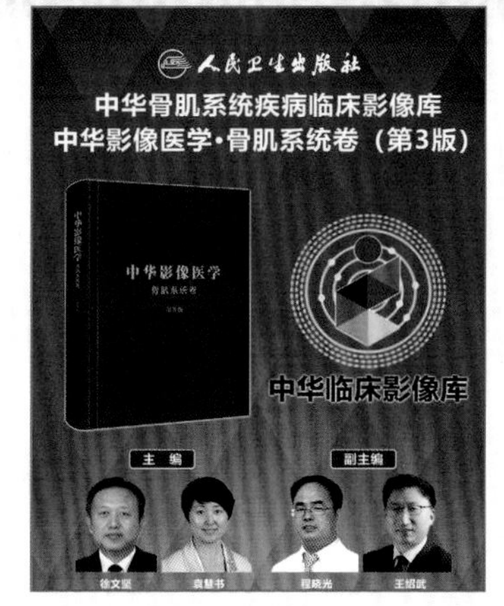

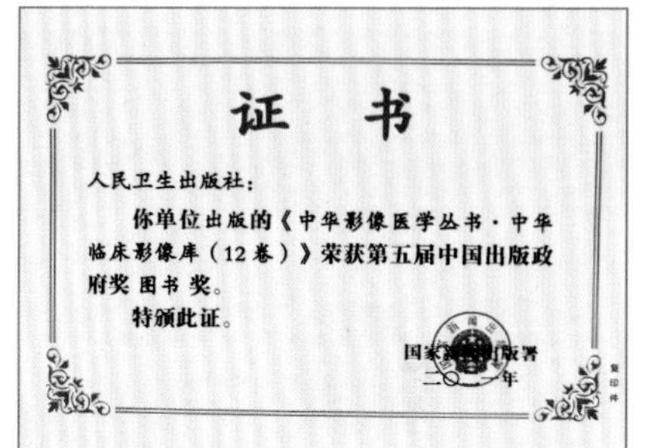
证　书

人民卫生出版社：

你单位出版的《中华影像医学丛书·中华临床影像库（12 卷）》荣获第五届中国出版政府奖 图书 奖。

特颁此证。

二〇二一年

图 2-1-36　“中华骨肌系统疾病临床影像库”及《中华影像医学·骨肌系统卷》

徐文坚教授参与并主编的“中华骨肌系统疾病临床影像库”及《中华影像医学·骨肌系统卷》，2019 年由人民卫生出版社出版，2021 年荣获第五届中国出版政府图书奖。

3. 承担科研课题

2000 年以前，放射科专家承担的各级科研课题近 10 项，其中曹来宾教授参与的“职业性减压病诊断标准及处理原则”成为职业病诊断的国家标准（1988 年）；“氟骨症的 X 线诊断研究”获 1978 年全国科学大会奖三等奖。2000 年以后，放射科专家们陆续承担厅市级、省级和国家级课题达 70 余项，其中包括科学技术部重点研发计划课题子项目 2 项（徐文坚 1 项，林青 1 项）、国家自然科学基金面上项目 4 项（徐文坚 2 项、陈海松和郝大鹏各 1 项）、国家自然科学基金青年基金课题 3 项（展金峰、聂佩、张华各 1 项），省级课题 14 项。获得实用或发明专利 25 项。

4. 科研奖项获奖

2000 年以前，曹来宾教授主编《骨与关节 X 线诊断学》及主研的“氟骨症的X线诊断研究”分别获得1978年全国科学大会奖三等奖。2000年以后，放射科专家获得厅市级及以上科学技术进步奖达25项，其中徐文坚教授参与的“基于小儿肝胆胰计算机辅助手术系统研发、临床应用及产业化”获2019年国家科学技术进步奖二等奖（第四位）（图2-1-37）。

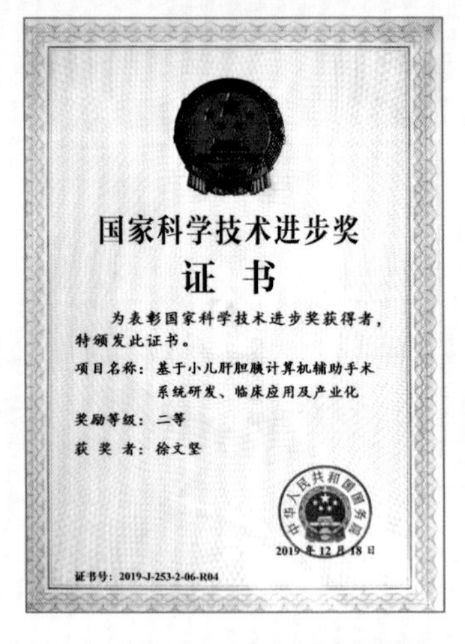

图2-1-37　徐文坚教授参与的“基于小儿肝胆胰计算机辅助手术系统研发、临床应用及产业化”获2019年国家科学技术进步奖二等奖（第四位）

5. 科室荣誉与科室建设成绩

放射科在医院发展历史中，其作用一直举足轻重，1990年以前经常获得医院先进科室、先进教研室等荣誉称号。1990年以后，随着医学影像学的快速发展，尤其是CT和MRI的广泛应用，放射科在医学诊疗临床和科研中的作用和价值越来越大，医学影像检查数量也逐年增高，放射科几乎每年都获得相应的院内外荣誉，曾分别获得青岛大学附属医院、医学院（后改为医学部）和青岛大学的学科建设、党组织建设、优秀教研室、医院十佳科室、重点学科等荣誉称号。2005年以后，还先后获得青岛市特色专科（2005年）、山东省教育厅特色专业（医学影像学，2012年）、山东省卫生厅骨关节影像学重点实验室（2014年）、山东省临床重点专科（2015年获批，2020年复审再通过）、山东省优质公信力品牌等荣誉称号。自2015年起连续7年获得复旦大学医院排行榜华东区专业提名（图2-1-38～图2-1-45）。

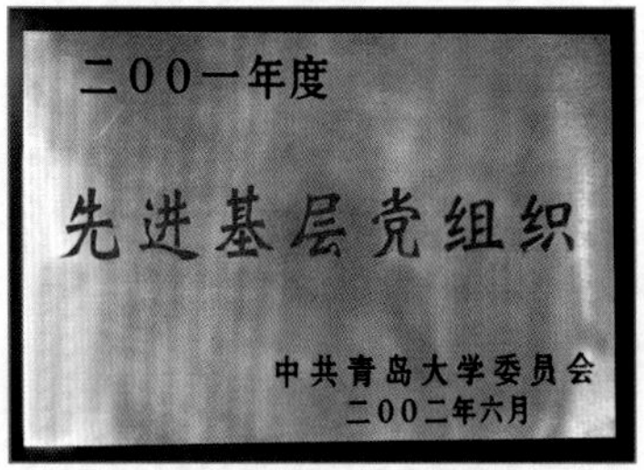

图2-1-38　放射科党支部荣获2001年度青岛大学先进基层党组织荣誉称号

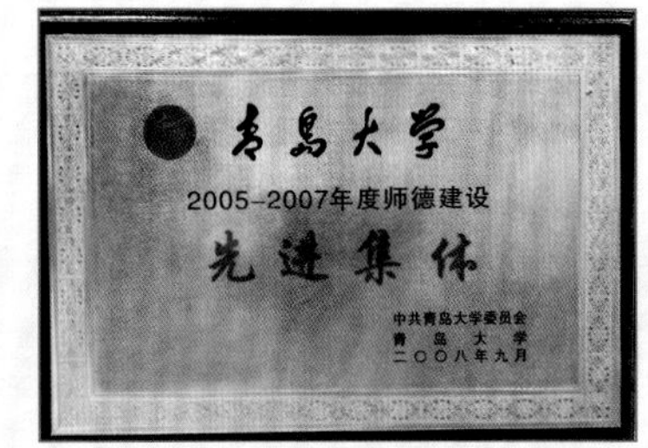

图2-1-39　放射科获青岛大学2005年至2007年度师德建设先进集体荣誉称号

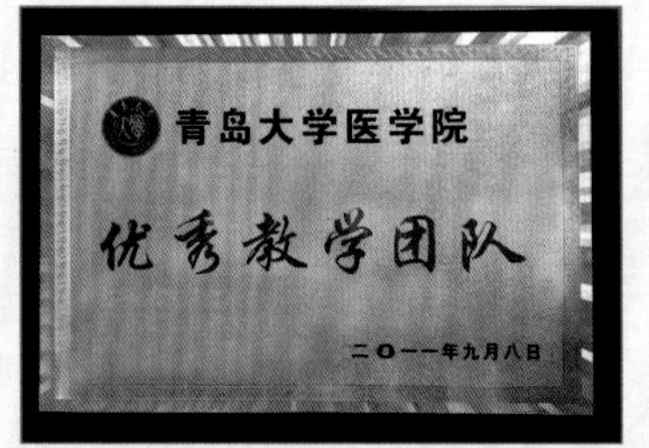

图2-1-40　医学影像学教研室获青岛大学医学院2011年优秀教学团队荣誉称号

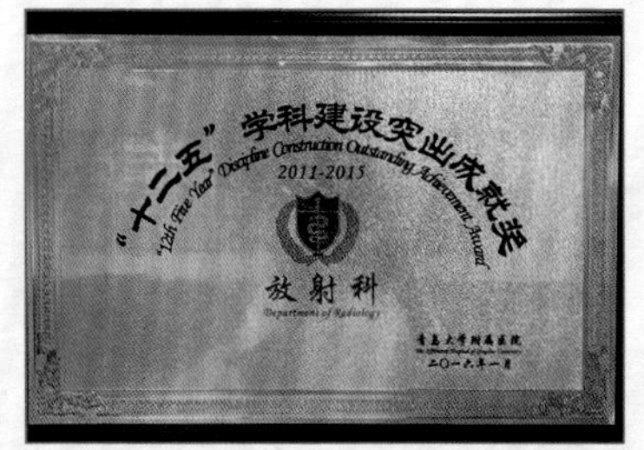

图2-1-41　放射科获得青岛大学附属医院颁发的“十二五”学科建设突出成就奖（2016年1月）

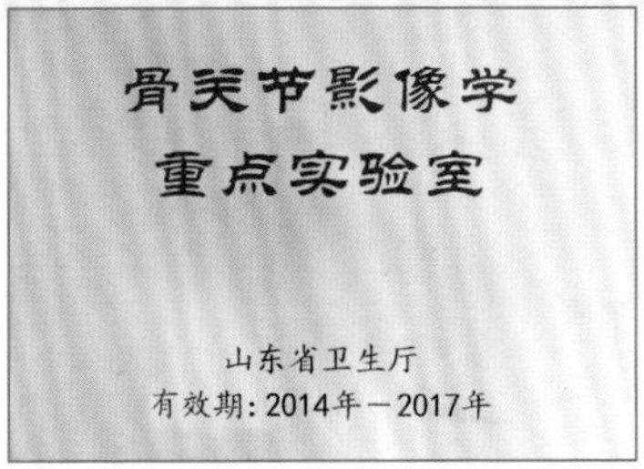

图 2-1-42　2014 年放射科获批山东省卫生厅骨关节影像重点实验室称号

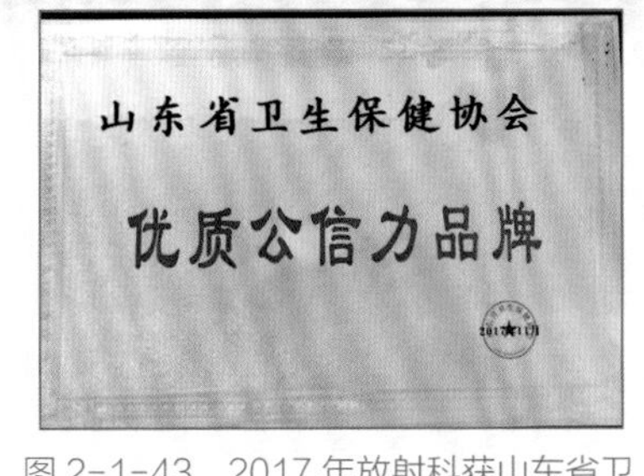

图 2-1-43　2017 年放射科获山东省卫生保健协会优质公信力品牌称号

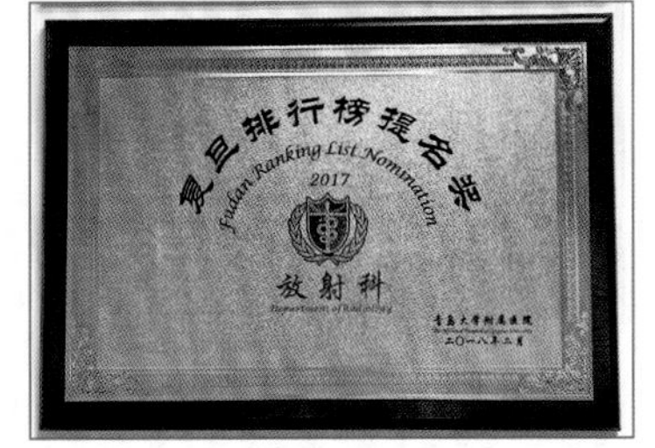

图 2-1-44　放射科荣获青岛大学附属医院 2018 年“复旦排行榜提名奖”

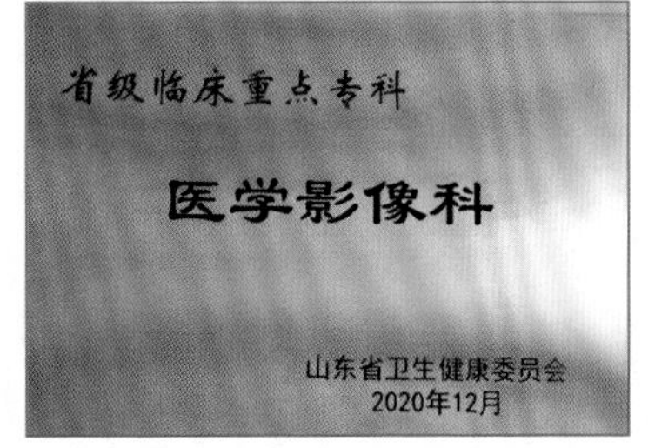

图 2-1-45　放射科复审再次获批山东省临床重点专科称号（2020 年复审通过）

6. 历任放射科主任简介

1902 年至 1946 年：德占及日占时期的 X 光室相关资料待考。

1947 年 3 月：闫应明任 X 光科代理主任，1948 年 1 月任主任（个人资料待考）。

1951 年 1 月：卢筱英任 X 光室负责人，1952 年任代理主任（图 2-1-46）。

1956 年 4 月：卢筱英任放射科代理主任，1972 年 5 月任放射科主任。

1976 年 7 月：曹来宾任放射科主任（图 2-1-47）。

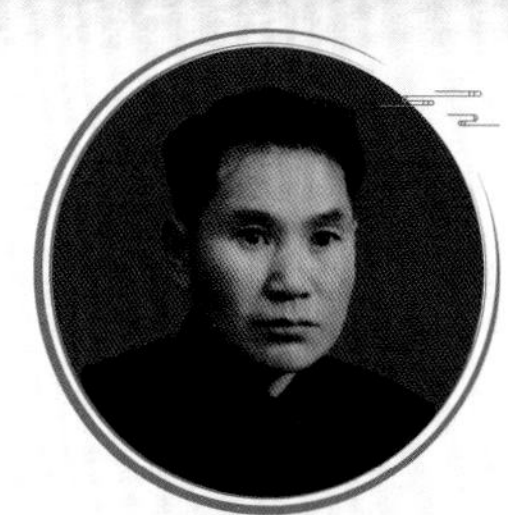

图 2-1-46　卢筱英

卢筱英（1919 年 6 月至 1976 年 7 月），1947 年毕业于国立河南大学医学院。1951 年起，任 X 光室负责人，1952 年任代理主任。1956 年 4 月，任放射科代理主任。1972 年 5 月至 1976 年 6 月任青岛医学院附属医院（青岛大学附属医院前身）放射科主任（详见第三章第三节）。

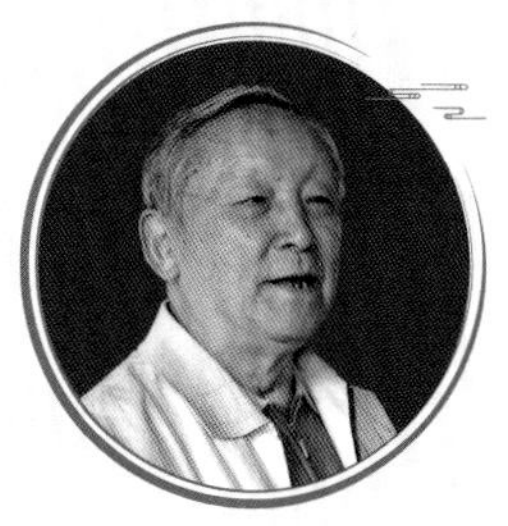

图 2-1-47　曹来宾

曹来宾（1926 年 11 月 6 日至 2012 年 1 月 22 日），教授、主任医师、硕士研究生导师。1952 年毕业于山东大学医学院（青岛大学医学院前身）。1976 年至 1984 年任青岛医学院附属医院放射科主任、放射学教研室主任（详见第三章第一节）。

1985 年 2 月：臧家欣任放射科主任（图 2-1-48）。

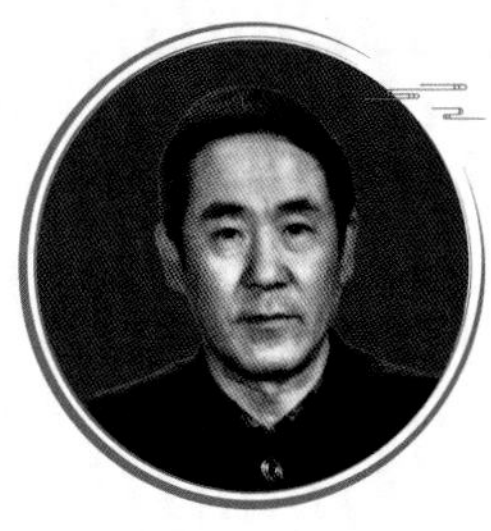

图 2-1-48　臧家欣

臧家欣（1932 年 2 月出生，去世日期待考）。1949 年 2 月在山东省滨北医院参加工作，1965 年 7 月于青岛医学院医疗系本科毕业，1987 年 7 月晋升为副主任医师。1985 年 2 月至 1988 年 1 月任放射科主任。

1988 年 1 月：徐爱德任放射科主任（图 2-1-49）。

2001 年 11 月：路晓东任放射科主任兼介入放射科主任（图 2-1-50）。

2004 年 3 月：徐文坚任放射科主任兼介入放射科主任（图 2-1-51）。

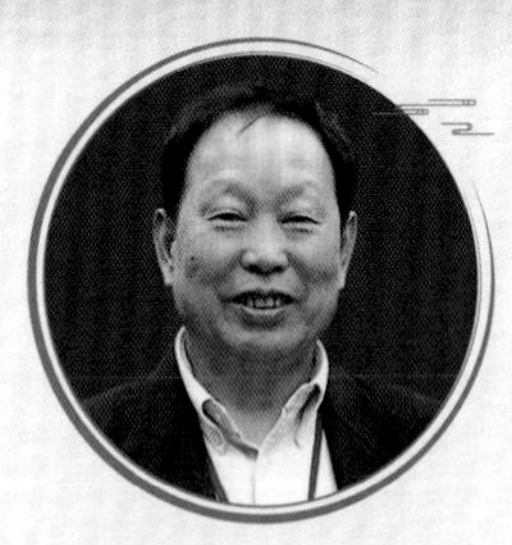
图 2-1-49　徐爱德
1942 年 11 月出生。主任医师、教授、硕士研究生导师。1965 年 7 月毕业于青岛医学院医疗系。1988 年 1 月至 2001 年 10 月任青岛大学医学院医学影像学教研室主任、附属医院放射科主任（详见第三章第二节）。

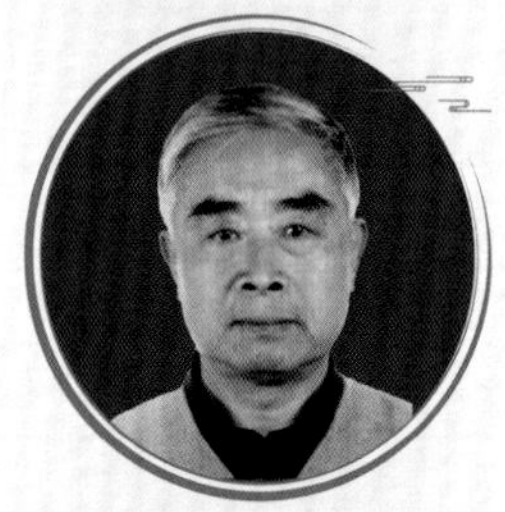
图 2-1-50　路晓东
1945 年 6 月出生。主任医师、教授、硕士研究生导师。1982 年毕业于山东医学院（现山东大学齐鲁医学院前身），医学硕士。2001 年 2 月至 2004 年 2 月任青岛大学医学院附属医院放射科主任（详见第三章第四节）。

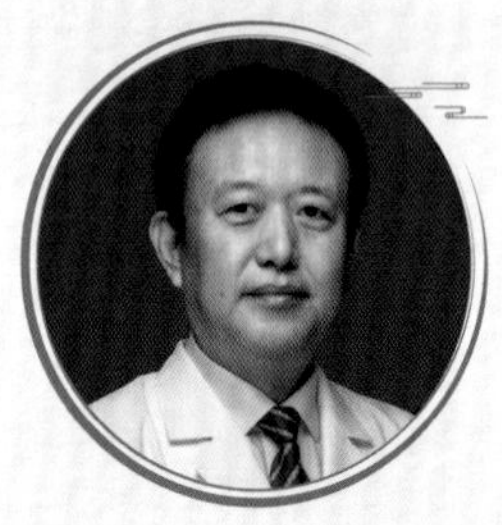
图 2-1-51　徐文坚
1963 年 8 月出生。医学博士、主任医师、教授、博士研究生导师。2004 年起，任青岛大学医学院医学影像学系主任，附属医院医学影像中心主任兼放射科和介入放射科主任（详见第三章第三节）。

（七）各分院放射科简介

1. 崂山院区放射科

2006 年 12 月青岛大学医学院附属医院整体收购原青岛万杰医院，成立附属医院东区（崂山院区），2007 年 1 月 27 日正式开业。放射科共有员工 14 人，其中医师 7 名，包括杨青、张传玉、王绍华、何树岗、于东升（介入）、于华龙、徐爱德（退休返聘）；影像技师 5 名，包括宫润泉、刘光震、张景利、吕丽君、于洋（介入）；护士 2 人。杨青兼任崂山院区放射科主任，张传玉任副主任。开业时，放射科建筑面积约 800 平方米，所有影像检查设备、办公设备均为原万杰医院所留，包括岛津单排螺旋 CT 1 台，Philips 1.5T MR 1 台（故障待修），岛津胃肠机 1 台，岛津 X 光机 1 台，AGFA CR 机 1 台，国产半自动洗片机 1 台。能够开展的主要业务包括：胸部 X 线检查、胃肠检查、造影检查、常规 X 线拍片、全身 CT 平扫、CT 导引下介入诊疗。2007 年 6 月，医院新购买 Philips DR 并安装使用；2008 年 5 月 5 日增添 Philips 16 排 CT 并顺利投入使用，能够开展常规 CT 平扫及增强扫描、头颈部及胸腹部 CTA、心脏冠脉 CTA 等检查；2008 年 7 月 PACS/RIS 系统与本部联网。

2010 年 4 月至 2016 年 3 月，杨青兼任崂山院区放射科主任，张传玉任副主任。2012 年 6 月 9 日，TOSHIBA Aquilion One 640 CT 在东区安装并正式投入使用。2015 年 5 月 7 日，引进 SIEMENS Skyra 3.0T MR 成像系统，顺利安装并投入使用。全科工作人员达 30 人，其中医师 11 人，技师 11 人，护士 5 人，其他系列 3 人。

2016 年 4 月，张传玉兼任崂山院区放射科主任，郝大鹏兼任副主任。2018 年崂山院区二期投入使用，放射科整体搬迁至 2 号楼 1 层，放射科总建筑面积 4000 平方米，设备条件、工作环境明显改进。工作量逐年增加，日检查总人次 1700 左右（包括 MR 300 人次，CT 1100 人次，普通 X 线检查 300 人次，CT 引导穿刺活检 10 人次）。除开展常规 X 线、CT、MR 检查以外，陆续开展包括 CT 能谱成像、CT 冠状动脉造影、MR 功能成像、灌注成像、金属伪影去除、心脏 MR 检查等新技术。特色技术包括：肺癌早期低剂量 CT 筛查、肺结节诊疗 MDT、CT 引导穿刺活检及消融治疗、髋关节高分辨率 3D MR 检查、法医影像诊断、乳腺 MR 动态增强检查、肝脏（包括移植后）MR 检查等。

2019 年 3 月，张传玉兼任崂山院区放射科主任，李志明任副主任。

截至 2021 年 12 月 31 日，崂山院区放射科共有职工 53 人，其中主任医师 3 人，副主任医师 2 人，主治及住院医师 12 人，技师 23 人，护士 8 人，工勤等辅助人员 5 人；其中获博士学位 5 人，硕士学位 12 人。技术组长李绍科、徐凤磊，护理组长唐晓燕。放射科共有影像设备 22 台，其中 MR 3 台（Philips Archive 1.5T MR 1 台，SIEMENS Skyra 3.0T MR 1 台，GE Discovery 750 3.0T MR 1 台），CT 7 台（GE Revolution 256 层 CT 1 台，TOSHIBA AquilionOne 640 排 CT 1 台，GE6600 64 排 CT 1 台，SIEMENS SOMATOM 64 排 CT 1 台，HITACHI SCENARIA 64 排 CT 1 台，联影 UCT528 40 排 CT 1 台，Philips Brillinance16 排 CT 1 台）；DR 5 台（Philips DR 3 台，Carestream DR 1 台，TOSHIBA DR 1 台）；移动 DR 4 台（Kodak DRX Revolution 床边机 1 台，AGFA 床边机 1 台，Mindray 床边机 2 台）；胃肠造影 X 线机 2 台（岛津数字胃肠机 1 台，日立胃肠机 1 台）及曲面体层机 1 台；PACS、HIS 及 RIS 系统与本部无缝连接。

历任放射科主任简介

2006 年 12 月，杨青任青岛大学医学院附属医院放射科副主任兼东区（崂山院区）放射科主任（图 2-1-52）。

2016 年 4 月，张传玉任青岛大学附属医院放射科副主任兼东区（崂山院区）放射科主任（图 2-1-53）。

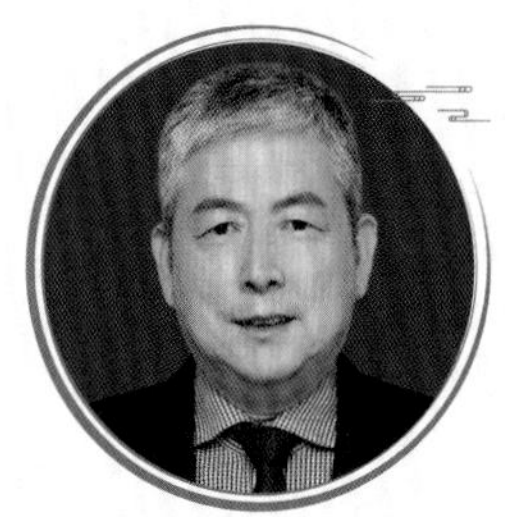

图 2-1-52　杨青

1960 年 11 月出生。主任医师，硕士研究生导师，1983 年毕业于青岛医学院临床医学系，1983 年至 2005 年于山东省医学影像研究所工作，2005 年于青岛大学医学院附属医院放射科工作，2006 年至 2016 年任青岛大学医学院附属医院放射科副主任兼任崂山院区放射科主任。曾任山东省医师协会放射学科分会第二届委员会副主任委员。

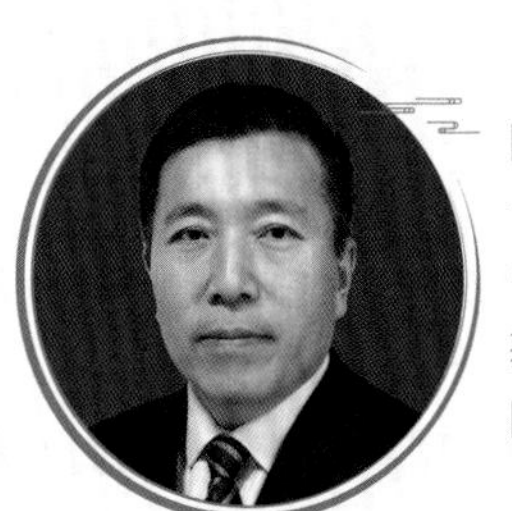

图 2-1-53　张传玉

1964 年 9 月出生。主任医师，硕士研究生导师。1987 年毕业于青岛医学院临床医学系，2001 年获硕士学位。2016 年 4 月起，任青岛大学附属医院放射科副主任兼东区（崂山院区）放射科主任。

2. 崂山院区乳腺影像科

2012 年 6 月 9 日，乳腺影像科正式成立，位于东院区（现崂山院区）乳腺中心内，隶属于放射科和乳腺病诊疗中心下属的四级学科（病区）。乳腺影像科成立时共有 4 名专业技术人员：林青、费洁、崔春晓、李丽丽，林青任主任（详见第三章第四节），配备设备包括数字乳腺三维断层 X 线摄影机（Hologic Selenia Dimension 3D system）1 台，多功能立体定位穿刺活检床（MultiCare Platium）1 台，西门子 S2000 彩色多普勒诊断仪和日立 750 彩色多普勒诊断仪各 1 台。PCAS/RIS 系统与本部无缝连接。能够开展的主要工作：乳腺 X 线摄影和术前定位、乳腺超声检查与诊断。医院聘请德国马尔（Marl）市立医院放射科原主任 Dieter Apitzsch

教授为顾问，德国海德堡大学妇产医院乳腺影像科原主任 Hans Junkermann 教授为名誉科主任。

2019 年 4 月，陈静静任乳腺影像科副主任（主持工作），共有专业技术人员 8 名，其中医师 6 名、影像技师 2 名。医院调整乳腺影像科行政隶属关系归乳腺中心管理。2020 年至 2021 年科室新增 GE E9 彩色多普勒诊断仪 1 台，迈瑞 Resone 7s 彩色多普勒诊断仪 1 台。

科室先后承担 4 项不同级别课题，包括：国家科学技术部重点研发计划课题子课题“乳腺癌、宫颈癌筛查及干预技术研究”（林青，2016 年 9 月至 2021 年 12 月）；山东省医学会临床科研专项基金项目“多模态影像组学对年轻女性乳腺癌的诊断及新辅助化疗疗效的预测评估”（边甜甜，2021 年 2 月至 2022 年 12 月）；山东省教学厅课题“双导师制模式在非全日制医学专业学位研究生教育中的应用探索－基于影像医学”（林青，2012 年至 2014 年）；青岛市科学技术局课题“乳腺癌免疫组化受体表达与影像学表现的相关性研究”（林青，2014 年至 2016 年）。在专业核心期刊和 SCI 发表论文合计 26 篇，其中中华级期刊论文 8 篇，SCI 收录论文 6 篇。培养研究生 17 名。

历任乳腺影像科主任简介

2012 年 6 月至 2019 年 4 月，林青任乳腺影像科主任（图 2–1–54）。

2019 年 4 月，陈静静任乳腺影像科副主任（主持工作）（图 2–1–55）。

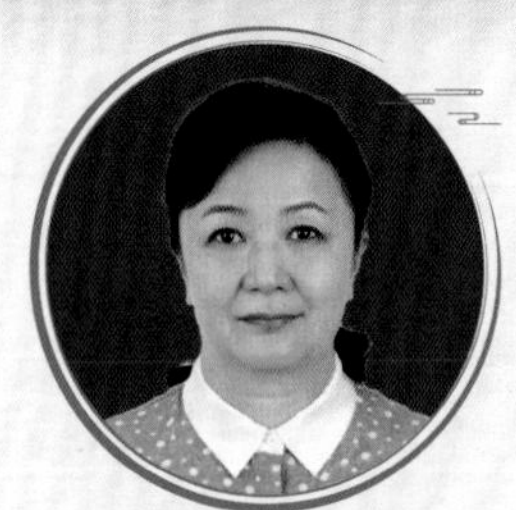

图 2–1–54　林青

1964 年 8 月出生。医学硕士，主任医师，硕士研究生导师。2012 年 6 月至 2019 年 4 月，任乳腺影像科主任（详见第三章第四节）。

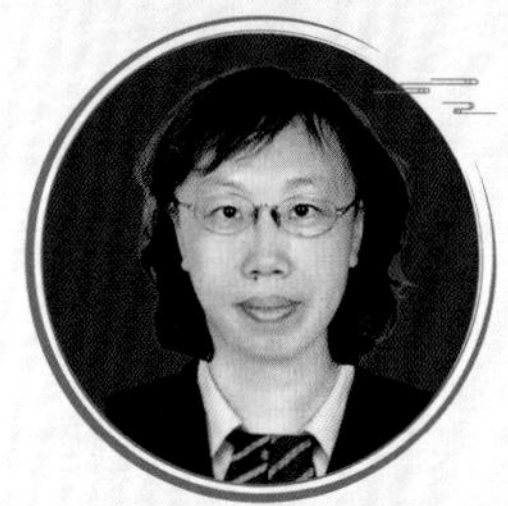

图 2–1–55　陈静静

1972 年 4 月出生。医学硕士，副主任医师，硕士研究生导师。2019 年 4 月，任乳腺影像科副主任主持工作。

（史料收集人：林　青）

3. 黄岛院区放射科

青岛大学附属医院黄岛院区，又名青岛市西海岸医院，坐落在青岛市经济技术开发区，于 2011 年 7 月 10 日正式开业。2011 年 5 月，青岛大学医学院附属医院黄岛院区放射科成立。科室有员工 24 人，其中主任医师（教授）1 人，副主任医师（副教授）1 人，主治医师 3 人，住院医师 4 人，技师 9 人，主管护师 2 人，护师 1 人，登记员 3 人。隋庆兰任青岛大学医学院附属医院放射科副主任兼黄岛院区放射科主任，何树岗任黄岛院区放射科副主任。拥有大型医疗设备 10 台，其中 GE 3.0T SIGNA HDXT 磁共振机 1 台，飞利浦 BRILLIANCE iCT 256 层 CT 机 1 台，飞利浦 16 层螺旋 CT BRILLIANCE16 和美国 GE Brightspeed Elite 16 机各 1 台，飞利浦单板 Digital Diagnost DR 机 1 台，美国锐珂双板 DR7500 1 台，西门子乳腺钼靶 X 线机 MAMMOMAT Inspiration 1 台，岛津 MUX-100DJ 移动 DR 机 1 台，日立平板多功能数字胃肠机 CURE VISTA 和西门子 ICONOSR200 数字胃肠机各 1 台。配备有办公室、PACS 室、示教室等功能区域。

2016 年 4 月，刘吉华任青岛大学附属医院放射科副主任兼黄岛院区放射科主任，周晓明任副主任。科室有员工 41 人，其中主任医师 / 教授 2 人，副主任医师 / 副教授 5 人，主治医师 8 人，住院医师 2 人，主管技师 2 人，技师 12 人，副主任护师 1 人，主管护师 2 人，护师 3 人，登记员 4 人。其中拥有博士学位 2 人，拥有硕士学位 15 人，其余人员为本科及专科学位。2016 年引进的 GE 1.5T SIGNA HDXT 磁共振机 1 台，联影 UDR360I 移动 DR 1 台。2016 年查体中心开业，引进美国 GE 16 排螺旋 CT 1 台，锐珂 VX3739-SYS 单板 DR 1 台，承担健康查体任务。2017 年，引进锐珂 DRX-EVOLUTION PLUS 单板 DR 1 台。2018 年和 2019 年引进 GEOPTIMA CT670 64 排 CT 2 台。共拥有大型医疗设备 17 台。

2019 年 3 月 25 日，医院改称青岛大学附属医院西海岸院区，冯卫华任青岛大学附属医院放射科副主任兼西海岸院区放射科主任，周晓明任副主任。2019 年 4 月新安装西门子 Skyra MR 设备 1 台。2020 年 1 月 20 日，山东省首例新型冠状病毒性肺炎患者入住西海岸院区感染科，医院成为青岛市新型冠状病毒性肺炎重症患者收治定点医院。科室设立专用 CT 机房，设置缓冲间，优化细化岗位职责、操作流程和消毒管理措施，采取“专人上机，一岗一策”防控方案，截至 3 月底共完成新型冠状病毒性肺炎确诊患者 25 例合计 93 项检查，每例患者检查后严格终末消毒，严防交叉感染。2020 年 4 月以后疫情进入常态化防控阶段，发热专用 CT 机房坚持专机专用，共筛查住院患者 605 人次、感染隔离患者 4006 人次。10 月初，科室配合医院将 1 台 CT 机移至新型冠状病毒性肺炎隔离病房，专机专用于新型冠状病毒性肺炎确诊患者，并进驻技师专职检查。

2020 年 8 月，引进迈瑞 MobiEye700A 移动 DR 1 台。2020 年 12 月，为应对新型冠状病毒性肺炎疫情，引进联影 uCT528 车载 CT 1 台（现放置于市南院区使用）。

截至 2021 年 12 月，西海岸院区放射科共有职工 53 人，其中主任医师 2 人，副主任医师 4 人，主治及住院医师 13 人，技师 23 人，护士 6 人，医辅工勤等人员 5 人。拥有博士学位 2 人，硕士学位 18 人。现任主任是冯卫华（简介见第三章第四节）。拥有大型医疗设备 21 台。

历任放射科主任简介

2011 年 5 月，隋庆兰任青岛大学医学院附属医院放射科副主任兼黄岛院区放射科主任（图 2-1-56）。

2016 年 4 月，刘吉华任青岛大学附属医院放射科副主任兼黄岛院区放射科主任（图 2-1-57）。

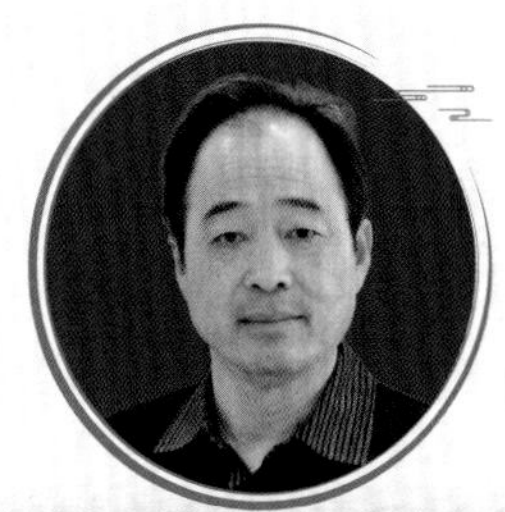

图 2-1-56　隋庆兰

1959 年 10 月出生。主任医师、教授、硕士研究生导师。1983 年 8 月本科毕业于青岛医学院医学系。2011 年 5 月至 2016 年 4 月任青岛大学医学院附属医院放射科副主任兼任黄岛院区放射科主任（详见第三章第四节）。

2019 年 3 月，冯卫华任青岛大学附属医院放射科副主任兼西海岸院区放射科主任（图 2–1–58）。

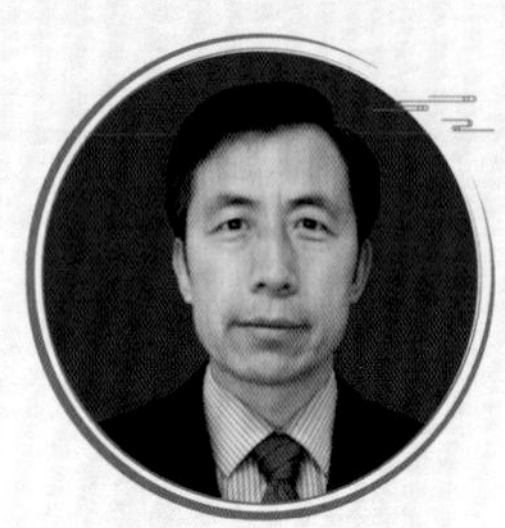

图 2–1–57 刘吉华

1963 年 4 月出生。主任医师、教授、博士研究生导师。1984 年于青岛医学院本科毕业，1990 年获硕士学位。2016 年 4 月至 2019 年 3 月，任青岛大学附属医院放射科副主任兼黄岛院区放射科主任（详见第三章第四节）。

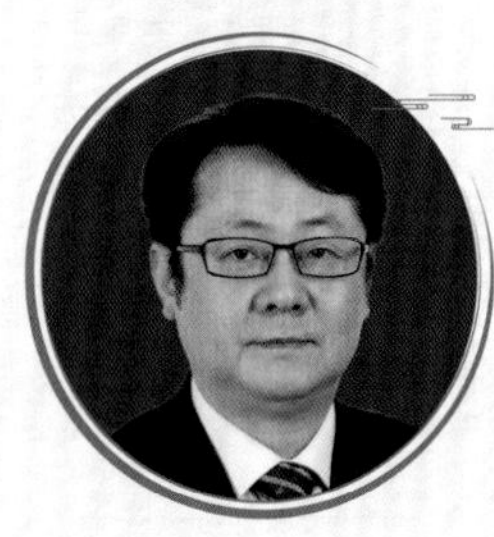

图 2–1–58 冯卫华

1965 年 12 月出生。主任医师，教授，硕士研究生导师。1987 年于青岛医学院医疗系本科毕业，2001 年获硕士学位。2019 年 3 月起，任青岛大学附属医院放射科副主任兼西海岸院区放射科主任（详见第三章第四节）。

（史料收集人：徐文坚、刘吉华、隋庆兰、冯卫华、杨　青、林　青、郝大鹏）

4. 平度院区放射科

青岛大学附属医院（平度院区）于 2020 年 12 月 19 日正式开业，放射科共有员工 21 人，其中医师 8 人（副主任医师 3 人，主治医师 1 人，住院医师 4 人），影像技师 7 人，护士 3 人，登记员 3 人。科室共有影像检查设备 8 台，包括 GE3.0T 磁共振扫描仪 1 台，飞利浦 256 层 iCT 1 台和 16 排 CT 1 台，西门子胃肠机 1 台，数字乳腺 X 线机 1 台，西门子 DR 2 台及移动 DR 1 台。PACS/RIS 与总院网络共享。

2021 年 5 月，由于新型冠状病毒性肺炎疫情防控需要，新增朗润 16 排方舱 CT 1 台，专用发热患者 CT 检查。查体中心新增 GE 62 排 CT 1 台，由放射科负责管理与使用。新增联影 1.5T MR 1 台。

截至 2021 年 12 月 31 日，平度院区放射科共有职工 23 人，其中副主任医师 3 人，主治及住院医师 5 人，技师 7 人，护士 3 人，医辅工勤等人员 5 人。影像检查设备 11 台，包括 MR 2 台，CT 4 台，DR 2 台，移动 DR 1 台，数字胃肠造影机和数字乳腺 X 线摄片机各 1 台。放射科各项常规业务全面开展，包括全身各部位平片摄影，床旁 X 线摄影，乳腺摄影，消化道钡餐造影及各种 X 线造影。全身各部位 CT 平扫及动态增强扫描，CT 血管造影、小肠造影，肺小结节 CT 三维成像等特色技术，MPR、MIP、VR 等各种后处理重建技术。全身各部位 MR 平扫及增强扫描，DWI、MRS、ASL 等检查。

历任放射科主任简介

2020 年 11 月起，高远翔任青岛大学附属医院放射科副主任兼平度院区放射科主任（图 2–1–59）。

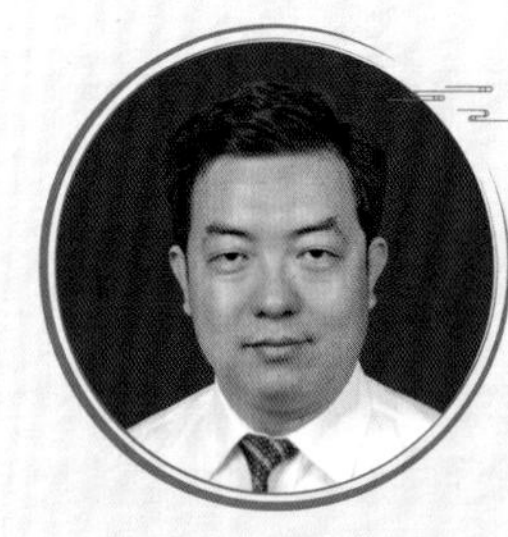

图 2–1–59 高远翔

1976 年 6 月出生。医学硕士，副主任医师，2020 年 11 月起，任青岛大学附属医院放射科副主任兼平度院区放射科主任。

（史料收集人：刁晓鹏）

5. 市北院区放射科

原属中国南车集团（青岛）四方机车车辆厂职工医院，2014

年正式并入青岛大学医学院附属医院，命名为“市北院区”。2014 年 9 月 26 日开业，放射科单元未单独行政设置，归总院放射科管理，时任放射科主任的徐文坚教授及科务会委托周启鸿医师负责市北院区日常工作。配置有影像设备 2 台，包括 GE 16 排 CT 1 台，Philips DR 1 台。工作人员包括技师周启鸿、任继钢和护士董璞，医师由市南院区委派医师轮换值班。

（史料收集人：李培莹）

二、青岛市市立医院医学影像科

（一）青岛市市立医院（本部）医学影像科

1. 历史沿革

青岛市市立医院始建于 1916 年，其前身为新町医院，后改为普济医院，1921 年称胶澳商埠医院，1981 年正式定名为青岛市市立医院。

1934 年 10 月，医院购进西门子公司 X 线机 1 台，设立 X 光室。于 1934 年 11 月安装完毕后，投入临床使用，开展 X 线诊断业务。放射科有 1 间 X 光室并兼做办公室，技师 2 名。1942 年设立理疗室，X 光室隶属该室。1946 年医院设理疗科，X 光室遂归属理疗科。在此时期，放射科有 1 间检查室兼办公室。

1952 年，X 光室独立，改称为放射科，乔林任负责人。

1958 年至 1964 年，王希铢任负责人。

1964 年至 1974 年，辛复兴任放射科副主任主持工作（1975 年至 1976 年，调肿瘤医院工作）。

1975 年至 1976 年，王宗信任副主任主持工作。

1977 年至 1982 年，辛复兴任副主任主持工作。1981 年至 1983 年，吴新彦、王宗信任副主任。

1988 年 9 月至 1993 年 8 月，吴新彦任放射科主任，王宗信任副主任。

1994 年，组建介入放射科，吴新彦任放射科主任兼介入放射科主任，王宗信任放射科副主任兼介入放射科副主任。1991 年至 1994 年，杨全明任放射科副主任。

1994 年，放射科更名为影像诊断科。1994 年 5 月至 1996 年 6 月，王宗信任放射科和介入放射科主任。1994 年 6 月，安丰新、姜立民任放射科副主任。

1994 年 11 月 18 日，成立青岛市医学影像中心，耿洪业院长兼任医学影像中心主任，王宗信任副主任。

1996 年 6 月，安丰新任影像诊断科兼介入放射科副主任，主持工作，姜立民任副主任。

1997 年 6 月，介入放射科自影像诊断科分出，成为独立科室。

1997 年 6 月至 2005 年 9 月，安丰新任影像诊断科主任，姜立民、张通任副主任。1998 年 4 月，超声室从影像科分出并入特检科。

2005 年 10 月，张通任影像诊断科副主任主持工作。2005 年 12 月，东院区建成，影像诊断科总面积约 2200 平方米。

2006 年 6 月，张通任市立医院医学影像部副主任主持工作，陈祥民、王莉、姜立民任副主任。陈祥民负责东院区影像科工作，王莉负责本部影像科（含人民医院院区）工作，姜立民负责东院区干部保健中心、体检中心影像科工作。

2007 年 3 月，青岛市市立医院（青岛市立医疗集团）平行设置本部影像科和东院区影像科。陈祥民任本部影像科主任，王国华任副主任；张通任东院区影像科主任，姜立民任副主任。2009年4月，王国华调任东院区影像科副主任；刘增胜、王钦习任本部影像科副主任。

2011年4月，陈祥民调任青岛市市立医院东院区影像科主任。2011年5月，郁万江任本部影像科主任。

2013年3月，王国华任本部影像科主任，刘增胜、王钦习任本部影像科副主任。郁万江任东院区影像科主任。

2020年8月，刘增胜、王钦习不再担任本部影像科副主任职务，张雪辉、方明担任本部影像科副主任。

2. 人员概况

新中国成立前，X光室仅有X线技师2人。新中国成立后随着设备的不断引进、更新，医疗业务也不断发展。随着放射专业人员逐年增加，从事放射专业工作人员的业务素质、学历结构也在不断提高和改善。20世纪50年代有主治医师1人，住院医师（技师）6人；20世纪60年代有主治医师2人，住院医师8人，技士2人；20世纪70年代有副主任医师1人，主治医师4人，住院医师2人，技士8人，登记员1人。

1982年以后，医学院校毕业的大学生逐渐成为放射诊断医师的骨干和中坚，改变了放射科的学历构成，医技人员达46人。

1991年后，随着1.5T MR设备的引进、维修组的成立，人员不断增加。1994年11月18日，成立了青岛市医学影像中心，此时影像科设置了以下10个组：普通X线诊断组、普通X线技术组、胃肠组、B超组、彩超组、CT组、DSA组、MR组、维修组、登记资料组。

1997年，科室医、技、护人员已达63人，后因工作需要，介入放射和超声相继从影像科分离出，随后，科室接收了原青岛市建材医院、青岛市建工医院及青岛市中医医院的放射科人员。

2001年年底，接纳了核工业部疗养院放射科部分医务人员。为了便于管理，放射科工作单元分为MR、CT、胃肠、普通X线诊断、X线技术、登记组及护理组。诊断医师按专业系统分为骨关节组、胸组、腹组、神经组，使其按大致的分工对相关系统疾病的影像诊断专业学习有所侧重和深化。

截至2001年12月，科室有医技人员45人，其中主任医师3人，副主任医师9人，主治医师9人，住院医师5人，主管技师7人，技师7人，主管护师3人，其余2人。2005年年底，影像科工作人员54人，其中主任医师2人，副主任医师9人，主治医师14人，住院医师5人，主管技师11人，主管护师3人，技师10人。截至2013年12月，科室共有在职人员35人，其中正高1人，副高6人，博士学位2人，另有硕士6人。设有CT室、MR室、普通放射室、查体中心放射室等二级科室。

截至2020年12月31日，科室共有工作人员47名，其中医师24名，技术人员18名，护理人员5名。

3. 主要设备概况

1974年，引进岛津1000 mA X线诊断机。1984年7月，引进CT机。后陆续购置GE 9000 CT机1台，西门子Plus-4螺旋CT机1台（1997年），GE Signa 1.5T MR设备1台，岛津DAR-1200C DSA 1台，岛津VS-10型800 mA摇篮床1台，岛津1250型500 mA遥控床1台，岛津AX fast 500 mA数字胃肠机1台，GE TH-600数字胃肠机1台，岛津125L 500 mA摄片机1台，岛

津 XUA150L 500 mAX 线摄片机 1 台，GE R-500 X 线摄片机 1 台，西南 KB 500 型 X 线机 1 台，XG-500 X 线机 1 台，XG 200-X 线机 1 台，岛津 Me12SL-30 床边机 1 台，D-103 型颌面体层摄影机 1 台，飞利浦 MR 4000 乳腺摄影机 1 台，柯达 Plus4 CR 1 套等。2004 年 8 月，新购入 Siemens 16 排螺旋 CT 1 台。自 2006 年至 2011 年 6 月，新增岛津 DR 1 台，岛津数字胃肠机 1 台，岛津床旁 X 线机 2 台。2011 年 11 月，引进飞利浦 Brilliance 纳米 128 层螺旋 CT 1 台。

截至 2020 年 12 月 31 日，共有影像设备 16 台，其中 GE Revolution 256 排螺旋 CT 机等 5 台，GE Discovery MR750 3.0T、Siemens Aera 1.5T MR 设备各 1 台，DR 5 台，数字化三维断层融合乳腺机 1 台，胃肠特检机 2 台，QCT 1 台。

4. 医疗工作

新中国成立前，X 光室只有 30 mA 和 100 mA 两台 X 线机，业务范围仅限于摄片，胶片需由临床医师自阅，X 光室不写报告。每日透视约 10 人次，拍片 2 ~ 5 人次。新中国成立后，放射诊断工作逐渐发展，开始做胃肠道造影检查。

20 世纪 50 年代后期，摄片业务扩大到胸腹部、四肢关节、脊柱、头颈颌面部等。同时还开展钡灌肠检查与钡剂灌肠整复肠套叠；泌尿系检查开展逆行或静脉法尿路造影；呼吸系统开展支气管造影；肝胆系统开展口服法、静脉法胆系造影及 T 管造影等。

20 世纪 60 年代，为了配合眼科进行眼球异物手术的需要，开展了改良斯维法进行眼球异物定位。以手拉片摄影方式，开展了脑室、脑血管造影，肢体动脉、静脉造影，腔静脉造影等。妇科方面进行胎儿摄影、子宫输卵管造影等。自制器具，开展空气灌肠整复肠套叠。此期间，还开展了腮腺、颌下腺、膝关节、腕关节造影术。60 年代中期，开始用一般 X 线做乳腺摄影。

20 世纪 70 年代初，开展脊髓造影、眼眶薄骨位片。70 年代中期，乳腺摄片采用了 Egou 氏法，改进了乳腺管造影。1974 年，由于引进了配有快速换片设备的 1000 mA 大型 X 线机，科室开始开展心血管造影及各种血管造影，改进了心脏常规三位相与心脏记波摄影，并进行了高电压拍片、放大摄影，用多轨迹体层 X 线机开展各种体层摄影。此期间，肝胆外科引进内窥镜，配合其进行了内窥镜逆行胰胆管造影，并开展了经皮穿刺胆管造影、胆囊功能改变观察的科研工作。此外，科室还配合口腔科在 X 线下观察下颌生理运动。

20 世纪 80 年代中期，先后引进 3 台 B 超机，主要用于腹部脏器、甲状腺、乳腺等部位病变检查。

1983 年，在山东省最先引进全身 CT 机，型号 GE 7020，于当年 8 月 28 日正式开机。1988 年引进 GE 9000 全身 CT 机。

20 世纪 90 年代为放射科蓬勃发展的时期。1991 年普通放射线能开展的项目已达数十项，除常规透视和小肠导管法造影、逆行胰胆管造影外，还开展了冠状动脉造影、支气管造影、乳腺导管造影、颞颌关节造影、椎管造影、椎间盘髓核造影、逆行子宫输卵管造影、静脉 / 逆行尿路造影、泪腺造影等多种特殊造影，以及各个部位、各种位置的摄片拍摄和体层摄影、曲面体层、乳腺钼靶摄影等。

1991 年，引进 DSA 1 台，开展脑血管造影、肝动脉造影及肝癌栓塞化疗。1992 年后，肺、脾的血管栓塞术，盆腔、脑血管的造影及栓塞治疗也逐渐开展。

1993 年 3 月，医院引进 1 台 GE Signa1.5MR，开展了颅脑 MRA 的应用，并对颅脑、颈部和四肢 MRA 进行了有益的探索和尝试，取得了较好的临床效果。1994 年，开展了 MR 液体翻转恢复序列的应用，“液体衰减翻转恢复序列在颅脑 MRI 中的应用”发表在《中国医学计算机成像杂志》1995 年第 3 期。1998 年，开展 MR 水成像检查，为临床胆道、尿路和脊髓疾病提供了一种新的非损伤影像检查方法。

2001 年，医院引进了柯达 CR 1 台。到 2001 年年底，科室影像检查设备基本上全部实现了数字化，为 PACS 网的建立奠定了基础。

2004 年 8 月，购入 Siemens16 排螺旋 CT 后，陆续开展了心脏、颅脑、体部及四肢动静脉等 CT 血管造影，以及其他系统、器官的计算机后处理成像。

2008 年实施非血管法介入技术，被评为市级特色专科。

2011 年 11 月，引进荷兰 Phillips 64 排 128 层纳米 CT 并投入使用。相继开展颅脑及肝脏、直肠肿瘤的 CT 灌注检查和更全面的图像三维后处理，为临床诊治提供更多有用的信息。

5. 教学工作和人才培养

1952 年起，放射科开始接受全国各地的进修医师（图 2-1-60）。进修内容包括普通放射、CT、超声、DSA 和 MR。特别是 20 世纪 90 年代以后，一些国内著名院校如复旦大学附属中山医院、大连医科大学附属第一医院、新疆医科大学第一附属医院先后派人来该科进修 MR 操作和诊断。截至 2015 年 12 月 31 日，来进修人员达 600 余人次。

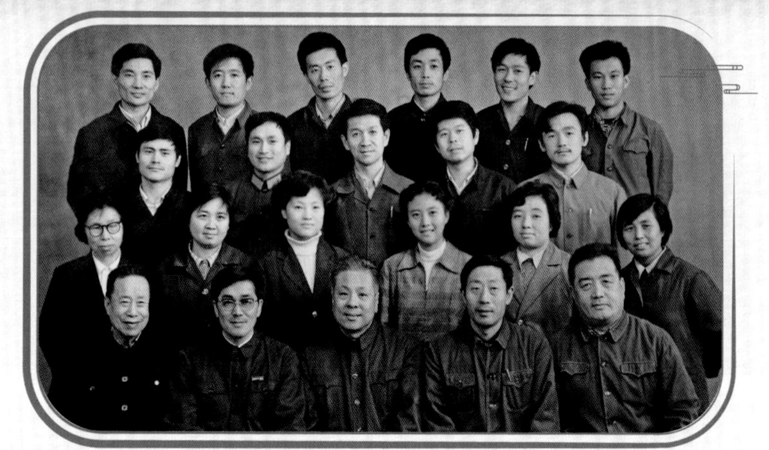

图 2-1-60　进修学员结业前与青岛市市立医院放射科老师合影留念（1984 年 10 月）

前排左起：朱钦范、吴新彦、辛复兴、王宗信、徐兆华；
第二排左起：张丽洁、胡舜华、张玉志、张通、丁国荣、毛素芳；
第三排左起：王国胜（学员）、佚名（学员）、陈瑞霖、朱相宁、李勤力（学员）；
第四排左起：刘民安、刘红光（学员）、王胜国、赵鲁豫（学员）、迟国安、曹玉汉（学员）。

1961 年，科室开始担负青岛医学院本科生的实习带教任务。一般每批 5 人，实习两周，直至 1966 年停止。

1964 年，放射科成立青岛医学院放射学第二教研组，辛复兴任主任，吴新彦任秘书。

1973 年至 2000 年，先后承担 5 所省、市内高等院校和中专的放射专业实习生带教任务，每期 3 ~ 5 人，历时 3 ~ 12 个月。

1986 年，放射科承担青岛医学院医学影像专业、体部 CT 及部分超声诊断授课任务。由吴新彦、杨全明、张通担任授课教师。

1987 年，开始全年接收青岛医学院放射系学生实习，每期 7 名。

科室对住院医师和年轻医师制定了五年培养计划，对具有一定水平的医师先后选派至北京、上海、天津、济南等地区的重点医院进修 30 余人次。1991 年 6 月至 1991 年 7 月，王宗信、迟国安赴日本进行 DSA 的短期学习。1992 年 6 月至 1992 年 9 月，吴新彦、安丰新、王萍赴美国威斯康星大学学习 MR 诊断及操作。2005 年 3 月，张通赴维也纳参加欧洲放射学会年会并短期学习。2006 年 1 月至 2006 年 2 月，张通赴日本国立癌症中心影像部进行学术交流。在 2006 年、2007 年和 2009 年，科室分别派出 1 名医师到天津医科大学总医院放射科、上海市华山医院进修。

1996 年，青岛市市立医院成为青岛大学医学院的附属临床医院，随之成立了医学影像教研室。安丰新任教研室副主任，主持工作；姜立民、张通任副主任；王国华任教学秘书。医学影像教研室设 8 名兼职教授及副教授。

1997 年起，放射科承担起青岛医学院影像专业成人高校班、医疗大专班，以及本科医学专业影像诊断课程的理论教学工作，由张通、王国华、姜立民担任授课教师。

1998 年起，放射科承担青岛卫生学校影像班的专业课教学任务，由张通、王国华担任授课教师。

2001 年 7 月，医学影像学教研室被泰山医学院评定为医学影像学硕士学位培养点，安丰新、张通、王国华受聘为泰山医学院影像学硕士研究生导师。2002 年，该科接收第一名硕士研究生陈绪珠，于 2004 年顺利毕业。2002 年、2003 年张通和王国华分别被聘为青岛大学医学院医学影像学硕士研究生导师。截至 2001 年，科室 5 名医师接受原学历上的再教育，如专升本教育等。4 名医师在北京天坛医院及青岛医学院就读硕士研究生，有 2 名医师考入国家重点院校的研究生。

6. 科研工作和学术交流

（1）科研课题

1982 年，科室参与的下颌生理活动的 X 线研究，获山东省科学技术成果奖三等奖。

1983 年，科室参与研究的 PS 型胃肠双重造影硫酸钡制剂获中华人民共和国农、牧、渔业部级，农、牧、渔业技术改进奖二等奖。

1991 年，吴新彦等的石棉肺 CT 诊断研究获山东省医学科学技术进步奖二等奖，青岛市医学科学技术进步奖二等奖，青岛市科学技术进步奖三等奖。

1992 年，吴新彦等的胸部结节病临床 X 诊断获青岛医学科学技术进步奖二等奖。

1993 年，吴新彦等的肝豆状核变性、脑 CT 改变及其临床意义获青岛市医学科学技术进步奖二等奖，青岛市科学技术进步奖二等奖。

1996 年，安丰新等的液体衰减翻转恢复序列在颅脑 MR 中的应用获青岛市卫生局科学技术进步奖三等奖。

2008 年，王国华等的军事应激条件下装甲与核潜艇官兵心身健康影响因素与干预措施研究获中国人民解放军科学技术进步奖二等奖。

2009 年，姜立民，王国华，张通等的国人脊髓圆锥位置的 MR 成像（MR）研究获青岛市科学技术进步奖二等奖。

2013 年，宋修峰、王国华、冯磊等的前视路病变对视觉系统结构 – 功能影响：DTI 和 fMR 联合研究获青岛市科学技术进步奖三等奖。

截至 2013 年 12 月，全科获发明专利和实用新型专利共达 17 项。

（2）论文和著作

1959 年至 2013 年 12 月，科室在省级以上刊物发表专业论文 442 篇，其中 SCI 收录论文 1 篇，国家级期刊论文 218 篇，省级期刊论文 224 篇。任主编、主译、副主编及参编专著 48 部。

（3）学术交流

1959 年至 2013 年 12 月，科室共有 300 余人次参加了国际、全国、全省的放射及超声专业的学术会议。60 余篇论文在学术交流会上获优秀论文。

1979 年青岛市医学会恢复工作后，青岛市市立医院作为青岛市市医学会放射学分会主任委员单位，先后组织主办了 22 期青岛医学会放射学分会年会（见青岛市医学会放射学分会资料部分）。主办的有记载的其他学术活动如下。

1975 年 8 月，在青岛市东方饭店、青岛纺织工人疗养院，荣独山教授作讲座并进行疗养。

1994 年 6 月 29 日，于青岛市市立医院礼堂举办读片会，读片 32 份。主持人：曹来宾、沈荣庆、吴新彦。

1994 年 9 月 13 日，中华医学会放射学分会、先灵公司、青岛市医学会放射学分会联办的先灵造影剂临床应用研讨会在青岛市东方饭店召开，到会 50 余人，徐家兴、Dr. Weinmann、吴新彦等做学术报告。

1996 年 4 月 21 日至 27 日，在青岛核工业部疗养院举行了华东六省一市第二届医学影像学学术论文交流会。组织委员会成员：陶慕圣、陈星荣、华伯埙、钱铭辉、刘子江、李章钧、刘仁、王乐桢、徐季顾、吴新彦。到会代表 200 余人。

1998 年，邀请加拿大神经外科学会主任委员就神经介入与康复进行了学术交流。

2004 年 4 月 16 日至 18 日，在山东省青岛疗养院举行了山东省（青岛）骨关节疾病影像诊断读片讨论会（青岛市医学会放射学分会、青岛市骨伤科医院合办）。

2005 年 10 月 27 日，在青岛市市立医院学术厅举行了青岛市国际放射学术交流会。邀请日本国立癌症中心影像部主任、世界著名放射专家森山纪之教授、东芝公司藏琳忠一来我院就胃肠及腹部影像方面作讲座。

（二）青岛市市立医院东院区医学影像科

1. 发展概况

东院区影像科组成于 2006 年年初，当时位于 3 号楼（现体检中心检验科处），没有自己独立的科室。东院区门诊病房大楼落成后，始迁于门诊楼一楼。2006 年 7 月，东院区影像科正式成立，下设 CT 室、MR 室、普通放射诊断室、普通放射技术室 4 个临床二级科室。张通任医学影像部副主任，主持东西两院影像科工作。陈祥民任副主任，负责东院区影像科的工作。时有工作人员 30 人，其中主任医师 2 人、副主任医师 6 人，并配备护士 3 人。

2007 年，陈祥民调任院本部影像科主任。3 月，张通任医学影像部副主任，负责东院区影像科的工作。科室工作人员增至 34 人。

2011 年 5 月，陈祥民任医学影像部主任，王国华任副主任，负责东院区影像科 MR 室的工作。王学淳任副主任，负责普通放射、

CT 室的工作。

2013 年 4 月，郁万江任东院影像科主任，王学淳任副主任；王国华调至本部任影像科主任。

截至 2015 年 5 月，东院影像科共有人员 46 人，其中在职人员 39，返聘人员 5 人，合同人员 2 人。医师 22 人，其中主任医师 3 人，副主任医师 6 人，主治医师 9 人，住院医师 4 人。技师 18 人，其中主治技师 5 人，初级技师 13 人。护士 5 人，主治护士 4 人，初级 1 人。登记 1 人。科室现有 4 个二级科室：CT 室、MR 室、普通放射诊断组、普通放射技术组。

2013 年至今，郁万江任东院区影像科主任，张庆、冯磊任副主任。2020 年至今，朱月莉、徐海滨、周炜任副主任。

截至 2021 年 4 月，东院区影像科共有人员 65 人，其中在职 56 人，返聘人员 9 人。医师 32 人，其中主任医师 3 人，副主任医师 8 人，主治医师 10 人，住院医师 11 人。技师 23 人，其中主治技师 7 人，初级技师 16 人。护士 9 人，其中主治护士 5 人，初级 4 人。登记 1 人。科室现有 4 个二级科室：CT 诊断组、MR 诊断组、普通放射诊断组、技术组，各工作组各负其责，完成日常影像检查工作。

2. 主要设备

截至 2015 年 12 月 31 日，设备有数字化乳腺机 1 台、飞利浦双板 DR 1 台、柯达单板 DR 1 台、西门子 64 排 CT 扫描仪 1 台、GE 3.0T MR 扫描仪 1 台、岛津数字胃肠机 1 台、HOLOGIC 乳腺机 2 台、东软 DR 升级改造 1 台、西门子移动 DR 1 台。2012 年至 2015 年，新增日立平板胃肠机 1 台、GE 能谱 CT 1 台。

截至 2020 年 12 月 31 日，设备有 3.0T 磁共振扫描仪 2 台、1.5T 磁共振扫描仪 1 台，CT 扫描仪 6 台（包括 GE Revolution CT、GE 能谱 CT、64 排 CT）、数字化乳腺机 1 台、飞利浦双板 DR 2 台、柯达单板 DR 1 台、岛津数字胃肠机 2 台、HOLOGIC 乳腺机 2 台、东软 DR 升级改造 1 台、西门子移动 DR 2 台。

3. 医疗工作

依托 Siemens64 排螺旋 CT，青岛地区于 2006 年开展冠状动脉 CTA、全身血管 CTA、颌面部创伤三维重建等检查。GE 3.0T MR 的投入使用，开展了颅脑功能成像、腹部及盆腔的大视野三维 MR 成像等检查，拓展了 MR 检查范围。2008 年，科室开展了经皮磷 -32 球囊介入治疗胆道梗阻微创业务。科室被青岛市卫生局定为青岛市非血管介入特色专科。

2015 年，随着能谱 CT 的安装使用，使较高心率的冠状动脉 CTA 检查逐渐应用于临床，并开展了颅脑 CT 灌注成像、尿路结石成分分析、痛风石成像、肝脏动静脉成像等新技术。

2017 年，QCT 正式安装，可以准确地测量腰椎椎体骨密度、腹部脂肪含量等。

2018 年，引进了 GE Revolution CT，开展了胸腹部、冠状动脉 CTA 联合扫描等新技术，在图像质量与扫描时间方面具有较大优势。

2020 年，为了应对及防控新型冠状病毒性肺炎，又在发热门诊安装了方舱 CT。

4. 科研工作和学术交流

科室自 2006 年起至 2021 年为止，共获得青岛市科学技术进步奖二等奖3项，三等奖1项，山东省科学技术进步奖二等奖1项。

5. 论文和著作

科室自2006年至2021年，共发表论文68篇，其中国家级45篇，省级13篇，论著12部。

（三）市立医院历任放射科主任简介

1952年，乔林任放射科负责人（个人资料待考）。

1958年，王希铢任放射科负责人（个人资料待考）。

1964年，辛复兴任放射科副主任主持工作（图2-1-61）。

1975年，王宗信任放射科副主任主持工作（图2-1-62）。

1977年，辛复兴任放射科副主任主持工作。

1988年9月，吴新彦任放射科主任（图2-1-63）。

1994年5月，王宗信任影像诊断科和介入放射科主任。

1997年6月，安丰新任影像诊断科主任（图2-1-64）。

2005年10月，张通任影像诊断科（次年改为医学影像部）副主任主持工作（图2-1-65）。

2007年3月，青岛市市立医院（青岛市立医疗集团）平行设置本部影像科和东院区影像科，陈祥民任本部影像科主任（图2-1-66），张通任东院区影像科主任。

2011年4月，陈祥民任东院区影像科主任。

2011年5月，郁万江任本部影像科主任（图2-1-67）。

2013年3月，王国华任本部影像科主任（图2-1-68），郁万江任东院区影像科主任。

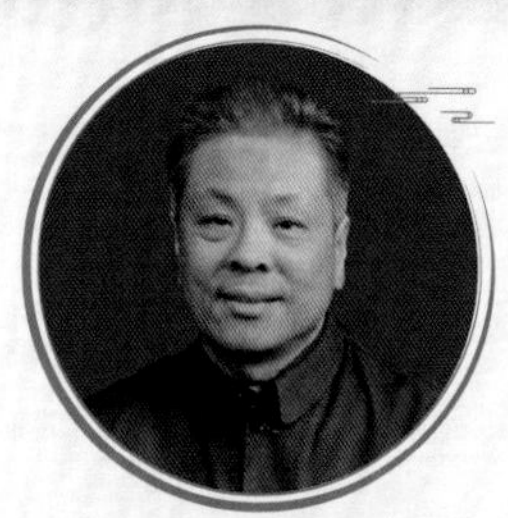

图2-1-61　辛复兴

辛复兴（1923年12月17日至2003年12月10日），主任医师。1948年毕业于山东省立医学专科学校。1964年至1974年，任放射科副主任主持工作。1975年至1976年，调青岛市肿瘤医院工作。1977年至1982年，任青岛市市立医院放射科副主任主持工作。1983年至1988年8月任放射科主任（详见第三章第三节）。

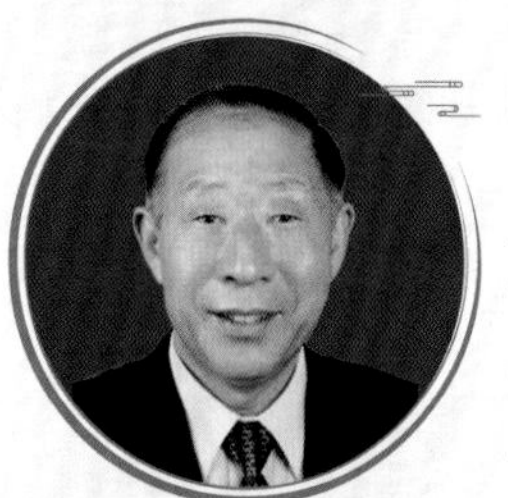

图2-1-62　王宗信

1937年5月出生。主任医师，教授。1964年毕业于青岛医学院医疗系，1975年至1976年，任青岛市市立医院放射科副主任主持工作。1994年5月至1997年6月任放射科和介入放射科主任（详见第三章第四节）。

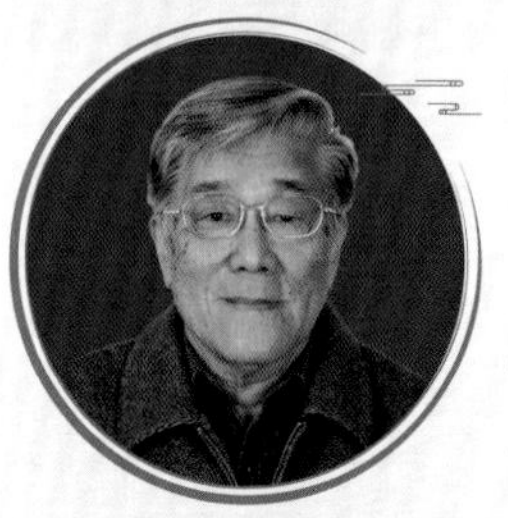

图2-1-63　吴新彦

1933年7月出生。中国共产党党员，主任医师。1957年本科毕业于国立山东大学医学院并留附属医院放射科工作。1988年9月至1994年5月任医学影像科与介入放射科主任（详见第三章第三节）。

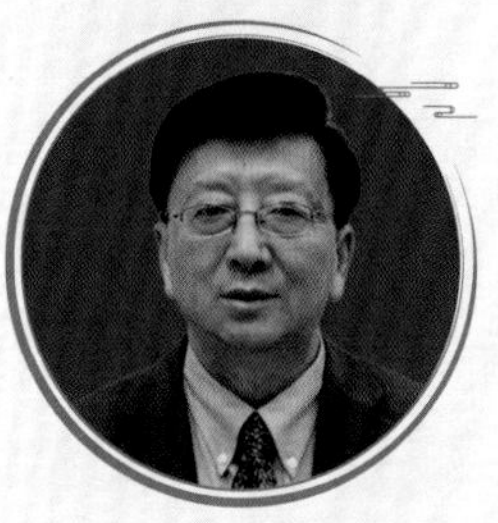

图2-1-64　安丰新

1947年2月出生。主任医师。1997年6月至2005年10月任影像诊断科主任（详见第三章第三节）。

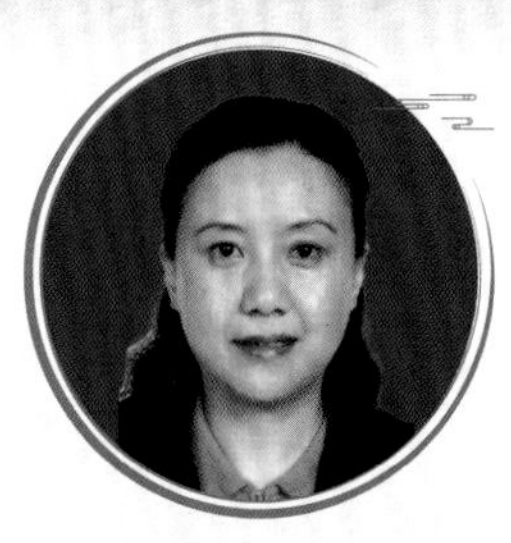

图 2-1-65　张通

1956 年 10 月出生。主任医师，教授，硕士研究生导师。2005 年 10 月至 2007 年 3 月，任影像诊断科副主任主持工作（2006 年改为医学影像部）。2007 年 3 月至 2011 年 4 月，任东院区影像科主任（详见第三章第四节）。

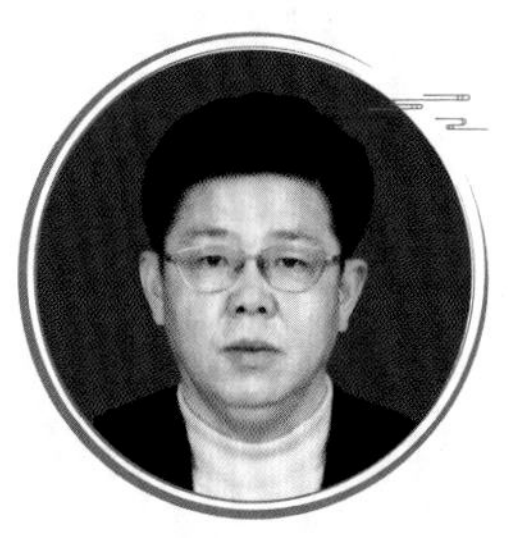

图 2-1-66　陈祥民

1952 年 12 月出生。医学硕士，主任医师，硕士研究生导师。2007 年 3 月至 2009 年 3 月，任青岛市市立医院本部放射科主任；2009 年 4 月至 2011 年 4 月，任本部放射科负责人。2011 年 5 月至 2013 年 2 月，任青岛市市立医院医学影像部主任兼东院区放射科负责人（详见第三章第三节）。

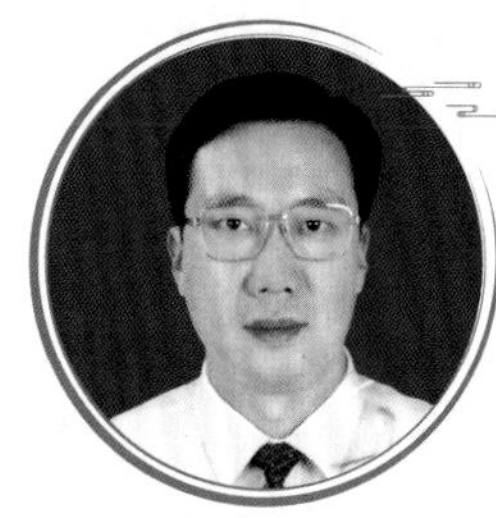

图 2-1-67　郁万江

1967 年 1 月出生。中国共产党党员，医学博士，主任医师，教授，硕士研究生导师。2011 年 5 月至 2013 年 3 月，任青岛市市立医院本部放射科主任。2013 年 3 月至今，任东院区放射科主任（详见第三章第四节）。

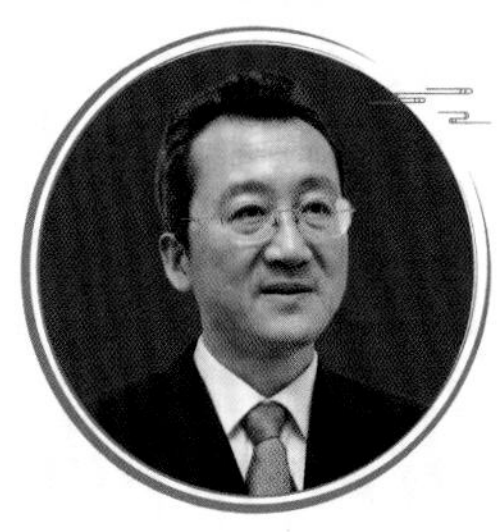

图 2-1-68　王国华

1963 年 5 月出生。医学博士，主任医师，教授，博士研究生导师。1992 年 7 月硕士研究生毕业，2009 年 7 月博士研究生毕业。2009 年 4 月至 2013 年 3 月，任青岛市市立医院东院区影像科副主任。2013 年 3 月至今，任青岛市市立医院本部影像科主任（详见第三章第四节）。

（史料收集人：王国华、张　庆、张　炳）

三、山东大学齐鲁医院（青岛）放射科

山东大学齐鲁医院（青岛）与山东大学齐鲁医院（青岛）影像中心放射科于 2013 年 12 月 26 日同日成立，位于青岛市市北区合肥路 758 号。由齐鲁医院济南院区放射科合并原青岛市骨伤科医院放射科及市北区医院放射科而成，由齐鲁医院济南院区放射科统一管理，工作模式为两院区人员相互交流，涵盖普通放射、CT、MR 及介入放射学科。

放射科位于门诊楼一楼，占地面积 1844.4 平方米，拥有大型医疗设备 19 台，设备明细及启用时间见表 2-1-2。

表 2-1-2　影像设备一览表（截至 2015 年 12 月 31 日）

设备名称	设备型号	生产厂家	启用时间
CT	Briiliance	飞利浦	2013 年
CT	SOMATOM Definition Flash	西门子	2014 年
MR	Achieva 1.5T	飞利浦	2013 年
MR	Ingenia 3.0T	飞利浦	2013 年
DR	Yiso	西门子	2013 年
DR	Yiso	西门子	2013 年
DR	锐珂	锐珂	2014 年
DR	联影	上海联影	2015 年
DSA	Artis zee fioor	西门子	2014 年
DSA	Artis zee fioor	西门子	2014 年
平板移动 X 线摄影系统	MOBILETT XP Digital	西门子	2013 年

续表

设备名称	设备型号	生产厂家	启用时间
平板移动 X 线摄影系统	MOBILETT XP Digital	西门子	2013 年
平板数字胃肠透视机	Luminos Fusion FD	西门子	2013 年
平板数字胃肠透视机	Luminos Fusion	西门子	2013 年
移动式 C 型臂 X 线机	ARCADIS Varic Gen2	西门子	2013 年
移动式 C 型臂 X 线机	ARCADIS Varic Gen2	西门子	2013 年
乳腺机	MAMMOMAT inspiration	西门子	2014 年
C 型臂	SIREMOBRL COMPACTL	西门子	2010 年
C 型臂	OEC 7900K1	GE	2013 年

医院开业之初，英飞达软件（上海）有限公司 INFINITT 的 PACS 系统及东软 HIS 系统安装上线使用，与电子病历信息系统（EMR）、检验信息管理系统（LIS）实时联网，完成从登记、检查、报告书写、影像资料查询、病历与实验室结果查询、门急诊及病房影像资料查询等全部信息化管理。2014 年 12 月，CARESTREAM 胶片自助打印机投入使用。

截至 2015 年 6 月，科室医护人员共 64 人。诊断组 29 人，技术组 27 人，护理组 8 人。其中主任医师 2 人，副主任医师 10 人，主治医师 8 人，副主任技师 1 人，技师及技术人员 26 人，副主任护师 1 人，主管护师 1 人；具有博士学位 3 人，硕士学位 8 人。2013 年，马祥兴任放射科主任（后相继任医院副院长、院长和党委书记），孟祥水任副主任。2020 年 7 月，孟祥水任放射科主任（同时任医院副院长）。

科室先后承办山东省首台绿色 CT 授牌仪式暨西门子高端 CT 研讨会（2014 年 3 月）、山东省医学会第二十二次放射学学术大会、山东省中西医结合医学影像专业委员会第十五次学术交流会暨腹部影像及病理研讨会（2014 年 9 月）、青岛市肺部真菌感染影像研讨会（2014 年 11 月）和第二届齐鲁介入论坛（2015 年 3 月）。

截至 2020 年 12 月 31 日，科室共有工作人员 77 名。其中医师 32 名，技术人员 32 名，护理人员 10 名，其他工作人员（工勤人员等）3 名。共有影像设备 26 台，其中 DR 16 台（包括 4 台移动 DR、5 台 C 形臂、1 台 G 型臂），CT 4 台，MR 2 台，曲面体层机 1 台，乳腺钼靶机 1 台，胃肠特检机 2 台。

历任放射科主任简介

2013 年 3 月至 2020 年 7 月，马祥兴任山东大学齐鲁医院（青岛）影像中心主任、放射科主任、放射教研室主任（图 2–1–69）。

2020 年 7 月至今，孟祥水任影像中心及放射科主任（图 2–1–70）。

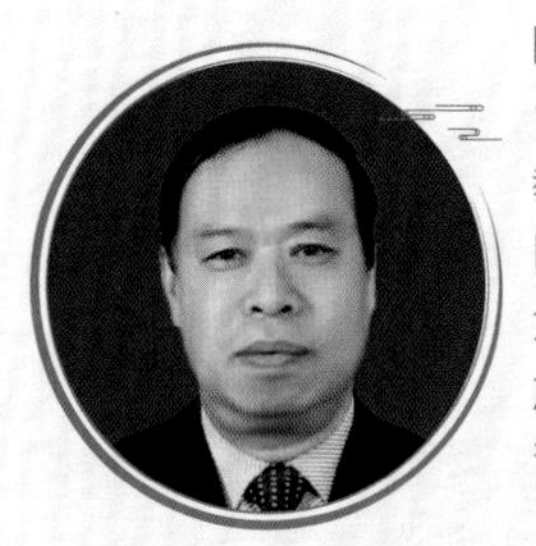

图 2–1–69　马祥兴

1959 年 10 月出生。中国共产党党员，主任医师，教授、博士研究生导师。1983 年本科毕业于山东医科大学。2013 年 3 月至 2020 年 7 月，任山东大学齐鲁医院（青岛）影像中心主任、放射科主任、放射教研室主任。2013 年至 2019 年曾先后担任青岛院区常务副院长、党委书记、党委书记兼院长（详见第三章第二节）。

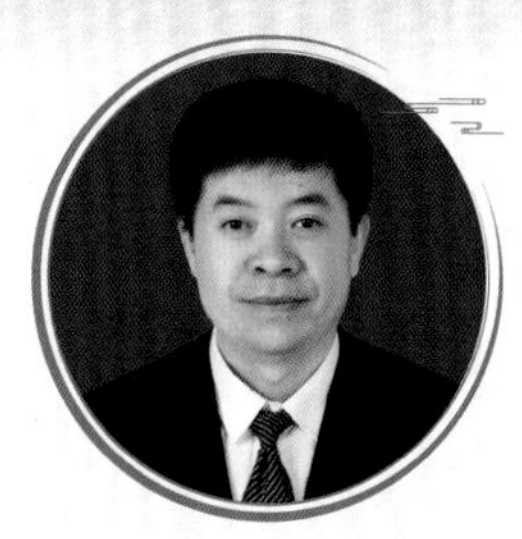

图 2-1-70　孟祥水

1971 年 7 月出生。医学博士，主任医师，硕士研究生导师。2020 年 7 月至今，任山东大学齐鲁医院（青岛）副院长、影像中心及放射科主任（详见第三章第四节）。

（史料收集人：孟祥水、李　慧）

四、青岛市海慈医疗集团医学影像科

（一）历史沿革

青岛市海慈医疗集团（又署青岛市中医医院）由青岛市第二人民医院（后更名青岛市海慈医院）、青岛市中医院和青岛市黄海医院组成。

1. 青岛市第二人民医院

前身为青岛市台东区医院，成立于 1952 年 12 月 8 日，1953 年 1 月 1 日正式对外开诊。建院初期，从外院调入 1 台匹克 30 mA 小型 X 线机，无专职放射人员，所有检查均由临床医师兼任。此时仅能做一般胸部、腹部及四肢关节、骨骼透视，日均检查约 10 人次。

1956 年正式成立放射科，从外院调入 1 台捷克产 100 mA X 线机，装置在门诊一间约 20 平方米的房间内。工作人员仅有技术员 1 人，开展一般透视及摄片，平均每日透视约 30 人次，摄片 5 份左右。

进入 20 世纪 60 年代以后，医院自购国产 200 mA X 线机 1 台，逐渐从外院调入专职放射医师，从院内培训放射技术员。业务范围开始扩大，由一般性检查，发展到胃肠道钡透检查及脊柱、头颅、五官拍片等，并开展了静脉肾盂造影及子宫输卵管造影检查，工作人员也渐增至 10 人。科室先后由王洁华、李仁轩负责，业务骨干为主治医师王希铢。20 世纪 70 年代后期，又先后购进国产 400 mA、200 mA X 线机 3 台。

1980 年，医院迁至海泊桥新址，更名为青岛市第二人民医院。科室正式分为诊断组和技术组两部分，工作人员增至 15 人，李仁轩为负责人。1983 年，王希铢任放射科副主任，主持工作。

1985 年，购置岛津公司产 ZX-30 型 800 mA 遥控胃肠 X 线机 1 台，至此，医院开始了隔室透视检查的新模式。1985 年 8 月，黄树滋任放射科副主任，主持工作。

1988 年 4 月，沈其杰任放射科主任。1996 年 4 月，姜玉青、唐进军任放射科副主任，黄树滋于 1994 年内退。

自建科起，科室先后派出 11 名医师，分别到上海市华山医院、上海市胸科医院、上海市儿童医院、山东省医学影像学研究所、青岛医学院附属医院放射科进修学习。派出 4 名技术员到山东医学影像学研究所、青岛医学院附属医院、青岛市市立医院放射科深造，并有多名医师参加国际和国内各级放射学分会及专科进修班。本科室医师任主编、副主编并由国家正式出版社出版的专著 5 部，在省级以上的医学刊物上发表首作论文 70 余篇，为县市级医院放射科培养进修医师 31 名，为青岛大学医学院医学影像学系、青岛卫生学校、莱阳卫校放射技术班带教实习医师 100 余名。

随着设备的不断更新换代，科室整体技术水平不断提高，逐步改进和完善了 X 线常规检查、特殊造影等检查方法。20 世纪 80 年代后期，逐步开展了低张力气钡双重造影胃肠检查、无压迫法静脉肾盂造影术、脑血管及椎管造影术、经皮肝穿刺胆道造影术和逆行性胰胆管造影术等特殊造影技术，还开展了体部恶性肿瘤、子宫肌瘤等灌注、栓塞术，下腔静脉及下肢动脉栓塞溶栓术，食管、胆道等空腔脏器支架置入等放射介入诊疗技术。

1983年放射科与本院药剂科共同研制出青岛3型双重造影用硫酸钡，并经青岛市东风化工厂生产投入市场。该项成果获1994年山东省科学技术进步奖二等奖。

1983年，在医改开始后，科室管理实行了重大改革，放射科与医院签订了以收抵支、节余提成，全额承包制，一直持续到2001年2月。

1990年10月，在夏宝枢教授（原潍坊市人民医院院长）协助下，经青岛市政府批准，该院与美国国际颐乐公司合作，成立了中外合作青岛颐乐影像诊疗中心，实行董事会领导，由美方刘实先生任董事长，中方张浩基副院长任副董事长，聘任李文华为诊疗中心主任，黄树滋、沈其杰先后任副主任。利用外资先后引进Q90型、太克尼克、GE2060型头部及全身CT机。1992年又引进1250 mA导管床1台，逐步开展了介入性诊疗技术。1996年该机被淘汰，后又引进西门子产1250 mA导管床1台。1996年4月新购日立W-2000型螺旋CT机1台。至此，科室拥有各种大型影像设备，工作人员24人，各级医技人员结构大体合理。1996年顺利通过山东省卫生厅医院等级评审小组有关三级医院影像科室的各项检查指标。截至1999年，青岛市第二人民医院更名为青岛市海慈医院。

2. 青岛市中医医院

青岛市中医医院成立于1954年，1969年成立放射科，姜卫东为当时科室负责人，1976年被正式任命为科主任，1985年调至门诊部工作，由何会昌任科室副主任。

1988年任命陈瑞霖为科主任，杨洪平为副主任。

1999年青岛市中医院与青岛市海慈医院合并，青岛市中医院放射科解体，除杨洪平1人到海慈医院放射科工作外，其余人员全部合并到青岛市市立医院放射科工作。

3. 青岛市黄海医院

青岛市黄海医院成立于20世纪50年代末期，于1977年成立放射科，相继安装国产200 mA和400 mA X线机各1台。徐法卿为放射科负责人，于2005年合并到海慈医院放射科工作。

1999年12月18日，青岛市海慈医院、青岛市中医医院、青岛市黄海医院共同组成青岛市海慈医疗集团。为了适应新形势下医疗卫生深化改革的需要，经青岛市海慈医疗集团批准，放射科、超声科及颐乐影像诊疗中心于2001年3月1日合并，成立了青岛海慈医学影像中心。夏宝枢教授任中心董事长，李文华任中心主任，吴胜民、唐进军、念丁芳、孙青、曹庆选、王立忠分别任放射科、技术工程科、介入科、超声科、CT-MR科主任，崔嶷任护士长，纪洋任中心主任助理、孙吉辉任中心顾问、沈其杰任中心名誉主任。

影像中心新购置了国产NOVUS 1.5T MR机1台，柯达800型CR机1台，国产东软500 mA数字式胃肠机及200 mA摄影机各1台，GE4排螺旋CT 1台及口腔曲面体层机1台等。同时，科室成立了海慈医学影像会诊中心，聘请山大齐鲁医院陶慕圣、青岛市资深影像学专家曹来宾、夏宝枢、吴新彦、李联忠教授坐诊会诊中心（图2–1–71），对医院影像诊断水平的提高与发展起到了极大的推动作用。

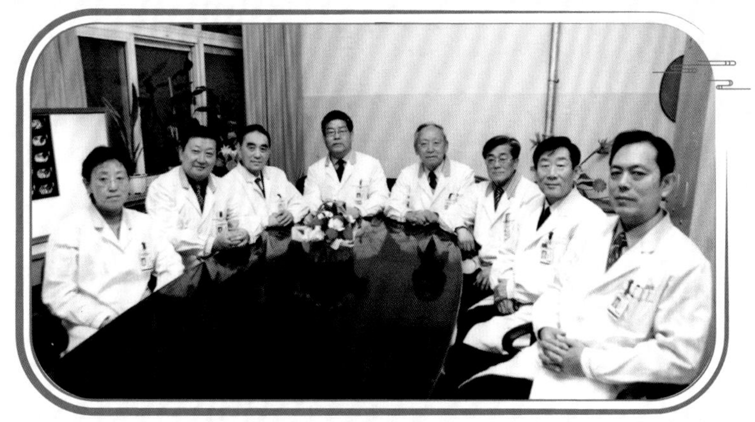

图 2-1-71　青岛海慈医学影像中心会诊专家

左起：曹庆选、李联忠、夏宝枢、陶慕圣、曹来宾、吴新彦、沈其杰、李文华

2010 年 2 月青岛海慈医学影像中心合作期满、结束，中心固定资产及工作人员由青岛市海慈医疗集团接收，归建青岛市海慈医疗集团影像科；李文华为影像科主任，王立忠为副主任。

2012 年影像科搬入国医堂新大楼，科室面积 2000 平方米，医院新购置了 CT、MR、CR、DR、数字胃肠机等影像设备，全院进行了 HIS、PACS 系统连接。同期，超声科、介入科分离出影像科单独设科。科室影像学检查主要包括 CT、MR、X 线摄片、胃肠透视、胸部 X 线检查、口腔照片等。主要影像学研究方向为：消化、骨关节、神经五官，并围绕研究方向发展。影像科人员达 53 人，此期工作在门诊一线的主任医师 2 名，副主任医师 2 名，博士 1 名，硕士 9 名，在读硕士 6 名。科室已逐渐发展成为一个综合实力强大的现代数字化影像学科。自 2005 年起至 2015 年，科室连续三届被评为青岛市级特色专科、重点学科，系山东省住院医师规范化影像学科培训认定基地。

2014 年 5 月，李文华主任退休，王立忠为影像科副主任主持工作。

截至 2020 年 12 月 31 日，科室共有工作人员 59 名。其中医师 33 名，技术人员 15 名，护理人员 11 名。科室共有影像设备 11 台，其中 DR 3 台，CT 4 台，MR 2 台，乳腺钼靶机和胃肠特检机各 1 台（表 2–1–3）。

表 2-1-3　海慈医院影像设备一览表（截至 2015 年 12 月 31 日）

设备名称	设备型号	生产厂家	启用时间
床边 X 线机	Multimobil10	西门子	2012 年 3 月
数字胃肠机	plessart	东芝	2011 年 11 月
透视机	Lconosr-100	西门子	2011 年 12 月
拍片 X 线机	multixfocus	西门子	2011 年 12 月
CR	CR800	柯达	2001 年 6 月
CR	CR975	锐科	2011 年 12 月
DR	DR7500	锐科	2011 年 12 月
曲面体层机	RAD-12	意大利	2004 年 5 月
CT 机	Lightspeed4	GE	2004 年 10 月
CT 机	definitionAS	西门子	2011 年 10 月
激光相机	8100 型	柯达	2001 年 6 月
MR	avanto	西门子	2011 年 11 月

（二）学术成绩

完成科研课题达国际先进水平 4 项，省科协优秀学术成果三等奖 2 项，山东省医学科学技术奖三等奖 1 项，青岛市科学技术局科学技术进步奖二等奖 2 项、三等奖 1 项。发表于省级、国家级专业杂志学术论文百余篇。科室医师任主编及参编著作 20 余部。8 次派员赴美国、德国、日本、新加坡等国，以及中国香港参加国际学术交流。3 人次以高级访问学者身份赴美国、德国研修 CT、MR 诊断及介入技术，又使诊断水平更上一个新的台阶。近年来主办、协办国家级、省级、市级学术会议和继续教育讲座共 10 余次。多次邀请美国、德国、日本学者来华多城市讲学，增进了中外学术交流。

在夏宝枢教授组织策划下，中心人员参与编写了中华医学会放射学分会史料第二辑、第三辑，由时任中华医学会放射学分会主任委员祁吉教授主审，印制成精美画册。史料记载了 60 名曾于中华医学会放射学分会任职的我国放射学界已故著名学者，含有其青年与成名后的照片及任职经历，以及中国放射学发展史。画册在 2007 年 10 月 18 日至 22 日在南京召开的中华医学会放射分会全国第 14 次学术年会（14CCR）上作为重要资料发放，深受与会代表的重视。

（三）历任放射科主任简介

1956 年，放射科成立，由王洁华、李仁轩先后任青岛市台东区医院负责人（个人资料待考）。

1980 年，李仁轩任青岛市第二人民医院放射科负责人（个人资料待考）。

1983 年，王希铢任放射科副主任，主持工作（个人资料待考）。

1985 年 8 月，黄树滋任放射科副主任，主持工作（个人资料待考）。

1988 年 4 月，沈其杰任放射科主任（图 2-1-72）。

1990 年 10 月，李文华任医院中外合作青岛颐乐影像诊疗中心主任（图 2-1-73）。

2001 年 3 月，李文华任青岛海慈医疗集团医学影像中心主任。

2010 年 2 月，李文华任青岛海慈医疗集团影像科主任。

2014 年 5 月，王立忠任青岛海慈医疗集团影像科副主任，主持工作（图 2-1-74）。

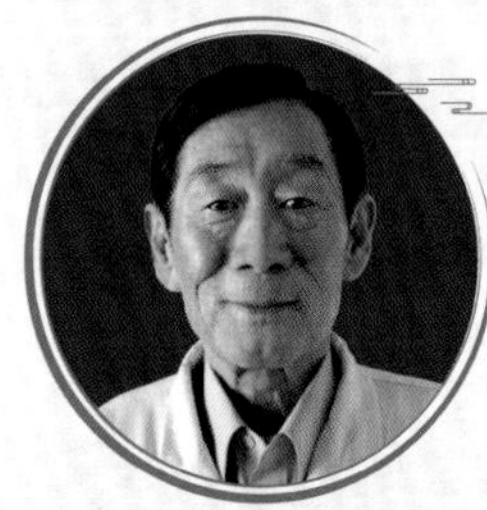

图 2-1-72　沈其杰
1942 年 2 月出生。中国共产党党员，主任医师。1966 年毕业于山东医学院医疗系，大学本科。1988 年 4 月至 1990 年 10 月任放射科主任。

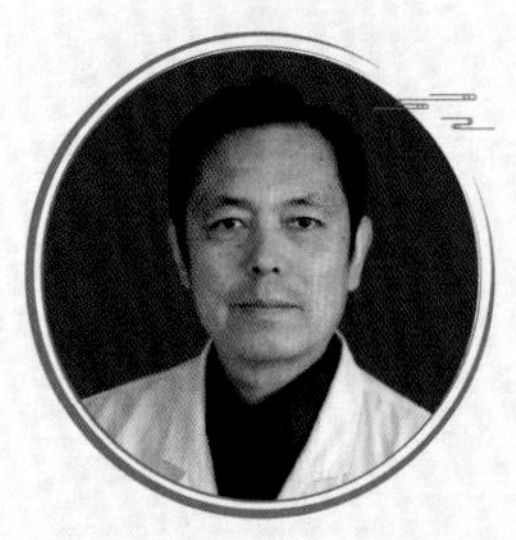

图 2-1-73　李文华
1954 年 4 月出生，中国共产党党员，主任医师，教授，硕士研究生导师。1975 年于莱阳卫生学校学习，1990 年专科毕业于山东医科大学，1996 年本科毕业于青岛大学医学院。1990 年 10 月，任第二人民医院中外合作青岛颐乐影像诊疗中心主任。2001 年 3 月，任青岛海慈医疗集团医学影像中心主任。2010 年 2 月，李文华任青岛海慈医疗集团影像科主任（详见第三章第三节）。

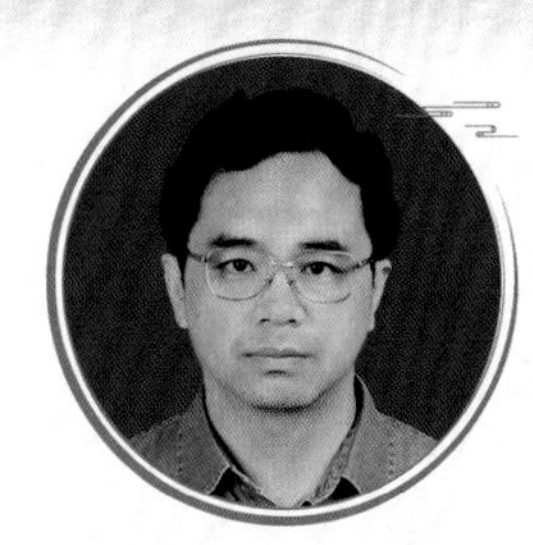

图 2-1-74　王立忠
1963 年 6 月出生。中国共产党党员，副主任医师。1986 年毕业于青岛医学院医疗系。2014 年 5 月任海慈医疗集团影像科副主任主持工作（详见第三章第四节）。

（史料收集人：李文华、曹庆选、王立忠）

五、青岛大学附属青岛市中心医院医学影像科

青岛大学附属青岛市中心医院始建于 1953 年 12 月 26 日，始称青岛纺织医院。2003 年 12 月 23 日，经山东省卫生厅和青岛市卫生局批准，更名为青岛市中心医院，是青岛市首批三级甲等医院。2020 年，更名为青岛大学附属青岛市中心医院。

建院时放射科有工作人员 3 名，其中放射医师 1 名，技师 2 名。设备有西德西门子 500 mA X 线机 1 台、瑞士奥尔地克斯 100 mA X 线机 1 台及口腔 X 线机 1 台，能够开展胸腹部透视、全身各部位拍片及全消化道造影等检查，并参与部分教学、科研工作。1956 年以后，大学毕业生陆续分配进科，开展了膝关节充气造影、胆囊造影、泌尿系造影、支气管造影等检查。1957 年至 1990 年，王澍任放射科主任。1989 年至 1996 年，崔新建任放射科副主任。1996 年至 2004 年，崔新建任放射科主任，林红雨任副主任。2009 年至 2012 年，林红雨任放射科负责人主持工作，2012 年任放射科主任。

普通放射科：20 世纪 70 年代，科室相继购进匈牙利 500 mA X 线机 1 台，国产 X 线机 3 台。1989 年引进了首台带有遥控和电视监视功能的 X 线机（日本岛津 800 mA），并于 1990 年再引进东芝 500 mA 遥控多功能电视监视 X 线机 1 台，实现了透视和消化道造影检查的遥控隔室操作，同时能够做胸部体层摄影。随着设备引进，投照与诊断技术也不断提高，陆续开展了血管造影、椎管造影、经皮肝穿胆道造影、乳腺导管造影等检查。1989 年，崔新建等开展了骶骨后间隙 X 线造影诊断直肠癌；1990 年在青岛市率先开展了食管贲门失弛症的气囊扩张治疗。1993 年引进意大利产 GIOT-TO HF Mammography unit 型高频智能乳腺 X 线机，是青岛市首台带有影像定位自动穿刺活检系统的高频智能乳腺 X 线机，能够在影像引导下对乳腺病变进行精准穿刺活检。

1996 年至 2005 年，相继引进东芝 800 mA 遥控 X 线机 1 台和 GE 公司 XR/A 悬臂式 X 线机 2 台。1999 年，引进了科室首台岛津产 FX Fast IDR700 型数字化胃肠造影机。2005 年，购置了科室首台富士公司 FCR-5000 型 CR。2011 年购置东芝公司 winscope plessa 型多功能数字化胃肠造影机 1 台，富士公司产 CONSOLE 型 DR 2 台，使科室所有 X 线摄片（包括床边摄片）全部实现了数字化。

2009 年放射科安装 PACS 系统，实现科内检查设备联网和图像网络传输。2011 年与富士公司合作，引进 RIS 系统，并与医院 HIS 系统对接，实现了电子申请单、登记、检查、报告、工作量统计等网络化和自动化，简化了工作流程，方便了患者就诊，同时使各临床科室医师能够同步得到患者影像资料和诊断报告，提高了工作效率。

放射科 CT 室：成立于 1990 年，首台 CT 为 1990 年引进的东芝公司产 TCT600-HQ 型全身 CT 机，能够进行人体各部位的 CT 普通扫描和增强扫描。1992 年 CT 室孙修堂等开展了 CT 引导下

肺内病灶的穿刺活检术，以后逐渐扩展到其他部位病灶的CT引导下穿刺活检。1993年，崔新建等开展了食管癌吞钡CT检查技术。1994年CT室完成了科内首例脊髓的CTM检查。2000年CT设备更新，引进了GE公司Hispeed FX/Ⅰ型螺旋CT机1台，配有高压注射器和独立后处理工作站，能够开展各部位器官多期动态增强扫描和主、肺动脉等大动脉CT血管造影检查，以及骨关节系统三维重建等。2001年，林红雨等开展了对鳃裂囊肿CT诊断与鉴别诊断的深入研究。2011年引进了1台飞利浦Brilliance 16层MSCT，配有EBW高级软件后处理工作站。开展了头颈部动脉、下肢动脉、肠系膜动脉和冠状动脉等的CTA、尿路CTU造影和空腔脏器VE检查等多项新技术。随着工作量不断增大，2013年再次引进飞利浦16层螺旋CT机1台。现任主任为林红雨。

放射科MR室：1997年引进皮克公司PICKER 0.5T车载式MR成像系统，MR室成立。主要进行颅脑和脊柱MR检查。2006年引进了西门子公司产symphony P 1.5T MR机1台，开展全身各部位MR成像检查和增强扫描。2009年，MR室与PET-CT中心合并成立分子影像科，崔新建任主任。2006年至2019年12月，崔新建任分子影像科主任。2015年6月，王艳丽任分子影像科副主任（主持工作），2019年12月任分子影像科主任。

放射科介入放射室：成立于1992年，当时对岛津800 mA遥控X线机进行技术改造，加装1套数字减影系统，相继开展了肝癌、肺癌等肿瘤的血管内介入化疗与栓塞治疗，以及脾功能亢进的动脉栓塞治疗、大咯血的支气管动脉栓塞治疗、子宫肌瘤血管栓塞和全脑血管造影等血管内介入诊疗技术。1995年开展乳腺癌介入化疗。1997年引进二手DSA 1台。2000年，崔新建教授等研发的近台操作床上介入X线防护系统，获国家实用新型专利并获得青岛市科学技术进步奖二等奖。2002年，陆续开展了下肢动脉狭窄的溶栓、球囊成形与支架植入、腰椎间盘突出的经皮切吸术和颈动静脉瘘的带膜内支架封堵术等。同年，DSA设备更新，引进东芝公司DFO-2000A/AF大型DSA 1台。在崔新建教授的主持下，科室开展了多项新技术。因此，在2003年，中心医院放射科介入放射专业被青岛市卫生局评为青岛市首个放射介入诊断与治疗特色专科。2005年，中心医院放射科首次成立了介入病房，结束了放射科无病房的历史，每年收治患者600人次。2011年，介入放射独立建科，成立介入放射科，崔新建主持工作。2016年，孙继泽任介入放射科主任。截至2020年12月31日，介入放射科共有工作人员31名，其中医师8名，技术人员3名，护理人员17名，其他工作人员3名。

自20世纪80年代起，放射科开始陆续接收下级医院医师入科进修。1996年开始参与青岛大学医学院医学影像学的教学，并接收该校影像系实习学生，同时接收泰山医学院、万杰医学院、青岛卫生学校的放射系实习生，累计为各医学院校培养实习生百余名。自1998年起，中心医院放射科开始独立承担青岛大学医学院临床、检验和儿科等系的医学影像学课程的全部教学工作。

2010年10月，青岛市中心医院与肿瘤医院合并成立青岛市中心医疗集团，两院放射科同时合并。截至2013年12月31日，放射科共有工作人员30名，其中医师14名，技师10名，护士6名。副高职称5名，中级职称10名，初级职称15名。硕士5名，本科13名，专科11名，中专1名。行政管理上将工作人员分为：诊断、技术、护理3个组；诊断组医师按照系统分成：胸部、腹部、骨关节和血管、神经五官4个专业组。设备有CR机1台、DR机2台、床边X线机1台、造影用X线机1台、数字胃肠机2台、MSCT 3台。

2014年6月青岛市盐业职工医院与青岛市中心医院联合，前者更名为青岛市中心医院盐医分院（详见第二章第七节）。

科内每月下旬固定安排疑难病例影像学读片会，由放射科全体医师及临床相关科室医师参加，并邀请省市著名影像专家做专题讲座。截至2013年12月31日，放射科工作人员共参编医学著作14部，其中作为主编出版3部，作为副主编出版11部；共发表学术论文114篇（影像/放射专业杂志53篇、国外杂志1篇、国内综合杂志60篇），其中中华系列杂志10篇，国家级杂志28篇，省级杂志54篇，市级杂志22篇。完成科研课题5项，鉴定水平均为国内领先水平，其中获青岛市科学技术进步奖二等奖1项，三等奖3项。

截至2020年12月31日，科室共有工作人员62名，其中医师29名，技术人员21名，护理人员12名。共有影像设备23台，其中DR 8台，CT 4台，MR 2台，口腔CT 1台，口腔CR 1台，乳腺钼靶机2台，乳腺超声3台，卧式三维立体旋切床1台，数字胃肠机1台。

历任放射科主任简介

1957年，王澍任放射科主任（个人资料待考）（图2–1–75）。

1989年至1996年，崔新建任放射科副主任。

1996年至2004年，崔新建任放射科主任（图2–1–76）。

2009年，林红雨任放射科负责人主持工作。

2012年，林红雨任放射科主任（图2–1–77）。

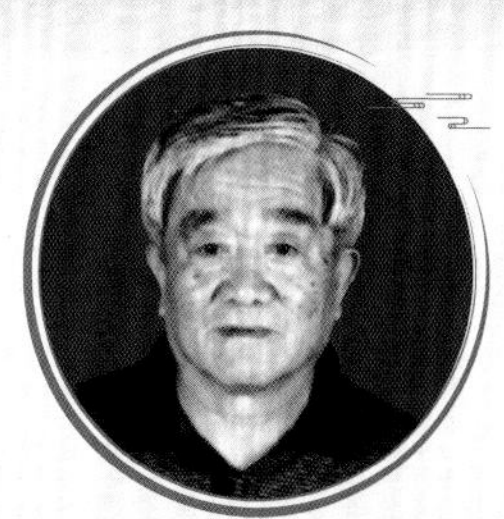

图2-1-75　王澍

王澍（1930年8月至2016年4月），主任医师。1957年至1990年任放射科主任。

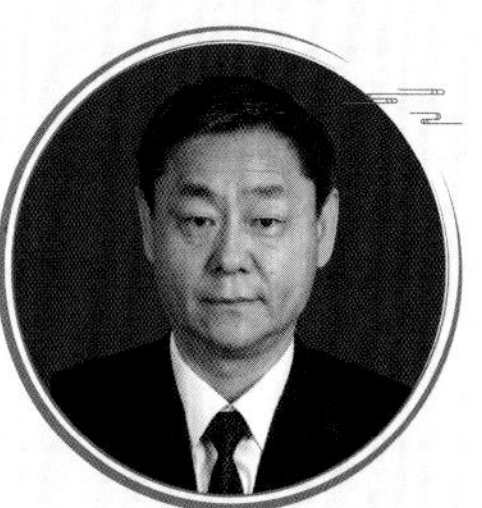

图2-1-76　崔新建

1953年8月出生。1989年至1996年担任放射科副主任，1990年主持工作。1996年至2004年担任放射科主任（详见第三章第三节）。

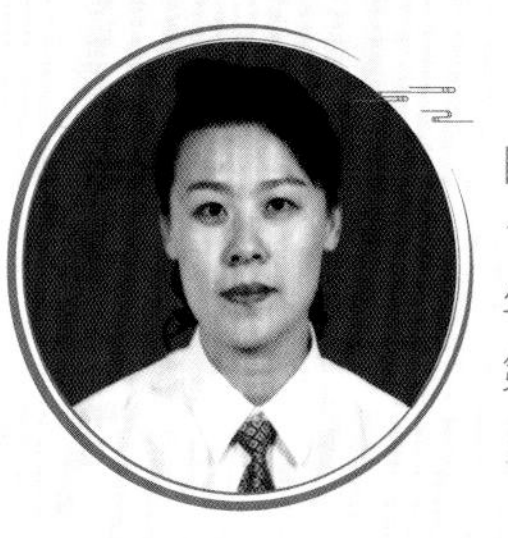

图2-1-77　林红雨

1967年6月出生。主任医师。2009年至2012年主持放射科工作，2012年任放射科主任（详见第三章第四节）。

（史料收集人：崔新建、林红雨）

六、青岛市妇女儿童医院医学影像科

（一）历史沿革

青岛市妇女儿童医院医学影像科，为青岛大学附属妇女儿童医院医学影像科，始建于1983年，近几年按照“一院多区集团化、技术同质化、管理一体化”的办院模式，“强专科、强综合，建设一流医学中心”的办院方向，科室于2020年年底发展为以妇女儿童疾病影像诊断为主，成人综合系统疾病诊断为辅的多院区、区域性、综合性科室。

青岛市妇女儿童医院影像科前身是青岛市妇女儿童医疗保健中心放射科，为青岛市妇女儿童医院放射科与青岛市妇幼保健院放射科于1999年合并而成，地址：原青岛市儿童医院。青岛市妇幼保健院前身为1946年10月1日成立的青岛市妇婴保健所。

1948年1月，更名为青岛市妇婴保健院。

1953年1月，青岛市市民医院与青岛市妇婴保健院合并，成立青岛市妇幼保健院。

1956年12月，医院派技术员于德成操作X线机开展放射相关工作。

1976年至1996年，徐国梁任青岛市妇幼保健院放射科主任。

1983年6月1日，青岛市儿童医院放射科成立。同年11月10日对外开诊，使用面积约75平方米，设有机房3间，暗室、值班室、办公室各1间。科室成立初期成员有王希溥、葛文友、张华、刘凯4人（王希溥由青岛市肿瘤医院调入；葛文友、张华由青岛市人民医院调入；刘凯同年7月大学毕业分配来院），葛文友任临时负责人。设备为北京产东方红300 mA X线机1台。

1984年，李道伟自胶州中心医院调入，1985年担任放射科主任。

1992年11月，通过竞聘选举，刘凯担任放射科主任。儿童医院首台CT为市卫生局于1998年11月从市立医院调拨的GE9000。1990年6月，放射科迁入新大楼。

1997年4月，刘凯任院长助理兼放射科主任。

1999年9月，青岛市妇女儿童医疗保健中心放射科成立，全科有10名工作人员。2007年购入飞利浦Allnra 12 DSA，2009年购入岛津BSX-150B数字胃肠机。

2011年，搬迁至辽阳西路217号，更名为青岛市妇女儿童医院，并于同年引进飞利浦螺旋CT、GE公司MR、岛津DR、钼靶X线机、西诺德牙科X线机各1台。截至2015年12月31日，科室专业技术人员共21人，其中医师16人，技师5人。正高职称1人，副高职称1人，中级职称7人，初级职称12人。硕士研究生学历5人，本科学历16人。

2017年1月，宋修峰任医学影像科中心主任，对多个院区实施一体化管理模式。“精诚显现”是多院区医学影像科的服务品牌，为保障全市妇女儿童身体健康做出贡献。

（二）科研成绩

自建科以来，科室医、护、技人员共参编由人民卫生出版社、化学工业出版社出版的医学影像学专著7部，其中副主编1部。在SCI、影像专业和综合医学杂志发表学术论文50余篇，仅2020年下半年发表SCI收录论文6篇。2019年至2020年立项的5项省、市级科研课题目前正在研究中。承办省级继续教育项目1项：妇产与儿科影像新进展学习班。

（三）院区分布

1. 青岛市妇女儿童医院辽阳西路院区

为医院的主要院区，目前开展的业务包括从新生儿到成人全身各部位 X 线、CT、磁共振检查，其中以新生儿、胎儿、先心病、乳腺及妇科检查及诊断为特色。辽阳西路院区影像设备一览表见表 2-1-4。

表 2-1-4　辽阳西路院区影像设备一览表（截至 2020 年 12 月 31 日）

设备名称	设备型号	生产厂家	启用时间
数字胃肠机	BSX-150B	岛津	2009 年
牙科 X 线机	ORTHOPHOS 3C	西诺德	2011 年
DR	GSC-2002S	岛津	2011 年
乳腺钼靶 X 线机	Regius Pureview Type-M	岛津	2011 年
16 排螺旋 CT	Brilliance 16	飞利浦	2011 年
MR	GE-HDE	GE	2011 年
DSA	Allnra 12	飞利浦	2007 年
数字胃肠机	BSX-150B	岛津	2009 年
DR	锐珂 DRX-1	锐科	2011 年
移动式 C 型臂 X 射线机	ABC ADIS Orbic	西门子	2017 年
口腔锥形束 CT	ORTHOPHOS XG	西诺德	2017 年
移动 DR	DRX-Revolution	锐科	2018 年
CT	Revolution CT	GE	2017 年
DR	DRX-Evolution Plus	锐科	2017 年
DSA	GE	GE	2019 年
数字胃肠机	佳能	佳能	2020 年
车载 CT	佳能	佳能	2020 年

医学影像科现有中华医学会放射学分会儿科影像学组委员 1 人，中国妇幼保健协会放射医学专业委员会委员 1 人，中国医师协会儿科医师分会儿科影像专业委员会委员 1 人，山东省医学会放射学分会儿科学组委员 1 人，山东省医学会放射学分会分子影像学组委员 1 人，青岛市医学会放射学分会副主任委员兼妇儿学组组长 1 人，青岛市医学会放射医学与防护学分会副主任委员 1 人，市级学术委员 6 人。

截至 2020 年 12 月 31 日，该院区有专业技术人员共 28 人，其中医师 18 人，技师 7 人，护理 3 人；科室高级职称 4 人，中级职称 7 人，主管护师 1 名；博士 1 名，研究生学历 8 名。现任科室主任为宋修峰（详见第三章第四节）。

2. 青岛市妇女儿童医院海泊路院区

前身为商业职工医院，于 2019 年 12 月整建制并入青岛市妇女儿童医院，以血液肿瘤治疗与医养结合、突出安宁疗护和临终关怀特色。医学影像科现拥有 1 台 2017 年购进的东软 64 排 CT，2020 年招标购买的 1 台数字胃肠机及 DSA，满足该院区发展需求。该院区现有专业技术人员共 4 人，其中医师 3 人，护理 1 人；中级职称 2 人，主管护师 1 名；研究生、本科、专科和中专学历各 1 人。宋修峰任放射科主任（多院区）。

3. 青岛市妇女儿童医院城阳院区

2020 年下半年青岛市妇女儿童医院与城阳第二人民医院合并，迁新址成立青岛市妇女儿童医院城阳院区，该院区由政府投资建设，已于 2021 年 1 月 28 日正式启用，院区目标为快速做大做强妇产、儿科等学科，进一步发展壮大成人综合学科，打造高水平的区域性综合医学中心。院区现拥有东芝 DSA、飞利浦 DR、GE CT、飞利浦 CT、飞利浦 MR、芬兰英迈杰曲面体层全景，以上各医疗设备均由原城阳第二人民医院迁至。该院区现有专业技术人员共 26 人，其中医师 9 人，技师 15 人，护理 2 人；科室高级职称 1 人，中级职称 4 人，主管护师 1 名；本科 17 人，专科 6 名，中专 1 名。城阳院区放射科影像设备一览表见表 2-1-5。

表 2-1-5　城阳院区放射科影像设备一览表（截至 2020 年 12 月 31 日）

设备名称	设备型号	生产厂家	启用时间
DSA	INFX-9000C	东芝	2017 年 12 月
数字化医用 X 射线摄影系统	DigitalDiagnost C50（单板）	飞利浦（苏州）	2017 年 12 月
数字平板胃肠机	OPERAT	意大利 GMM	2014 年 1 月
X 射线计算机断层摄影装置	Bright Speed	GE	2011 年 10 月
X 射线计算机断层摄影装置	Core128 极速之心	飞利浦	2017 年 12 月
曲面体层全景 X 光机	OC200D	芬兰英迈杰	2012 年 3 月
高频 X 光机	HF51-3C	北京万东	2009 年 12 月
车载 X 线透视机	XG5-125	上海	2009 年 5 月
数字化医用 X 射线摄影系统	DigitalDiagnost C50 65（双板）	飞利浦（苏州）	2017 年 12 月

4. 青岛市公共卫生应急备用医院

针对新型冠状病毒性肺炎疫情暴发与防控，为应对公共卫生突发事件，2020 年由政府投资建设的青岛市公共卫生应急备用医院，是落实市委、市政府工作部署，满足抗疫需求的一项重大民生工程和重要举措，是青岛市妇女儿童医院的延伸执业点。由于该院“平战结合，以战为主”的特殊功能定位和建设的紧迫性，于 2021 年 3 月份启用接诊青岛市疫情防控特殊感染患者，并于同年引进飞利浦螺旋佳能 320 排 640 层 CT、GE Optima CT 620、飞利浦 Priodiva 1.5T CX MR 各 1 台和 2 台威高 WG-LD-3 DR、2 台威高 WG-YD-2 DR。该院区所有医学影像科医师、技师人员均由青岛市妇女儿童医院医学影像科人员轮流上岗。青岛市公共卫生应急备用医院放射科影像设备一览表见表 2-1-6。

表 2-1-6　青岛市公共卫生应急备用医院放射科影像设备一览表（截至 2021 年 12 月 31 日）

设备名称	设备型号	生产厂家	启用时间
CT（256 排及以上）	Aquilion ONE TSX-301C 锴黄金 320 排 640 层 CT	佳能	2021 年 3 月
CT（64 排以下）	GE Optima CT 620	GE	2021 年 3 月
DR（2 台）	WG-LD-3	威高	2021 年 3 月
移动 DR（2 台）	WG-YD-2	威高	2021 年 3 月
核磁共振	飞利浦 Prodiva 1.5T CX	飞利浦	2021 年 3 月

（四）历任放射科主任

1976 年至 1996 年，徐国梁任青岛市妇幼保健院放射科主任（个人资料待考）。

1983 年 6 月，葛文友任青岛市儿童医院放射科临时负责人

（个人资料待考）。

1985 年，李道伟任放射科主任（图 2-1-78）。

1992 年 11 月，刘凯任放射科主任（图 2-1-79）。

2017 年 1 月，宋修峰任青岛市妇女儿童医院医学影像科中心主任（图 2-1-80）。

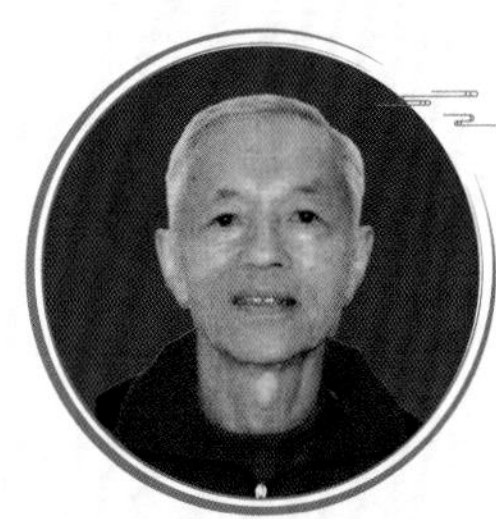

图 2-1-78　李道伟
1935年6月出生。青岛大学医学院毕业，本科学历，主任医师。1985 年至 1992 年任放射科主任。

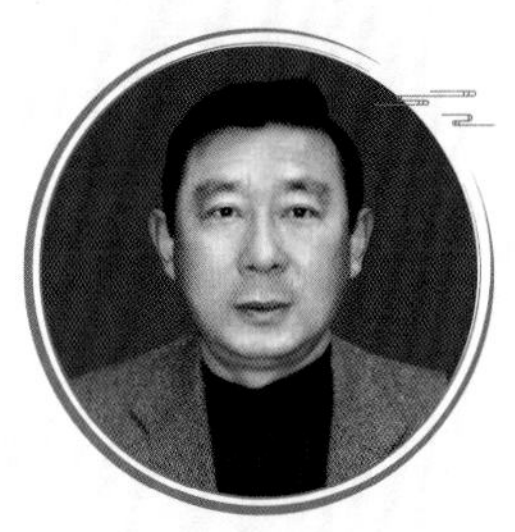

图 2-1-79　刘凯
1960 年 4 月出生。毕业于潍坊医学院，本科学历，主任医师。1992 年 11 月任放射科主任。1997 年 4 月至 2017 年 1 月任院长助理兼放射科主任（详见第三章第四节）。

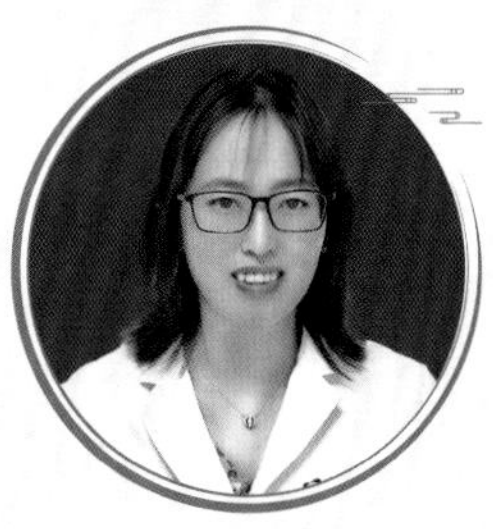

图 2-1-80　宋修峰
1977 年 11 月出生。医学博士，主任医师。2017 年 1 月至今，任青岛市妇女儿童医院医学影像中心主任（详见第三章第四节）。

（史料收集人：刘　凯、宋修峰）

第二节　青岛市人民医院系列放射科

一、青岛市人民医院放射科

（一）历史沿革

青岛市人民医院前身为始建于 1907 年德国人所建的福柏医院。X 光室建立时间不详，新中国成立后由胡 XX（佚名）负责接管。1951 年辛钦璋到院工作。1953 年刘玉珉由青岛市市立医院调入人民医院 X 光室。时科内仅有 1 台 100 mA 摄片机。

1951 年至 1980 年，科内仅有辛钦璋、刘玉珉、张华、刘景璋、李玉香、葛文友、王建 7 名工作人员。1981 年至 2006 年科室设备、人员有了较大变化，病房楼启用后科室面积达 2500 余平方米，工作人员最多时 30 余人。

1951 年至 1983 年，辛钦璋任放射科主任。

1982 年，李民安调入青岛市人民医院放射科，1984 年至 1996 年担任放射科主任。

1990 年至 1996 年，陈祥民任放射科副主任。1997 年至 2006 年，陈祥民任放射科主任。

2006 年并入青岛市市立医院，时放射科共计 28 人，分为普通放射组、CT 组、MR 组、介入组。有主任医师 3 人、副主任医师 4 人、主治医师 9 人；硕士研究生学历 4 人、本科 5 人。

（二）放射检查设备

800 mA、200 mA 捷克、岛津胃肠机、500 mA 曲面多轨迹体层摄影机、英国产 400 mA、上海产 200 mA 拍片机各 1 台。西门子 Samatoma HIQ 全身 CT 机 1 台，2003 年 2 月更新为东芝 4 排 CT 机。GE 1.5T MR、西门子 1000 mA 血管造影机（DSA）各 1 台。

随着设备更新换代后，除全身各部位常规影像检查外，还逐步开展经皮肺穿刺活检、经皮肝穿刺造影，肝癌、肺癌、胰腺癌、妇科肿瘤等部位介入治疗技术，各部位血管造影等诊疗技术。

（三）历任放射科主任

1951 年至 1983 年，辛钦璋任放射科主任（图 2-2-1）。

1984 年至 1996 年，李民安任放射科主任（图 2-2-2）。

1997 年至 2006 年，陈祥民任放射科主任（图 2-2-3）。

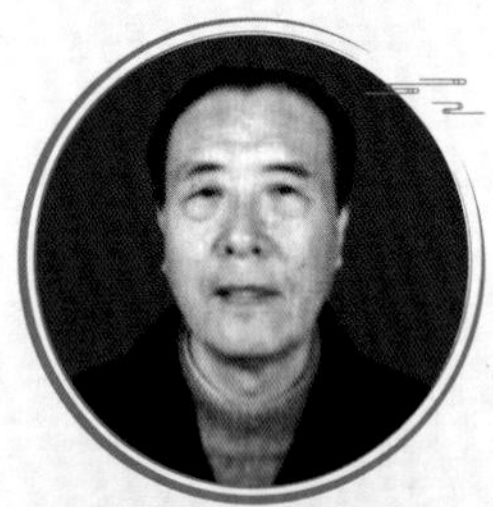

图 2-2-1　辛钦璋

辛钦璋（1930 年 1 月至 2020 年 9 月），主任医师。1951 年至 1983 年任放射科主任（1983 年 11 月至 1986 年任第五人民医院放射科主任）。曾任青岛市医学会第六届放射学分会委员。

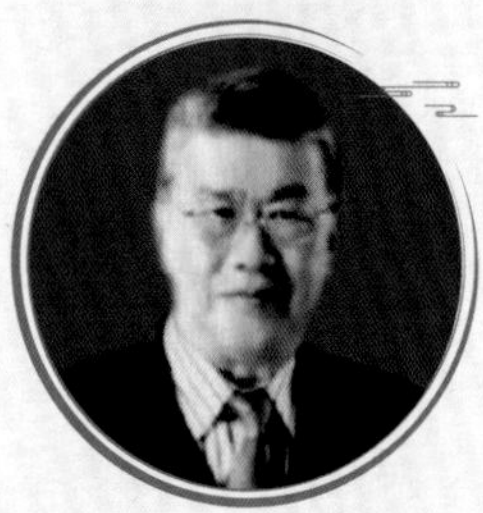

图 2-2-2　李民安

主任医师，1961 年毕业于山东医学院医疗系，本科学历。1984 年至 1996 年担任放射科主任。曾任山东省医学会放射学分会委员，青岛市医学会第七至第八届放射学分会委员。1984 年至 1996 年任青岛市人民医院放射科主任。

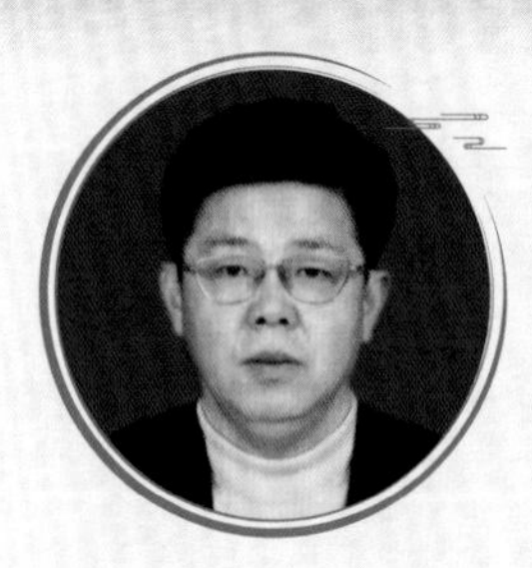

图 2-2-3　陈祥民

1952 年 12 月出生。医学硕士，主任医师，硕士研究生导师。2007 年 3 月至 2009 年 3 月，任青岛市市立医院本部放射科主任；2009 年 4 月至 2011 年 4 月，任本部放射科负责人。2011 年 5 月至 2013 年 2 月，任青岛市市立医院医学影像部主任兼东院区放射科负责人（详见第三章第三节）。

（史料收集人：陈祥民）

二、青岛市第二人民医院放射科

青岛市第二人民医院前身为青岛市台东区医院，成立于 1952 年 12 月 8 日。1980 年，医院迁至海泊桥新址，更名为青岛市第二人民医院。1999 年青岛市第二人民医院更名为青岛市海慈医院。详细内容见本章第一节。

三、青岛市第三人民医院放射科

（一）历史沿革

青岛市第三人民医院始建于 1931 年，其前身是美国基督教创办的教会医院——信义会医院，位于城阳路 5 号。1958 年，青岛市政府为了加强我市北部工业区卫生基础建设，方便北部百姓就医，将医院整体搬迁至李沧区升平路 34 号，更名为青岛市沧口医院，成为新中国成立后我市第一所市属综合医院。1979 年 2 月 9 日，医院更名为青岛市第三人民医院。2010 年，医院进行就近异地迁建，2014 年 3 月整体搬迁至新址营业。2016 年 1 月，医院被评为三级综合医院。2020 年 5 月成为青岛大学附属青岛市第三人民医院。放射科自成立至今，逐渐发展成为涵盖普通放射、CT、介入放射学科、MR 的综合影像学科。

（二）普通放射科

1948 年拥有首台西门子 X 线机，建立 X 光室，由临床医师兼职做 X 线检查。1958 年迁至青岛市沧口，成为青岛市沧口医院后，设专职放射科医师，购置德国西门子 200 mA X 线机 1 台。1979 年成立放射科，同年添置北京东方红 300 mA X 线机 1 台，可以进行拍片、体层摄影。1985 年购置岛津 500 mA 带影像增强器、遥控摇篮的 X 线机，从此告别暗室透视。1988 年购置上海医疗器械厂产 30 mA 移动 X 线机。1991 年购置东芝 DTW-300A800 mA 胃肠机、东芝 300 mA UBS-02A 拍片机各 1 台，东芝自动洗片机 1 套。2003 年购置东软移动 300 mA X 线机 1 台。2008 年购置南京普爱移动 50 mA X 线机 1 台。2005 年购买 AGFA CR 和激光相机 1 台，从此告别暗室洗片。2011 年购置日立公司产 POPULUS Ti 数字胃肠机 1 台。2012 年，购置东软 Raynovadrsg 型 DR 1 台、锐科（DRX-Evolution）DR 和口腔全景 X 线机各 1 台。

（三）CT 室

成立于 1995 年，设备为岛津公司产 4800-TE CT 机 1 台。2005 年购置 GE 公司产单排螺旋 CT 机 1 台。2013 年更新为飞利浦公司产 Philips BrillianceNano 型 64 排螺旋 CT 机 1 台。

（四）介入导管室

建立于 2001 年，设备为中型 DSAGE OEC9800。

（五）MR 室

成立于 2013 年，设备为 PhilipsAchieva 型 1.5T MR。

2013 年放射科安装东软 PACS 系统，使科室信息实现数字化、无纸化。2014 年并入医院 HIS 系统。

放射科影像设备一览表见表 2-2-1。

表 2-2-1　放射科影像设备一览表（截至 2015 年 12 月 31 日）

设备名称	设备型号	生产厂家	启用时间
螺旋 CT	ProspeedFI 型	GE	2005 年
螺旋 CT	BrillianceNano	飞利浦	2013 年
MR	Achieva	飞利浦	2013 年
DR	Raynovadrsg	东软	2012 年
DR	DRX-Evolution	锐珂	2013 年
床边拍片机	PLX101A	南京普爱	2008 年
数字胃肠机	POPULUS Ti	日立	2011 年
DSA	OEC-9800	GE	2001 年
CR	AGFASOLO	AGFA	2005 年

截至 2013 年 12 月 31 日，放射科有专业技术人员共 16 人，其中医师 12 人，护理人员 1 人，技师或技术人员 3 人；副高职称 2 人，中级职称 5 人，初级职称 9 人；本科学历 11 人，专科 3 人，中专 2 人。

截至2020年12月31日，科室共有工作人员31名，其中医师14名，技术人员14名，护理人员3名。科室共有影像设备13台，其中DR、CT各5台，MR、曲面体层、胃肠特检机各1台。

（六）历任放射科主任简介

1968年至1988年，惠乐图任放射科主任（图2-2-4）。

1988年至1991年，徐占山任放射科主任（1936年2月出生，卒于2005年11月。中专学历，副主任医师，从事放射诊断35年。个人图像资料待考）。

1991年至1999年，卞开明任放射科主任（图2-2-5）。

1999年至2003年，邓凯任放射科主任（图2-2-6）。

2003年至2005年7月，张洪业任放射科副主任（主持工作）；2005年7月起，张洪业任放射科主任（图2-2-7）。

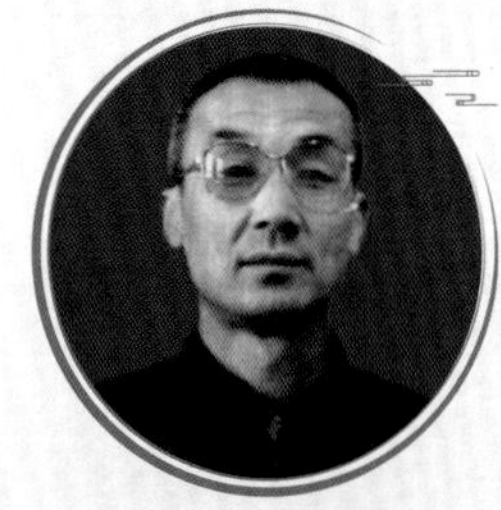

图2-2-4　惠乐图

惠乐图（1937年1月至2016年3月）。中专学历，主治医师。1968年至1988年担任放射科主任，从事放射诊断工作31年。

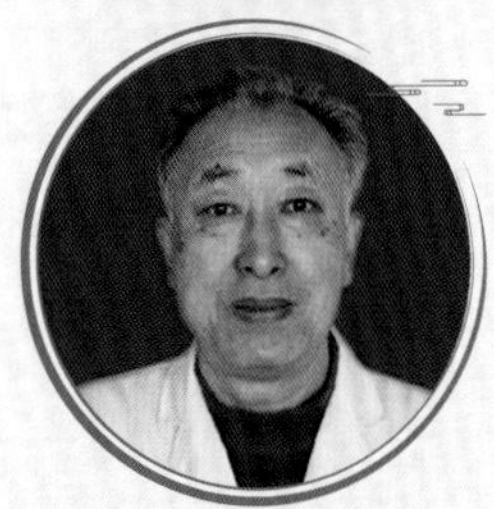

图2-2-5　卞开明

1948年6月出生，大专学历，副主任医师。1991年至1999年担任放射科主任，从事医学影像学工作40年，曾任青岛市医学会第八届放射学分会委员。

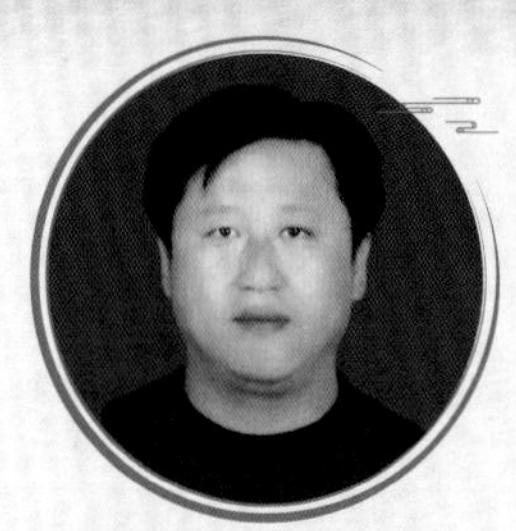

图2-2-6　邓凯

1967年11月出生。硕士研究生学历，副主任医师。1999年至2003年担任放射科主任。从事医学影像学工作23年。曾任青岛市医学会第十一至第十二届放射学分会委员，第一至第三届影像技术分会委员，青岛市政府采购评审专家成员。

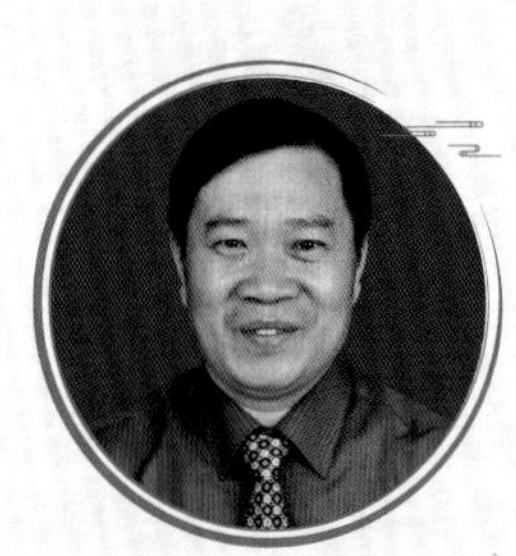

图2-2-7　张洪业

1964年10月出生。本科学历，医学学士，主任医师。2003年至2005年7月担任放射科副主任（主持工作），2005年7月起担任放射科主任。兼任青岛市医学会第十一至十三届放射学分会委员，第二至第三届影像技术分会委员，青岛市医学会法医分会委员，山东省研究型医院协会影像创新分会委员，青岛市科学技术局科学技术项目评审专家，青岛市影像质量控制专家组成员，青岛市医学会医疗事故鉴定专家，山东省大型医用设备专家库专家。

（史料收集人：邓　凯、张洪业）

四、青岛市第四人民医院放射科

1983年，原青岛市第四人民医院与当时位于武宁路的原青岛市结核病防治院合并，成立青岛市胸科医院，现址为原青岛市第四人民医院，位于重庆中路896号。1988年正式更名为青岛市胸科医院。详见第二章第三节。

五、青岛市第五人民医院放射科

青岛市第五人民医院暨山东青岛中西医结合医院是山东省首

家三级甲等中西医结合医院，亦是市属综合性医疗机构，为山东中医药大学教学基地。院内设有青岛市中西医结合研究所。医院1950年建院时为青岛市人民政府公安局公安医院，原址在青岛市莱阳路25号，与汇泉湾和鲁迅公园相对。1958年青岛市卫生局调整医疗机构布局，迁至市南区嘉祥路3号（原德国临时检疫所旧址，原传染病院旧址）。

普通放射科：1953年成立X光室，同时引进西门子200 mA单球管X线诊断机1台，科室有技术人员1名。1957年该机曾停用，医院迁至现址后于1959年1月重新安装使用。1972年12月增加了1台组合式200 mA X线诊断机（青岛组装），专用于投照和特殊造影技术使用。1974年购进青岛产30 mA手提式X光机1台（床旁机），同年X光室更名为放射科。1980年5月增添XG500 mA X线诊断机1台，1982年12月新购天津产GZST100-1荧光摄影机1台。1985年1月引进日产岛津多方位800 mA X线诊断机1台，专用于消化道检查。截至1986年年底，放射科拥有机房4间，暗室2间，贮片室1间，办公室1间；科内有人员14人，其中副主任医师1名，医师4名，医士6名，技术员2名，护士长1名。

B超室：1983年增设B超室，1986年3月B超室从放射科分出，归入特检科。

CT室：1998年成立CT室，设备为GE公司产1600I CT机1台。2010年，购置GE公司产Brivo325双排螺旋CT机1台。

介入导管室：建立于2014年，配置GE公司产Innova 3100-IQ DSA 1台。

2013年放射科安装东软PACS系统，使科室信息实现数字化、无纸化。2014年并入医院HIS系统。

截至2015年12月31日，放射科及介入治疗有专业技术人员共16人。其中医师9人，护理人员3人，技师或技术人员4人；正高职称1人，副高职称2人，中级职称4人，初级职称9人；博士后学历1人，硕士研究生1人，本科10人，大专3人，中专1人。

截至2020年12月31日，科室共有工作人员14名。其中医师8名，技术人员4名，护理人员2名。共有影像设备6台，其中DR 1台，CT 2台，MR 1台，数字胃肠机1台，DSA 1台。

青岛市第五人民医院放射科影像设备一览表见表2-2-2。

表2-2-2 青岛市第五人民医院放射科影像设备一览表（截至2020年12月31日）

设备名称	设备型号	生产厂家	启用时间
MR	ELAN 1.5T	佳能	2018年
螺旋CT	Brivo 325	GE	2010年
螺旋CT	Neu Viz128	东软	2020年
DSA	Innova 3100-IQ	GE	2014年
数字胃肠机	ZHF-AD-155H2	日立	2012年
DR	IEC-60601-I	飞利浦	2016年

历任放射科主任简介

1982年前，由一名放射科医师任科室负责人（具体待考）。

1983年11月至1986年，辛钦璋任第五人民医院放射科主任

（个人简介详见“青岛市人民医院放射科”）（图 2-2-8）。

1986 年至 1989 年，贾健任放射科主任（图 2-2-9）。

1989 年至 1992 年，侯俊琦任放射科主任（图 2-2-10）。

1992 年至 1997 年，于爱国任放射科主任（图 2-2-11）。

1997 年至 2000 年，黄凤玉任放射科主任（图 2-2-12）。

2000 年至 2003 年，马林任放射科主任（图 2-2-13）。

2003 年起，张利任放射科主任（图 2-2-14）。

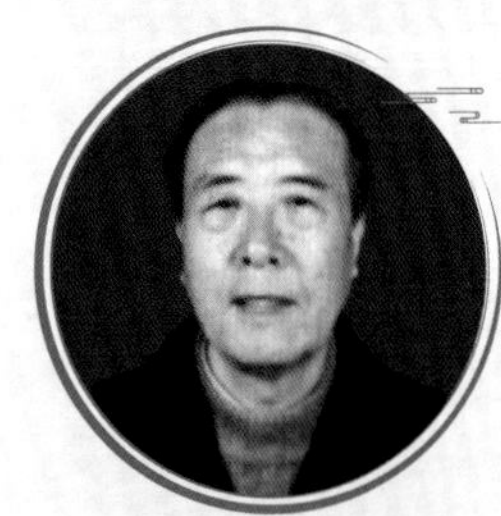

图 2-2-8　辛钦璋

辛钦璋（1930 年 1 月至 2020 年 9 月），主任医师。1983 年 11 月至 1986 年任放射科主任。曾任青岛市医学会第六届放射学分会委员。

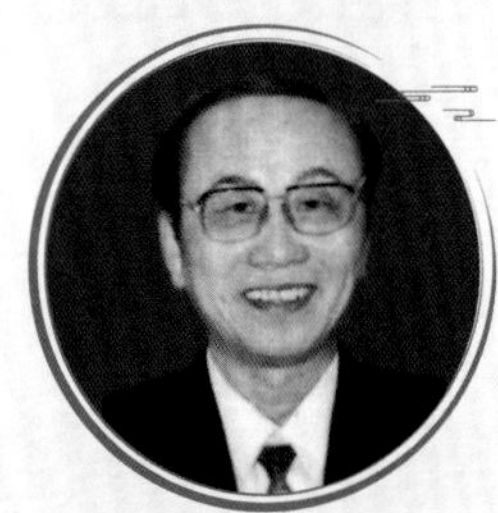

图 2-2-9　贾健

1937 年 2 月出生，本科学历，副主任医师。从事放射工作 39 年。1986 年至 1989 年，任放射科主任。曾任青岛市医学会第七届放射学分会委员。

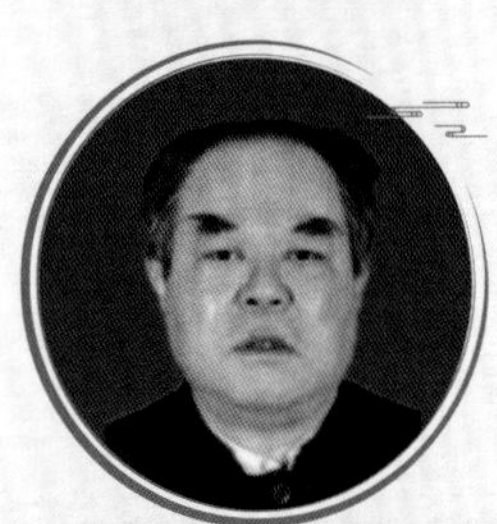

图 2-2-10　侯俊琦

侯俊琦（1932 年 8 月至 2014 年 3 月）。中专学历，副主任医师，1989 年至 992 年，任放射科主任，从事放射工作 40 余年。

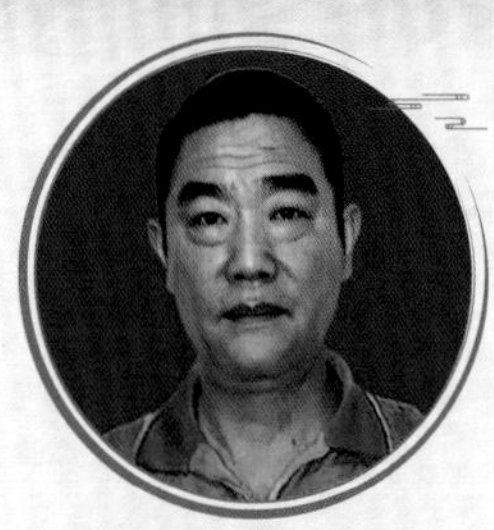

图 2-2-11　于爱国

1958 年出生，大专学历，主治医师，从事放射工作 40 年。1992 年至 997 年任放射科主任。

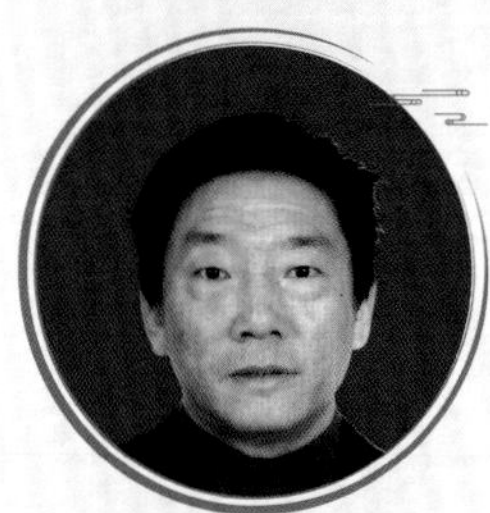

图 2-2-12　黄凤玉

1953 年出生，中专学历，主治医师，从事放射工作 30 余年。1997 年至 2000 年任放射科主任。

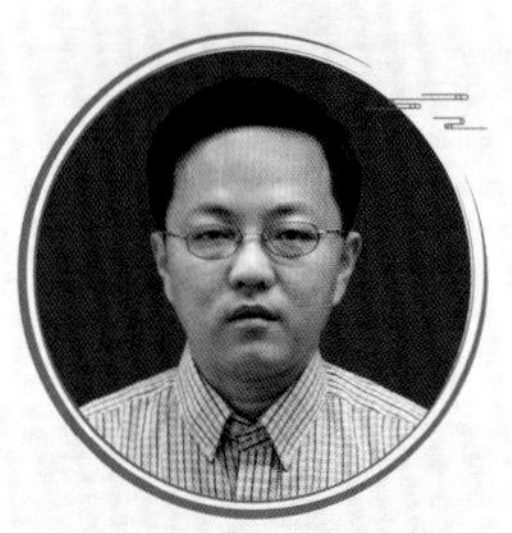

图 2-2-13　马林

1967 年 7 月出生。本科学历，副主任医师，从事医学影像工作 28 年。2000 年至 2003 年担任放射科主任，2003 年至今任青岛市第五人民医院特检科主任。兼任青岛市第二届中西医结合学会医学影像专业委员会副主任委员，青岛市医学会超声医学分会委员。

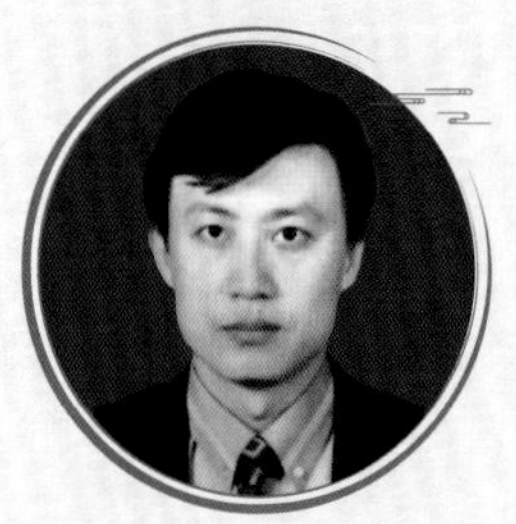

图 2-2-14　张利

1967 年 10 月出生。本科学历，主治医师，从事医学影像工作 28 年。2003 年起担任放射科主任至今。兼任青岛市医学会第十至第十三届放射学分会委员，青岛市第一至第二届中西医结合学会医学影像专业委员会委员。

（史料收集人：张　利）

六、青岛市第六人民医院放射科

青岛市第六人民医院又署青岛市传染病医院。1906年9月16日，由德国的一个临时检疫所改建成传染病隔离场所，为青岛市传染病医院的起始，地点位于现在的西镇。当时这里还是一片荒凉空地，无街道和房舍，隔离场所也只有简易平房两栋。1914年11月，日本再度占领青岛，该所和德国总督府医院一同被日本陆军医院接管，当时院长为日本人春日教照。1915年，该所由日本同仁会青岛医院管理，作为该院的传染病隔离科，随即建立了门诊一处及病房楼两栋。同年12月，因设广岛町分院（现青岛市广州路铁路局招待所地址），定名为台西镇传染病分室，收治天花、霍乱、斑疹伤寒、鼠疫、流行性脑髓膜炎、癞病（麻风）等疾病。巴黎和会后，我国收回青岛，该院也随之收回，隶属于胶澳商埠督办公署，以后又改为青岛防守司令部军医处接管，为一卫戍医院，该处处长李济民兼任院长。从此，即正式成为青岛市传染病医院，仍在原址。

1957年全院职工发展到100人以上，医疗、护理及消毒隔离制度逐步建立，对国家规定的18种传染病实行专业分工，进行医疗任务，成为名副其实的专科医院。为了适应发展和防病治病的需要，在四方区抚顺路重建新院（即现址）。

1958年8月，传染病医院由台西迁到新院址（原址改做台西医院），增设了X线机。

1960年，临床医师刘学沛到市立医院学习2年后，于1962年着手筹建X光室，隶属于门诊部。购买50 mA X线机，新建机房、暗室等工作场所，诊断、技术一人承担。70年代更换200 mA国产机器1台，仍为暗室透视。

1993年11月，姜宾先从外院调入放射科，次年担任放射科负责人。此时放射科和B超室合并，成立医学影像科。

1995年9月，姜宾先任医学影像科副主任，主持工作。1997年年初放射科和B超室分开，成为的两个独立科室。

1998年2月，姜宾先任放射科副主任，1999年8月任功能检查科主任助理（副科）。

2003年5月，吴彬任放射科负责人，主持工作；2005年1月被聘为放射科副主任，2010年至2015年10月任放射科主任。

2015年11月，王晓妮任放射科副主任主持工作至今。

普通放射科：1980年3月医院购买上海XG-500 mA X线机；1994年5月购买东芝X线机；2007年8月购进数字胃肠机（西南）；2010年12月购进DR（蓝韵）。

CT室：2005年12月9日，购置GE双层螺旋CT。

2013年11月放射科启动东软PACS系统，并入医院HIS系统。

截至2013年12月31日，放射科有专业技术人员5名，其中医师3名，技师1名，护士1名；副高级职称2人，中级职称1人，初级职称2人；研究生学历1人，本科学历4人。自建科以来，科室医、护、技人员共参编专著1部，共发表论文7篇，获专利1项。

截至2020年12月31日，科室共有工作人员11名，其中医师、技术人员各4名，护理人员3名。共有影像设备4台，其中CT 1台，DR2台、胃肠机1台。

青岛市第六人民医院放射科影像设备一览表见表2-2-3。

表 2-2-3　青岛市第六人民医院放射科影像设备一览表（截至 2015 年 12 月 31 日）

设备名称	设备型号	生产厂家	启用时间
X 线机	—	东芝	1994 年 5 月
双层螺旋 CT	Hispeed Dual	GE	2005 年 12 月 9 日
数字胃肠机	CS15	西南	2007 年 8 月 8 日
DR	DR2800A	蓝韵	2010 年 12 月 10 日

历任放射科主任

1994 年（具体时间不详），姜宾先任放射科负责人，1995 年 9 月任医学影像科副主任主持工作，1998 年 2 月任放射科副主任（图 2-2-15）。

2003 年 5 月，吴彬任放射科负责人主持工作；2005 年 1 月任放射科副主任，2010 年至 2015 年 10 月任放射科主任（图 2-2-16）。

2015 年 11 月，王晓妮任放射科副主任主持工作至今（图 2-2-17）。

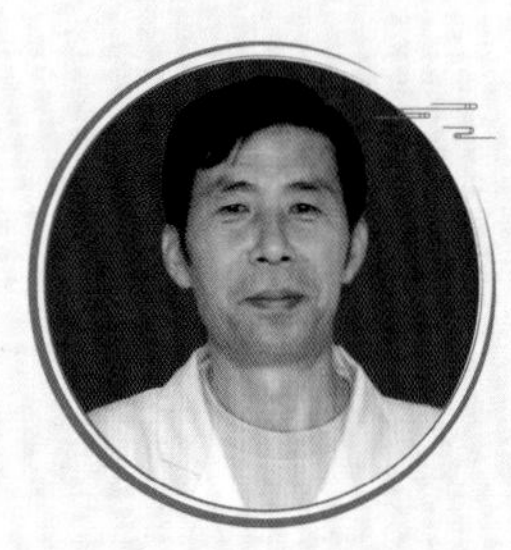

图 2-2-15　姜宾先

1950 年 9 月出生。大专学历，主治医师，毕业于职工大学医疗系预科班。1994 年起担任放射科负责人，主持工作；1995 年 9 月起任医学影像科副主任，1998 年 2 月任放射科副主任。

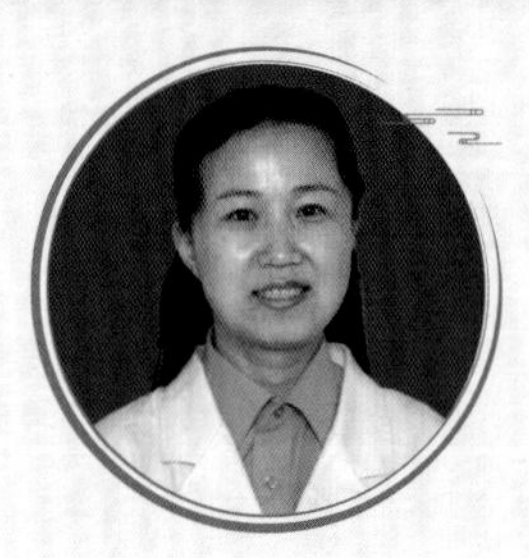

图 2-2-16　吴彬

1967 年 12 月出生。本科学历，副主任医师。2003 年 4 月担任放射科负责人，主持工作；2005 年 1 月任放射科副主任，2010 年 9 月至 2015 年 10 月担任放射科主任。曾任中国性病艾滋病防治协会关怀与治疗委员会临床影像学组委员、青岛市医学会第十一至第十二届放射学分会委员，青岛市第一至第二届中西医结合学会医学影像专业委员会委员。

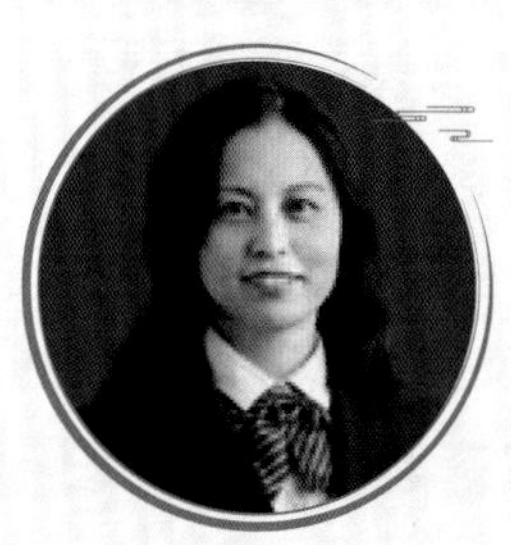

图 2-2-17　王晓妮

1977 年 3 月出生。中国共产党党员，副主任医师。2000 年 7 月本科毕业于青岛大学医学院医学影像学专业，2011 年获硕士学位。2015 年 11 月起任放射科负责人，主持工作，2016 年 1 月至 2018 年 1 月任放射科副主任主持工作，2018 年 2 月至今任放射科主任。兼任中国研究型医院学会感染与炎症放射学专业委员会委员，中国医院协会传染病医院分会影像学组委员，青岛市医学会放射学分会委员，青岛市医学会放射医学与防护学分会委员。

（史料收集人：吴　彬、王晓妮）

七、青岛市第七人民医院放射科

青岛市精神卫生中心始建于 1958 年，地址位于市北区南京路北端与 308 国道交汇处。1994 年按照卫生区域规划称青岛市第七人民医院，2000 年更名为青岛市精神卫生中心。详见第二章第三节。

八、青岛市第八人民医院医学影像学科

1951 年 10 月，原山东省胶州区崂山卫生院与李村区卫生所

合并，成立青岛市崂山卫生院，地址位于李村镇老桥东侧原李村卫生所旧址（今李沧区京口路31号）。

1953年11月，医院成立X光室，卫生局调拨10 mA英制手提式X线机1台，工作人员仅刘跃彬1人。科室开展了透视、照片及简单的胃肠造影检查。受条件所限，当时仅偶尔拍几例胸部或四肢的X线片，洗片方式与普通照相馆相同，采用在盘子中显影、定影和漂洗。

1958年崂山卫生院改称青岛市崂山医院。1961年5月，X光室引进上海精密医疗器械厂200-58型200 mA X线机1台，开展了胃肠检查、静脉肾盂造影、胆道造影及胸腔、心包穿刺等检查项目。同年刘法宗中专毕业进入放射科，与刘跃彬两人开始值夜班。

1962年医院改称青岛市崂山县人民医院。

1971年，宋焕云自内科调入X光室，担任负责人。1973年，宋焕云被任命为科副主任，同年引进300 mA X线机作为专用透视机。

1976年11月，医院迁入现址后正式成立放射科，宋焕云任主任。增加2台200 mA X线机（上海精密医疗器械厂双床双管机和新华医疗器械厂单床单管机各1台），工作人员达到5人。科室开展了常规透视、拍片、胃肠及钡灌肠、静脉肾盂造影、胆道造影、肠套叠空气灌肠整复等检查项目。1978年引进西南医疗器械厂产双床双管400 mA X线机及50 mA透视机各1台。工作人员增至8人。1983年，隋成祥任放射科副主任。1984年引进阿洛卡256 B超1台，开展了脏器活检工作。

1988年，崂山撤县划区，医院改称为青岛市崂山区人民医院。同年，隋成祥任放射科主任，刘法宗任副主任。1989年引进北京万东双床3管X线机，后来这台机器被改造成摇篮遥控诊断机，加影像增强器，可隔室操作。

1990年，刘法宗任放射科副主任，主持工作，袁有臣任副主任。

1993年，科室开展介入治疗工作。同年超声科并入特检科。

1994年6月，医院移交青岛市卫生局管理，改称为青岛市第八人民医院。同年年底，刘法宗任放射科主任，引进日本二手CT机。1995年引进500 mA北京万东X线机1台。1996年，韩迅德任放射科副主任，同年购置立式50m A透视机1台。1997年引进数字减影导管机1台。配合心内科开展了临时、永久人工心脏起搏器安装；配合骨科开展了腰椎间盘髓核切吸术。

1999年，韩迅德任放射科主任，王喜功任副主任。同年引进GE500 mA遥控胃肠机1台，12月引进日制口腔全景X线机1台。

2001年7月，德国西门子双螺旋CT机投入使用。2002年至2003年陆续开展了非导管法介入诊疗，如CT引导下肝肾囊肿穿刺酒精硬化术、食管支架置入术、CT引导下病灶穿刺活检等。2001年5月开展了子宫肌瘤动脉栓塞术。2002年引进柯达CR900机1台。

2003年，毛云华任副主任。同年购置东软R-800 mA数字胃肠机1台，东软R-500 mA照相机1台。2004年引进GE OEC9800导管机1台。2010年1月引进Philips Digital Diagnost DR 1台，同年6月引进Philips Achieva 1.5T MR。2011年1月引进Philips Brilliance 16层MSCT 1台。

2011年9月，刘珍友任放射科副主任，李辉坚任放射科主任助理。同时由于业务发展的需要，导管室独立，成立介入科。

2013 年 5 月引进锐柯 DR 1 台。

2014 年，科室有在职人员 37 人，包括诊断 17 人、技术 14 人、护理 6 人。其中主任医师 1 名，副主任医师 4 名；博士 1 人，全日制硕士 4 人，在职硕士 3 人。主要设备有 Philips Achieva 1.5 T MR、Philips Brilliance 16 层螺旋 CT 和 SIMENS 双层螺旋 CT、Philips DR 和锐柯 DR、乳腺钼靶 X 线机和口腔曲面体层 X 线机、东软数字胃肠机等。科室经过 60 余年的发展及数代人的艰苦创业和不懈努力，已经成为集医疗、教学、科研为一体的医学影像学科室。

2015 年 3 月，刘珍友任放射科主任，李辉坚任放射科副主任，易华任放射科主任助理。2015 年 6 月，引进 Siemens Emotion 16 层 MSCT 1 台。2017 年 10 月，引进上海康达移动 DR 机 1 台；2017 年 11 月，引进西门子平板数字胃肠机 1 台。2018 年 8 月，引进 GE 乳腺钼靶机 1 台。

2019 年 5 月，放射科分为放射一科和放射二科，刘珍友任放射一科主任，易华任放射一科主任助理，李辉坚任放射二科副主任，主持工作。

2020 年 5 月，放射一科和放射二科合并为放射科，李辉坚任放射科主任，易华任放射科主任助理。同年刘珍友调离放射科，任放射防护科主任。

2020 年 10 月，引进联影智能天眼 80 层方舱 CT 机 1 台，同年 11 月引进 NeuViz Glory 耀世 256 层宽体能谱 CT 机 1 台。

截至 2020 年 12 月 31 日，科室共有工作人员 42 名，其中医师 17 名，技术人员 18 名，护理人员 7 名。科室共有影像设备 12 台，其中 DR、CT 各 4 台，MR、曲面体层机、乳腺钼靶机和胃肠特检机各 1 台。

青岛市第八人民医院影像设备一览表见表 2-2-4。

表 2-2-4　青岛市第八人民医院影像设备一览表（截至 2015 年 12 月 31 日）

设备名称	设备型号	启用时间
螺旋 CT	Philips brilliance	2011 年 1 月 25 日
螺旋 CT	Siemens Emotion 16	2015 年 6 月 8 日
MR	Philips Achieva 1.5T	2010 年 5 月 10 日
数字胃肠机	东软 NAX800	2006 年 6 月 20 日
乳腺钼靶机	FLAT SE	2008 年 10 月 20 日
数字平板 DR	Philips Digital Diagnost	2010 年 1 月 20 日
	锐柯 Evolution	2013 年 5 月 23 日
普通 X 线摄影机	R500	1999 年 12 月 20 日
	NAX500	
	F99-II	
	X-550AE-AF-CP	
CR	CR900	2003 年 10 月 20 日
	CR500	2006 年 4 月 20 日
移动床旁摄影机	上海 30 mA	2003 年 7 月 20 日
	南京 50 mA	

历任放射科主任简介

1971 年，宋焕云担任 X 光室负责人，1973 年任科室副主任主持工作，1976 年 11 月任科室主任（图 2-2-18）。

1983 年，隋成祥任放射科副主任，1988 年任放射科主任。

1990 年，刘法宗任放射科副主任主持工作（图 2-2-19）。

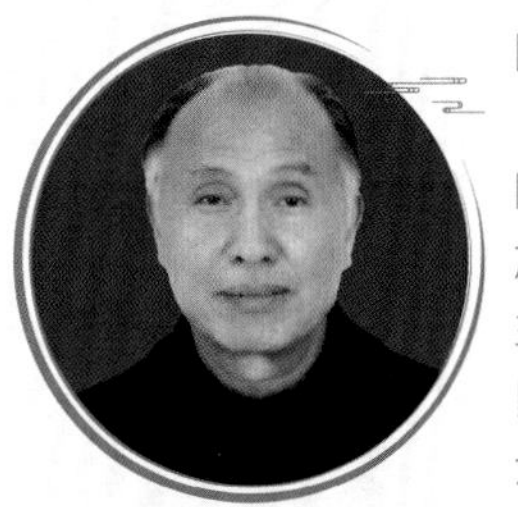

图 2-2-18　宋焕云

1937 年 1 月出生，1965 年 8 月毕业于山东医学院医疗系。1970 年 1 月至 1982 年任崂山县医院放射科副主任，主持工作；1976 年 5 月任放射科主任。1984 年 10 月至 1987 年 2 月任崂山县人民医院副院长兼放射科主任。曾任青岛市医学会第六至第七届放射学分会委员。

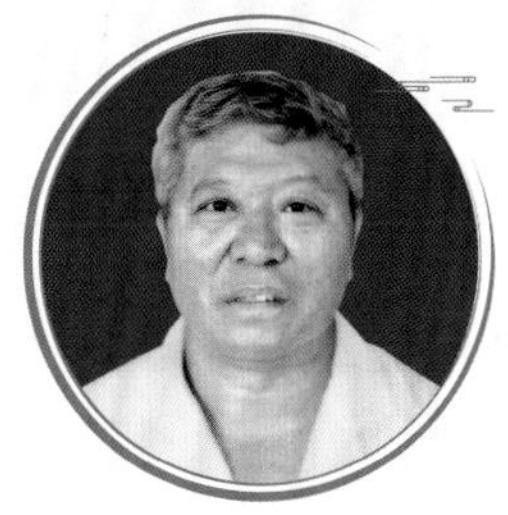

图 2-2-19　刘法宗

1942 年 7 月出生。1961 年毕业于青岛市市立医院卫生学校影像专业，中专学历，副主任医师。1988 年任放射科副主任，1990 年主持工作，1995 年任放射科主任。曾任青岛市医学会第八至第九届放射学分会委员。

1994 年年底，刘法宗任放射科主任。

1996 年，1999 年韩迅德任放射科主任（图 2-2-20）。

2019 年 5 月，刘珍友任放射一科主任，李辉坚任放射二科副主任主持工作（图 2-2-21）。

2020 年 5 月至今，李辉坚任放射科主任（图 2-2-22）。

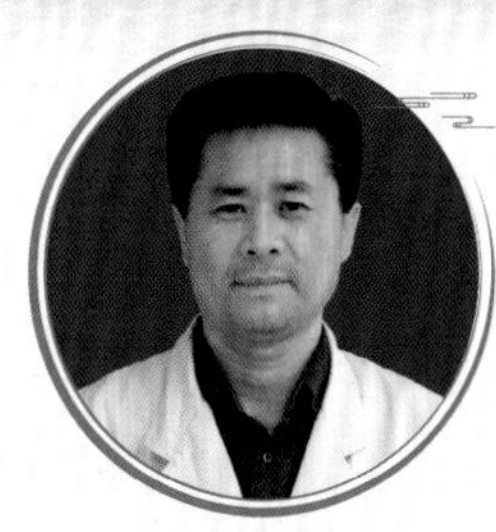

图 2-2-20　韩迅德

1956 年 6 月出生。1996 年任放射科副主任，1999 年至 2015 年任放射科主任（详见第三章第四节）。

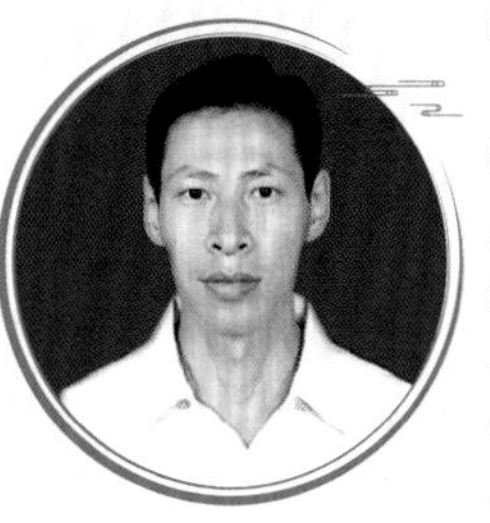

图 2-2-21　刘珍友

1971 年 2 月出生。医学博士，主任医师，天津医科大学影像医学专业博士毕业。2011 年 9 月任放射科副主任，2015 年 3 月至 2019 年 5 月任放射科主任，其中 2019 年 5 月至 2020 年 5 月任放射一科主任。兼任山东省医学会神经影像学组委员、青岛市医学会第十二届放射学分会委员、青岛市影像质控专家组成员。

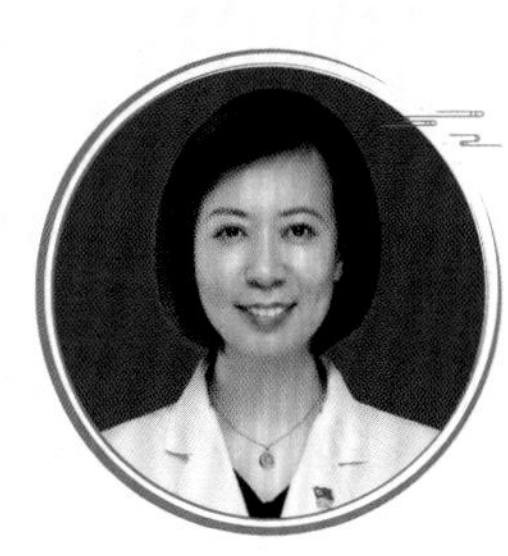

图 2-2-22　李辉坚

1973 年 11 月出生。副主任医师，医学硕士学位。1995 年毕业于青岛大学医学院影像专业。2011 年任放射科主任助理，2015 年任放射科副主任，2019 年任放射二科副主任主持工作。2020 年起任放射科主任、党支部书记。兼任青岛市医学会第十二届放射学分会青年委员会委员、第十三届放射学分会青年委员会副主任委员、青岛市医学影像质控中心委员、青岛市中西医结合学会第二届医学影像专业委员会委员、山东省医学影像研究会第一届感染与炎症专业委员会委员、中国研究型医院学会感染与炎症放射学专业委员会委员。

（史料收集人：韩迅德、刘珍友、李辉坚）

九、青岛市第九人民医院放射科

青岛市第九人民医院坐落于青岛市地标性建筑之一的栈桥西侧。始建于 1904 年，是一所集医疗、教学、科研、预防保健于一体的二级甲等公立综合性医院，原隶属于青岛铁路分局，2003 年移交青岛市卫生局管理。2004 年 6 月 18 日移交至青岛市卫生局，由青岛铁路医院更名为第九人民医院。2017 年 7 月 26 日正式融入青岛市市立医院集团，更名为青岛市市立医院（集团）西院区。

放射科始建于 1935 年。在日本侵华时期称 X 光室，曾一度与理疗室同属一科。仅有 1 台岛津产空冷式、固定阳极、裸线高压电缆 200 mA X 线机，由日本人金风和胜建 2 人负责机器操作。

1945 年，日本投降后，国民党政府接管，留用日本护士 1 人，另派 1 名中国人跟随学习。日本护士回国后，由中国工作人员操纵机器，维持原状，直到青岛解放。

1952 年，科内由原来的 1 名技术员，增加至 3 人（增加 1 名公安转业人员及 1 名护理员）。在以上历史时期，X 线检查范围仅限于四肢、脊椎（外伤）拍片及胸部透视。由放射人员进行投照、冲洗后胶片送交临床医师自行诊断，放射人员不出具诊断报告。

1953 年，随着科内人员不断调整，业务范围亦逐年扩大，并开始由放射人员出诊断报告，结束了由临床医师做放射诊断的历史，并相继开展了消化道检查、泌尿系、胆系造影等。工作人员有技师 1 人，技士、技术员各 1 人，除负责 X 线投照诊断外，还兼管理疗工作。

1955 年，X 线球管由 1952 年的水冷式、1953 年的油循环冷却式改装成油浸式，并于当年购进 1 台国产建设牌 53 型 200 mA X 线机。

1958 年，科内人员增至 6 人，技师 1 人，技士 2 人，练习生 3 人。理疗室独立，X 光室更名为放射科。相继开展支气管造影、血管造影等。

1960 年，购置上海产正达牌 30 mA X 线机 1 台，此时科室有诊断医师 1 人，技师 1 人，技士 1 人，技术员 3 人；X 线机 3 台。

20 世纪 70 年代，调入本科毕业生 2 人，工农兵大学生 2 人，其他人员 2 人，科室人员增至 12 人，分影像技术、影像诊断两组。1975 年，购置北京产东方红 200 mA X 线机 1 台。

1980 年，购置上海产 XG200 mA X 线机 1 台。1986 年 10 月，购置岛津产 1100A 型 500 mA 遥控 X 线胃肠机 1 台，该机为电视监控、影像增强，实现明室透视检查。1987 年，购置西门子 200 mA 床边 X 线机 1 台。1989 年，根据国家防护要求实现了隔室操作。同年内江 500 mA X 线机投入使用后，科室开展了脑血管造影、椎管造影和气钡双重造影检查项目。

20 世纪 90 年代初，科内有工作人员 14 人，其中副主任医师 2 人，影像专业本科生 3 人。开展了 CT 引导下肺穿刺、肾穿刺等业务。

1999 年，由济南铁路局投资，购置匹克公司产 PQ 2000S 螺旋 CT 机 1 台。同年由青岛铁路分局投资购置岛津产 500 mA X 线胃肠机 1 台，型号为 EX-FAST。2003 年由青岛铁路分局投资，购置 GE-XR/A800 mA X 线机 1 台。

2008 年和 2013 年，由市政府投资相继购置柯达公司产 CR850 型数字成像系统和岛津产 FLEXVISION800 mA 数字胃肠机。

2016 年，由市政府投资购置西门子 Emotion16 排 CT 1 台。

2017 年，由市政府投资购置美国 GE 公司产 800 mA 双板 DR 1 台。

2019 年 4 月，该院第一台 1.5T UMR560 联影磁共振正式启用，是放射科也是医院里程碑式的发展，从此改变了转院做磁共振检查的状况。

2020 年 11 月由于新型冠状病毒性肺炎疫情，由政府投资购置西门子 40 排方舱 CT 1 台，用于发热门诊患者专用。

截至 2020 年 12 月 31 日，科内共有工作人员 10 人，其中医师 4 名，技师 5 名，护师 1 名。影像设备 8 台，其中 CT 3 台，MR、数字胃肠机、DR、CR、X 线摄片机各 1 台。

青岛市第九人民医院影像设备一览表见表 2-2-5。

表 2-2-5　青岛市第九人民医院影像设备一览表（截至 2020 年 12 月 31 日）

设备名称	设备型号	生产厂家	启用时间
X 线摄片机	GE-XR/A800 mA	GE	2003 年 11 月
CR	CR850	柯达	2008 年 6 月
CT	PQ2000S	匹克	1999 年 6 月
数字胃肠机	FLEXVISION	岛津	2013 年 10 月
CT	Emotion16 排	西门子	2016 年 2 月
DR	GE-XR/A800 mA	GE	2017 年 2 月
1.5T 磁共振	UMR560	联影	2019 年 4 月
方舱 CT	SOMATOM-GO.ALL	西门子	2020 年 11 月

历任放射科主任简介

1956 年至 1975 年，汪清溪任放射科负责人（图 2-2-23）。

1975 年至 1985 年，要惠民任放射科负责人（图 2-2-24）。

1985 年至 1991 年，王庆阁任放射科主任（图 2-2-25）。

1991 年至 1998 年，贺佑安任放射科主任（图 2-2-26）。

1998 年至 2001 年，石金星任放射科主任（图 2-2-27）。

2001 年至 2017 年 1 月，舒强任放射科主任（图 2-2-28）。

2017 年 1 月至今，姜春雷担任放射科主任（图 2-2-29）。

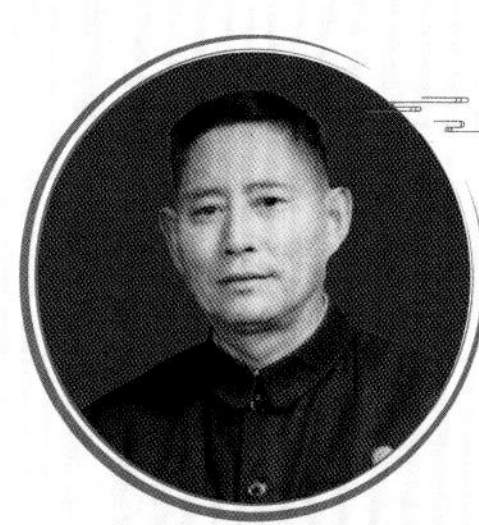

图 2-2-23　汪清溪
1918 年 10 月出生。技士，1956 年至 1975 年任放射科负责人。从事医学影像工作 26 年。

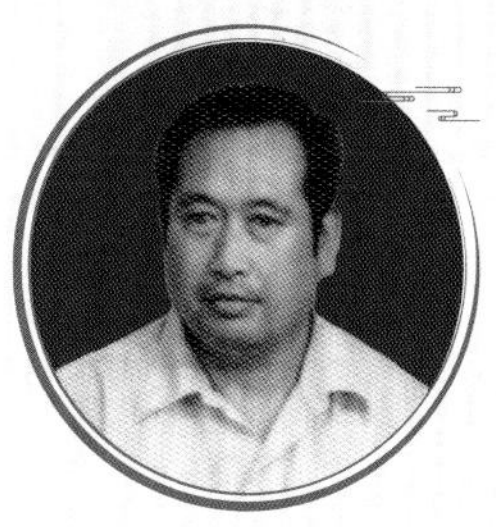

图 2-2-24　要惠民
1932 年 6 月出生。中专学历，主治医师。1975 年至 1985 年任放射科负责人。从事医学影像工作 36 年。

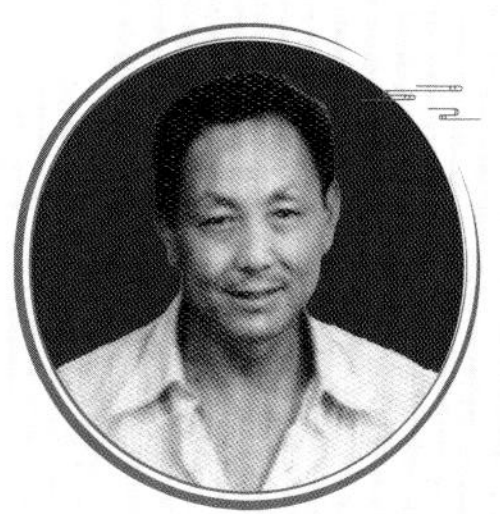

图 2-2-25　王庆阁
1936 年 10 月出生。中专学历，技师。1985 年至 1991 年任放射科主任。从事医学影像工作 30 年。

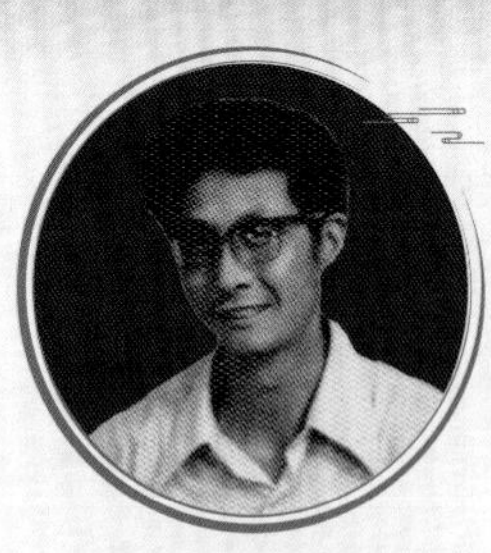

图 2-2-26　贺佑安
1937 年 1 月出生。本科学历，副主任医师。1991 年至 1998 年任放射科主任。从事医学影像工作 14 年。

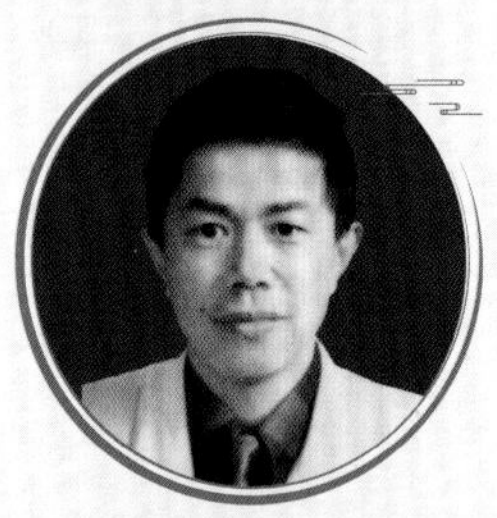

图 2-2-27　石金星
1953 年 1 月出生。中专学历，主治医师。1998 年至 2001 年任放射科主任。从事医学影像工作 30 年。

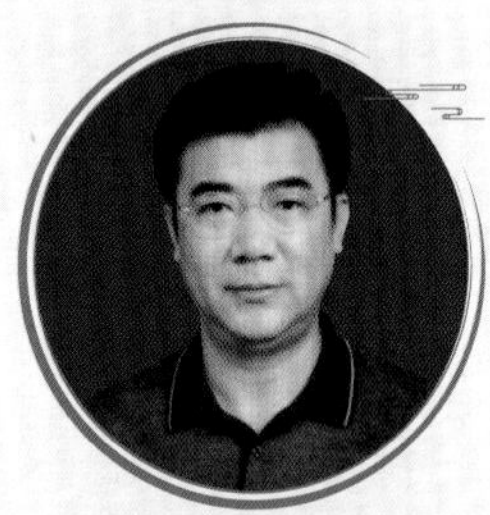

图 2-2-28　舒强
1956 年 12 月。本科学历，副主任技师。2001 年至 2017 年 1 月任放射科主任，从事医学影像工作 32 年。兼任青岛市医学会第一至第四届医学影像技术分会副主任委员、第十一至第十二届放射学分会委员，青岛市政府采购评审专家成员。

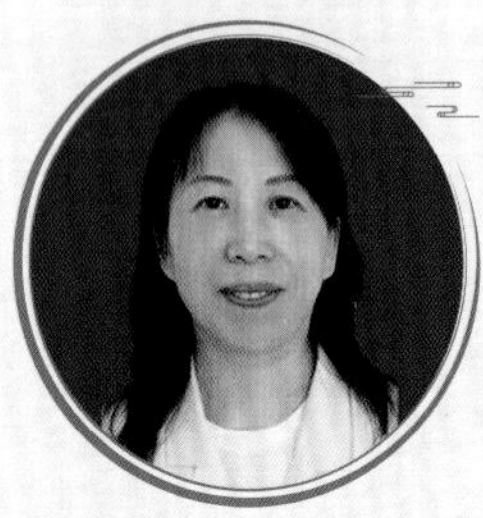

图 2-2-29　姜春雷
1972 年 3 月出生。毕业于青岛大学医学院医学影像专业，研究生学历，副主任医师。2017 年 1 月担任放射科主任至今，从事放射工作 27 年。兼任青岛市医学会第十三届放射学分会委员、肌骨学组委员。

（史料收集人：舒　强）

第三节　青岛市市区专科医院放射科

一、青岛市阜外心血管病医院放射科

青岛市阜外心血管病医院前身为青岛港务局职工医院、青岛港口医院，始建于 20 世纪 50 年代。1958 年，医院设立了 X 线室，于上海进购首台 X 线机（是当时医院最昂贵的设备）并自行安装。1982 年投资购进带电视新型 X 线机、床旁 X 线机。1983 年，重建了 X 线科，定位为技术诊断科室。1985 年，为了适应对外开放需要，医院更名为青岛港口医院。

1992 年 3 月，医院从陵县支路迁至青岛市南京路中段。1999 年 9 月 28 日，引进 GE 公司螺旋 CT。2000 年 8 月，购进 ATL 公司 HDI 3500 型彩色超声诊断系统；同年，购进岛津产黑白 B 超 2 台。

2002 年，引进 GE 500 mA X 线机、岛津 B 超诊断仪。2003 年，引进岛津 SDU-1200 彩超、岛津 BSX-50AC 胃肠 X 线机、富士 FCR5000 CR、GE 笔记本彩超。2004 年 5 月，引进了 GE 公司 OEC 9800 DSA 成像系统，隶属放射科管理。2005 年 11 月，引进 GE 公司 3100 数字平板 DSA 成像系统。2006 年 7 月，购置西门子 16 排 MSCT、飞利浦 IE33 心脏超声仪等大型医疗设备，心脏大血管疾病影像学检查发展迅速。

2006 年 5 月，青岛阜外心血管病医院正式成立，为中国医学科学院阜外医院在国内的首家分院。放射科在诊断科室的基础上，正式开展介入放射治疗工作，截至 2014 年上半年，已完成结构性

心脏病、瓣膜病、神经血管及外周血管疾病介入治疗、肿瘤介入治疗累计 1200 余例。在心脏大血管影像诊断方面，与北京阜外医院形成同等平台的人才培养和技术互补优势。

截至 2020 年 12 月 31 日，放射科共有工作人员 29 名，其中医师 13 人，技术人员 13 人，护理人员 3 人。共有影像设备台 10 台，数字胃肠机 1 台，CT 3 台，MR 1 台，CBCT 1 台，DR、X 线摄片机各 2 台。

青岛市阜外心血管病医院影像设备一览表见表 2-3-1。

表 2-3-1　青岛市阜外心血管病医院影像设备一览表（截至 2015 年 12 月 31 日）

设备名称	设备型号	生产厂家	启用时间
X 线摄片机		上海	1958 年
X 线摄片机			1982 年
单排螺旋 CT		GE	1999 年
500 mA X 线机		GE	2002 年
CR	FCR5000	富士	2002 年
胃肠 X 线机	BSX-50AC	岛津	2003 年
DSA 成像系统	OEC 9800	GE	2004 年
数字平板 DSA	GE 公司 3100	GE	2005 年
数字平板 DSA	GE 公司 2100	GE	2005 年
16 排螺旋 CT		西门子	2006 年

历任放射科主任简介

1988 年至 1992 年，张全仁任青岛港口医院放射科主任（个人资料待考）。

1993 年至 1994 年，曹庆跃任青岛港口医院放射科副主任主持工作（图 2-3-1）。

1994 年至 2000 年，徐宣国任青岛港口医院放射科主任（图 2-3-2）。

2000 年至 2007 年，李炯佾任青岛港口医院放射科主任，2008 年任青岛阜外心血管病医院副院长兼放射科主任（图 2-3-3）。

2015 年 9 月至 2018 年 2 月，张维明任放射科副主任主持工作；2018 年 2 月起任放射科主任（图 2-3-4）。

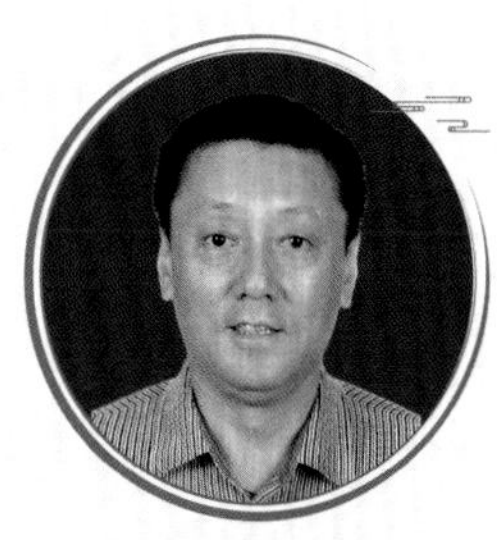

图 2-3-1　曹庆跃

1958 年 6 月出生。1988 年至 1991 年就读于青岛医学院影像系。1993 年至 1994 年任青岛港口医院放射科副主任主持工作。

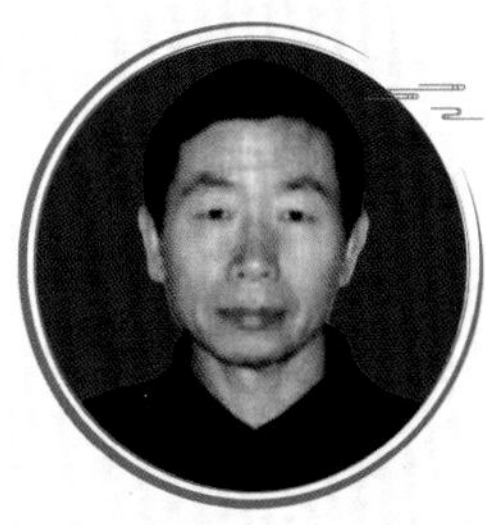

图 2-3-2　徐宣国

1952 年 9 月出生。大学学历，主治医师。1994 年至 2000 年担任青岛港口医院放射科主任。曾兼任青岛市医学会第九届放射学分会委员。

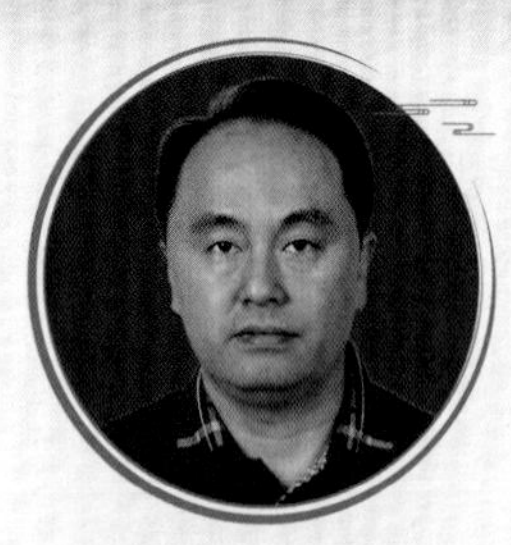

图 2-3-3　李炯佾

1966 年 10 月出生。2000 年至 2007 年，任青岛港口医院放射科主任，2008 年至 2015 年 9 月任青岛阜外心血管病医院副院长兼放射科主任。2021 年 8 月任院长（详见第三章第四节）。

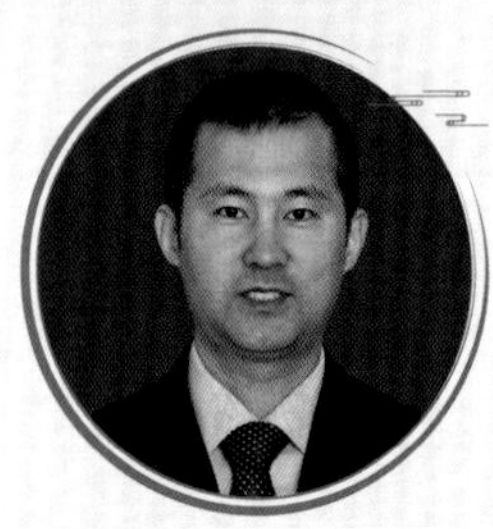

图 2-3-4　张维明

1978 年 6 月出生。副主任医师。2015 年 9 月至 2018 年 2 月，任放射科副主任主持工作；2018 年 2 月至今任放射科主任。兼任中国研究型医院学会心血管影像专业委员会青年委员，山东省研究型医院协会医学影像诊断学分会委员，山东省健康管理协会影像专业委员会委员，青岛市医学会放射学分会委员、神经学组委员、影像技术分会委员。

（史料收集人：李炯佾、张维明、崔景康、杨呈伟）

二、青岛大学附属心血管病医院放射科

青岛大学附属心血管病医院（青岛大学心血管病研究所）是全省唯一的一所省级心血管病专科医院，承担着心血管疾病相关的医学教学、科研工作，提供心血管疾病的预防和诊疗服务。医院坐落于青岛市市南区芝泉路 5 号，核定床位数 144 张。

医院源于 1978 年成立的青岛医学院心血管病研究室；1988 年，心血管病研究室更名为青岛医学院心血管病研究所（青岛医学院所属处级教学科研单位）。

1991 年，心血管病研究所成为青岛医学院所属的独立处级事业单位。

1992 年，心血管病研究所增挂“青岛医学院附属心血管病医院”牌子，1994 年，医院在青岛市市南区芝泉路 5 号揭牌开业，心血管疾病专家朱震教授出任医院首任院长。

2013 年 10 月青岛医学院心血管病研究所（青岛医学院附属心血管病医院）更名为青岛大学心血管病研究所（青岛大学附属心血管病医院）。

2002 年医院购置北京万东 DF-500X 光机 1 台，聘请青岛大学医学院附属医院放射科工作人员来院工作，2012 年医院引进放射工作人员 1 名（孙付明，医学影像本科，主治医师）。随着医院事业发展，2015 年医院放射科设立，招聘放射医师 2 名、技师 1 名，购置飞利浦 ingenuity-core128MSCT、GE Innova3100-IQ 导管机各 1 台。

青岛大学附属心血管病医院影像设备一览表见表 2-3-2。

表 2-3-2　青岛大学附属心血管病医院影像设备一览表

设备名称	设备型号	生产厂家	启用时间
螺旋 CT	ingenuity-core128	飞利浦	2015 年
DSA	GE Innova3100-IQ	GE	2015 年

目前放射科有专业技术人员 7 人。其中医师 4 人，护理人员 2 人，技师 1 人。中级职称 2 人，初级职称 5 人。硕士学历 1 人，本科学历 3 人，专科 3 人。

放射科主任简介

2015 年至今，孙付明担任放射科主任（图 2-3-5）。

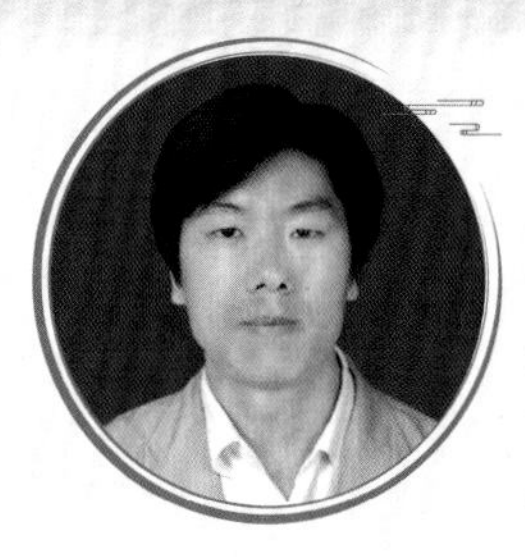

图 2-3-5　孙付明
1976 年 9 月出生。中国共产党党员，医学硕士，主治医师。2015 年起担任放射科主任。从事放射诊断工作 21 年。兼任山东省研究型医院协会医学影像创新与研究分会常务委员，山东省健康管理协会影像医学专业委员会委员，青岛大学医疗集团放射专业委员会委员。

（史料收集人：孙付明）

三、青岛市胸科医院放射科

青岛市胸科医院系由原青岛市第四人民医院与当时位于武宁路的原青岛市结核病防治院于 1983 年合并而成。现址为原青岛市第四人民医院，位于重庆中路 896 号。1988 年正式更名为青岛市胸科医院。原青岛市第四人民医院为一所市属综合性医院，科室设置完备，于 1976 年建成开诊。两院合并为市胸科医院后，成为一所以诊治结核病为主要业务的大专科小综合性专科医院。医院编制床位 320 张。

放射科建立伊始，科室仅有 1 台上海产 200 mA 拍片机和 1 台上海产 200 mA 胃肠机，暗室操作一直持续到 1997 年。1983 年两院合并后，陆续购置了西南产 300 mA X 线机 1 台（进行拍片、体层摄影检查）、国产自动洗片机、GE 华伦 500 mA 拍片机、柯达 8150CR 机。2005 年购进柯尼卡双通道 CR 机及 AGFA 激光相机 1 台，结束了暗室操作的历史。2008 年购进东软数字胃肠机 1 台，并开展治疗肺结核大咯血为主的介入栓塞术等介入放射学业务。2009 年购入东芝移动床边机 1 台，2020 年购入联影移动 DR 1 台。

CT 室：1996 年成立 CT 室，设备为 GE 产 8800 型单排 CT 机。2004 年更新为 GE Prospeed Ⅱ型双排螺旋 CT 机。2013 年新购置飞利浦公司产 Philips Brilliance 型 16 排 MSCT 机 1 台。2020 年购置美国产三星 32 排移动 CT 1 台。

2013 年放射科安装东软 PACS 系统，使科室信息实现数字化，于 2014 年并入医院 HIS 系统。

截至 2015 年 12 月 31 日，放射科共有专业技术人员 13 人，其中医师 11 人，技师 1 人，护理人员 1 人；中级职称 6 人，初级职称 7 人；本科学历 6 人、专科 4 人、中专 3 人。

截至 2020 年 12 月 31 日，放射科共有工作人员 12 人，其中医师共 9 人，技师 2 人，护理 1 人。

截至 2021 年 3 月，胸科医院并入青岛市中心医疗集团。

历任放射科主任简介

1976 年至 1992 年，王志同任放射科主任（图 2-3-6）。

1992 年至 1995 年，杨京虎任放射科主任（图 2-3-7）。

1996 年至 1999 年，高风绪任放射科主任（图 2-3-8）。

1999 年至 2001 年，王思伦任放射科主任（图 2-3-9）。

2001 年至 2005 年，柳敦海任放射科主任（图 2-3-10）。

2005 年起，夏良绪任放射科主任（图 2-3-11）。

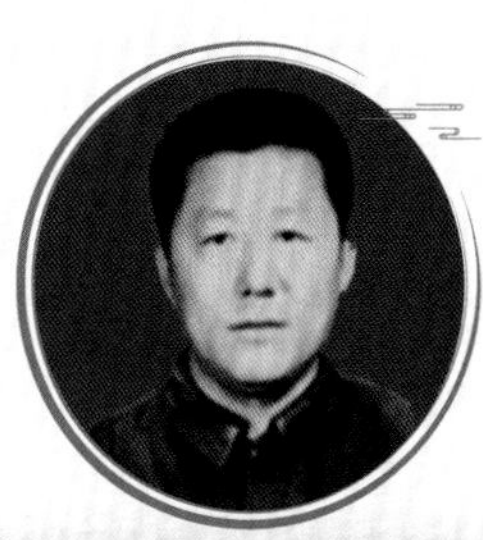

图 2-3-6　王志同
1934 年 6 月出生。中专学历，副主任技师。1976 年至 1992 年担任放射科主任。从事放射技术工作 34 年。

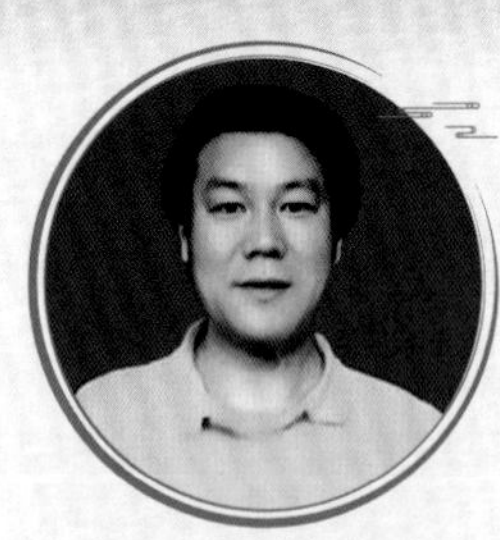

图 2-3-7　杨京虎

杨京虎（1956 年 4 月至 2014 年 12 月）。中专学历，主治医师。1992 年至 1995 年担任放射科主任，从事放射诊断工作 35 年。

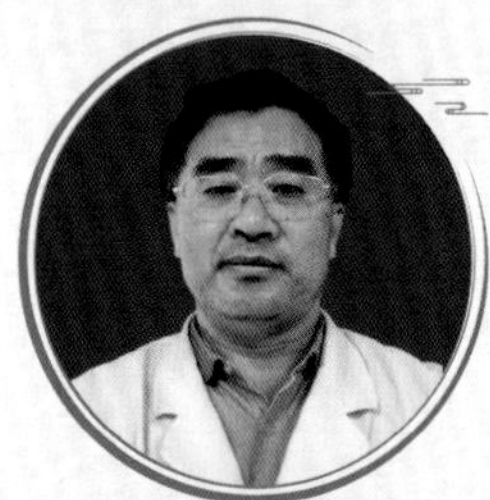

图 2-3-8　高风绪

1964 年 5 月出生。中专学历，主治医师。1996 年至 1999 年担任放射科主任，从事放射诊断工作 28 年。

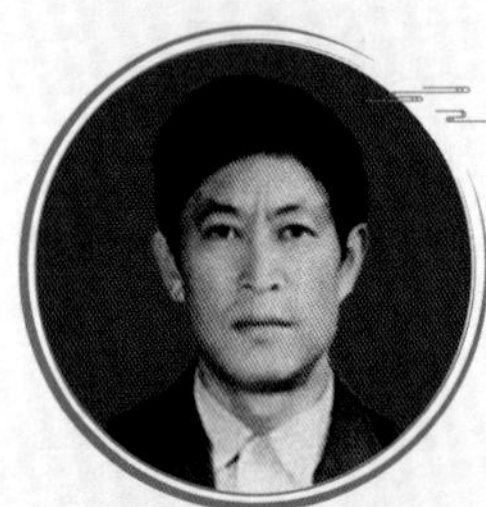

图 2-3-9　王思伦

1945 年出生。大专学历，主治医师。1999 年至 2001 年担任放射科主任，从事放射诊断工作 15 年。

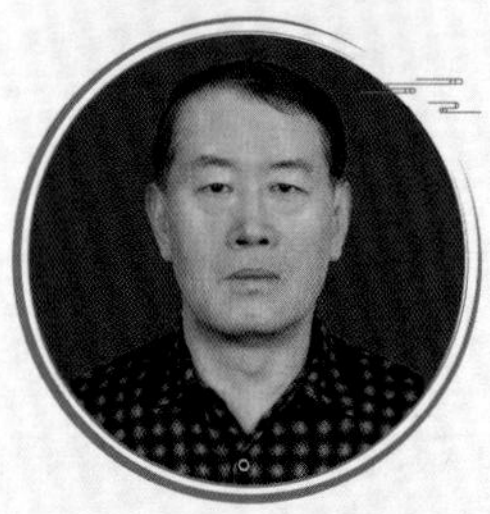

图 2-3-10　柳敦海

1961 年 4 月出生。大专学历，主治医师。2001 年至 2005 年担任放射科主任，从事放射诊断工作 31 年。

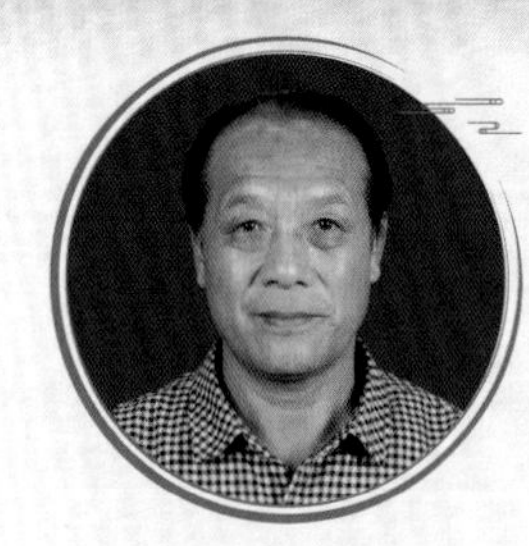

图 2-3-11　夏良绪

1962 年 11 月出生。大专学历，主治医师。2005 年起任放射科主任，从事医学影像工作 32 年。兼任青岛市医学会首届介入诊疗分会委员，山东省防痨学会影像与技术分会委员。

（史料收集人：夏良绪）

四、青岛市传染病医院放射科

青岛市传染病医院即青岛市第六人民医院。1906 年 9 月 16 日，由德国的一个临时检疫所改建成传染病隔离场所，为青岛市传染病医院的起始，地点在现在的西镇。为了适应发展和防病治病的需要，在四方区抚顺路重建新院（即现址）。1958 年 8 月传染病医院由台西迁到新院址（原址改做台西医院）（详见第二章第二节）。

五、青岛市肿瘤医院放射科

青岛市肿瘤医院建于 1972 年，其前身为青岛市卫生学校，位于青岛市四方区开平路 22 号，人员基本是原青岛市温泉疗养院原班人马。初建院名为青岛市水清沟医院，后更名为青岛市肿瘤医院。2006 年 2 月，与青岛市中心医院合并，成立了青岛市中心医疗集团。放射科于 2010 年 8 月并入青岛市中心医院医学影像科。

放射科成立于1972年建院时，当时只有2名工作人员、1台国产200 mA X线机，只能进行普通的X线检查。

1985年引进北京东方红F99-ⅡA型500 mA X线机，可以进行透视、拍片和体层摄影检查项目，1987年加装了影像增强器，实现了遥控操作，从此告别了暗室操作。

1992年医院放射楼建成竣工，放射科整体搬入放射楼二楼。1994年购置1台美国产二手CT，成立了CT室。1995年购置PLANMED钼靶乳腺机。1998年购置岛津IDR-700数字胃肠机。

2000年成立介入室，利用该数字胃肠机进行肿瘤的介入治疗。1999年购置岛津SCT-4800TCZ CT，同时购置AGFA激光相机。

历任放射科主任简介

1972年至1981年，王希溥任放射科负责人（王希溥，男，失联，出生及卒年不详。1972年至1981担任放射科负责人，副主任医师，从事放射工作30余年，后调入青岛市儿童医院）。

1982年至1985年，杜国霞任放射科负责人，1987年至2003年任放射科主任（图2-3-12）。

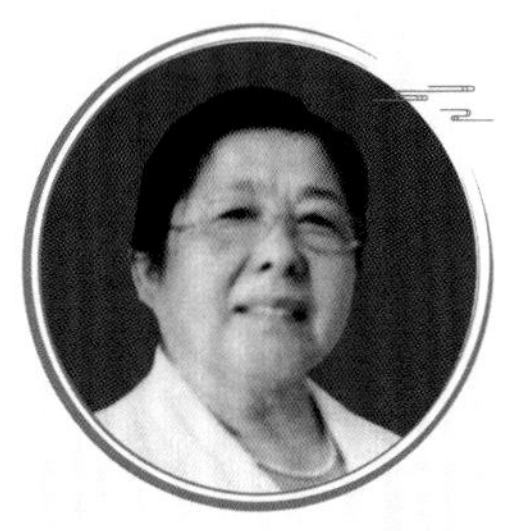

图2-3-12 杜国霞

1953年4月出生。大专学历，副主任医师，从事放射诊断工作31年。1982年至1985年担任放射科负责人，1987年至2003年担任科室主任。曾任青岛市医学会第九至第十届放射学分会委员。

2004年至2008年，高德欣任放射科主任（图2-3-13）。

2009年起，张正福任放射科主任（图2-3-14）。

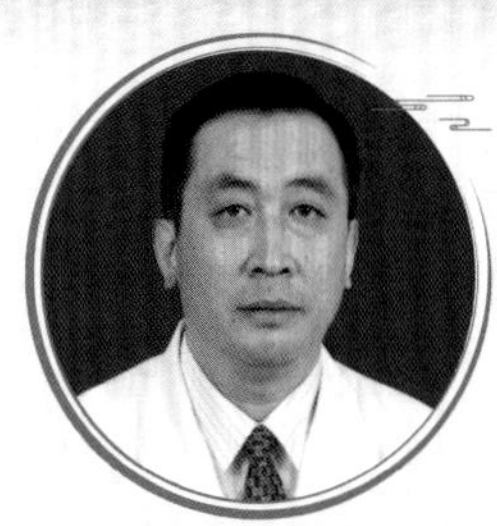

图2-3-13 高德欣

1963年6月出生。本科，主治医师。2004年至2008年任放射科主任，从事放射诊断工作30余年。曾任青岛市医学会第十一届放射学分会委员。

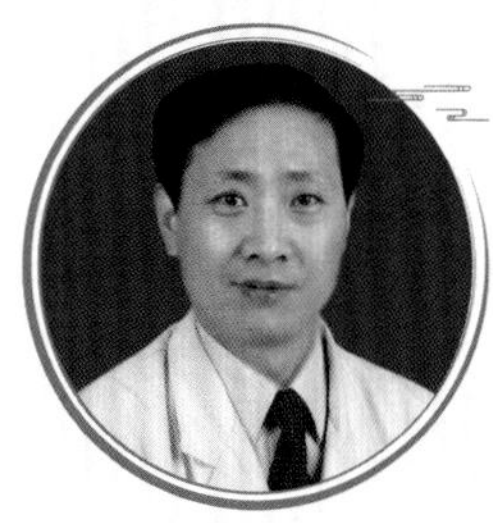

图2-3-14 张正福

1964年10月出生。本科毕业，副主任医师，从事放射诊断工作30余年，2009年起担任青岛市肿瘤医院放射科主任。兼任青岛市医学会第十二届放射学分会委员、第一届分子影像学分会委员、青岛市政府采购评审专家，青岛市医学会医疗事故技术鉴定专家库成员。

六、青岛市骨伤科医院放射科

青岛市骨伤科医院前身为位于青岛市市北区台东三路122号的台东区医院。建院初期，医院在联合诊所转来的旧机器基础上，从废旧市场找零件，拼装成1台只能透视的组合式X线机，1962年成立X线室，医师只有生乐真1人。同年，经台东区委、区卫生科批准，医院科室购入1台50 mA X线机并开展了拍片和胃肠钡餐检查工作。

1975年，科室迁入医院新楼北面一层较独立的单元内，X线室更名为放射科。1976年至1978年，先后购入大型X线机、小型床边X线机及洗片、防护设备等。开展了透视、床边投照、拍摄胶片和胃肠钡餐造影工作，同时进行矽肺、结核、妇科等普查工作，检查及诊断范围逐渐扩大。随着工作量逐渐增加，科室开始划分诊断组和技术组，诊断组负责胸部X线检查、胃肠和其他特殊造影、拍片报告，技术组负责投照、暗室、维修和登记。

1980年8月，医院投入资金，购置和更新了防护设备，通过市监管部门的审查验收，获得青岛市卫生局颁发的X线机防护合格证书。1980年10月4日，郭保德、胡秀英任放射线科副主任，胡秀英主持科室工作，郭保德负责业务技术。1986年12月，放射线科扩建工程竣工，科室面积倍增，新购置KB-500 mA X线机投入临床使用。

1988年3月，医院进行科室换届，任命胡秀英为放射科（包括B超）主任。B超室归放射科统一管理。1990年，医院根据临床需求，新添置了F99-500 mA X线机2台，进口1台美国产多普勒B超扫描仪。至此，放射科有X线机7台，摇篮床1台，手术室50 mA X线机2台。

1991年12月，医院更名为青岛市骨伤科医院。1994年1月27日，陈春香任放射科主任。1995年，科室在全国省级刊物发表论文7篇。1996年，医院购置新CT机。1998年，医院购置西门子公司DSA机。同年6月，医院将介入科划归放射科统一管理。12月，李晨立担任放射介入病房护士长。年内，科室人员在国家级刊物发表论文1篇，省级论文5篇。

2000年2月21日，医院科室中层换届，陈春香任放射科主任；陈西民任介入科副主任；李晨立任介入科护士长。7月31日，医院进行科室干部调整，陈春香任放射科主任。年内，科室购置了西门子公司产DR和GE公司产螺旋CT，增加了1台彩超等设备。年内，科室人员共发表国家级论文2篇，省级论文5篇，其中1篇荣获青岛市优秀论文二等奖。

2001年6月29日，医院根据放射科的技术水平和业务拓展的需要，组建成立医学影像中心（包括放射、彩超、内窥镜、骨密度科室）。王成纲任影像中心主任。年内，引进国内较先进的多功能彩色多普勒超声诊断仪、丹麦生产的DTX-200骨密度检测仪，使科室的技术水平得以不断提高。科研课题选择性动脉造影CT扫描CTA、选择性经动脉门静脉造影CT扫描CTAP被青岛市科学技术局批准为2001年青岛市科委计划指导项目。2002年，购置B超1台。2002年7月29日，医院进行新一轮科室干部聘任，陈春香任影像中心主任。年内，购进西门子CR。2003年，为方便医院数字化影像管理，购置建立PACS系统，为青岛市首家引进PACS系统的医院。年内，购置意大利威拉公司生产的C型臂X线机。乳腺钼靶X线摄影与CR系统对接。5月7日，GE公司产MR投入使用。2006年，科室引进GE公司生产的便携式彩超、柯达公司生产的柯达CR850。

2006年11月17日，张代永任影像科主任。同年，科室顺利完成科室影像资料的拍摄及影像资料立档工作。

截至2013年12月25日，影像中心专业技术人员共有30人，其中医师15人，医技人员15人；中级专业技术职称10人，初级专业技术职称20人。设有MR室、CT室、DSA室、DR室、CR室、彩色多普勒全身B超机室、数字化乳腺钼靶X线机室、体外冲击波碎石机室等。拥有大型先进影像设备14台/套，实现了影像中心的数字化管理。

青岛市骨伤科医院影像设备一览表见表2-3-3。

表 2-3-3　青岛市骨伤科医院影像设备一览表（截至 2013 年 12 月 31 日）

设备名称	设备型号	生产厂家	启用日期
X 射线机	GE R500	GE 华伦	2002 年 6 月
CT	GE prospeedAI	GE	2000 年 1 月
X 射线机	岛津 XUD150L	岛津	1996 年 10 月
X 射线机	POLYMOBILE	西门子	1998 年 5 月
X 射线机	GE AMX4	GE	2003 年 4 月
C 型臂	ARVics2000	威拉	1999 年 5 月
C 型臂	BV Libra	飞利浦	2005 年 11 月
C 型臂	SiremobileCompact L	西门子	2008 年 11 月
MR	Signa0.2T	GE	2004 年 10 月
CR	ADC-compact	AGFA	2002 年 6 月
CR	CR850	柯达	2005 年 6 月
PACS 系统	Lude9000	深圳绿德	2003 年 3 月
DR	DR3000	柯达	2006 年 4 月
DR	SATUTN9000	中国台湾新医	2007 年 5 月

2013 年，按照青岛市政府规划，青岛市骨伤科医院并入山东大学齐鲁医院（青岛）。2013 年 12 月 25 日，青岛市骨伤科医院影像科正式停诊。次日，青岛市骨伤科医院影像科全体工作人员并入山东大学齐鲁医院，搬迁至青岛市市北区合肥路 758 号。

历任放射科主任简介

1966 年至 1994 年，胡秀英先后任台东区医院放射科负责人、副主任、主任（图 2-3-15）。

1994 年至 2006 年，陈春香任青岛市骨伤科医院放射科主任（图 2-3-16）。

2004 年，张代永任青岛市骨伤科医院影像中心副主任，2007 年任影像中心主任（图 2-3-17）。

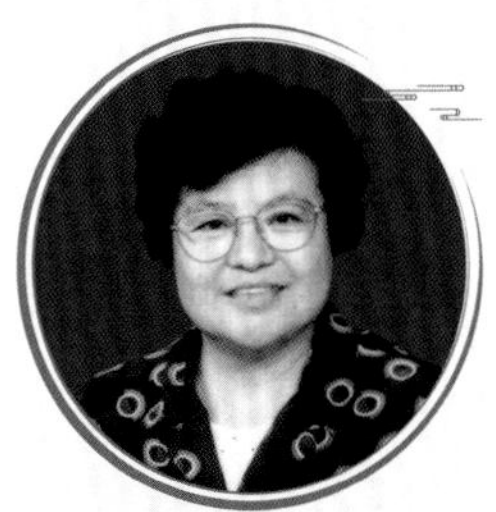

图 2-3-15　胡秀英
1939 年 11 月出生。中国共产党党员，主治医师。1960 年在台东区医院中医学校学习。1966 年至 1994 年，先后任台东区医院放射科负责人、副主任、主任。

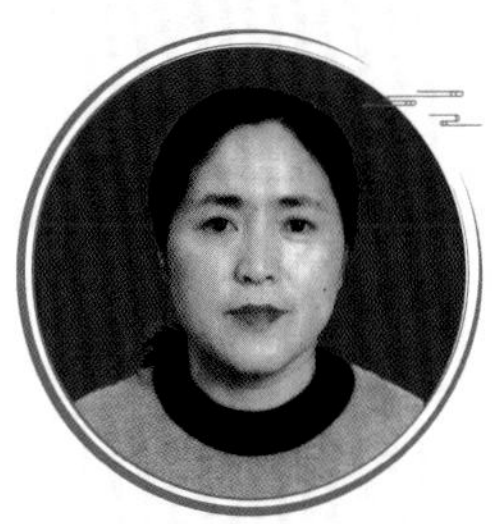

图 2-3-16　陈春香
1958 年 1 月出生。副主任医师。1976 年毕业于莱阳医学专科学校。1994 年至 2006 年任青岛市骨伤科医院放射科主任。

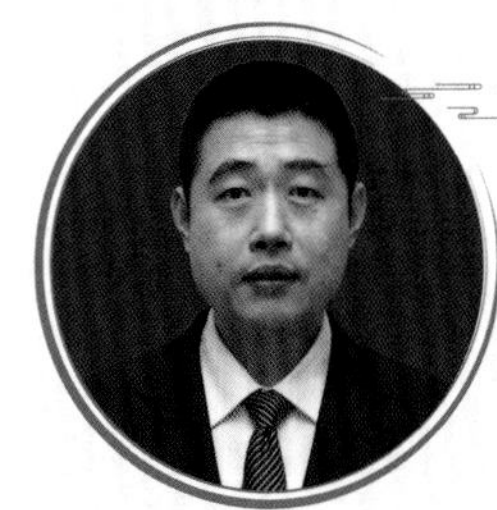

图 2-3-17　张代永
1971 年 6 月出生。中国共产党党员，本科学历，副主任医师。1993 年 7 月毕业于青岛医学院。2004 年任青岛市骨伤科医院影像中心副主任，2007 年任影像中心主任。

（史料收集人：陈春香）

七、青岛市妇幼保健院放射科

青岛市妇幼保健院前身为1946年10月1日成立的青岛市妇婴保健所。1948年1月更名为青岛市妇婴保健院。1953年1月青岛市市民医院与青岛市妇婴保健院合并，成立青岛市妇幼保健院。于1999年与青岛市妇女儿童医院合并为青岛市妇女儿童医院（详见第二章第一节）。

八、青岛市妇女儿童医疗保健中心放射科

青岛市妇女儿童医疗保健中心放射科成立于1999年9月。于2011年搬迁至辽阳西路217号，更名为青岛市妇女儿童医院（详见第二章第一节）。

九、青岛市精神卫生中心放射科

青岛市精神卫生中心始建于1958年，地址位于市北区南京路北端与308国道交汇处。1994年按照卫生区域规划称青岛市第七人民医院，2000年更名为青岛市精神卫生中心。医院放射科成立于1976年，隶属特检科，现已拥有DR 1台及螺旋CT 1台。截至2015年12月31日，科室有4名工作人员。

普通放射科：1976年医院引进30 mA可移动式X线机，放射科正式开业。1980年引进200 mA单床单管的固定式X线机。1993年购置北京医疗的300 mA的X线机。2007年，购置北京万东的旋转阳极X线机，可摄片及进行胃肠检查。2012年更换为沈阳东软DR。

CT室：2006年卫生局调拨GE公司CT机1台；2012年购置西门子双层螺旋CT。

青岛市精神卫生中心放射科影像设备一览表见表2-3-4。

表2-3-4　青岛市精神卫生中心放射科影像设备一览表（截至2015年12月31日）

设备名称	设备型号	生产厂家	启用日期
DR	NeuPioneer DR SD	沈阳东软	2012年1月
螺旋CT	SOMATOM Spirit1.5S	西门子	2012年3月

历任放射科主任简介

1998年至2009年，常建钢任特检科主任（图2-3-18）。

2009年至今，马密任特检科主任（2009年至2018年放射科隶属于特检科）。

2019年12月起，徐元光任放射科副主任（图2-3-19）。

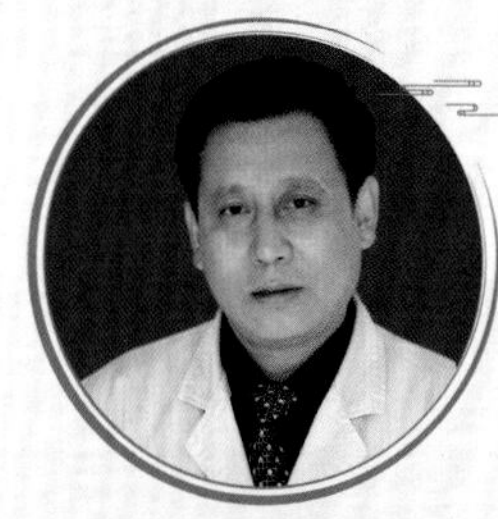

图2-3-18　常建钢

1955年6月出生。主治医师。1972年参加工作，1976年开始从事放射工作，1980年参加了青岛市首届放射诊断培训班。1998年至2009年任特检科主任。

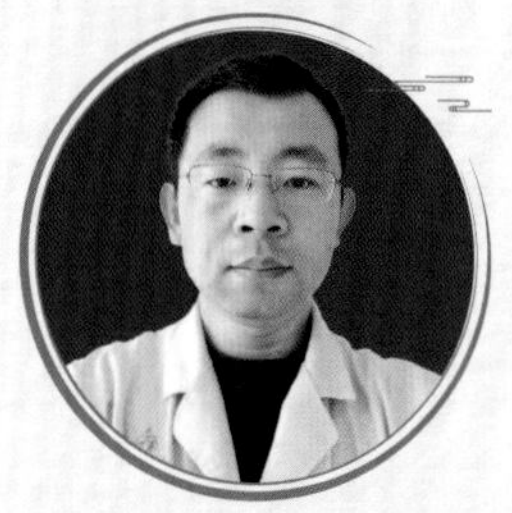

图2-3-19　徐元光

1981年8月出生。主治医师，2019年12月起任放射科副主任（医院属于精神专科医院，放射科由特检科主任分管）。青岛市医学会第二届放射医学与防护学专业委员会委员。

（史料收集人：常建刚、徐元光）

十、青岛市结核病防治院放射科

青岛市结核病防治院与青岛市第四人民医院于1983年合并为青岛市胸科医院，成为一所以诊治结核病为主要业务的大专科小综合性专科医院。详见本节“三、青岛市胸科医院放射科”。

第四节　青岛市各区所在地医院放射科

一、青岛市市南区人民医院影像科

1995年9月，青岛市市南区第一人民医院与青岛市市南区第二人民医院合并，成立了青岛市市南区人民医院，现位于青岛市市南区广州路29号。建院时即建放射科，2001年与超声科合并，改称影像科。

放射科：1993年8月，原青岛市市南区第二人民医院购置国产上海XG-501X线机，其是1995年合并医院后放射科最初始的设备。1998年9月，引进GE公司TX-Ⅲ X线机。1999年影像科升级改造完成。2000年引进GE公司TH-600 X线机，2004年11月安装GE R500拍片机。2016年6月引进飞利浦数字化平板胃肠机dRF，2020年12月引进飞利浦移动式DR。

B超室：建科初期，使用西门子ACUSON128-XP，后于2011年6月更新换代为西门子ACUSON ANTARES，2010年2月新增加GE LOGIA-BOOK XP便携式彩超，2013年6月增加GE C5。2016年7月增加开立S2N便携彩超，2020年4月增加GE LOGIA-V2便携彩超。

CT室：1995年青岛市市南区人民医院与时为青岛市第二人民医院（现海慈医疗集团）建立合作关系，依附于第二人民医院成立CT室，隶属放射科。2001年8月引进荷兰飞利浦单螺旋CT EG。2017年4月引进飞利浦64排螺旋CT 728326，2021年4月引进四川明峰车载CT ScintCare 778Honor。

青岛市市南区人民医院影像设备一览表见表2-4-1。

表2-4-1　青岛市市南区人民医院影像设备一览表（截至2015年12月31日）

设备名称	设备型号	生产厂家	启用时间
数字胃肠机	TX-Ⅲ	GE	1998年9月
透视机	TH-600	GE	2002年6月
螺旋CT	EG	飞利浦	2001年8月
X线拍片机	R500	GE	2004年11月
床旁X线机	IME-100L	东芝	2010年10月

经过多年发展，放射科从单一普通放射科发展为集普通放射、CT、彩超、经颅彩色多普勒于一体的综合性医学影像学科。截至2013年12月31日，影像科有专业技术人员共14人，其中技师4人，副高职称3人，中级职称3人，初级职称4人。全科共发表学术论文22篇。

截至2020年12月31日，影像科有专业技术人员共17人。其中副高职称2人，中级职称6人，初级职称5人，技师4人。全科共发表学术论文30余篇。

历任科主任简介

1995年9月至2008年4月，谭法亮任放射科主任（图2-4-1）。

2006年10月至2008年5月，刘华担任放射科副主任，2008年5月至今担任影像科主任（图2-4-2）。

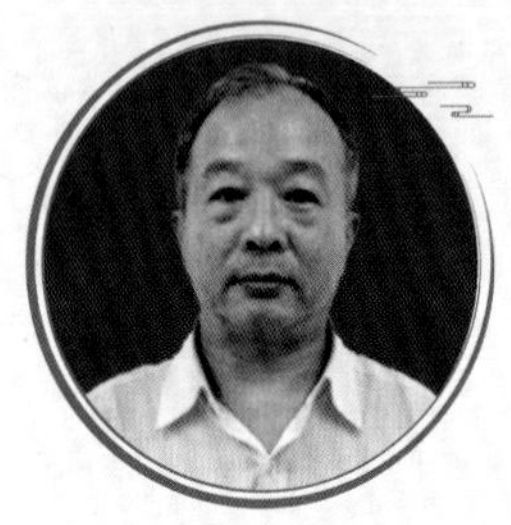

图2-4-1 谭法亮

1953年4月出生。副主任医师。1989年在北京292医院进修B超，1994年在青岛大学医学院进修B超及CT，从事医学影像工作38年。曾兼任青岛市第三届生物医学工程学会腹部超声委员会副主任委员。

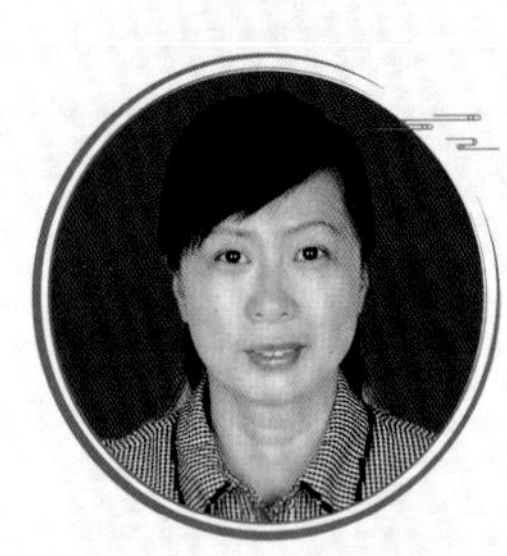

图2-4-2 刘华

1971年6月出生。1994年7月本科毕业于青岛医学院医学影像系，副主任医师。2006年10月至2008年5月担任青岛市市南区人民医院放射科副主任，2008年5月至今担任影像科主任。兼任山东省生物医学工程超声学会工程专业委员会委员，山东省医学影像研究会第一届委员会委员，青岛市医学会第十二届放射学分会委员及心胸学组成员，青岛市医学会第六至第七届超声医学分会委员。

（史料收集人：刘 华）

二、青岛市市北区医院放射科

1958年10月，由市北区13个联合会诊所共同倡议成立了青岛市市北区联合医院，于当年12月改为区属的青岛市市北区医院。地址为市北区泰山路68号。

1958年建院时，医院从社会上购置1台旧的美制小型25 mA X线机，建立了X光室，隶属医院直接领导，工作人员有祁天真等两名同志。1962年增加了1台国产200 mA X线机。建科初期，设备少，工作人员业务素质差。1959年按市卫生局划区医疗、分级指导指示精神，市立医院放射科每周两次派骨干来院会诊、指导帮助工作。随着X线机不断更新及CT的引进，X线检查数量及检查项目（尤其是对肛肠专科部分疾病的开展）都发生了显著变化，达到较高水平。

1977年，X线机增至3台，X光室更名为放射科，祁天真为负责人。

1998年6月至1999年6月，聂南海任放射科副主任。

1999年7月至2013年11月，聂南海任放射科主任。1999年放射科、心电图、超声三科合为一科，称放射特检科。

2013年12月，市北区医院整体并入山东大学齐鲁医院（青岛）。

设备概况：1968年购置配有英制旋转阳极双球管的KE-200 mA X线机；1977年购置新华-200 mA X线机；同年购置上海产的F30-Ⅱ X线机，30 mA。1982年购置双床双球管F99-Ⅱ 500 mA X线机；1998年，购置东芝的500 mA遥控X线机1台；同年11月购置了东芝全身CT扫描机1台及彩色多普勒超声仪1台。2001年，购置M266ZA十二导联同步心电图机1台。2008年，购买丹麦BK直肠腔内超声仪1台。

放射特检科开展的项目有：透视、摄片、CT扫描、消化道钡餐造影、静脉泌尿系造影、窦道及瘘管造影、椎管造影、排粪造影、消化道运输试验、直肠腔内超声等。

历任放射科主任简介

1977年，祁天真任放射科负责人，1988年10月至1994年1

月任市北区医院放射科主任（图 2-4-3）。

1998 年 6 月至 1999 年 6 月，聂南海任放射科副主任，1999 年 7 月至 2013 年 11 月任放射科主任（图 2-4-4）。

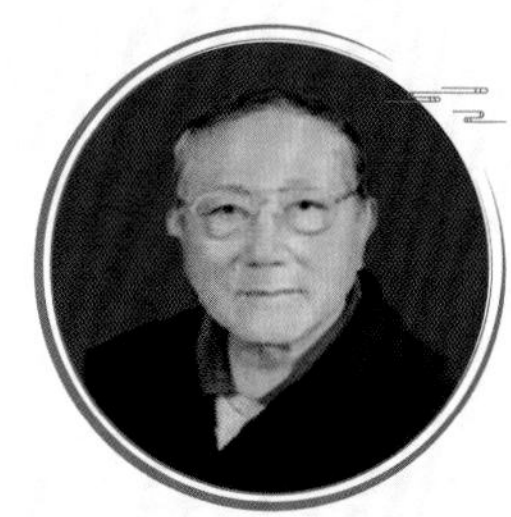

图 2-4-3　祁天真

1930 年 8 月出生。1958 年 10 月参加工作，大专学历，副主任医师。1977 年任放射科负责人，1988 年 10 月至 1994 年 1 月任市北区医院放射科主任。

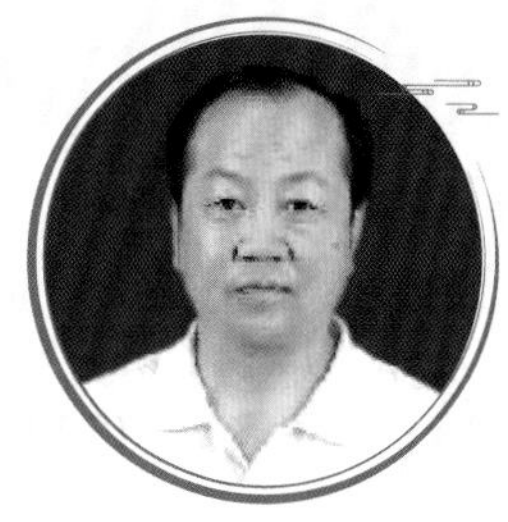

图 2-4-4　聂南海

1960 年 2 月出生。中国共产党党员，中专学历，主治医师。1998 年 6 月至 1999 年 6 月任放射科副主任，1999 年 7 月至 2013 年 11 月任放射科主任。兼任青岛市医学会第十二届放射学分会委员。

（史料收集人：聂南海）

三、青岛市四方区医院（现为青岛市市北区人民医院）放射科

青岛市四方区医院始建于 1958 年，位于青岛市四方区抚顺路 25 号。建院之初，医院无放射科。1958 年 12 月至 1961 年医院派陈鉴弟赴结核病医院和青岛医学院附属医院放射科学习。返院后于 1962 年年初，建立放射线科，房屋面积 14 平方米。2 名医师，设备为 150 mA 充电式 X 光机 1 台。1964 年 10 月，迁至新门诊楼底层西单元，房屋 6 间。

1985 年，科室面积 168 平方米，安装 500 mA X 光机 1 台。陈鉴弟任科室负责人（科室副主任）。其后，科室人员及设备不断增加和充实，截至 1985 年年底，该科共有工作人员 8 名，其中医师 1 名，医士 4 名，无技术职称者 3 名。

1999 年医院引进飞利浦单排全身 CT，当时由李文祥主任带领 2 名医师在 CT 室工作。2005 年医院引进美国 HOLLGIC DR 摄片机。

2012 年年初医院引进了美国 GE 16 排 MSCT，陆续开展了低剂量肺癌 CT 筛查、靶扫描肺结节分析和骨、气道、血管等三维成像等检查。

2013 年 2 月青岛市市北区与四方区合并，医院名称更改为青岛市四方区人民医院。2013 年 8 月更名为青岛市市北区人民医院，地址变更为青岛市市北区抚顺路 25 号。成为一所集医疗、教学、科研、社区卫生服务为一体的综合性二级甲等医院。医院现为国家级爱婴医院、城镇职工医疗保险及生育保险定点医院，占地约 25 600 平方米，建筑面积 15 000 平方米，职工 300 人。

2020 年年底医院购置飞利浦 1.5T 16 通道 MR。2021 年年初引进联影放舱 CT（40 排 MSCT），用于发热门诊。

截至 2020 年 12 月 31 日，科室共有工作人员 10 名，其中医师 7 名，技术人员 3 名。科室共有影像设备 9 台，其中 DR、CT、胃肠特检机各 2 台，MR、口腔全景机、乳腺钼靶机各 1 台。

历任放射科主任简介

陈鉴弟，1938 年 2 月出生。原青岛市四方区医院第 1 任放射科主任。1998 年退休。主要从事普通放射技术及诊断工作（个人资料待考）。

1998年，李文翔任放射科副主任，1999年至2006年任放射科主任（图2-4-5）。

2006年至2009年，陆邦任放射科主任（图2-4-6）。

2009年至2011年，孙长宇任放射科副主任，主持工作（图2-4-7）。

2011年8月，王锐任放射科副主任（主持工作），2019年任放射科主任（图2-4-8）。

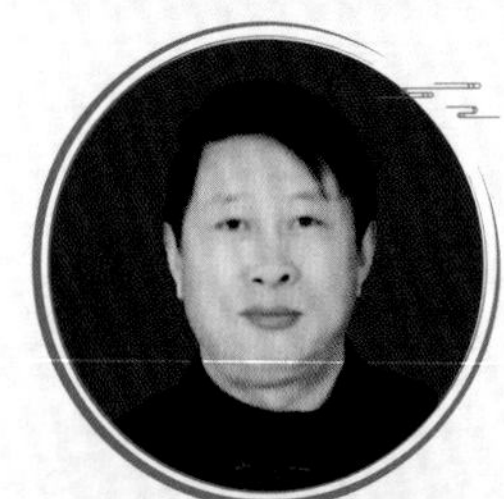

图2-4-5　李文翔

1953年10月出生。中国共产党党员，副主任医师。1972年12月参加工作到青岛四方区医院，1974年9月在莱阳医专学习，1976年9月回四方区医院工作。1998年任四方区医院放射科副主任，1999年至2006年任放射科主任。

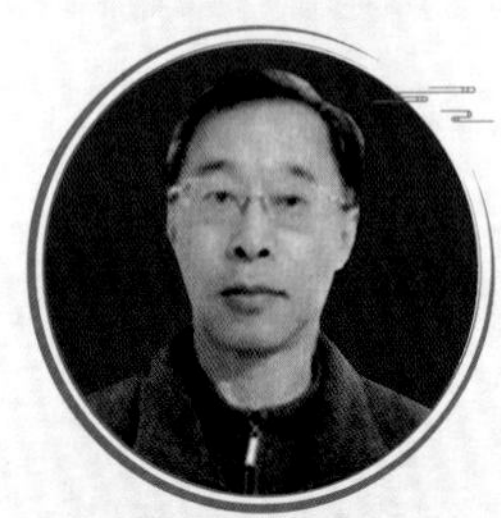

图2-4-6　陆邦

1953年10月出生。2006年至2009年任放射科主任，主管放射科普通放射工作。

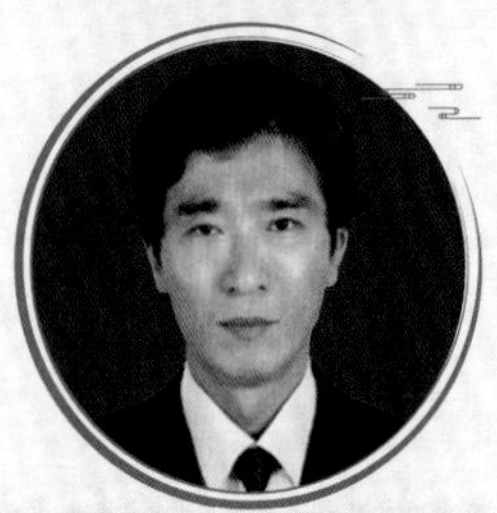

图2-4-7　孙长宇

1972年6月出生。中国共产党党员，牡丹江医医学院影像系毕业，大专学历。2009年至2011年任放射科副主任，主持工作。2011年7月调任洛阳路社区卫生服务中心主任。

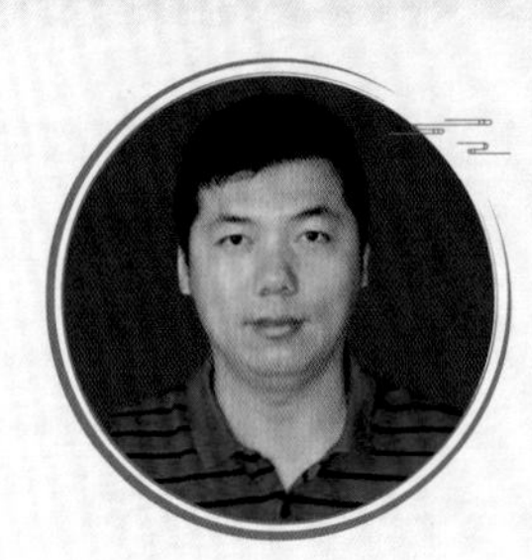

图2-4-8　王锐

1980年6月出生。中国共产党党员，2004年牡丹江医学院医学影像系本科毕业。2007年调入青岛四方区医院放射科。2011年8月任放射科副主任（主持工作），2019年任放射科主任。兼任青岛市医学会第十二至第十三届放射学分会神经（含五官）学组成员、第一至第二届放射医学与防护学分会委员兼青年委员会副主任委员，山东省研究型医院协会医学影像诊断学分会委员。

（史料收集人：王　锐）

四、青岛市浮新医院放射科

1996年，浮山后归属市北区管辖后，市北区医院在浮山后村成立浮山后分院，命名为青岛市浮新医院。2000年12月8日浮新医院建成正式开业接诊，隶属青岛市北区医院。建院伊始，放射科、B超室、心电图、高压氧舱同属影像特检科，由刘枫担任科主任。

1989年7月购置东方F94-Ⅰ拍片机1台，2000年12月购置DFW-10B透视机。2001年12月购置GE sytec 1600C CT机1台。2006年12月购置柯达850CR 1台。2003年购置飞利浦Envisor彩超机1台，2009年配置彩超工作站1台。2000年12月购置M2662a十二导联心电图机1台，2001年购置DMS-300 24小时动态心电图机。2000年11月购置高压氧舱1台。

2012年，市北区医院搬迁，与浮新医院合并，科室工作由聂南海及刘枫共同负责。2013年12月并入山东大学齐鲁医院（青岛）。

放射科主任简介

2000年12月至2006年12月，刘枫任放射科副主任主持工作，

2006 年 12 月至 2013 年 12 月任放射科主任（图 2-4-9）。

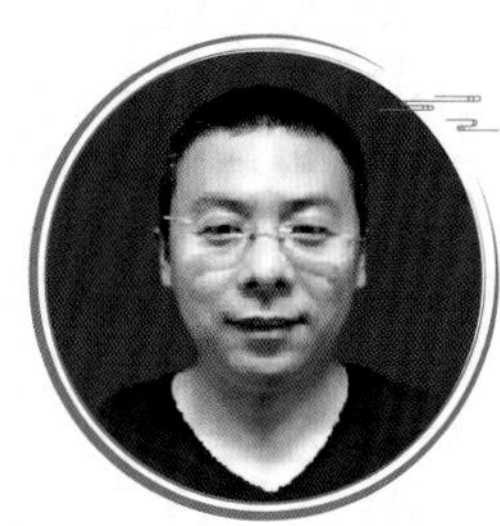

图 2-4-9　刘枫

1975 年 7 月出生。中国共产党党员，本科学历，主治医师。2000 年浮新医院成立，负责放射科的筹建。2000 年 12 月至 2006 年 12 月，任青岛浮新医院放射科副主任主持工作。2006 年 12 月至 2013 年 12 月任青岛浮新医院放射科主任。

（史料收集人：聂南海）

五、青岛市李沧区中心医院放射科

青岛市李沧区中心医院始建于 1953 年，原名青岛市沧口区医院，位于青岛市李沧区兴城路 49 号。1994 年，青岛市行政区划调整，医院更名为青岛市李沧区医院（青岛市脊椎病医院），是一所区属综合性二级甲等医院。2002 年更名为青岛市李沧区中心医院。

普通放射科：青岛市沧口区医院于 20 世纪 70 年代成立放射科，设专职放射科医师，购置 200 mA X 线机 1 台。80 年代购置上海遥控摇篮胃肠机，告别暗室透视。2001 年放射科设备更新为北京万东 500 mA 带影像增强器、遥控 X 线机，同年购置柯达自动洗片机。2009 年购置深圳蓝韵 2800DR 拍片机 1 台，柯多尼克热敏相机 1 台，放射科进入数字化时代。2013 年 12 月，购置 GMM 数字胃肠机 1 台、柯达激光相机 1 台。

CT 室：1999 年成立 CT 室，设备为 GE 公司产 GE1600C CT 机 1 台。2012 年，设备更新为德国西门子公司 Somatom spirit 双排螺旋 CT 机。2020 年 12 月新增 CT（东软 63 排 126 层，NeuViz Zxtre 型）1 台。

目前，共有影像设备 5 台，其中 CT 2 台，DR、数字胃肠机和遥控透视机各 1 台。

截至 2020 年 12 月 31 日，放射科有专业技术人员共 6 人，其中医师 4 人，技师 1 人，护师 1 人；副高职称 1 人，中级职称 3 人，初级职称 2 人；本科学历 3 人，专科 3 人。

历任放射科主任简介

1992 年至 2009 年，刘志远担任放射科主任（图 2-4-10）。

2009 年 5 月至 2014 年 6 月，孙同会任放射科副主任主持工作，2014 年 6 月起至今任放射科主任（图 2-4-11）。

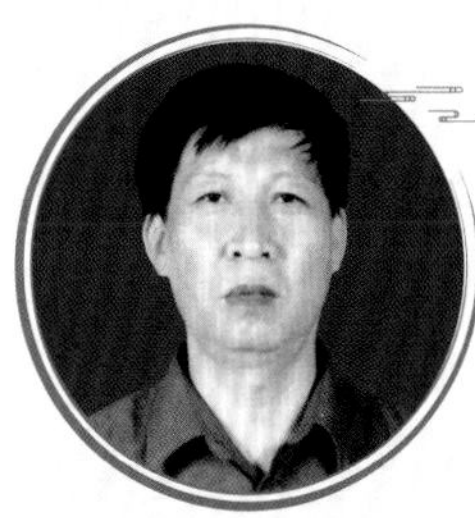

图 2-4-10　刘志远

1954 年 9 月出生。中专学历，主治医师。1992 年至 2009 年担任放射科主任，从事放射诊断 39 年。

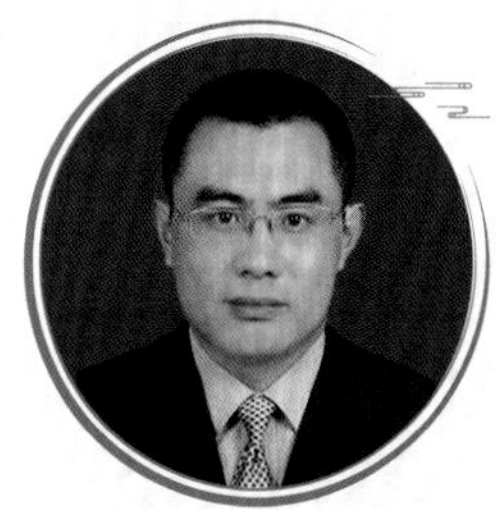

图 2-4-11　孙同会

1971 年 11 月出生。副主任医师，本科学历，从事医学影像学工作 27 年。1993 年 7 月年参加工作，2009 年 5 月任放射科副主任主持工作，2014 年 6 月起至今任放射科主任。兼任青岛市医学会第一至第二届放射医学与防护学分会委员。

（史料收集人：孙同会）

六、青岛市黄海医院放射科

青岛市黄海医院成立于20世纪50年代末期，于1977年成立放射科，相继安装国产200 mA和400 mA X线机各1台。徐法卿为放射科负责人，于2005年合并到青岛市海慈医疗集团（详见第二章第一节）。

七、青岛市城阳区人民医院放射科

城阳区人民医院位于城阳区长城路600号，其前身是城阳公社（镇）卫生院。放射科始建于1969年1月，时称X光室。工作人员只有刘永毅1人。科室先后使用的设备有营口产30 mA X线机、皮克产30 mA X线机、青岛产15 mA手提X线机、上海产KE-58 200 mA X线机、西南产KD-400 mA X线机（双床双管、带直线体层）各1台。

1994年青岛市行政区划调整，城阳区人民医院挂牌成立，1998年城阳区人民医院搬迁至新院区，放射科随之迁至新院区急诊楼，2008年随着城阳人民医院二期工程投入使用，医学影像科成立，并迁至医技楼现址。影像科就此实现了PACS一站通式数据互访（DR、CT、MR、数字胃肠机、DSA、病理、内窥镜多个部门设备之间的图像信息和报告信息的共享）。2014年5月1日影像科PACS胶片和报告自助打印系统正式投入使用，与医院HIS系统实现了无缝隙连接。

截至2020年12月31日，科室共有工作人员51名，其中医师22名，技术人员24名，护理人员4名，其他工作人员1名。共有影像设备13台，其中DR 3台，CT 4台，MR、胃肠特检机各2台，曲面体层机、乳腺钼靶机各1台。

青岛市城阳区人民医院影像设备一览表见表2-4-2。

表2-4-2 青岛市城阳区人民医院影像设备一览表（截至2015年12月31日）

设备名称	设备型号	生产厂家	启用时间
透视机	TH600	GE	2004年10月
数字胃肠机	GMM1000	GMM	2008年1月
DR	DR7500	柯达	2007年8月
DR	DR50	东芝	2010年6月
曲面体层机	X-550	森田制作所	2007年12月
乳腺钼靶X线机	Alpha ST MGF-101	GE	2008年1月
螺旋CT	GE Hispeed 2	GE	2003年10月
螺旋CT	Philips 16	飞利浦	2007年6月
螺旋CT	GE Optima660	GE	2014年7月
MR	HXE 1.5TSigna	GE	2009年11月

自建科以来，科室医、技、护人员在影像专业和综合医学杂志发表学术论文26篇。1项科研课题分别荣获2011年青岛市城阳区科学技术进步奖二等奖，2011年泰山医学院科学技术进步奖二等奖，2012年泰山医学院优秀科研成果奖三等奖，2012年山东省科学技术创新成果奖三等奖。

历任放射科主任简介

1969年1月至1985年4月，刘永毅任放射科负责人、科主任（图2-4-12）。

1985 年 5 月至 1988 年，高顺年任放射科主任。1954 年出生，大专学历，副主任医师（个人情况待考）。

1988 年至 2004 年 5 月，黄绪昌任放射科主任。1955 年 8 月出生，中专学历，主治医师（个人情况待考）。

2004 年 6 月至 2005 年 12 月，关济任放射科主任。1956 年 12 月出生，副主任医师。曾任城阳区医学影像技术委员会主任委员（个人情况待考）。

2006 年 1 月至 2007 年 12 月，纪年尚任影像科副主任主持工作（图 2-4-13）。

2008 年 1 月至 2011 年 2 月，安丰新任影像科主任（图 2-4-14）。

2011 年 3 月至 2015 年 11 月，李永胜任影像科主任（图 2-4-15）。

2004 年 1 月至 2006 年，张玉光任放射科（普通放射）主任（图 2-4-16），2006 年至 2015 年任影像科副主任，2015 年 12 月至今，任影像科副主任主持工作。

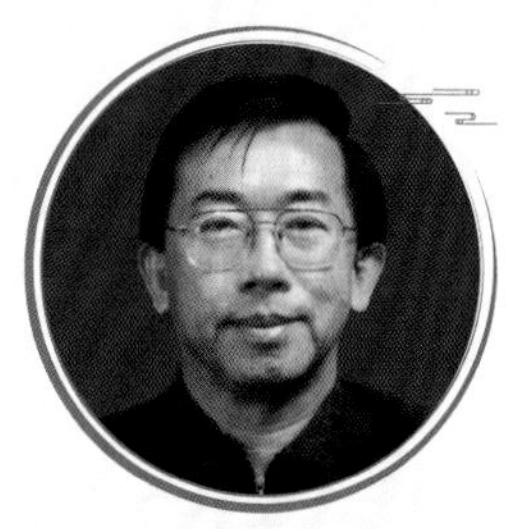

图 2-4-12　刘永毅

1949 年 9 月出生。专科学历，副主任医师。1969 年 1 月至 1985 年 4 月任放射科负责人、科主任。1985 年 5 月调国家计委青岛疗养院放射科工作。曾任青岛市医学会第十一届放射学分会委员。

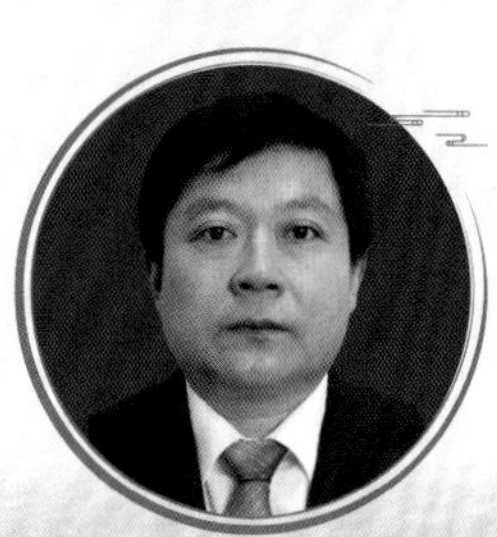

图 2-4-13　纪年尚

1967 年 2 月出生。1988 年 7 月毕业于泰山医学院放射专业，大学本科学历，学士学位，放射主管技师。2006 年 1 月至 2007 年 12 月任影像科副主任主持工作。曾任青岛市医学会第二届放射技术分会委员、第十一届放射学分会委员、第一届分子影像学分会委员。

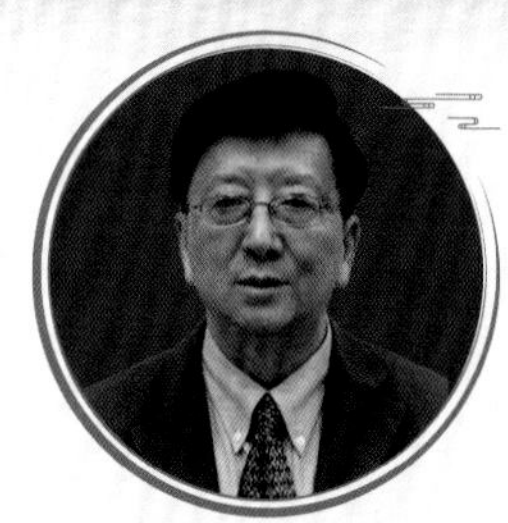

图 2-4-14　安丰新

2008 年 1 月至 2011 年 2 月被聘为影像科主任（详见第三章第三节）。

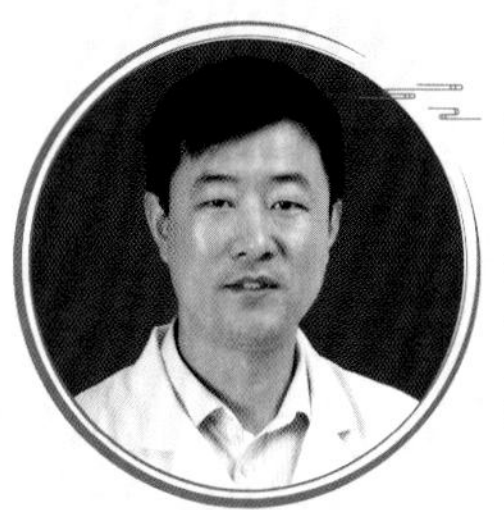

图 2-4-15　李永胜

1978 年 4 月出生。本科学历，主治医师。2011 年 3 月至 2015 年 11 月任影像科主任。兼任青岛市医学会第十二届放射学分会委员、第三至第四届影像技术分会委员。

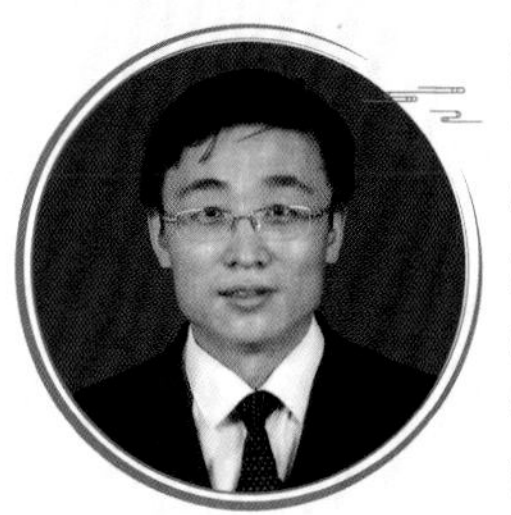

图 2-4-16　张玉光

1974 年 2 月出生。青岛医学院临床医学毕业，大学本科学历，主治医师。从事医学影像诊断工作 20 年。2004 年 1 月至 2006 年任放射科（普通放射）主任，2006 年至 2015 年任影像科副主任，2015 年 12 月起任影像科副主任，主持工作。兼任青岛市城阳区医学影像质量控制中心副主任委员。

（史料收集人：张玉光）

八、青岛市城阳区第二人民医院放射科

青岛市城阳区第二人民医院的前身为 1958 年成立的崂山县人民医院上马公社卫生院，1968 年成立放射科。2000 年成立城阳区第二人民医院，2020 年下半年并入青岛市妇女儿童医院。

1968 年成立放射科，仅有 1 台 F30-ⅡB 型 X 线机、1 名技师

兼医师的工作人员。1988 年与原青岛市人民医院联营，放射科扩大，共有 2 台双球管双床 X 线机，2 名技师兼医师的工作人员。1996 年引进美国产全身 CT 机。

2000 年成立城阳区第二人民医院，地址为青岛市城阳区上马街道凤仪路 66 号。同年引进 GE 单排 CT 机和自动洗片机、2 台双球管双床 X 线机，暗室透视改装为明室遥控透视。2004 年年底引进美国产 CR 机。2011 年起陆续引进美国产 Brightspeed-16 排 CT 机，荷兰产 DR 机，意大利产数字胃肠机，芬兰产数字牙片机，并引进深圳蓝韵 PACS 系统，至此放射科进入全数字化时期。

截至 2015 年 12 月 31 日，科室有工作人员 14 名，中级职称 7 名，初级职称 7 名。2000 年至今科主任为高绪发（图 2-4-17）。青岛市城阳区第二人民医院影像设备一览表见表 2-4-3。

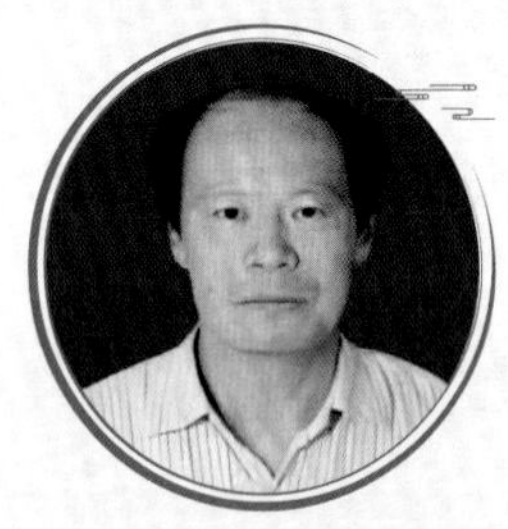

图 2-4-17　高绪发

1966 年 6 月出生。1988 年 7 月毕业于山东省济南卫生学校，2012 年 1 月毕业于济宁医学院，大学本科学历，学士学位。2000 年至今担任科主任，从事放射工作近 30 年。

表 2-4-3　青岛市城阳区第二人民医院影像设备一览表（截至 2015 年 12 月 31 日）

设备名称	设备型号	生产厂家	启用时间
CT	Brightspeed-16	GE	2011 年 1 月
DR	TH 双板	飞利浦	2010 年 8 月
数字平板胃肠机	OPERA T30cs	意大利 GMM	2014 年 1 月

续表

设备名称	设备型号	生产厂家	启用时间
口腔曲面体层机	OC200D	芬兰英迈杰	2010 年 3 月
激光相机	793	柯尼卡	2008 年 7 月
PACS	MedPACS V7.0	深圳蓝韵	2014 年 1 月

九、青岛市城阳区其他医院放射科

（一）棘洪滩街道卫生院

现有设备：万东 500 mA X 线机 1 台，2014 年 1 月启用。现有医师 1 人。

（二）城阳街道社区服务中心

现有设备：万东 500 mA X 线机 1 台，2014 年 10 月启用。现有医师 1 人。

（三）流亭街道卫生院

现有设备：内江西南 CS15 型 500 mA X 线机 1 台，2006 年 11 月启用；AGFA5530 CR 机，2010 年 6 月启用。现有主治医师 1 人。

（四）惜福镇街道卫生院

现有设备：内江西南 CS15 型 500 mA X 线机 1 台，2008 年 7 月启用；锐珂 5850 CR 机，2013 年 3 月启用。现有医师 3 人。

（五）河套街道卫生院

现有设备：上海医疗器械厂 x9300D200 mA X 线机 1 台，

2008 年 2 月启用。现有医师 1 人。

（六）红岛街道卫生院

现有设备：北京万东 F51-8C500 mA X 线机 1 台（加装 DR），2005 年 2 月启用。现有主治医师 1 人。

（史料收集人：刘永毅、张玉光、张　霞）

十、青岛市西海岸新区中医医院放射科

青岛市黄岛区位于青岛（胶州湾）海西岸，与青岛经济技术开发区共同组成青岛市海西经济新区。黄岛区南临黄海，北靠胶州市，西与诸城市、日照市为邻。建制归属数度变迁。曾分别隶属滨海行署、滨北专区、胶州专区辖、昌潍专区、青岛市和昌潍专区，1979 年 1 月再度划归青岛市。1991 年 1 月，胶南撤县设市。2012 年 12 月 1 日，国务院做出关于同意山东省调整青岛市部分行政区划的批复，省政府发出关于调整青岛市部分行政区划的通知，撤销青岛市黄岛区、县级胶南市，设立新的青岛市黄岛区，以原青岛市黄岛区、县级胶南市的行政区域为新的黄岛区的行政区域。2014 年 6 月国务院同意设立青岛西海岸新区的批复，青岛西海岸新区成为我国第九个国家级新区。

青岛市西海岸新区中医医院又署青岛市黄岛区中医医院，其前身为青岛市黄岛区人民医院。始建于 1978 年 6 月，当时放射科仅有 2 名医师，设备为 1 台新华 200 mA X 线机。随着医院的发展，放射科人员不断增加、设备不断更新，先后购置了 CT 及 MR 等大型设备。

1997 年 6 月，与原黄岛区中医院合并，医院更名为黄岛区中医医院。2012 年 9 月，医院通过三级甲等中医院评审。放射科也伴随着医院发展，设备逐步更新换代。现拥有 GE 1.5T MR 1 台，GE 16 排和单排 CT 机各 1 台，双板 DR 机 1 台和胃肠透视机 1 台，以及 PACS 系统，发展成为现代综合影像科室。

截至 2020 年 12 月 31 日，科室共有工作人员 34 名，其中医师 17 名，技术人员 10 名，护理人员 7 名。科室共有影像设备 6 台，其中 CT 2 台，DR、MR、曲面体层机和胃肠特检机各 1 台。

青岛市西海岸新区中医医院放射科影像设备一览表见表 2–4–4。

表 2–4–4　影像设备一览表（截至 2015 年 12 月 31 日）

设备名称	设备型号	生产厂家	启用时间
MR 机	SIGNA HDe 1.5T	美国 GE	2011 年 10 月
16 排螺旋 CT	BRIGHT SPEED	美国 GE	2011 年 4 月
单排螺旋 CT	BRIVO	美国 GE	2009 年 4 月
（DR）X 线机	BUCK DIGANOS	飞利浦	2010 年 4 月
（胃肠）X 线机	TU-51	日本日立	2009 年 4 月

历任放射科主任简介

1982 年至 1993 年，邓炳礼任放射科主任（图 2–4–18）。

1993 年至 2006 年，杜冬泽任放射科主任、CT 室主任和 MR 室主任（图 2–4–19）。

1987 年 7 月至 1997 年 7 月，高军东任原黄岛区中医医院放

射科主任。1999 年 12 月至 2011 年 7 月任西海岸新区中医医院放射科主任（图 2-4-20）。

2000 年 8 月至 2011 年 2 月，迟长功担任 CT 室主任及放射科副主任，主持工作（图 2-4-21）。

2011 年 7 月至今，潘德利担任影像科副科主任，主持工作（图 2-4-22）。

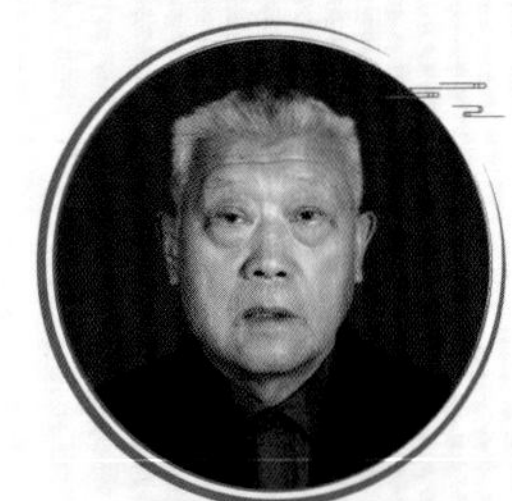

图 2-4-18　邓炳礼

1939 年 7 月出生。中专学历，副主任医师。1982 年至 1993 年任黄岛区中医医院（原黄岛区人民医院）放射科主任。从事放射科诊断工作 34 年，擅长消化系统疾病的 X 线诊断。

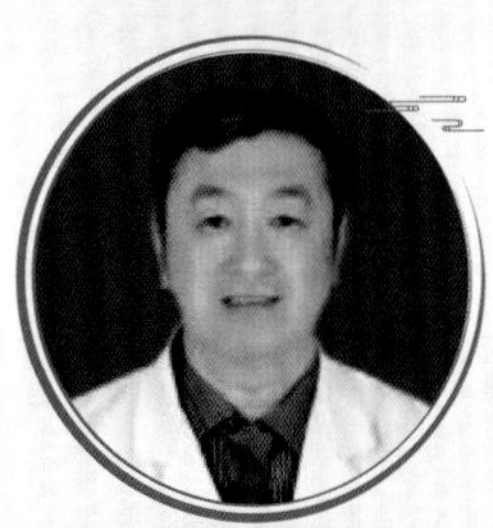

图 2-4-19　杜冬泽

1953 年 7 月出生。大专学历，副主任医师。1993 年至 2006 年任放射科主任、CT 室主任和 MR 室主任。

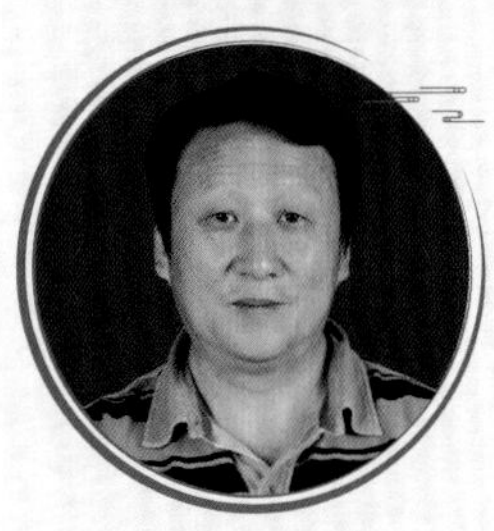

图 2-4-20　高军东

1957 年 11 月出生。大专学历，主治医师。1987 年 7 月至 1997 年 7 月任原黄岛区中医医院放射科主任。1999 年 12 月至 2011 年 7 月任西海岸新区中医医院放射科主任。曾任青岛市第一至第二届中西医结合学会医学影像专业委员会委员。

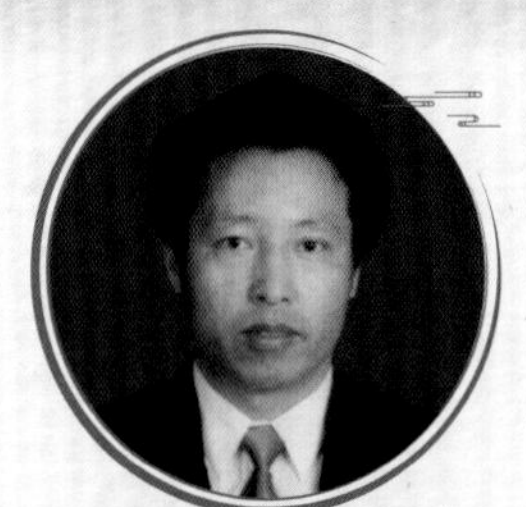

图 2-4-21　迟长功

1960 年 11 月出生。本科学历，副主任医师。2000 年 8 月至 2011 年 2 月担任 CT 室主任及放射科副主任，主持工作。青岛市医学会第十二届放射学分会腹部学组成员。

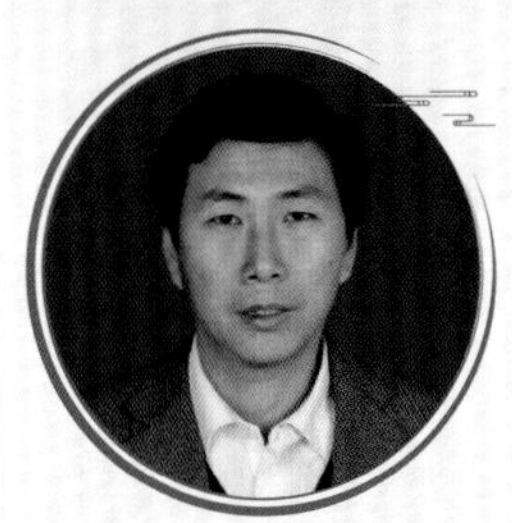

图 2-4-22　潘德利

1966 年 4 月出生。本科学历，副主任医师。2011 年 7 月至今担任影像科副科主任，主持工作。

（史料收集人：潘德利）

十一、青岛市西海岸新区人民医院放射科

青岛市西海岸新区人民医院又署青岛市黄岛区人民医院。医院位于黄岛区灵山湾路 2877 号（原为胶南市人民路 287 号）。

1950 年 7 月 1 日，由胶南县公立中西药房与胶南县卫生科合并，成立胶南县县立医院。同年 10 月 1 日，改称胶南县卫生院。

1958 年，再次易名为胶南县人民医院。1991 年 2 月，随着胶南县撤县改市，更名为胶南市人民医院。

1959 年，青岛市卫生局配发给胶南县人民医院 1 台 PICKER 公司产 30 mA X 线机，成立 X 光室。科室共 2 人，医师郭协古，技师柴寿山；郭协古任负责人。

1962 年，戴志才由民政局荣军疗养院调入。同年，在 X 光室的基础上成立了放射科。

1963 年，郭协古调回原籍，由戴志才担任负责人。同年，昌潍专区为医院配备 1 台上海精密仪器厂产 200 mA X 线机。

2013 年 8 月 19 日，医院再次随着胶南撤市划区而更名为黄岛区人民医院。

2014 年 6 月，西海岸新区成为第九个国家级新区，医院更名为青岛西海岸新区人民医院。2019 年 5 月 28 日，青岛市卫健委批复医院升级为三级综合医院。2017 年，成立青岛市黄岛区医学影像中心。

普通放射科：1986 年 6 月，启用世界卫生组织贷款项目购置的 CGR 公司 500 mA 双床双球管 X 线机。1995 年，安装日立 500 mA 透视机；2001 年，安装 TX- Ⅲ遥控透视机。2002 年，购置了 GMM-T1000 数字胃肠机、GMM-T2000 X 线摄片机各 1 台。2003 年，安装森田 X-551-CP 曲面体层机和 Kadak CR9000 CR。2008 年 7 月，购置、启用 Definium 6000 飞天双板 DR。同年 9 月 22 日，启用 MGX2000 乳腺钼靶 X 线机。2016 年 4 月，引进 2 台上海康达公司数字胃肠机，2018 年 7 月，引进 XINNARATION DR 和法国骨密度仪。2020 年 2 月，引进上海锐科移动 DR。

B 超室：1986 年 5 月，启用 SSD-256B 型超声仪，成立 B 超室，隶属放射科。1994 年，在医院二甲评审准备工作期间，B 超室脱离放射科，与心电图室、脑电图室和颈血管多普勒室共同组成功能检查科。

CT 室：1993 年 8 月，购置二代 CT MAX-640，建立 CT 室，隶属放射科。1998 年 8 月 26 日，更新为单螺旋 CT ProspeedS Fast。2004 年 9 月，购置、启用 Light speed 16 螺旋 CT。2016 年 7 月，引进 GE 128 排宝石能谱 CT（Discovery HD750）。2018 年 6 月，引进美国 GE 公司 16 排螺旋 CT 520。2020 年 10 月，配备 GE 移动 CT 检查车。

介入中心：1998 年 2 月，介入中心成立，隶属放射科。购置了二手 GIGANTOS 1020MP DSA。2004 年 2 月，更新、购置 OEC9800-C DSA。2010 年 11 月，再次更新、购置 Innova 3100。截至 2015 年 12 月 31 日，有医师、技师、护师各 1 名。

MR 室：2000 年 11 月，医院购置的安科公司生产的 Open mark-2000 0.2T MR 投入使用，MR 室正式成立，隶属放射科。2010 年 4 月，新建 MR/CT 室机房，启用 Signa Hde 1.5T MR。2019 年 11 月份，引进美国 GE 公司 SIGNA Pioneer 3.0T MR。

ECT 室：2001 年 2 月，医院购置、启用 SPX_6 单光子发射型计算机断层显像仪，ECT 室成立，隶属放射科。除开展全身 / 局部骨显像、心肌灌注显像、双肾动态显像等项目外，2004 年，又开展了多发性骨转移瘤的核素治疗，截至 2015 年 12 月 31 日，ECT 室有医师、护师各 1 名。

2001 年 2 月，ECT 室成立，标志着胶南市人民医院放射科已经从单一 X 线透视、拍片的普通放射室，发展成了集普通放射、CT、MR、介入放射学和核医学于一体的综合性医学影像学科。

青岛市西海岸新区人民医院影像设备一览表见表 2-4-5。

表 2-4-5　青岛市西海岸新区人民医院影像设备一览表（截至 2015 年 12 月 31 日）

设备名称	设备型号	生产厂家	启用时间
透视机	TX- Ⅲ	GE	2001 年 1 月
数字胃肠机	OperaT1000	GE	2002 年 11 月
曲面体层机	X-551-CP	森田	2003 年 2 月
CR	CR900	柯达	2003 年 2 月
DR	Definium 6000 飞天 2	GE	2008 年 7 月
乳腺钼靶 X 线机	MGX2000	GE	2008 年 9 月
螺旋 CT	Lightspeed16	GE	2004 年 9 月
MR	Signa HDE	GE	2010 年 4 月
DSA	Innova 3100	GE	2010 年 11 月
SPECT	SPX_6	GE	2001 年 2 月

截至 2020 年 12 月 31 日，科室共有工作人员 47 名，其中医师 22 名，技术人员 20 名，护理人员 5 名。共有影像设备 15 台，其中 DR 5 台，CT 4 台，MR 2 台，乳腺钼靶机 1 台，骨密度仪 1 台，胃肠透视机 2 台。

自建科以来，科室医、护、技人员共参编由人民卫生出版社、人民军医出版社、军事医学科学出版社和山东科学技术出版社出版的医学影像学著作 23 部，其中作为主编出版 4 部，作为副主编出版 5 部。在影像专业和综合医学杂志发表学术论文 150 余篇，先后有 17 项科研成果通过专家鉴定，获得山东省医学科学技术奖成果推广应用奖 1 项；青岛市科学技术进步奖二等奖、三等奖各 1 项；胶南市科学技术进步奖一等奖 4 项，二等奖 3 项，三等奖 3 项；黄岛区科学技术进步奖三等奖 4 项。

历任放射科主任简介

1984 年 10 月至 1998 年 7 月，戴志才任放射科主任（图 2-4-23）。

1993 年 2 月至 1998 年 7 月，刘红光任放射科副主任，1998 年 7 月至 2009 年 7 月任放射科主任（图 2-4-24）。

2000 年 11 月至 2010 年 2 月，邵长征任放射科副主任，其中 2009 年 7 月至 2010 年 2 月副主任主持工作；2010 年 2 月至 2019 年 1 月任放射科主任（图 2-4-25）。

2010 年 2 月起，王其军任放射科副主任。2014 年 11 月任放射科副主任主持 CT 室、MR 室工作。2019 年 1 月至今任放射科主任（图 2-4-26）。

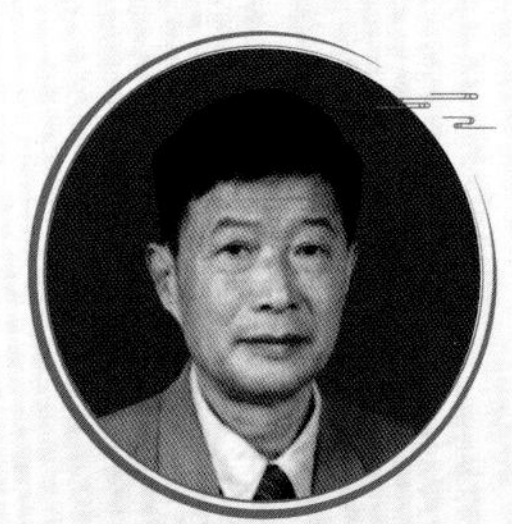

图 2-4-23　戴志才

戴志才（1938 年 7 月至 2008 年 3 月）。大专学历，副主任医师。1960 年 7 月毕业于昌潍医学院。1984 年 10 月至 1998 年 7 月任胶南市人民医院放射科主任。曾任中华医学会昌潍地区分会第一届放射分会委员（1978 年 4 月）；青岛市医学会第六至第七届放射学分会委员。

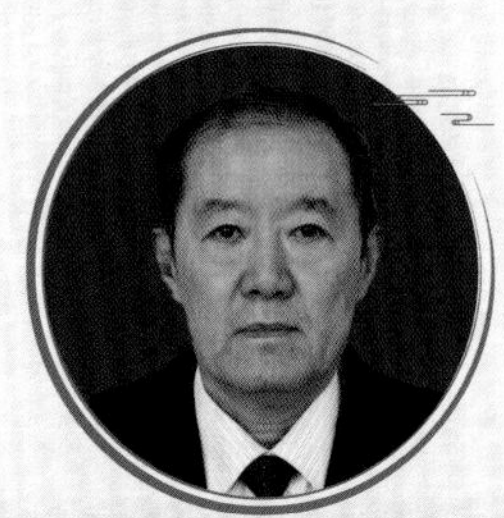

图 2-4-24　刘红光

1953 年 1 月出生。副主任医师，从事医学影像学工作 49 年。1993 年 2 月至 1998 年 7 月任放射科副主任，1998 年 7 月至 2009 年 7 月担任放射科主任（个人简介详见第三章第四节）。

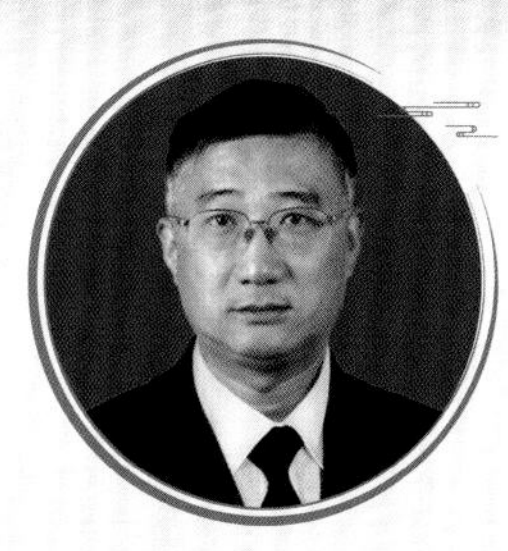

图 2-4-25　邵长征
1965 年 1 月出生。本科学历，副主任医师。2000 年 11 月至 2010 年 2 月任放射科副主任，其中 2009 年 7 月至 2010 年 2 月副主任主持工作；2010 年 2 月至 2019 年 1 月任放射科主任。青岛市医学会第十二届放射学分会委员。

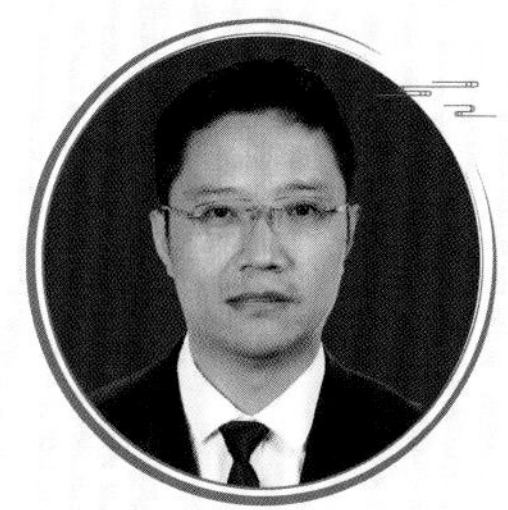

图 2-4-26　王其军
1976 年 7 月出生。本科学历，主任医师。2010 年 2 月起任放射科副主任。2014 年 11 月任放射科副主任主持 CT 室、MR 室工作。2019 年 1 月至今任放射科主任（详见第三章第四节）。

（史料收集人：刘红光、王其军、王　群）

十二、青岛市西海岸新区中心医院影像科

青岛市西海岸新区中心医院又署青岛市黄岛区中心医院，其前身为青岛经济技术开发区人民医院，1989 年由青岛经济技术开发区管理委员会筹建并成立，1990 年 10 月 1 日正式开诊。

1997 年青岛经济技术开发区与当时的黄岛区两区合并，医院改称青岛经济技术开发区第一人民医院、黄岛区第一人民医院。

2013 年，随着黄岛区与胶南市合并划区，再次更名为青岛经济技术开发区第一人民医院。2017 年 7 月 28 日再次更名为黄岛区中心医院。地址位于黄岛区黄浦区江路 9 号。

1990 年 10 月 1 日，青岛经济技术开发区科教局配发给青岛经济技术开发区第一人民医院 1 台上海精密仪器厂产 500 mA X 线机、1 台东芝产 800 mA 胃肠透视机，医院成立放射科，肖兴国为科室业务负责人。行政管理隶属于功能特检科，魏文德任主任。

1991 年，王新明任放射科主任兼 B 超室主任。1994 年，王新明调离经济技术开发区第一人民医院到开发区大地集团的大地医院工作，期间放射科工作由特检科魏文德主任负责。

1995 年王新明调回经济技术开发区第一人民医院，任放射科主任兼特检科主任。1997 年医院成立功能科，王新明不再兼特检科主任。

1999 年 12 月至 2002 年 7 月，王新明借调去青岛东方医院（保留原影像科主任职务），此期间刘元伟主持工作。2002 年 8 月，王新明调回开发区医院工作。

2004 年 9 月，科室引进 MR 并开机启用，医院任命王新明为放射科主任，负责管理普通放射科、MR 室；刘元伟为 CT 室主任，负责管理 CT 室、介入室。

2005 年随着新 MR 启用，正式成立影像科（含 X 线、CT、MR、介入），王新明任影像科主任。2015 年 3 月，冯秀栓任影像科副主任。

2017 年 11 月，冯秀栓全面负责影像科工作。2020 年 3 月，冯秀栓任影像科主任。

普通放射科：1990 年 10 月，启用上海精密仪器厂产 500 mA X 线机及东芝产 800 mA 胃肠透视机。2000 年安装 TX-Ⅲ遥控透视机。2008 年，购置了美国 GE-PX-800 数字胃肠机、柯达 XRY-1 及飞利浦 Diagnoft 数字化 X 线摄片机各 1 台。2009 年，安装德国西门子数字化床边 X 线摄影机，2013 年安装德国西门子 ORTHOPHDS/XG 数字化口腔曲面体层机。2017 年安装 XR-600

骨密度分析仪。2018 年 12 月安装 selenia Dimensions 乳腺摄影机 1 台并投入使用。

B 超室：1990 年 10 月，启用 SSD-256B、SSD-710B 型超声仪，成立 B 超室，隶属放射科。1997 年，原黄岛区中医院撤销，部分人员并入青岛经济技术开发区第一人民医院，B 超室脱离放射科，与心电图室、脑电图室、肺功能和颈血管多普勒室共同组成功能检查科。

CT 室：1995 年 10 月，购置日本岛津二代 CT 机，建立 CT 室，隶属放射科。2000 年，更新 CT 为 GE Hi-speed Nx/i 双排螺旋 CT。2012 年 6 月，购置德国西门子 Definition-AS 64 排 128 层螺旋 CT。2016 年 12 月引进 MX 16-sliceCT。为应对新型冠状病毒性肺炎疫情，2020 年 12 月引进 GE Revolution ACT16 排移动车载 CT。

介入治疗室：2000 年 12 月，介入室成立，隶属放射科。购置了 GE-9800C 血管造影机。2011 年 8 月，购置美国 GE 平板数字化血管造影减影机（DSA）。介入室有医师 2 名，技师、护师各 1 名。2012 年之后介入工作由临床科室相关专业医师承担。

MR 室：2004 年 9 月，购置美国 GE 0.2T 永磁 MR 投入使用，MR 室正式成立，隶属放射科。2012 年 7 月，更新 GE Signa HDe 1.5T MR。2021 年 4 月引进飞利浦 Ingenia 3.0T MR。

2008 年 6 月，放射科启用蓝韵软件 PACS 系统。2014 年 7 月，PACS 系统升级并与 HIS 系统联网。2014 年 8 月，启用自助影像报告及胶片打印系统。2018 年升级为东华 RIS V4.6 系统，增加电子胶片系统。

自 1989 年建院至 2015 年 12 月 31 日，影像科已经由建科伊始的 1 名医师、1 名技师，发展为有副主任医师 2 人、主治医师 8 人、医师 4 人、主管技师 1 人、技师 6 人、主管护师 3 人、护师 2 人的重要医技科室。

随着医院的发展，科室由最初的国产 500 mA X 线机及东芝 800 mA 透视胃肠机 2 台设备，发展成为拥有西门子 128 层螺旋 CT、GE 双排螺旋 CT、GE 1.5T 核 MR、GE 数字化消化道 / 血管检查仪、DR、数字化口腔及颌面部全景曲面体层摄影系统、GE 大型 DSA、肿瘤靶向消融设备及 PACS、自助胶片、报告打印系统等先进影像检查诊治设施的影像检查和诊疗中心。

科室医护人员不断创新和总结经验，学术气氛浓厚，积极参与院内外的学术交流和教学科研，先后在省和国家级刊物发表学术论文 30 余篇，参与撰写专著 10 余部，获得省级科研成果奖 2 项。此外，科室还承担潍坊医学院、滨州医学院临床实习生的教学任务。

截至 2020 年 12 月 31 日，科室共有工作人员 33 名，其中医师 14 名，技术人员 15 名，护理人员 4 名。共有影像设备 13 台 / 套，其中 DR 4 台，CT 3 台，MR、曲面体层机、乳腺钼靶机、胃肠特检机和骨密度仪各 1 台，以及自助胶片、报告打印系统、电子胶片系统。

青岛市西海岸新区中心医院影像科影像设备一览表见表 2-4-6。

表 2-4-6　青岛市西海岸新区中心医院影像科影像设备一览表（截至 2020 年 12 月 31 日）

设备名称	设备型号	生产厂家	启用时间
口腔曲面体层机	ORTHOPHDS/XG	西门子公司	2013 年 2 月
数字胃肠机	Ps-800	GE 公司	2008 年 8 月

续表

设备名称	设备型号	生产厂家	启用时间
移动式 DR	MOBILETT.XP	西门子	2008 年 9 月
医用 X 线摄影机	Digital/Diagnoft	飞利浦	2010 年 9 月
DSA	Innova 3100	GE	2011 年 11 月
医用 X 线 CT 机	Definition-AS	西门子	2012 年 6 月
超导核磁共振扫描仪	Signa Hde-1.5T	GE	2012 年 7 月
骨密度仪	XR-60	NORLAND	2014 年 3 月
医用 X 线 CT 机	MX 16-slice	飞利浦	2016 年 12 月
自助胶片、报告打印系统、电子胶片系统	Smartprint	柯达	2018 年 8 月
数字乳腺 X 线成像系统	Selenia Dimensions	Hologic	2018 年 11 月
数字化医用 X 线摄影系统	DigitalDiagnost c50	飞利浦	2019 年 12 月
车载 CT	Revolution ACT	GE	2020 年 12 月

历任放射科主任简介

1991 年 12 月至今，王新明任青岛经济技术开发区第一人民医院影像科主任（图 2-4-27）。

1998 年 11 月至 2000 年 6 月，刘元伟任放射科副主任。2000 年 7 月至 2003 年 9 月任放射科主任（图 2-4-28）。

2017 年 11 月，冯秀栓任影像科副主任主持工作。2020 年 3 月，任影像科主任（图 2-4-29）。

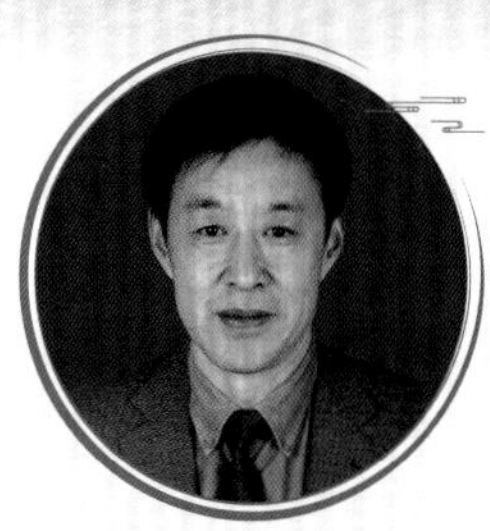

图 2-4-27　王新明

1957 年 9 月出生。副主任医师，从事医学影像学工作 37 年，1991 年 12 月至今任青岛经济技术开发区第一人民医院影像科主任。兼任青岛市医学会第十至第十二届放射学分会委员、第一届分子影像学分会委员，青岛市影像质量控制中心青岛经济技术开发区联络员。

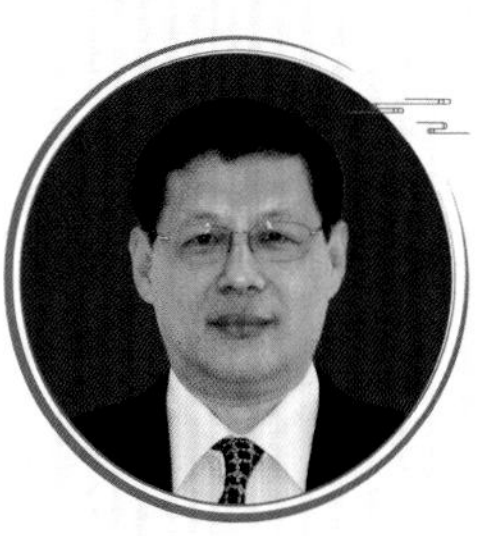

图 2-4-28　刘元伟

1966 年 9 月出生。在职硕士，副主任医师。1998 年 11 月至 2000 年 6 月任放射科副主任，2000 年 7 月至 2003 年 9 月任放射科主任。兼任中国抗癌协会肿瘤微创治疗专业委员会委员、山东省影像引导肿瘤微创诊疗委员会常务委员、青岛市抗癌协会肿瘤介入学专业委员会委员及青岛市抗癌协会中西医结合学会委员等。

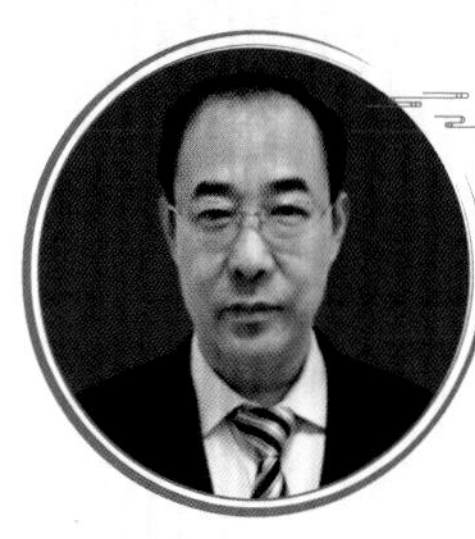

图 2-4-29　冯秀栓

副主任医师。2017 年 11 月，任影像科副主任主持工作；2020 年 3 月，任影像科主任。兼任青岛市医学会放射学分会委员、第十二届放射学分会神经学组委员、介入诊疗分会第二届委员、山东省医师协会医学影像科医师分会骨肌学组委员。

十三、青岛市西海岸新区区立医院放射科

青岛市西海岸新区区立医院又署青岛市黄岛区区立医院，其前身为胶南市经济技术开发区医院。2000 年 6 月 18 日，胶南市经济技术开发区医院正式揭牌开诊，同时将原胶南市正骨医院并入其中。

2013 年 8 月 19 日，随着胶南撤市划区，更名为黄岛区第二

人民医院。地址：黄岛区珠海路205号。2015年6月2日评定为二级甲等综合医院。

2018年11月19日变更为青岛市黄岛区区立医院。放射科成立于1999年10月，共有工作人员6名，由王暖林担任放射科主任至今。放射科由普通放射和CT室组成。2000年引进PICKER公司产PQS型螺旋CT机和岛津公司产AX Fast型数字胃肠机。2004年购置AGFA CR系统；2008年引进GE Lightspeed16 MSCT，2011年引进GE Definium6000 Ⅲ DR，2012年引进岛津FLEXAVISION数字胃肠X线机，2013年引进Sirona XG5颌面全景X线机和Intra OS 70牙片机。

近年来，科室医护人员积极开展新技术、新项目。在影像专业和综合医学杂志发表学术论文20余篇，先后有3项科研成果通过专家鉴定，获得胶南市科学技术进步奖二等奖1项，三等奖1项；黄岛区科学技术进步奖三等奖1项。

截至2015年12月31日，放射科有专业技术人员共14人，其中医师9人，护理人员2人，技术人员3人；副高级职称1人，中级职称6人，初级职称7人；本科学历9人。截至2020年12月31日，放射科有专业技术人员共19人，其中医师12人，技术人员5人，护理人员2人；正高级职称1人、副高级职称1人，中级职称8人，初级职称9人。影像设备10台，其中CT 3台，MR、DR、曲面体层机、乳腺钼靶机和胃肠特检机各1台，移动DR 2台。

放射科主任简介

1999年9月至今，王暖林任放射科主任（图2-4-30）。

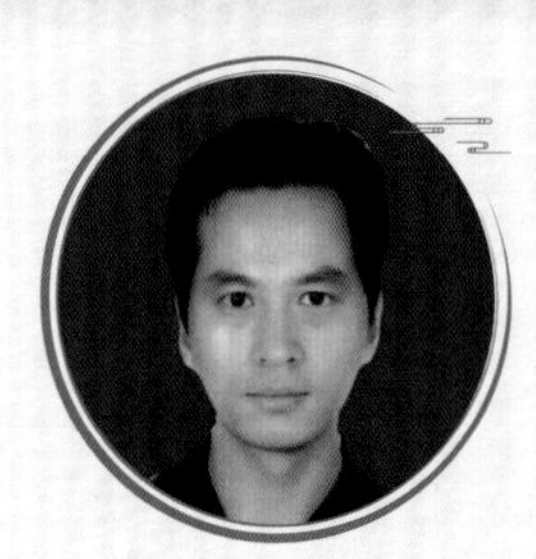

图2-4-30　王暖林

1965年11月出生。大学本科学历，主任医师。1999年9月至今，任放射科主任，从事医学影像学工作33年。兼任青岛市医学会第十至第十三届放射学分会委员、第一届分子影像学分会委员，第一至第二届放射医学与防护学专业委员会委员，青岛市医学影像质控中心委员，青岛市第一至第二届中西医结合学会医学影像专业委员会委员，山东省政府采购专家库成员，山东天衡司法鉴定所司法鉴定人。

（史料收集人：王暖林）

十四、青岛市黄岛区第二中医医院放射科

青岛市黄岛区第二中医医院又署青岛市西海岸新区第二中医医院，其前身为1984年11月在原胶南县王戈庄卫生院基础上改建而来的胶南县中医医院。

放射科始建于1974年，医师仅王兆信1人，设备为淄博新华医疗器械厂产XHX200型X线机。

1979年，正式成立放射科，时有3名医技人员，科主任为柴寿山。

1990年，丁新利任放射科主任，同年购置了上海精密医疗器械厂XG501型胃肠透视机。

1991年2月，随着胶南县撤县改市，医院更名为胶南市中医医院。

1998年，李世军任放射科主任。同年，购置了东大阿尔派NEU2000CT机，成立CT室。

1999年8月，购置1台模拟数字胃肠机东软NEU500。

2002年，新购置GE ProSpeed E Ⅱ双螺旋CT机。

2007 年购置 GE PS800 数字胃肠机。

2010 年购置 FUJI CR。至此，放射科全部影像设备实现数字化。

2013 年 8 月，胶南市中医医院更名为青岛市黄岛区第二中医医院。截至 2013 年年底，全科有医、技及护士共 16 人。

截至 2020 年 12 月 31 日，放射科共有工作人员 20 名，其中医师 9 名，技术人员 10 名，护理人员 1 名。共有影像设备 4 台，DR、数字胃肠机、CT、MR 各 1 台。

历任放射科主任简介

1979 年 9 月至 1990 年 3 月，柴寿山任胶南县中医医院放射科主任（图 2-4-31）。

1990 年 3 月至 1992 年 4 月，丁新利任放射科主任（图 2-4-32），1992 年 4 月至 1998 年 7 月任胶南市中医医院副院长兼放射科主任。

1998 年 7 月至 2021 年 9 月，李世军任放射科主任（图 2-4-33）。

2021 年 9 月至今，刘永杰任放射科主任（图 2-4-34）。

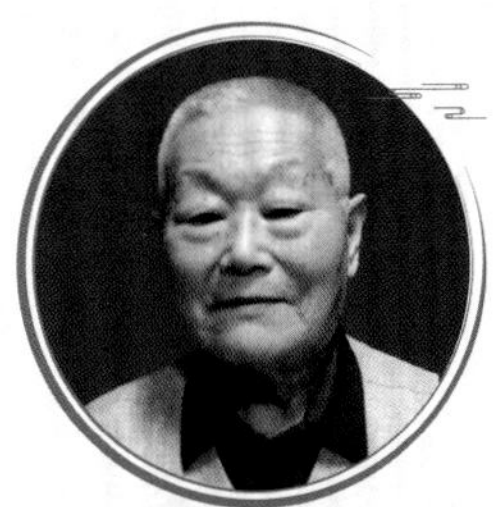

图 2-4-31　柴寿山
柴寿山（1935 年 1 月至 2020 年 4 月）。主管技师。1979 年 9 月至 1990 年 3 月担任胶南县中医医院放射科主任。

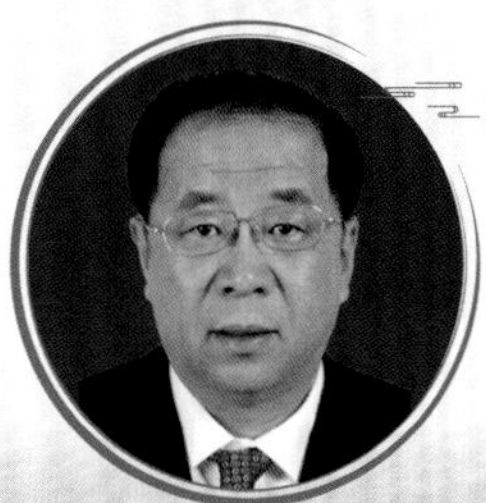

图 2-4-32　丁新利
1956 年 1 月出生。本科学历，副主任医师。1990 年 3 月至 1992 年 4 月任放射科主任，1992 年 4 月至 1998 年 7 月任胶南市中医医院副院长兼放射科主任，2002 年 7 月至 2007 年 7 月担任胶南市中医医院党委书记，副院长。

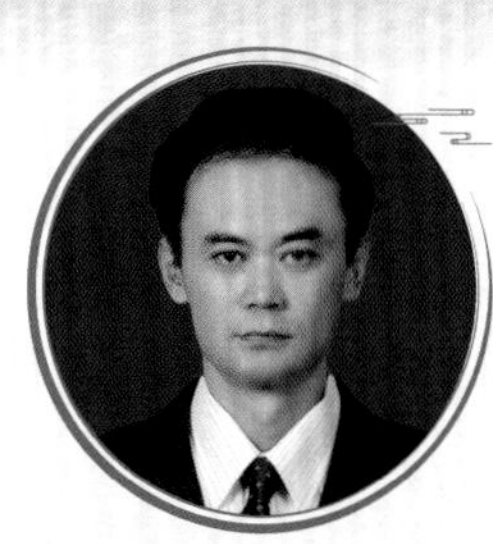

图 2-4-33　李世军
李世军（1968 年 5 月至 2021 年 12 月）。大学本科，副主任医师。1998 年 7 月至 2021 年 12 月担任放射科主任。主要社会兼职：青岛市中西医结合学会第一至第二届医学影像专业委员会委员，青岛市医学会第三届影像技术分会委员及第十二届放射学分会腹部学组成员。

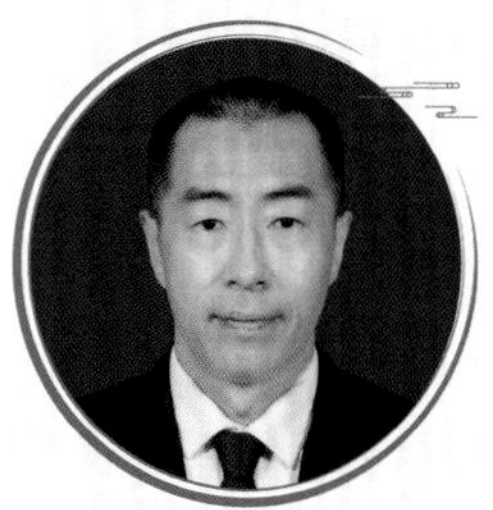

图 2-4-34　刘永杰
1973 年 11 月出生。大学本科学历，副主任技师、医师。2021 年 9 月至今担任放射科主任。兼任青岛市中西医结合学会第三届医学影像专业委员会委员，青岛市医学会第三届影像技术分会委员及第十二届放射学分会胸部学组成员。

（史料收集人：李世军、刘永杰）

十五、青岛市西海岸新区第三人民医院

青岛市西海岸新区第三人民医院又署青岛市黄岛区第三人民医院，始称藏马县中西大药房，1950 年 10 月改建为藏马县立医院，地址位于胶南市泊里镇海港路 1 号。1951 年 3 月改为藏马县镇卫生院。

1972 年改称胶南县人民医院泊里分院。1984 年又改称胶南县第二人民医院。

1991 年撤县划市，改为胶南市第二人民医院。2005 年 11 月至 2012 年 9 月改为胶南市泊里中心卫生院。地址：泊里镇海泊路 2 号。2012 年 10 月至 2016 年 8 月，改为青岛市黄岛区泊里中心卫生院。

2016 年 8 月，医院更名为青岛市黄岛区第三人民医院。2020 年 5 月评定为二级乙等综合医院。现地址：黄岛区泊里镇泊里二路。

放射科建立于 1962 年，设备为 1 台 30 mA X 线机。1978 年和 1984 年，先后购置北京医疗器械厂产 200 mA X 线机 1 台。2006 年购买中科 DR。2000 年购进东大阿尔派 CT 1 台。2008 年购买 PICKER 公司 PQ-5000 型二手 CT。2012 更新为飞利浦公司产 MX-16 型多层螺旋 CT。

截至 2020 年 12 月 31 日，科室共有工作人员 10 名，其中医师 2 名，技术人员 6 人，护理人员 2 名。科室共有影像设备 10 台，其中 DR 2 台，CT 3 台，MR 1 台，曲面体层机 1 台，钼靶 1 台，移动 DR 1 台，数字胃肠机 1 台。

历任放射科主任简介

1982 年 3 月至 1985 年 8 月，刘红光任科室负责人（详见第三章第四节）。

1985 年 8 月至 1988 年，仉桂林任科室负责人（个人资料待考）。

1989 年至 1999 年，丰顺喜任科室负责人（个人资料待考）。

丁丰新（1961 年 7 月至 2009 年 3 月），专科学历，主治医师。2000 年 1 月至 2009 年 3 月任放射科主任（个人资料待考）。

2009 年至 2019 年，于镇水任泊里中心卫生院放射科主任。

2020 年起，张鹏任科室负责人主持工作（图 2-4-35）。

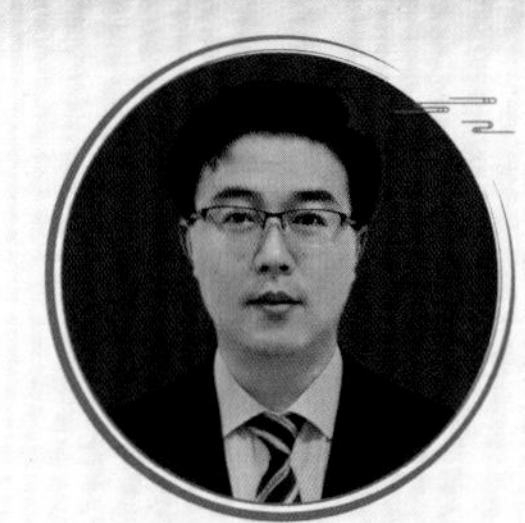

图 2-4-35　张鹏

1983 年 3 月出生。主治医师。2006 年毕业于泰山医学院医学影像专业，本科学历。2020 年起任科室负责人主持工作。

（史料收集人：张　鹏）

十六、青岛市西海岸新区第五人民医院放射科

青岛市西海岸新区第五人民医院原名为王台镇中心卫生院。1958 年 8 月建立放射科，一直由门诊部管理。1999 年 2 月放射科正式独立管理。

2002 年，医院署名胶南县第三人民医院，青岛市卫生局备案至今。日常以镇卫生院模式运行。2020 年 1 月评定为二级综合医院。

2021 年 2 月医院更名为西海岸新区第五人民医院。

截至 2020 年 12 月 31 日，科室共有工作人员 6 名，其中医师 4 名，技术人员 1 名，护理人员 1 名。影像设备 5 台，其中 CT 2 台，DR 1 台，数字胃肠机 1 台，曲面体层机 1 台。

历任放射科主任简介

柴京选（1936 年 7 月至 2015 年 7 月），初中文化，主治医师。1958 年至 1999 年任放射科主任（个人资料待考）。

马建海（图 2-4-36），1999 年 2 月至今任放射科主任。

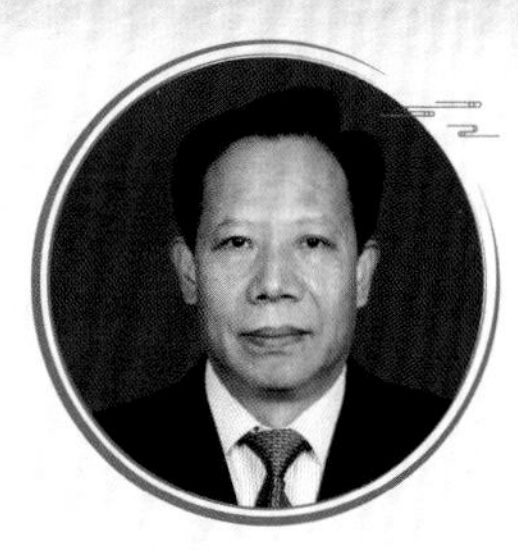

图 2-4-36　马建海

1968 年 4 月出生。大专学历，主治医师。1999 年 2 月至今任放射科主任。从事医学影像工作 33 年。

（史料收集人：马建海）

十七、青岛市西海岸新区第六人民医院放射科

青岛市西海岸新区第六人民医院又署青岛市黄岛区第六人民医院，位于青岛市黄岛区六汪镇丰台路 78 号。前身为 1958 年 9 月成立的胶南市六汪中心卫生院，1994 年经胶南市编制委员会决议通过，胶南市六汪中心卫生院与胶南市精神病医院合署办公。

2013 年 9 月，更名为黄岛区精神病医院。2017 年 9 月，经青岛市卫生和计划生育委员会验收合格，评定为二级精神病专科医院；

2018 年 8 月，更名为黄岛区第六人民医院。

1990 年 6 月，李仕进任放射科主任。

2005 年 10 月，徐建民任放射科主任，主持放射科日常工作，副主任为李仕进。伴随医院的发展，放射科也不断发展壮大，各种业务不断开展创新，2006 年成立胃肠室，2014 年成立 DR 室。

截至 2020 年 12 月 31 日，科室共有工作人员 5 名，其中医师 2 名，技术人员 3 名。科室共有影像设备 2 台，数字胃肠机、DR 机各 1 台。

历任放射科主任简介

1990 年 6 月至 2005 年 10 月，李仕进任放射科主任（图 2-4-37）。

2005 年起，徐建民任放射科主任（图 2-4-38）。

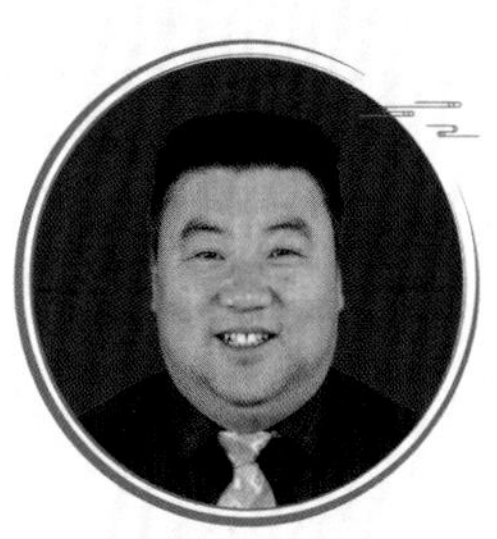

图 2-4-37　李仕进

李仕进（1967 年 7 月至 2020 年 6 月）。放射科医师，从事医学影像工作 32 年，1990 年 6 月至 2005 年 10 月任放射科主任。

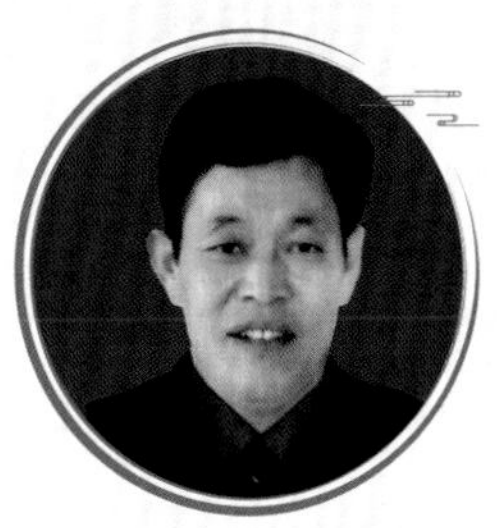

图 2-4-38　徐建民

1960 年 11 月出生。放射科医师，从事医学影像工作 31 年，2005 年起任放射科主任。

（史料收集人：韩　飞）

十八、青岛市黄岛区妇幼保健院放射科

青岛市黄岛区妇幼保健院成立于 1952 年 4 月，1999 年 11 月与计划生育服务站合并，地址：黄岛区向阳路 126 号。

1993 年 5 月成立放射科，影像设备：富士公司产 XL 型 CR 1 台（2008 年 11 月），GE 产 800T 乳腺 X 线机 1 台（2005 年 10 月），上海医疗器械公司产 AXGPSM80 型数字胃肠 X 线机 1 台（2011

年 11 月），芬兰产 PRO ONE 型口腔全景机 1 台（2012 年 10 月）。

2016 年 1 月，更名为黄岛区计划生育服务一中心。

2019 年 7 月，更名为黄岛区妇幼保健院。2020 年 1 月评定为二级甲等妇幼保健院。

截至 2020 年 12 月 31 日，科室共有工作人员 5 名，其中医师 2 名，技术人员 3 名。共有影像设备 5 台，其中 DR、CT、曲面体层机、乳腺钼靶机和胃肠透视机各 1 台。

科主任简介

王强（图 2-4-39），2010 年 7 月起任放射科主任。

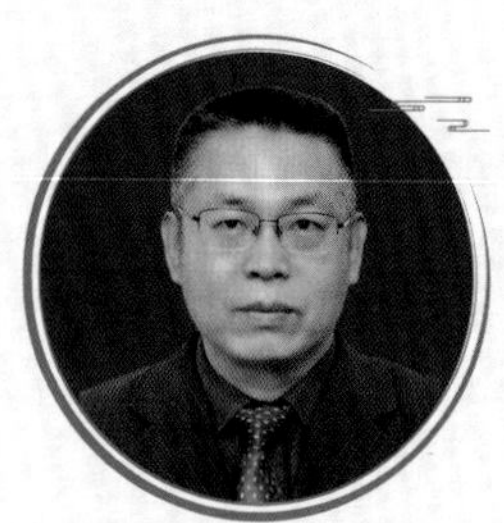

图 2-4-39 王强

1969 年 11 月出生。副主任医师，从事医学影像学工作 31 年。1990 年 7 月毕业于山东莱阳卫校放射医士专业，2011 年 1 月本科毕业于潍坊医学院医学影像学（在职成人教育）。2010 年 7 月起任放射科主任。兼任青岛市医学会第一至第二届放射防护分会委员。

（史料收集人：王 强）

十九、青岛市黄岛区一级医院放射科

（一）黄岛区结核病防治所

结防所地址：黄岛区人民东路 2 号。1982 年 5 月成立放射科时使用上海医疗器械厂生产的 30 mA X 线机 1 台。截至 2020 年 12 月 31 日，影像设备有北京华润万东医疗装备股份有限公司产 GFS501-1 型 HF50-RA 医用诊断 X 射线机 1 台，启用时间：2013 年 6 月。工作人员：主治医师、医师各 1 人。

（二）铁山镇卫生院放射科

现有设备：内江西南医用设备有限公司产 KB-500 mA YS11S 型 X 线机 1 台，启用时间：2006 年 11 月。现有人员：主治医师、医师各 1 人。

（三）胶河镇卫生院放射科

现有设备：北京万东医疗设备有限公司产 500 mA X 线机 1 台，启用时间：1988 年 10 月。现有人员：医师 1 人。

（四）宝山镇卫生院放射科

现有设备：内江西南医用设备有限公司产 KB-500 mA YS11S 型 X 线机 1 台，启用时间：2006 年 11 月。现有人员：医师 2 人。

（五）黄山镇卫生院放射科

现有设备：内江西南医用设备有限公司产 KB-500 mA YS11S 型 X 线机 1 台，启用时间：2007 年 1 月。现有人员：医师 1 人。

（六）藏南镇卫生院放射科

现有设备：内江西南医用设备有限公司产 KB-500 mA YS11S 型 X 线机 1 台，启用时间：2006 年 11 月。现有人员：技师 1 人。

（七）大场镇卫生院放射科

1969 年建立放射科时设备为北京医疗器械厂产 50 mA X 线机 1 台。现有设备：内江西南医用设备有限公司产 KB-500 mA YS11S 型 X 线机 1 台，启用时间：2006 年 11 月。韩国 MIS 公司产 MIS-1500DR1 台。现有人员：技师 2 人。

（八）海青镇卫生院放射科

现有设备：北京华润万东医疗器械厂产 HF50-RA 型（启用时间：2012 年 5 月）和内江西南医用设备有限公司产 KB-500 mA YS11S 型 X 线机（启用时间：2006 年 12 月）各 1 台。现有人员：主治医师、技师各 1 人。

（九）琅琊镇卫生院放射科

现有设备：内江西南医用设备有限公司产 KB-500 mA YS11S 型 X 线机 1 台。启用时间：2006 年 12 月。现有人员：医师 1 人。

（十）张家楼镇卫生院放射科

现有设备：北京华润万东医疗器械厂产 5F-8C 型 X 线机 1 台。启用时间：2005 年 10 月。现有人员：主治医师、医师各 1 人。

（十一）理务关镇卫生院放射科

现有设备：内江西南医用设备有限公司产 KB-500 mA YS11S 型 X 线机 1 台。启用时间：2006 年 6 月。现有人员：技师、技士各 1 人。

（十二）滨海镇卫生院放射科

现有设备：上海威力医疗机械厂产威力摇篮 X 线机 1 台。启用时间：1999 年 5 月。SIEMENS 公司产 PLUS4 型单排螺旋 CT 1 台。启用时间：2013 年 5 月。北京华润万东医疗器械厂产 HF-R 型 X 线机 1 台。启用时间：2013 年 5 月。现有人员：主治医师、技师、技士各 1 人。

（十三）大村镇卫生院放射科

现有设备：内江西南医用设备有限公司产 KB-500 mA YS11S 型 X 线机 1 台。启用时间：2006 年 11 月。现有人员：医师、技师各 1 人。

（十四）红石崖医院放射科

1970 年放射科拥有第 1 台 30 mA X 线机，当时放射科医师 1 人，开展暗室透视和四肢拍片工作。1990 年放射科拥有北京射线机厂 200 mA X 线机，2 人从事放射工作，可开展全身拍片工作，但仍为暗室透视。2006 年 11 月，放射科设备更换为内江西南医用设备有限公司产 KB-500 mA YS11S 型 X 线机，可进行电视透视，医院放射科人员 3 名。2013 年 11 月，放射科拥有瑞柯配套 CR 1 台，型号 Vita LE，放射科人员 2 名。

（十五）薛家岛街道社区卫生服务中心放射科

薛家岛医院始建于 1951 年，于 2012 年改为青岛经济技术开发区薛家岛街道社区卫生服务中心。地址：青岛经济技术开发区长江东路 353 号。放射科成立于 1978 年，当时设备为上海产 30 mA X 线机。1987 年购进北京产的东方红 200 mA X 线机 1 台。1995 年购进上海产的 500 mA X 线机。于 2007 年扩建，购进北京万东产 HF51-5 型 500 mA X 线机 1 台。2013 年购入柯达产 CR 系统。截至 2015 年 12 月 31 日，有工作人员 3 人，其中主治医师 1 人，放射医师 1 人，放射技师 1 人。2016 年 11 月份购入康达 DR。2020 年 5 月购置飞利浦 CT。全科年检查达 15 000 余人次。截至 2020 年 12 月 31 日，科室有工作人员 6 人，主治医师 2 人，医师

2人，技师2人。

（十六）灵山卫中心卫生院放射科

灵山卫中心卫生院始建于1958年，一级甲等医院，现占地面积9204平方米，建筑面积5233平方米，其中业务用房面积3900平方米。医院编制床位99张，开放床位82张。

医院放射科成立于1970年，当时设备为上海产30 mA X线机。1982年购进北京产的东方红200 mA X线机1台。1992年购进北京万东产的500 mA X线机。2006年，政府调拨给医院内江西南产500 mA X线机1台（型号：CS15）。2013年购入柯达产CR。2019年12月份购入锐珂DR。2020年1月新购入飞利浦16排CT。全科年检查达8000余人次。

截至2020年12月31日，有工作人员4人，主治医师2人，放射技师2人。

（十七）黄岛区辛安卫生院放射科

黄岛区辛安卫生院始建于1958年。放射科于20世纪70年代初成立，当时放射科仅有医技人员1名，使用设备为上海产30 mA X线机。随着医院的发展、壮大，放射科也有了长足发展，现放射科有医师1名，技师1名，设备为北京万东医疗生产的F51-5C型CR机。

（十八）黄岛骨伤医院放射科

医院前身为1982年建立的柳花泊乡卫生院，只有从王台医院调来的1台30 mA的移动式X线机，由内科医师薛吉文兼职放射科工作。1992年，接收黄岛区老中医院1台200 mA旧X线机。

1994年5月，医院更名为骨伤医院。同年，由平度调来首位放射专业医师孙胜文。1996年5月，医院搬迁至现地址（黄河路508号）。

2006年，卫生局配置1台内江西南医疗器械公司产的品牌为巨精的500 mA摇篮X线机（型号：CS15）。

2007年，接收开发区第一人民医院放射科的1台GE 500 mA旧X线机（型号：R-500）。

2013年9月，接收开发区第一人民医院放射科的1台芬兰产品牌ORTHOPANTOMOGTAPH全景牙科X线机（型号：OP100）。同年11月，医院配置1台品牌Carestream的CR（型号：PirectView vita CR）。

现有人员：医师2人，技师2人。

（史料收集人：刘红光、王其军、王新明、冯秀栓）

二十、青岛市即墨区人民医院放射科

1950年之前，即东县与即墨县多次合并、分置，归属亦多次变更。1956年3月，即东县并入即墨县，改属莱阳专区。1957年10月，改属青岛市。1961年3月，改属烟台专区。1978年12月，改属青岛市。1989年7月，经国家民政部批准撤县建市。2017年9月20日，国务院、山东省政府批复了青岛市区划调整的请示，同意撤销县级即墨市，设立青岛市即墨区。

即墨区人民医院放射科原为即墨市人民医院，2017年10月，即墨撤市划区，更名为即墨区人民医院。

普通放射科：1960年设X光室，配专职放射技术人员1名，

30 mA X线机1台，仅能做普通透视及钡餐检查项目。1966年工作人员增至2人。1967年，安装上海KE-200 mA X线机1台，可做普通透视、消化道钡餐检查及拍片检查。1970年，工作人员3人。开展了空气灌肠诊断及整复肠套叠。1972年，开展了静脉肾盂造影、口服法胆囊造影等特殊检查项目。1976年，安装东方红200 mA X线机1台，开展了断层X线摄影。

1983年，正式成立放射科。新安装上海XG500 mA双床双球管X线机1台，停用上海KE-200 mA X线机。后陆续开展了输卵管造影、脑血管造影、椎管造影检查。1985年5月，开展了脑血管造影、椎管造影检查。

1994年，安装岛津1250遥控胃肠透视机。1997年11月，承办1997年青岛市医学会放射学分会年会及学术交流会。

1999年，安装XG501-5及XG520-9 X线机各1台。2000年5月，安装北京F108-V胸部X线检查机1台。6月，安装北京万东F108-V数字化胃肠透视机。2001年，开展食管支架置入手术，此后逐步开展了肾、肺肿瘤的介入治疗、子宫肌瘤的栓塞治疗、股骨头缺血性坏死介入治疗及冠状动脉、脑血管的DSA检查及治疗。2002年3月，安装通用TH-600数字化胃肠透视机。7月，购置柯达8100 CR，X线洗片告别暗室时代。2003年12月，安装METALTMETALTRONICA FLATE钼钯X线机1台及登士柏ORTHORAIIX9200曲面体层X线机1台。同年9月，引进安装了飞利浦DR。2008年3月，安装东软NSX-RF3900数字化胃肠透视机。9月，安装AGFA350CR，用于急诊拍片。

CT室（含MR）：1991年11月正式成立CT室，隶属放射科。11月购进GE 8800二手CT，开展了颅脑、脊柱、骨盆、胸腹部等CT检查。1996年6月CT室成为独立科室。同年9月，新购置GE SYTEC 1800I 1台。2001年11月，为适应门诊量的增加，医院购置1台GE HI-SPEED螺旋CT机。2003年4月，医院购买GE 0.2T MR 1台。2005年开展CT引导下经皮穿刺活检。2006年4月Philips BRILLIANCE 40排MSCT投入使用，开展了心脏冠状动脉血管成像及身体各部位的血管成像，淘汰GE 1800I。2009年9月购置SIMENS 1.5T MR，开展了DWI、SWI、MR波谱分析、MR动态增强血管成像、全身类PET等检查。

介入中心：2002年，设立导管室，购置了万东血管造影机1台，导管室与门诊手术室为一科室。放射科医师、护士兼职做介入诊疗。同年，开展了外周动脉血管造影、肿瘤的介入治疗、食管支架的植入、肝硬化脾栓塞及股骨头无菌坏死的介入治疗。6月开展了选择性冠状动脉造影术；聘请了上级医院专家开展了经皮穿刺冠状动脉球囊扩张术+冠状动脉内支架植入术、起搏器植入术、射频消融治疗等。2003年，与神经外科联合开展了全脑血管造影术，并配合上级医院专家开展了脑动静脉畸形及脑动脉瘤栓塞治疗。

2004年9月，介入中心正式成立。与肝胆外科合作开展PTCD引流术。2005年8月，膀胱镜、胆道镜、宫腔镜统一并入介入中心。此后逐渐开展内镜下逆行胆管取石治疗。2007年8月，门诊手术室搬离。引进飞利浦F-D20平板DSA投入使用。其后，陆续开展逆行胰胆管取石术、胃造瘘术、幽门支架、肠道支架置入术、急性消化道出血栓塞治疗、脑动脉瘤栓塞术、输卵管阻塞介入治疗等。

截至2015年12月31日，全科有主治医师14人，医师4人，技师 13 人。其中介入中心有护士 3 名，主治医师兼技师 1 名，护工 1 名。

截至 2020 年 12 月 31 日，放射科共有工作人员 60 名，其中医师 29 名，技术人员 26 名，护理人员 4 名，其他工作人员 1 名。科室共有影像设备 16 台，其中 DR 4 台，CT 6 台，MR 2 台，曲面体层机 1 台，乳腺钼靶机 1 台，胃肠特检机 2 台。

青岛市即墨区人民医院放射科影像设备一览表见表 2-4-7。

表 2-4-7 影像设备一览表（截至 2020 年 12 月 31 日）

设备名称	设备型号	生产厂家	启用时间
急诊 DR	MIS-DR	MIS	2014 年 6 月
数字胃肠机	NSX-RF3900	东软	2007 年 11 月
曲面体层机	ORTHORALI		2003 年 2 月
DR	VS	飞利浦	2008 年 2 月
DR	TH	飞利浦	2008 年 7 月
乳腺钼靶 X 线机	FLATE		2004 年 9 月
螺旋 CT	Lightspeed16	GE	2004 年 9 月
查体 DR	MIS-DR	MIS	2012 年 1 月
查体胃肠	NAX-800RF	东软	2012 年 1 月
CT	单排	GE	2001 年 2 月
CT	40 排	飞利浦	2006 年 1 月
MRI	1.5T	西门子	2009 年 1 月
CT	64 排	西门子	2014 年 6 月
CT	16 排	飞利浦	2020 年 6 月
MRI	3.0T	飞利浦	2019 年 3 月
CT	64 排	飞利浦	2019 年 3 月

历任放射科主任简介

1983 年 6 月至 1984 年 8 月，秦福进（任放射科副主任主持工作图 2-4-40）；1984 年 9 月至 1999 年 4 月任放射科主任。

1999 年 4 月至 2003 年 8 月，崔元君任普通放射科主任（图 2-4-41）。

2003 年 8 月至 2007 年 5 月，候永教任普通放射科主任（图 2-4-42）。

2007 年 5 月，王克明任普通放射科主任（图 2-4-43）。2012 年 12 月至 2014 年 1 月任医院纪委书记兼任普通放射科主任。

2012 年 7 月，江世东任普通放射科副主任（图 2-4-44），2014 年 1 月主持普通放射科工作。

1996 年 6 月至 2006 年 9 月，聂仁栓任 CT 室主任（图 2-4-45），2006 年 10 月至 2010 年 10 月任放射科主任。

2006 年，于钦密任 CT 室副主任（图 2-4-46），2007 年至今任 CT 室主任。

2007 年 7 月至今，刘长卿任 CT-MR 室副主任（图 2-4-47）。

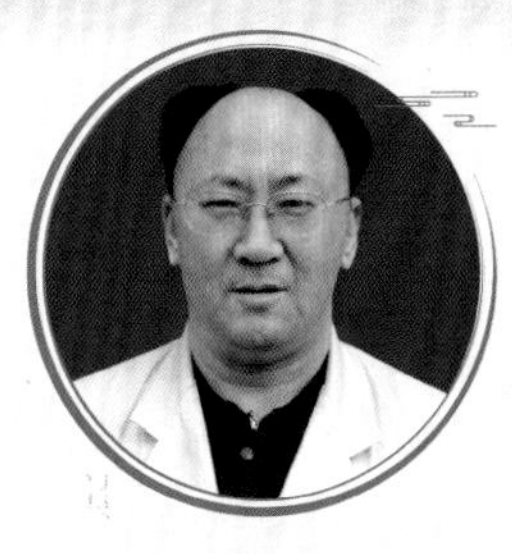

图 2-4-40 秦福进

1945 年 7 月出生。副主任医师。1983 年 6 月至 1984 年 8 月，任放射科副主任主持工作；1984 年 9 月至 1999 年 4 月任放射科主任。曾任青岛市医学会第七至第九届放射学分会委员。

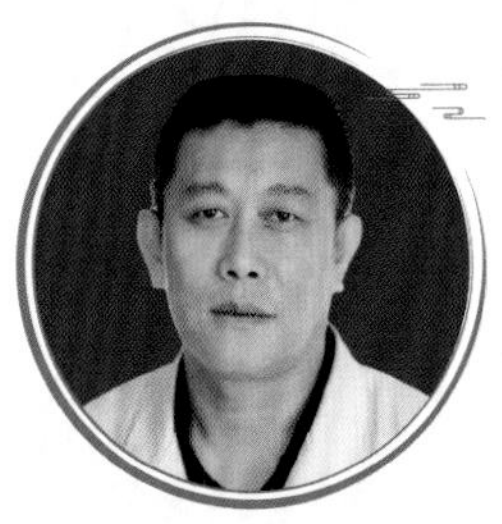

图 2-4-41 崔元君

1999 年 4 月至 2003 年 8 月任普通放射科主任，曾任青岛市医学会第十届放射学分会委员。

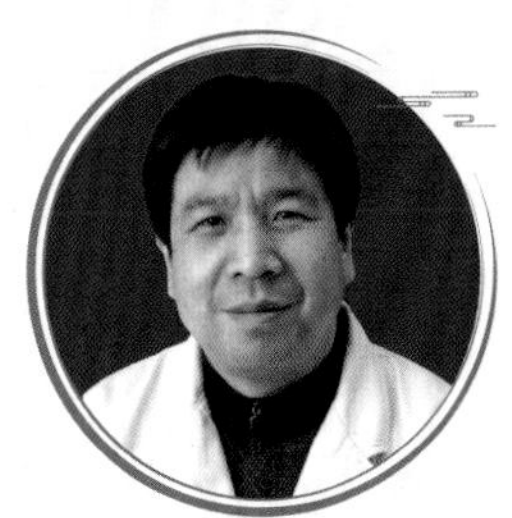

图 2-4-42 候永教

1957 年 11 月出生。1980 年毕业于山东省莱阳卫生学校放射诊断专业。1995 年获北京智力开发函授学院大专学历。2003 年 8 月至 2007 年 5 月任普通放射科主任。曾任青岛市医学会第一届影像技术分会委员、第十一届放射分会委员，青岛市第一届中西医结合学会医学影像专业委员会委员。

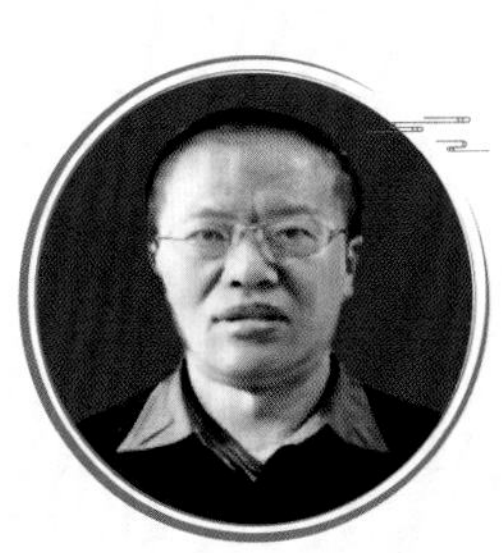

图 2-4-43 王克明

1970 年 2 月出生。副主任医师，2007 年 5 月任普通放射科主任。2012 年 12 月至 2014 年 1 月任医院纪委书记兼任普通放射科主任。先后担任青岛市医学会第二至第三届影像技术分会委员、第四届副主任委员，青岛市医学会第十二届放射分会委员，青岛市第二届中西医结合医学影像专业委员会委员。

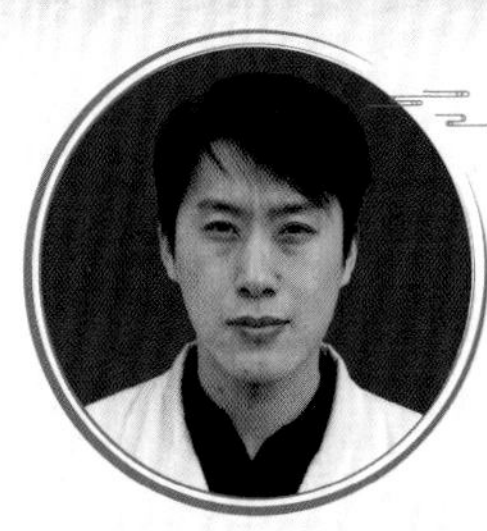

图 2-4-44 江世东

1977 年 12 月出生。2001 年毕业于青岛大学医学院影像专业，2012 年 7 月任即墨市人民医院普通放射科副主任，2014 年 1 月主持普通放射科工作。兼任青岛市医学会第四届影像技术分会委员。

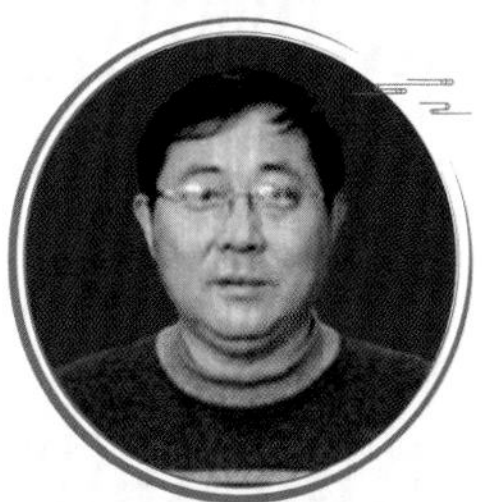

图 2-4-45 聂仁栓

1963 年 9 月出生。1982 年 9 月至 1985 年 7 月在济南卫校学习，1996 年 6 月至 2006 年 9 月任 CT 室主任，2006 年 10 月至 2010 年 10 月任放射科主任。曾任青岛市医学会第三届影像技术分会副主任委员。

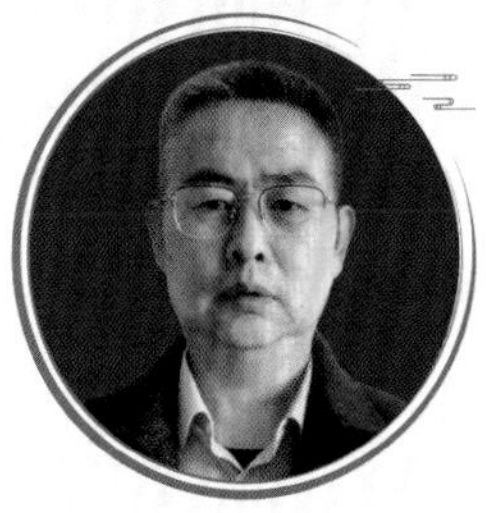

图 2-4-46 于钦密

1967 年 3 月出生。副主任医师。1987 年毕业于山东省莱阳卫生学校，2008 年毕业于青岛大学医学院临床影像专业。2006 年任 CT 室副主任，2007 年至今任 CT 室主任。兼任青岛市医学会第四届放射学分会委员。

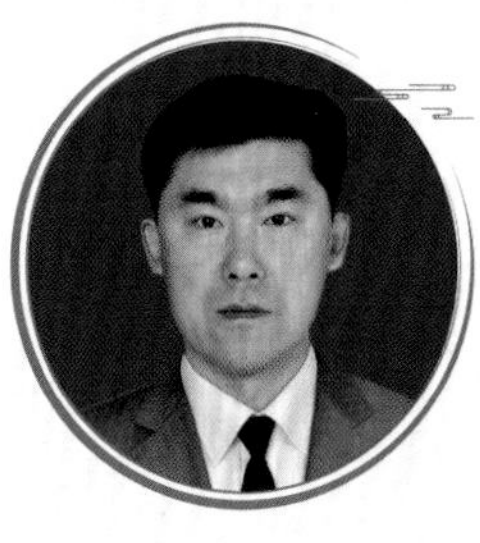

图 2-4-47 刘长卿

1973 年 8 月出生。副主任医师。1999 年毕业于牡丹江医学院医学影像系。2007 年 7 月任即墨区人民医院 CT-MR 室副主任至今。先后兼任青岛市老年医学会介入医学专业委员会第一届常务委员，山东省医师协会医学影像科医师分会儿科学组成员，青岛市医学会第二届放射医学与防护学专业委员会委员、第五届影像技术分会青年委员会委员、第一届肿瘤微创专业委员会委员。

（史料收集人：王克明、江世东）

二十一、青岛市即墨区中医医院放射科

即墨区中医医院即原青岛即墨市中医医院，2017年10月份，即墨撤市划区，更名为青岛市即墨区中医医院。

1992年12月28日，医院开业之时成立放射科。

普通放射科：1992年有放射人员3人、上海500 mA X线机1台，能进行透视、拍片、钡餐等。1993年加装影像增强器，隔室操作；引进万东30 mA床边机，开展四肢拍片。1998年，购上海50 mA床边机及自动洗片机1台。1999年开展股骨头坏死的放射介入治疗。2002年，引进西门子1000 mA X线机。2005年，购GE公司产胃肠机。2006年引进柯达8100CR，摄片间接数字化。2006年10月购置全景牙片机。2007年，购置普兰梅德乳腺钼靶X线机。2008年，购置CR系统。购进西门子C型臂X线机，应用于心脑和周围血管造影及介入治疗。2009年购进GE全数字化多功能胃肠X线机，应用于胃肠透视，实行全数字化。2010年，购进西门子双板数字化DR。2011年，购进岛津移动X线机，应用特殊患者。2012年，购进西门子DR，设立摄片一室和二室，实行患者分检。建立PACS，实现院内资源共享。

截至2013年12月31日，有工作人员21人，副主任医师1人，主管医师3人，医师9人，技师8人。

MR室：2012年2月27日，购进GE SIGNA 1.5T超导MR成像系统及PACS，2012年3月成立MR室。截至2013年12月31日，有工作人员5人，主治2人，技师2人，护士1人。

截至2020年12月31日，放射科（放射、磁共振）共有工作人员29名，其中医师14名，技术人员13名，护理人员2名。共有影像设备8台，其中DR 4台，MR、曲面体层机、乳腺钼靶机和胃肠特检机各1台。

CT室：1998年6月设立CT室，独立核算，当时有东软CT 1台。2002年10月购进双排螺旋CT 1台，全自动洗片机1台。2005年，引进干式激光相机1台。2009年EMOTION 16层螺旋CT启用，开展CT导引下穿刺活检、粒子植入术，冷机射频消融术等技术项目。截至2013年12月31日，CT室工作人员共7人，主治4人，医师1人，主管2人。

介入治疗室：1999年开展第1例股骨头坏死的介入治疗术，2008年成立介入室，有西门子大型数字减影DSA 1台，相继开展了子宫动脉栓塞介入术、脑血管介入术和冠状动脉介入术。介入室未设专职人员，由临床科室及普通放射人员根据患者病情需要合作开展。

青岛市即墨区中医医院放射科影像设备一览表见表2-4-8。

表2-4-8　影像设备一览表（截至2015年12月31日）

设备名称	设备型号	生产厂家	启用时间
数字胃肠机	Precision Thunis-800+	GE	2009年6月
曲面体层机	X-550-CP	森田	2007年2月
DR	Aristos MX	西门子	2010年11月
DR	Axiom Aristos Vxplus	西门子	2012年1月
乳腺钼靶X线机	Sophie Classic	普兰梅德	2007年4月
双排CT	Prospeed II	GE	2002年12月
MSCT	Somatom Eomotion	西门子	2004年9月
MR	Signa HDE	GE	2012年2月
DSA	Axiom Artis FA1000 mA	西门子	2007年12月

历任放射科主任简介

2004 年 12 月至 2005 年 3 月，胡志翱任 CT 室主任。

2005 年 3 月至 2011 年 4 月，王建民任 CT 室主任。

2007 年 8 月至今，陈玉峰任 CT 室主任主持工作（图 2–4–48）。

1993 年 2 月至 2000 年 10 月，王兆欣任普通放射科主任。

2004 年 12 月至 2009 年 6 月，刘继联任普通放射科主任。

2009 年 6 月至今，房刚任放射科（放射及磁共振）主任（图 2–4–49）。

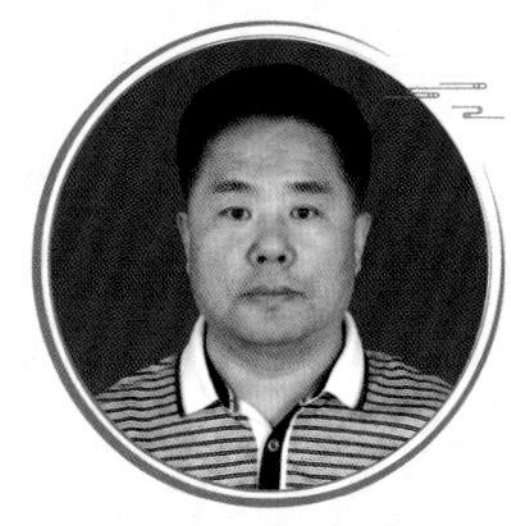

图 2-4-48　陈玉峰

1966 年 3 月出生。1986 年 7 月毕业于山东省莱阳卫生学校影像诊断专业。潍坊医学院成人本科学历，学士学位。2007 年 10 月至今任 CT 室主任。兼任青岛市医学会第三至第四届影像技术分会委员，第十二届放射学分会腹部学组委员。

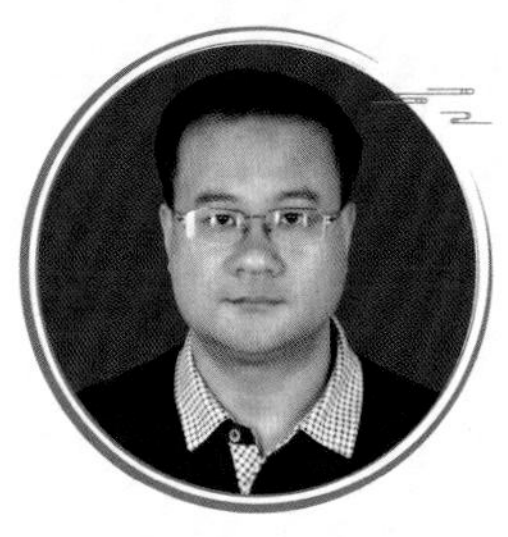

图 2-4-49　房刚

1976 年 9 月出生。主治医师。1995 年 7 月毕业于莱阳卫校放射医学专业。后在青岛大学医学院、潍坊医学院医学影像系取得成人教育本科学历及学士学位。2009 年 6 月至今担任放射科（放射及磁共振）主任。兼任青岛市医学会影像技术分会青年委员会委员，山东省医学装备协会委员。

（史料收集人：陈玉峰、房　刚）

二十二、青岛市即墨区第二人民医院放射科

即墨区第二人民医院原为即墨市第二人民医院，始建于 1947 年，其前身为即东县人民医院，位于即墨市店集镇。2017 年 11 月更名为即墨区第二人民医院。

普通放射科：1954 年设 X 光室，配专职放射技术人员 1 名，30 mA X 线机 1 台，仅能做普通透视及钡餐检查项目。1970 年，工作人员增至 3 人，开展了空气灌肠诊断及整复肠套叠新技术。1994 年，安装北京万东 500 mA 遥控摇篮 X 光胃肠机。1998 年，安装岛津 1250 遥控胃肠透视机。2004 年，安装柯达 CR 5100C 1 套及 GE 500 mA X 线机 1 台。2009 年更新 AGFA CR 1 套。2015 年更新 Philips DR 1 套。

截至 2013 年 12 月 31 日，放射科拥有 9 名专业技术人员。截至 2014 年年底，CT 室共有工作人员 12 名，其中主治医师 4 名，医师 6 名，技师 1 名，护士 1 名。

2020 年添加 Philips DR1 套及口腔颌面锥形束计算机体层摄影设备 1 台。截至 2020 年 12 月 31 日，放射科拥有 7 名专业技术人员，其中副主任医师、主治医师各 2 名，主管技师、医师助理、医士各 1 名。

CT 室：1999 年 8 月成立。设备为东软 C2000 CT 机，开展了颅脑、脊柱、骨盆、胸腹部等大部分身体部位的平扫检查。2004 年 10 月新购置东软菲利普双排螺旋 CT 机 1 台。

2014 年 2 月，德国 SIMENS SYNGO 16MSCT 启用。至 2020 年 12 月 31 日，CT 室有副主任医师、主治医师、护理人员各 1 名，医师 3 名。

截至 2020 年 12 月 31 日，放射科共有工作人员 13 名，其中医师 10 名，技术人员 2 名，护理人员 1 名。共有影像设备 5 台，其中 DR 2 台，CT、曲面体层机和胃肠特检机各 1 台。

历任放射科主任简介

1999年8月至2010年1月，刘云泉任放射科主任（图2-4-50）。

2010年1月至2013年1月，吕晓朋主持放射科工作（图2-4-51）。

2010年1月至2013年1月，孙彩明任CT室副主任（图2-4-52），2013年1月主持放射科工作。

2010年1月至2016年1月，兰恭晋任放射科副主任（图2-4-53），2016年1月任放射科主任，主持放射工作。

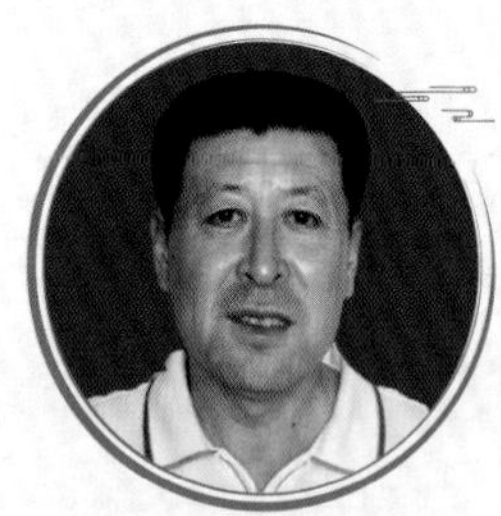

图2-4-50　刘云泉

1957年11月出生。大专学历。1999年8月至2010年1月任即墨市第二人民医院放射科主任。

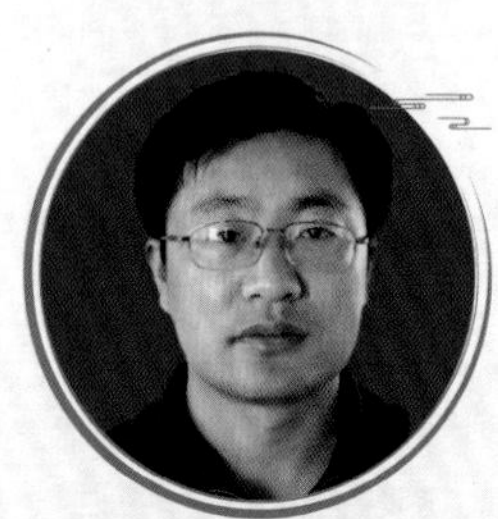

图2-4-51　吕晓朋

1977年4月出生。本科学历，主治医师。2010年1月至2013年1月主持放射科工作。

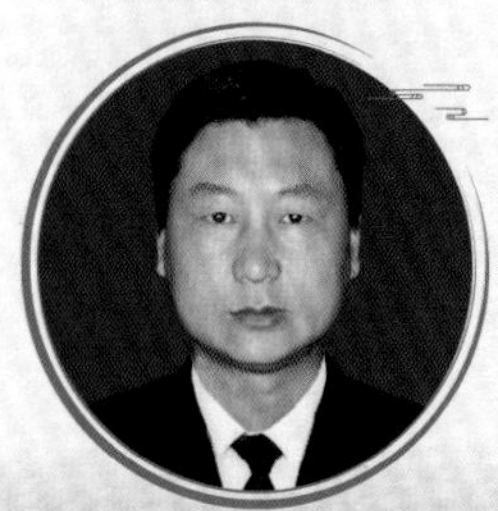

图2-4-52　孙彩明

1973年5月出生。本科学历，主治医师。2010年1月至2013年1月任CT室副主任，2013年1月主持放射科工作。

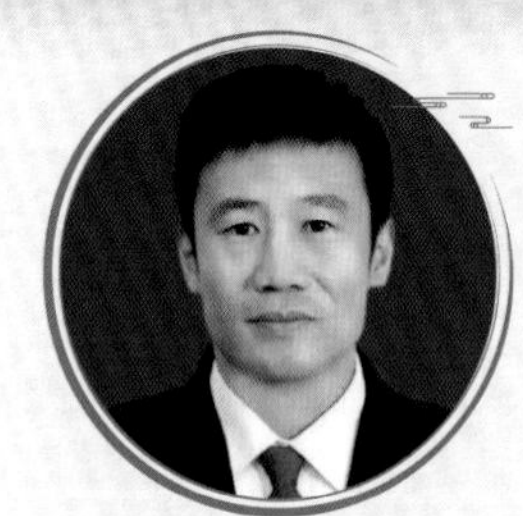

图2-4-53　兰恭晋

1973年12月出生。本科学历，主管技师。2010年1月至2016年1月任放射科副主任，2016年1月任放射科主任，主持放射工作。

二十三、青岛市即墨区其他医院放射科

青岛市即墨区其他医院放射科名称及人员数、设备信息见表2-4-9。

表2-4-9　青岛市即墨区其他医院放射科名称及人员数、设备信息

单位名称	人员数	设备	型号	生产厂家	启用日期
龙泉卫生院	2人	X线机	Sc3F	西南医用设备	2006年
丰城卫生院	1人	X线机	F52-8C	北京万东	2005年
田横卫生院	1人	X线机	Sc3F	西南医用设备	2006年
兰村卫生院	1人	X线机	KB500c	西南医用设备	2008年
		胃肠机	KXO-10	东芝	2008年
		CR	CR35-X	AGFA公司	2009年
		CT	Mx8000	飞利浦	2010年
大信卫生院	1人	X线机	F52-8C	北京万东	2006年
市南医院	1人	X线机	XG510a	上海医疗器械公司	2007年
段泊岚卫生院	1人	X线机	KB500c	西南医用设备	2008年

续表

单位名称	人员数	设备	型号	生产厂家	启用日期
七级卫生院	1 人	X 线机	KB500c	西南医用设备	2006 年
即墨市第三医院	1 人	X 线机	NAX-500RF	东软	2011 年
		胃肠机	GER-500	GE	2013 年
岙山卫生院	1 人	X 线机	XD52-30	北京万东	2005 年
温泉卫生院	1 人	X 线机	YS11S	西南医用设备	2008 年
通济卫生院	1 人	X 线机	KB500c	西南医用设备	2008 年
市北医院	1 人	X 线机	KB500c	西南医用设备	2008 年
田横度假区	1 人	X 线机	KB500c	西南医用设备	2008 年
南泉卫生院	1 人	X 线机	KB500c	西南医用设备	2008 年
普东卫生院	1 人	X 线机	KB500c	西南医用设备	2008 年

二十四、青岛市即墨区民营医院放射科

1. 即墨市佳和医院：东软公司产螺旋 CT 1 台，技师 1 人。

2. 即墨市济康医院：上海东方产 200 mA X 线机 1 台，主治医师 1 人。

3. 即墨市同德医院：西门子 CT 1 台，东软产 X 线机 1 台，副主任医师 1 人。

（史料收集人：孙彩明、刘云泉、兰恭晋）

第五节　青岛市各县级市所在地医院放射科

一、青岛胶州市各级医院放射科

胶州市位于青岛市境西部，胶州湾西北岸。1949 年隶属于滨北专区，1950 年 5 月隶属于胶州专区，1956 年 2 月划归昌潍专区，1958 年 10 月划归青岛市，1961 年 5 月重归昌潍专区，1978 年再划归青岛市并设立胶州市至今。

（一）青岛市胶州中心医院放射科

青岛市胶州中心医院创建于 1943 年，前身为八路军滨北干部休养所，拥有 70 多年历史，是一所集医疗、预防、教学、科研、康复、社区服务为一体的综合性医院，是青岛市卫健委直属三级乙等医院，也是胶州市唯一的三级综合医院。医院是潍坊医学院附属医院、青岛大学医学院教学医院、潍坊医学院研究生教育基地。

1943 年 12 月底，抗日战争处于艰苦阶段，于五莲县洪凝镇小凤堂村成立滨北专署干部休养所，此即青岛市胶州中心医院的前身。1945 年冬，抗日战争胜利后，更名为滨北医院。

1949 年 9 月，医院随胶东区办事处迁往胶东区所在地胶县城内，医院正式命名为山东省胶东区滨北医院。1953 年，医院更名为山东省胶州专区人民医院。1956 年 6 月，胶州专区撤销，医院更名为山东省昌潍专区第三人民医院。

1959年2月，胶县随区划归青岛市，医院遂改称为青岛市胶县中心医院。1962年，胶县又划归昌潍地区，医院复称为昌潍地区胶县中心医院。

1971年4月，医院更名为胶县人民医院，归属县级管理。1975年7月，医院再次归属昌潍地区管辖，复名为昌潍地区胶县中心医院。

1978年，胶县划归青岛市，医院更名为青岛市胶县中心医院。1987年4月，胶县撤县设市，医院更名为青岛市胶州中心医院，沿用至今。

1. 普通放射科

1954年，青岛市卫生局配发给胶州专区人民医院1台300 mA X线机，成立X光室，王洪昆为负责人，此为放射科前身。

1965年，医院购入1台上海产200 mA X线机。1985年购入1台上海产200 mA X线机，周森泉任放射科主任，陈士宗任副主任。1987年引进内江双床双管500 mA X线机，1993年购置并启用上海300 mA X线机及800 mA X线机各1台。

2004年介入放射科与放射科合并为放射科，陈士宗任科主任，医、护、技人员达到15人。2004年8月引进日本富士CR摄片系统、GE 500 mA数字胃肠机、500 mA X线机、GE 9800 C型臂各1台，2006年4月6日，放射科整体搬迁到影像楼（现综合楼）。

2011年引进岛津800 mA数字胃肠系统和美国柯达7500DR摄片系统1台，祁波任科主任。2012年成立健康管理中心拍片室，引进锐珂DR摄片系统（该设备2019年报废，更新为意大利GMM多功能一体机摄片系统），2018年购置普兰梅卡口腔曲面体层CBCT一体机和Hologic平板乳腺DR摄片系统，2019年引进爱克发双板DR摄片系统，2020年引进锐科“机器人”移动DR拍片系统。

介入放射科：1996年引进日本岛津1000 mA多功能机，成立介入放射科开展介入诊疗工作，陈士宗任科主任，2011年起祁波任科主任。2014年，引进西门子大型数字平板DSA系统（Artis zee ceilling），在综合楼成立介入导管室，隶属放射科，祁波任科主任。2019年购置GE IGS5.0型高兼容数字平板DSA系统，以及迈瑞M6便携式移动彩超等配套设备设施。

截至2020年12月31日，放射科专业技术人员共27人，包括医师11人，影像技术人员9人，影像护理组人员7人，其中副高级以上职称7人。

2.CT室

CT室成立于1997年4月，夏文骞任科主任。初期使用日本岛津SCT-7000TH单螺旋CT机，科室人员有医师4人，护士1人。2008年7月设备更新为美国GE Brightspeed 16层多层CT。

2016年3月，增加Phillips 64排螺旋CT。

截至2020年12月31日，管迪任CT室主任。科室有CT设备3台。诊断医师11人，技师7人及影像护理组8人。全员本科以上学历，其中研究生3人。主任医师1人，副主任医师1人，主治医师5人，医师5人。

3.MR室

MR室成立于1992年9月，邢春礼任主任。当时引进LMW-400型MR，2004年5月更新为日立AIRIS Ⅱ MR。截至2013年

12 月，磁共振室专业技术人员共 6 人，其中主任医师 1 人，副主任医师 1 人，医师 3 人，护士 1 人。

自 2017 年 7 月至今，李杰任主任，MR 更新为 Philips 1.5T MR。磁共振室专业技术人员共 12 人，其中副主任医师 1 名，主治医师 1 名，医师 5 名，技术人员 5 名。

4. 超声室

1973 年购置超声波诊断仪 1 台，成立 B 超室，隶属放射科，薛秀云为负责人。

1993 年 B 超室脱离放射科，与心电图室、脑电图室共同组成特检科，薛秀云任主任。2000 年王京美任主任，2009 年宋宴鹏任特检科主任。科室目前拥有美国产 GE 高档彩超仪器 2 台，荷兰产 Philips 高档彩超仪器 2 台；日本光电脑电图仪 1 台；带向量的日本光电心电图仪器 3 台。超声室开展消化系统、泌尿系统、生殖系统、浅表器官、产科、心脏、血管等超声常规检查。

青岛市胶州中心医院放射科影像设备一览表见表 2-5-1。

表 2-5-1　青岛市胶州中心医院放射科影像设备一览表（截至 2020 年 12 月 31 日）

设备名称	设备型号	生产厂家	启用时间
数字胃肠机	Sonialvision 80	岛津	2011 年 11 月
胃肠机	TH-600	GE	2006 年 3 月
曲面体层机	3C	西诺德	2009 年 12 月
口腔 CBCT	ProMax 3D	普兰梅卡	2018 年 1 月
DR	DR7500	柯达	2011 年 12 月
DR	DRX-NOVA	锐科	2012 年 12 月
DR	万东 F52-8c 改装	锐科	2013 年 10 月
移动 DR	DRX-1	锐科	2020 年 2 月
乳腺钼靶机	ASY-01427	HOLOGIC	2015 年 5 月
螺旋 CT	Brightspeed 16	GE	2008 年 7 月
螺旋 CT	Ingenuity CT	飞利浦	2016 年 3 月
MR	AIRIS Ⅱ	日立	2004 年 5 月
MR	Achieva 1.5T	飞利浦	2016 年 5 月
中型 C 臂 DSA	OEC-9800	GE	2004 年 11 月
大型 C 臂 DSA	Artis zee ceiling	西门子	2014 年 2 月
大型 C 臂 DSA	GE IGS5.0 型	GE	2019 年 12 月

5. 历任放射科主任简介

1985 年至 1989 年，周森泉任放射科主任（图 2-5-1）。

1989 年至 2011 年，陈士宗任放射科主任（图 2-5-2），其中 1996 年至 2003 年任介入放射科主任，同期王焕春任放射科副主任主持工作）。

1992 年 9 月至 2019 年 12 月，邢春礼任 MR 室主任（图 2-5-3）。

2011 年至今，祁波任放射科主任（图 2-5-4）。

2007 年 7 月至今，宋宴鹏任特检科主任（图 2-5-5）。

2019 年 12 月至今，李杰任 MR 室主任（图 2-5-6）。

1997 年 4 月至 2019 年 11 月，夏文骞（个人资料待考）任 CT 室主任。

2019 年 12 月，管迪任 CT 室副主任主持工作（图 2-5-7），2020 年 1 月任 CT 室主任。

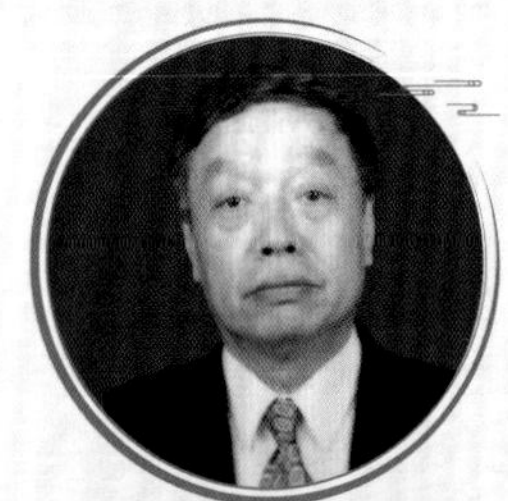

图 2-5-1 周森泉

1937 年 8 月出生。主任医师。1962 年毕业于苏州医学院医疗系，1985年至1989年任放射科主任。曾任青岛市医学会第六至第七届放射学分会委员。

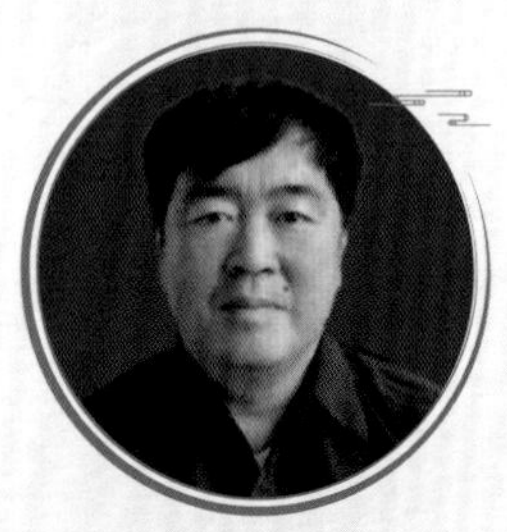

图 2-5-2 陈士宗

1955 年 1 月出生。1985 年任放射科副主任，1989 年至 2011 年任放射科主任，其中 1996 年至 2003 年任介入放射科主任（详见第三章第四节）。

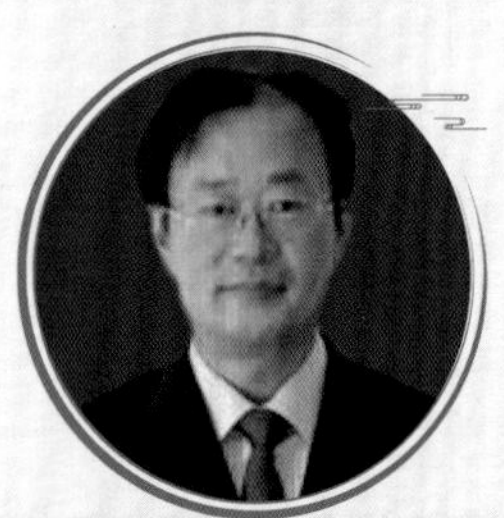

图 2-5-3 邢春礼

1963 年 11 月出生。1992 年 9 月至 2019 年 12 月任 MR 室主任，业务副院长（详见第三章第四节）。

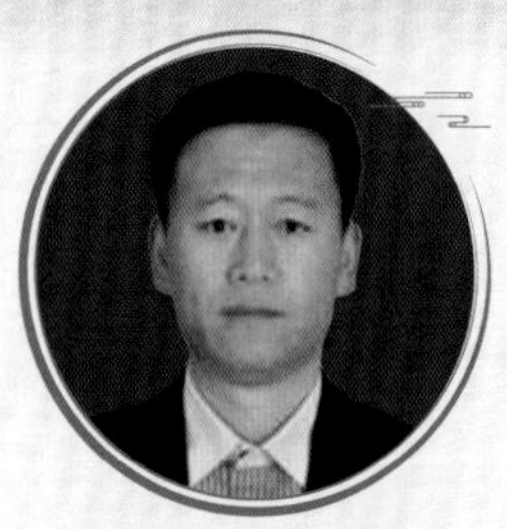

图 2-5-4 祁波

1971 年 4 月出生。本科学历，医学影像专业，副主任医师，2011 年至今任放射科主任（详见第三章第四节）。

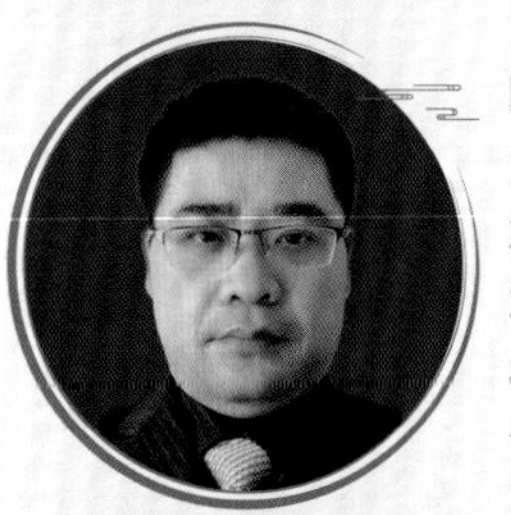

图 2-5-5 宋宴鹏

1976 年 4 月出生。副主任医师，本科学历。2006 年 7 月至 2007 年 7 月任特检科副主任，2007 年 7 月至今担任特检科主任。兼任青岛市医学会超声分会副主任委员、山东省第四届中西医结合医学影像专业委员会委员。

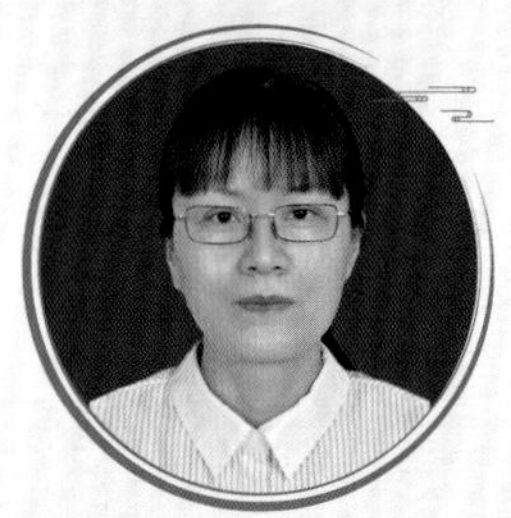

图 2-5-6 李杰

1978 年 11 月出生。博士学位，副主任医师。毕业于青岛大学影像医学与核医学专业，2019 年 12 月至今任 MR 室主任。兼任青岛市医学会放射学分会青年委员会委员、分子影像学分会委员、法医学分会委员。

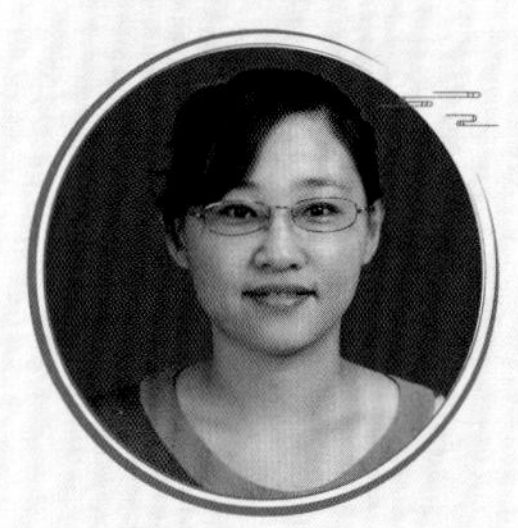

图 2-5-7 管迪

1982 年 10 月出生。中国共产党党员，主治医师，研究生学历。2019 年 12 月任青岛市胶州中心医院 CT 室副主任（主持工作），2020 年 1 月任 CT 室主任。从事影像诊断工作 10 余年，兼任青岛市医学会放射医学与防护学专业委员会委员。

（史料收集人：祁　波、韩洪正）

（二）胶州市人民医院放射科

1981 年 12 月，胶县城关镇卫生院与工人医院合并，成立胶县人民医院；1987 年 4 月更名为胶州市人民医院，位于胶州市湖州路 180 号。1999 年 5 月，与胶州市中医医院合并，成立胶州市人民中医医院。2006 年 5 月，在整体租赁使用原解放军第 135 医院房屋土地基础上，成立了胶州市人民医院北院区。

1. 普通放射科简史

建院初期，仅有 200 mA 和 500 mA X 线机 2 台。1986 年购置 B 超机 1 台。1991 年新购岛津 500 mA X 线机 1 台，开展和拓宽了工作内容，如介入手术、整骨和消化道双重造影的检查，等等。

2000 年，成立了介入放射室，购入 GE 产 C 型臂、激光治疗仪，开展颈腰椎间盘治疗、胆总管取石、消化道放支架、子宫输卵管介入治疗。2002 年购买了第 1 台 DR，其型号为 LDRD-01，实现了数字化摄片。2003 年购买了数字胃肠机 GMM。2009 年，购入钼靶机，开展了乳腺疾病筛查、检查及诊断。2011 年购买了东芝 DR，2012 年购买了东芝数字胃肠机 Winssope2000，同年购进了 GE 公司生产的 X 射线骨密度仪。

截至 2020 年年底，全科工作人员达 12 人，其中医师 5 人，护理人 2 人，技师或技术人员 5 人；中级职称 6 人，初级职称 6 人。

截至 2020 年 12 月 31 日，共有影像设备 5 台，其中 DR、曲面体层机、乳腺钼靶机、胃肠特检机和骨密度仪各 1 台。

2.CT 室简史

1991 年 3 月，胶州市人民医院引进了胶州第 1 台 CT 机 PIKE，同时成立 CT 室。工作人员共 4 人，徐炳文任 CT 室主任。

1998 年 8 月，购进层进式西门子 ARC。2002 年 11 月，购置了 GE 双螺旋 CT。2009 年 7 月，购置 GE 16 排螺旋 CT，开展了 CT 图像后处理。2020 年 6 月，购置了一台 GE 16 排螺旋 CT。

2012 年 4 月，徐炳文主任退休，宋刚接任 CT 室主任。2019 年 3 月，宋刚调任北院放射科主任，李良接任 CT 室主任。

截至 2020 年年底，工作人员 12 人，其中医师 9 人，护理人员 2 人，技师 1 人；中级职称 5 人，初级职称 7 人。截至 2020 年 12 月 31 日，本科室共有 CT 2 台。

3.MR 室简史

MR 室成立于 2004 年 3 月 14 日，孙善见任 MR 室主任至今。第 1 台 MR 为 GE 公司产 0.2T 永磁机型（profile good）。年检查约 2200 人次。2012 年 6 月，更换为 GE 公司产（BRIVO MR355）1.5T 光纤 MR。

截至 2020 年年底，全科工作人员 7 人，其中医师 6 人，护理人员 1 人；中级职称 3 人，初级职称 4 人。

4. 胶州市人民医院北院放射科

2004 年 7 月 20 日，在原解放军 135 医院基础上，成立胶州人民医院北院放射科。当时有普通透视机岛津 3200-1000 mA X 线机 1 台，西门子 1000 mA 拍片机 1 台，东软 CT300 单螺旋 CT 机 1 台。2006 年 12 月购置 GE 8 排 MSCT 机 1 台，2007 年 4 月购置东芝 KX0-32R 数字化 X 线拍片机 1 台，2007 年 6 月购置东芝 DBX-2000A 数字胃肠机 1 台。孙全伟任北院放射科主任。

初始全科医技人员 10 名，截至 2013 年年底，全科工作人员达 18 人，其中医师 11 人，护理人员 3 人，技师或技术人员 4 人；

中级职称 4 人，初级职称 14 人。

2016 年 12 月购置西门子 64 排 CT 机 1 台。2020 年 12 月购置 GE 16 排 CT 机 1 台。

2019 年 3 月，宋刚任北院放射科主任。

截至 2020 年年底，全科工作人员达 19 人，其中医师 12 人，护理人员 2 人，技师或技术人员 5 人；副高级职称 2 人，中级职称 6 人，初级职称 11 人。共有影像设备 5 台，其中 CT 3 台，DR 和胃肠特检机各 1 台。

胶州市人民医院放射科影像设备一览表见表 2-5-2。

表 2-5-2　胶州市人民医院放射科影像设备一览表（截至 2015 年 12 月 31 日）

	装置名称	型号	生产厂家	启用时间
南院区（本部）	螺旋 CT	Brightspeededgoradrex	GE	2006 年 10 月
	螺旋 CT	Brights	GE	2009 年 7 月
	DR	Radrex（4）	东芝	2007 年 4 月
	DR	MRAD	东芝	2010 年 7 月
	X 线拍片机	DRF-2	华润万东	2014 年 1 月
	数字胃肠机	Winscope2000	东芝	2007 年 6 月
	数字胃肠机	WINSCOPE	东芝	2012 年 5 月
	X 线胃肠机	TU-51	日立	2008 年 3 月
	乳腺 X 线机	ALPHA	GE	2013 年 10 月
	医用加速器	Xha600	山东新华	2006 年 7 月
	模拟定位机	SL- Ⅰ	山东新华	2006 年 7 月
	X 射线骨密度仪	DPX-BRAVO	GE	2013 年 9 月

续表

	装置名称	型号	生产厂家	启用时间
北院区	质控计量仪	SD660A	成都同创	2006 年 9 月
	数字胃肠机	DBX-2000A	东芝	2007 年 6 月
	DR	KX0-32R	东芝	2007 年 5 月
	螺旋 CT	BRIGHTSPEED 8 排	CTE	2007 年 1 月

5. 历任放射科主任简介

于 1981 年，王维志任第一任放射科主任（图 2-5-8）。

1992 年至 1999 年 4 月，孙信祥任放射科主任（图 2-5-9）。

1999 年 5 月至 2014 年 11 月，赵波任放射科主任（图 2-5-10）。

2014 年 11 月至今，杜海燕任南院（本部）放射科主任（图 2-5-11）。

2004 年 7 月至 2019 年 3 月，孙全伟任北院区放射科主任（图 2-5-12）。

2019 年 3 月至今，宋刚任北院区放射科主任（图 2-5-13）。

2012 年 4 月至今，孙善见任磁共振室主任（图 2-5-14）。

2019 年 3 月至今，李良任 CT 室主任（图 2-5-15）。

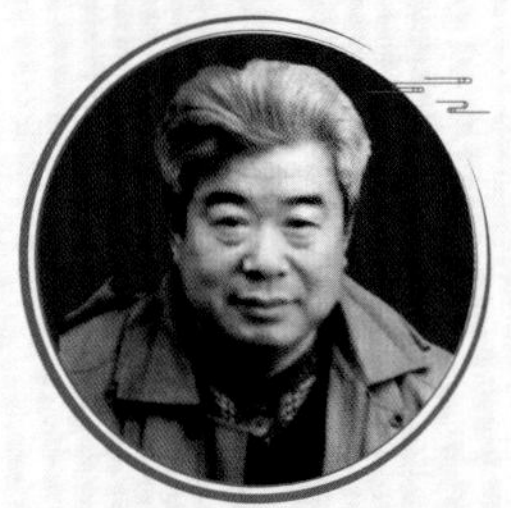

图 2-5-8　王维志

出生年月不详。中专学历，主治医师。于 1981 年创建胶州人民医院放射科并担任第一任放射科主任，主持放射科工作 10 余年。

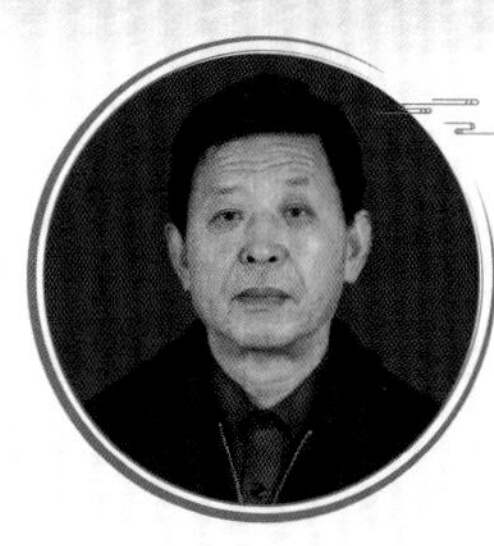

图 2-5-9　孙信祥

1946 年 11 月出生。中专学历，副主任医师。1992 年年至 1999 年 4 月任放射科主任。曾兼任青岛市医学会第八至第十届放射学分会委员。

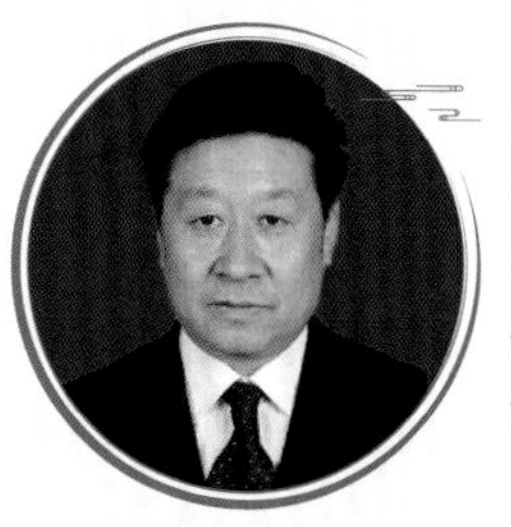

图 2-5-10　赵波

1959 年 12 月出生。大专学历，主治医师。1999 年 5 月至 2014 年 11 月任胶州人民医院放射科主任。曾兼任青岛市医学会第十一至第十二届放射学分会委员。

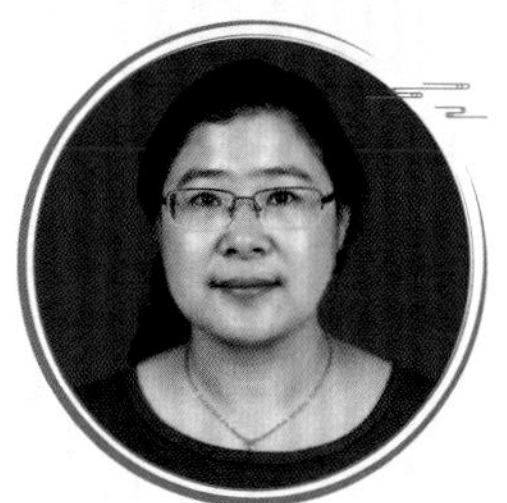

图 2-5-11　杜海燕

1977 年 4 月出生。本科学历，主治医师，2014 年 11 月至今任南院（本部）放射科主任，从事影像诊断工作 25 年。

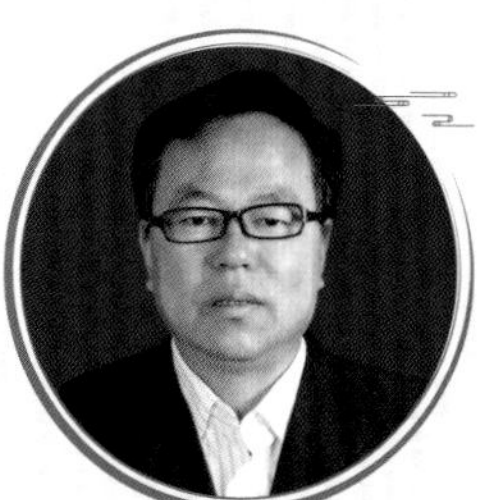

图 2-5-12　孙全伟

1961 年 11 月出生。主治医师。1980 年 7 月毕业于临沂卫校放射医疗专业，2004 年 7 月至 2019 年 3 月任北院区放射科主任，从事医学影像学工作 32 年。曾兼任青岛市医学会第十二届放射学分会委员、第三届影像技术分会委员。

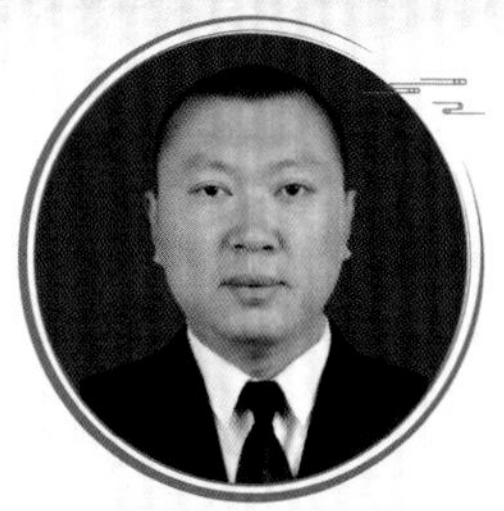

图 2-5-13　宋刚

1976 年 11 月出生。副主任医师。2001 年毕业于青岛大学医学院医学影像学系，本科学历。2019 年 3 月至今任北院区放射科主任。曾兼任中华医学会青岛市医学会放射学分会委员。

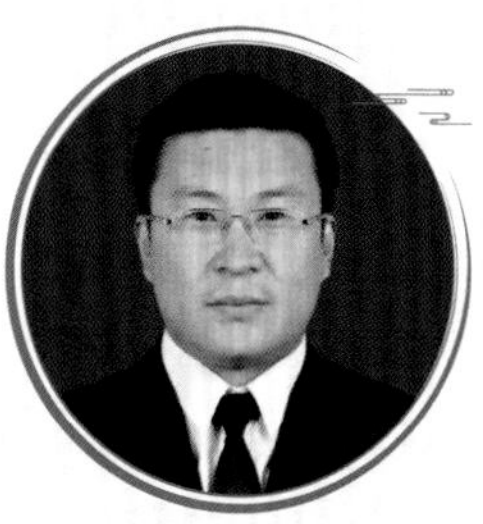

图 2-5-14　孙善见

1975 年 7 月出生。主治医师。1997 年毕业于青岛大学医学院影像系，本科学历，学士学位。2012 年 4 月至今任磁共振室主任。

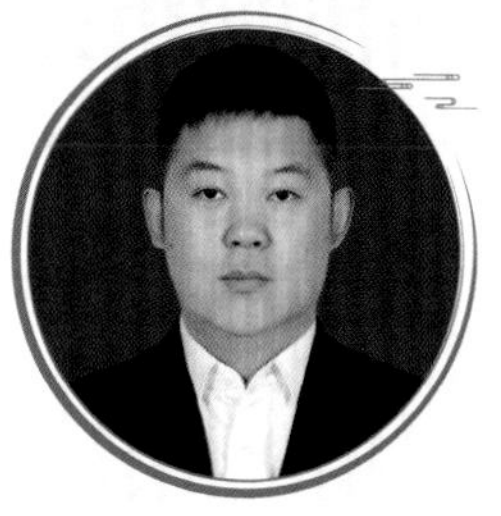

图 2-5-15　李良

1985 年 2 月出生。2009 年大学本科毕业，主治医师，从事影像诊断工作 10 余年，2019 年 3 月至今任 CT 室主任。兼任山东省研究型医院协会医学影像诊断学分会委员、山东省抗癌协会肿瘤重症医学专业委员会第一届委员。

（三）胶州市其他医院放射科

1. 胶州市第二人民医院放射科

胶州市第二人民医院（胶州市铺集中心卫生院）位于胶州市铺集镇，医院始建于 1956 年，是一所设施完善的一级甲等综合性医院，是胶州市 120 急救中心分中心，是城镇医保和新型农村合作医疗定点医院。放射科始建于1968年，当时设备为30 mA X线机，1980年购置淄博产200 mA X线机，1990年更新为上海双床200 mA X线机，2006年购置北京万东500 mA X线机，2010年引进DR摄片系统。2008年成立CT室，现有GE 16层螺旋CT。至2013年12月31日，放射科有放射医师、技术员共5人。

胶州市第二人民医院放射科影像设备一览表见表2-5-3。

表2-5-3 胶州市第二人民医院放射科影像设备一览表（截至2015年12月31日）

设备名称	设备型号	生产厂家	启用时间
螺旋CT	NeuViz 16 Platinum	GE	2012年3月
DR	P5000	韩国	2010年12月
数字胃肠机	北京万东	万东	2013年5月

2. 胶州市第三人民医院放射科

胶州市第三人民医院坐落于胶州市福州南路98号，建于1973年，是胶州市卫生局直属综合性一级甲等医院，胶州市医保、新农合定点医院，红十字会医院。放射科始建于1973年，医师3人，1986年，张新功任放射科主任。2003年，周瑞清任放射科主任。2011年至今现主任为段义。1992年医院购置了上海三叶医疗设备有限公司产200 mA X线机1台。2004年购置了西南500 mA胃肠机，2010年引进富士CR，2010年4月引进东芝双排螺旋CT。2014年9月更换成东芝16层CT。

胶州市第三人民医院放射科影像设备一览表见表2-5-4。

表2-5-4 胶州市第三人民医院放射科影像设备一览表（截至2015年12月31日）

设备名称	设备型号	生产厂家	启用时间
数字胃肠机	西南500 mA	西南	2004年1月
CR	富士	富士	2010年1月
螺旋CT	Aquilion 16 Platinum	东芝	2014年9月

3. 胶州市心理康复医院放射科

胶州市心理康复医院始建于1982年5月，为二级专科精神病医院。同年成立放射科。1999年12月迁至现址（胶州市扬州西路93号）。当时使用上海XL7501-500医用X射线诊断机，2008年6月启用DR。截至2015年12月31日，科室有工作人员4名，主治医师、主管技师、放射医师、放射技师各1名。

4. 胶州市洋河镇中心卫生院放射科

胶州市洋河镇中心卫生院创建于1968年，是一所集医疗、预防、保健于一体的综合性一级甲等医院。放射科创建于1975年，医师1人，主任为宋德生，设备为新华200 mA X线机。1985年孟继宝接任放射科主任，设备为上海XG-200 mA X线机。1991年，战绪海（专科学历，主治医师，1990年毕业于山东省莱阳卫生学校，2001年毕业于青岛大学医学院）接任放射科主任至今。2011年购置北京万东500 mA X线机，2013年5月成立CT室，购置了西门子CT，10月购置了飞利浦DR。放射科专业技术人员3名，其中执业医师2名。

胶州市洋河镇中心卫生院放射科影像设备一览表见表2-5-5。

表 2-5-5 胶州市洋河镇中心卫生院放射科影像设备一览表（截至2015年12月31日）

设备名称	设备型号	生产厂家	启用时间
透视机	F52-8C	北京万东	2011 年 7 月
CT	AR.C	西门子	2013 年 7 月
DR	Essenta Compact	飞利浦	2013 年 12 月

5. 胶州市营海卫生院放射科

营海卫生院放射科于 2006 年 6 月启用北京万东集团 F52-8C 医用 X 射线机 1 台，2012 年 12 月启用 CR。截至 2015 年 12 月 31 日有放射医师 1 人。

6. 胶州市李哥庄卫生院放射科

李哥庄卫生院放射科现有北京万东医疗设备有限公司产 500 mA X 线机 1 台，启用时间为 2006 年，2013 年购置了锐珂 CR。截至 2015 年 12 月 31 日，有放射医师 2 名。

7. 胶州市胶西镇卫生院放射科

胶西镇卫生院成立于 1976 年，1977 年设立放射科，赵树德全面负责放射科工作。自 1985 年由李福堂接任放射科工作，兼任医技科主任至今。科室设备自 1976 年至 1988 年使用广州产 30 mA X 线机，自 1988 年至 1991 年使用山东新华产 50 mA X 线机，自 1991 年至 2007 年使用上海产 200 mA X 线机，2007 年至今，使用四川内江产 500 mA X 线机，2014 年 4 月购进 CR。

8. 胶州市杜村卫生院放射科

截至 2015 年 12 月 31 日，现有设备是 2012 年启用的山东新华产 XHX150B 型 X 线机 1 台，锐珂 vita CR。现有放射医师 2 名。

9. 胶州市民安医院放射科

胶州市民安医院是一所经上级卫生主管部门批准成立的，集医疗救治、工伤鉴定、法医鉴定和预防保健为一体的综合性医院。民安医院于 2005 年在原胶州市公安医院的基础上创建，医院位于胶州市胶州东路。放射科始建于 2005 年，副主任医师 1 人，技师 1 人，科主任为赵从华，曾任解放军第 135 医院放射科主任、第 89 中心医院放射科副主任医师。2005 年，医院购置北京万东 500 mA 双球管 X 射线机，东芝 Xvision 螺旋 CT，2012 年购置南京康浦高频 C 型臂 X 射线机，2012 年 6 月购置柯达 CR。2013 年赵树德接任放射科主任。2013 年 4 月购置吉特钼靶 X 射线机，2014 年 2 月购置 GE 16 排螺旋 CT，2014 年 8 月购置安健 80UB 型 DR，2014 年 10 月购置 Titan2000 车载 DR。截至 2014 年 11 月，放射科共有专业技术人员 7 人，其中医师 4 人，技师 3 人；副高级职称 2 人，中级职称 2 人，初级职称 3 人。

胶州市民安医院放射科影像设备一览表见表 2-5-6。

表 2-5-6 胶州市民安医院放射科影像设备一览表（截至 2015 年 12 月 31 日）

设备名称	设备型号	生产厂家	启用时间
X 射线机	F52-8c	万东	2005 年 6 月

续表

设备名称	设备型号	生产厂家	启用时间
钼靶 X 射线机	Gitte		2013 年 4 月
数字化医用 X 射线系统	DR88U	安健	2014 年 8 月
高频 C 型臂	KPH-20	南京康浦	2012 年 11 月
螺旋 CT	BrightSpeed	GE	2014 年 3 月
车载 DR	Titan2000	中拓奕腾科技	2014 年 10 月

（史料收集人：赵　波、孙全伟、宋　刚、罗汉明）

二、青岛莱西市各级医院放射科

莱西市位于山东半岛中部，居山东半岛城市群概念区几何中心，为隶属于青岛市的县级市。东临烟台莱阳市，北靠烟台招远市，西隔小沽河与平度市相邻，南沿五沽河同即墨区交错接壤。

莱西历史悠久，夏、商属莱夷。此后两千余年中，建制与属辖更迭多多。及至 1950 年 3 月 12 日，莱阳县与莱西南县合并，称莱西。6 月 1 日，成立莱阳专区，莱西属之。1958 年 10 月 17 日，莱西与莱阳合并称莱阳县。1961 年 10 月 5 日，莱西与莱阳分治，隶属烟台地区。1983 年 10 月 1 日，莱西改青岛市辖。1990 年 12 月 18 日，撤县划市。目前莱西市共有公立医院 20 家，其中二级甲等医院 3 家，为莱西市人民医院、莱西市中医医院和莱西市市立医院，余 17 家为一级医院。

（一）莱西市人民医院医学影像科

1. 历史沿革

莱西市人民医院位于莱西市烟台路 69 号，始建于 1949 年，是集医疗、教学、科研、急救、康复、保健于一体的综合性二级甲等医院。医学影像科成立于 1962 年 2 月，当时称放射科只有 1 名放射工作人员和 1 台 30 mA X 线机，仅能做胸部 X 线检查、上消化道钡餐透视及四肢拍片。1966 年，购进 200 mA X 线机 1 台，人员增加至 3 人，相继开展了消化道钡餐检查、静脉肾盂造影、脑血管造影、椎管造影、拍片、空气灌肠等。

1976 年，购进 XG-300 mA X 线机 1 台，开展了子宫输卵管造影、断层摄影。1982 年放射科独立成科，工作人员发展至 9 人，先后开展了经皮肝穿刺胆道造影，甲状腺囊肿造影、腮腺造影、胃肠道气钡双重低张造影。1984 年，购进 500 mA X 线机 1 台及 B 超 1 台。

1981 年，杨英元任放射科主任。1989 年，放射科购进 200 mA X 线机 1 台。1992 年，新购置东芝 KIXO-500 mA X 线机 1 台。1994 年 11 月，医院与河北省安平县粮食局合作，投资 350 万元，购东芝全身 EXCT 机 1 台，设 CT 室，室主任为孙永平。1997 年 4 月，购置西门子全身 HIQ 二手 CT 机 1 台。

1999 年 10 月，刘纯良任放射科主任，杨英元主任退休。2000 年，购东芝 KXO-15R 拍片机、KXO-15C 胃肠机各 1 台。2002 年 3 月，购螺旋 CT 1 台。同年 11 月，购核 MR 1 台，2002 年 12 月，增设 MR 室。

2005 年 3 月，孙永平任放射科主任。2006 年 5 月，放射科改为影像中心，孙永平为中心主任，下设普通放射科，由吴明贞任主任；CT 科，罗辉任主任，MR 科，赵克强任主任。

2012 年，影像中心改为影像科，孙永平为主任，吴明贞、罗辉、赵克强为副主任，协助孙主任分别分管普通放射、CT、MR 工作。左炜玲为护理组负责人。医学影像科设普通放射、CT、MR 3 个专业组。

2. 普通放射专业组

共有工作人员 18 人，分为胃肠组 4 人、X 线诊断组 8 人、技术组 6 人。设备有数字胃肠机 2 台（东芝公司），DR 2 台（柯达公司产），钼靶 X 线成像系统 1 台。

3. CT 专业组

共有工作人员 18 人，分为诊断组 10 人、护理组 5 人和技术组 3 人。设备有通用单螺旋 CT 机 1 台、飞利浦 16 排螺旋 CT 机 1 台。

4. MR 专业组

共有工作人员 4 人，诊断医师 2 名，工程师 1 名，护理人员 1 名。设备有 GE 公司产 0.5T MR 成像系统 1 台。

截至 2015 年 12 月 31 日，科室有医护人员 40 人，副主任医师 3 名，主治医师 11 名，医师 10 名，助理医师 1 名，主管护师 5 名，护师 2 名，主管技师 2 名，技师 1 名，技士 5 名。影像科在国内省级以上刊物上发表论文 80 余篇，参与编写专著 5 部。

2019 年 4 月，吴明贞担任科主任，赵克强、罗辉、任同良、王建盛、王辉、于大群、王世波任副主任，左炜玲任护士长。

截至 2020 年 12 月 31 日，科室共有工作人员 50 名，其中医师 26 名，技术人员 17 名，护理人员 7 名。共有影像设备 11 台，其中 DR 2 台，CT 4 台，MR 1 台，曲面体层机 1 台，乳腺钼靶机 1 台，胃肠特检机 2 台。

莱西市人民医院医学影像科影像设备一览表见表 2-5-7。

表 2-5-7 莱西市人民医院医学影像科影像设备一览表（截至 2015 年 12 月 31 日）

装置名称	型号	生产厂家	启用时间
螺旋 CT	Hispeed	GE	2002 年 3 月
16 排螺旋 CT	Brillince	飞利浦	2008 年 6 月
DR 拍片机	7500	柯达	2008 年 6 月
X 线拍片机	KXO-15	东芝	2000 年 3 月
数字胃肠机	BSX-150B	岛津	2009 年 6 月
X 线胃肠机	DGW-20A	东芝	2003 年 5 月
乳腺 X 线机	PLANMED	芬兰	2011 年 5 月
超导 MR	SIGNA0.5T	GE	2002 年 12 月

5. 历任科主任简介

1981 年 12 月，杨英元任放射科主任。

1999 年 10 月，刘纯良任放射科主任。

2005 年 3 月至 2019 年 4 月，孙永平任放射科 / 医学影像科主任（图 2-5-16）。

2006 年，吴明贞任普通放射科主任（图 2-5-17），2019 年 4 月任影像科主任。

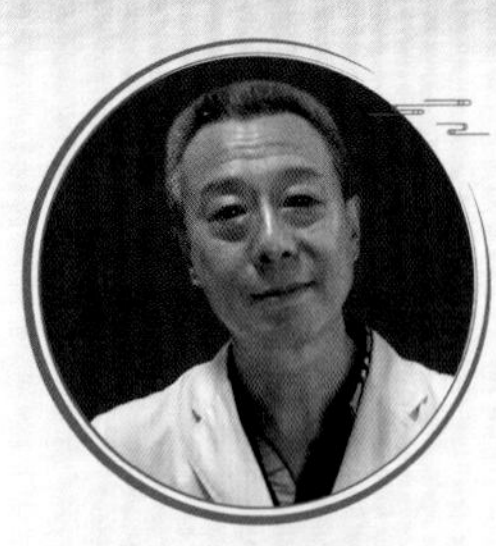

图 2-5-16 孙永平

1961 年 5 月出生。中国共产党党员，副主任医师。从事医学影像工作近 40 年，1981 年 7 月毕业于莱阳卫生学校放射专业，2005 年 3 月至 2019 年 4 月任放射科 / 医学影像科主任。曾兼任青岛市医学会第十一至第十二届放射学分会委员。

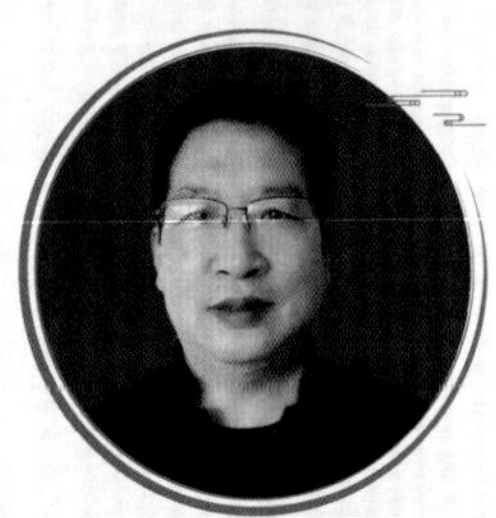

图 2-5-17 吴明贞

1963 年 12 月出生。主治医师，从事医学影像工作 35 年，1985 年 7 月毕业于莱阳卫生学校放射专业，2000 年 4 月任放射科副主任，2006 年任普通放射科主任，2019 年 4 月任影像科主任。曾兼任青岛市中西结合影像专业委员会委员，青大医疗集团放射专业委员会委员。

（史料收集人：王建盛）

（二）莱西市市立医院放射科

莱西市市立医院始建于 1977 年，先后署莱西县精神病防治组、莱西市精神病防治院、莱西市第二人民医院。2007 年 3 月正式更名为莱西市市立医院。

1991 年，丁显军医师任莱西市精神病防治院放射科专职医师，全面负责放射科所有工作，设备为国产 100 mA 的 X 线机 1 台。1993 年，胡军平主任专职放射和超声医师。丁显军转入骨科工作。

1994 年，莱西市第二人民医院成立，设备仍为原国产的 100 mA X 线机。放射科隶属特检科，胡军平主任任特检科主任。1996 年 10 月，放射科迁入新门诊楼。同年年底，医院购置北京万东双床双球管 X 线机，从此告别暗室透视。1998 年，宫德星任放射科负责人，主持工作。1998 年 10 月，医院购进 1 台二手西门子三代全身 CT 机。2002 年，医院引进岛津胃肠透视机。2005 年，医院购置 1 台二手东芝单螺旋 XPRESS/GX 型 CT。2006 年，由北京红十字会扶贫基金援助了 1 台数字 CR 机，型号为 OREXPCCR1417，配备上海医疗器械厂的 500 mA 的 X 线机 1 台，并购置了使用柯达干式激光的相机，告别暗室洗片时代。

2007 年 1 月，放射科成为独立科室。宫德星任放射科副主任主持工作。2008 年 1 月，CT 室从放射科分离，成为独立科室。郑金科任 CT 室副主任主持 CT 室工作。宫德星仍任副主任主持普通放射科工作。2008 年 11 月，CT 室又并入放射科，郑金科任放射科副主任主持工作。宫德星调 DSA 导管室担任副主任主持工作。同年 11 月份，购置 GE ligtspeed 16 MSCT。2009 年，开展齿科重建、CT 定位下穿刺活检、CT 定位下氩氦刀肿瘤介入术等技术项目。2011 年，科室在原有 X 线机基础上升级 DR 摄片成像系统。2016 年 8 月，购置飞利浦双板 DR。

2012 年，郑金科任莱西市市立医院医学影像科主任。2020 年，姜义波任莱西市市立医院医学影像科副主任。张红任莱西市市立医院医学影像科护士长。

莱西市市立医院医学放射科影像设备一览表见表 2-5-8。

表 2-5-8 莱西市市立医院医学放射科影像设备一览表（截至 2020 年 12 月 31 日）

装置名称	型号	生产厂家	启用时间
螺旋 CT	Hispeed16	GE	2008 年 11 月
Orex 数字 CR	PCCR 1417	OREX	2006 年

续表

装置名称	型号	生产厂家	启用时间
NAOMI 数字 DR	CSI		2011 年
X 线机 500 mA	Q-RAD	上海医疗器械厂	2006 年
透视机	BSX-50ACPAS	岛津	2002 年
相机 DRYSTAR	5302	爱克发	2008 年
螺旋 CT	Brightspeed16	GE	2008 年 11 月
平板胃肠透视机	Uni-Vision	岛津	2011 年 10 月
数字 DR	DuraDiagnost	飞利浦	2016 年 8 月
螺旋 CT	UCT520	联影	2020 年 3 月
螺旋 CT	Go.TOP	西门子	2020 年 3 月
磁共振	Sempror1.5T	西门子	2020 年 4 月

历任放射科主任简介

2002 年 3 月至 2008 年 5 月，胡军平任特检科主任（图 2–5–18），2008 年 6 月任超声科主任。

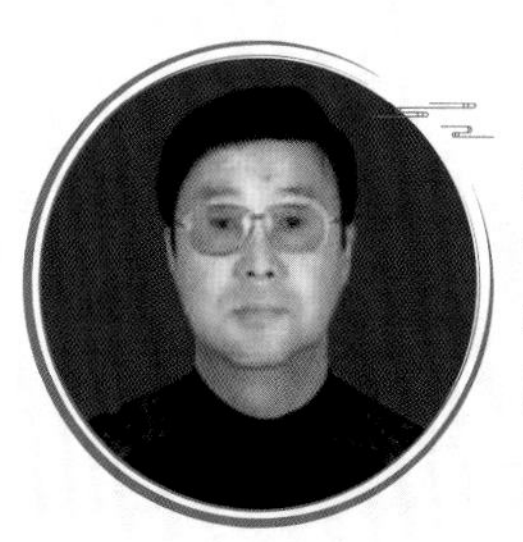

图 2–5–18　胡军平
1958 年 4 月出生，大专学历，主治医师。2002 年 3 月至 2008 年 5 月任特检科主任，2008 年 6 月任超声科主任。

2007 年 1 月，宫德星任副主任主持普通放射科工作（图 2–5–19），2008 年 11 月任 DSA 导管室副主任主持工作。

2012 年，郑金科任医学影像科主任（图 2–5–20）。

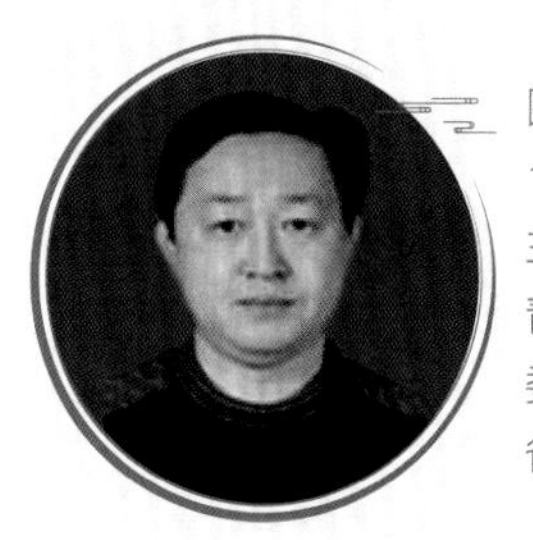

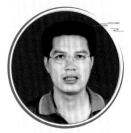

图 2–5–19　宫德星
1963 年 1 月出生，本科学历，主治医师。2007 年 1 月任副主任主持普通放射科工作，2008 年 11 月任 DSA 导管室副主任主持工作。

图 2–5–20　郑金科
1973 年 4 月出生。中国共产党党员，本科学历，主治医师。2012 年，任医学影像科主任。曾兼任青岛市医学会第十二届放射学分会心胸学组、腹组委员。《中国医疗设备》杂志山东分社编委，山东省卫生经济协会医学装备与评价委员会委员。

（史料收集人：郑金科）

（三）莱西市中医医院放射科

莱西市中医医院 1985 年由水集中心卫生院改建而来。当时放射科仅 2 名医师，200 mA 双床双管国产 X 线机 1 台，能开展拍片、胃肠、胸部 X 线检查等常规 X 线检查。吕进典负责科室工作。1990 年，吕进典主任退休，孙青生任主任。1992 年至 1997 年，先后 18 名医师进入科室，科室显著壮大。

1995 年，引进岛津 500 mA 遥控 X 线机 1 台，同年开展了放射介入治疗。1997 年，引进 1 台 GE 二手全身 CT 机。2002 年，购进 GE 螺旋 CT 机。2004 年，引进 CR 1 台。2014 年，引进岛津DR，使图像质量及工作效率明显提高。2010年，引进GMM数字胃肠机。

2002年，孙青生任医学影像科主任，李风阶任放射科副主任主持工作，刘荣强任CT室副主任主持工作。

2005年，孙青生调预防保健科任主任。李风阶任放射科主任，刘荣强任CT室主任。2012年，李风阶改任功能科主任。刘荣强任医学影像科主任。

截至2015年12月31日，放射科有主治医师5人、医师6人、技师2人、护师1人。

截至2020年12月31日，科室共有工作人员19名，其中医师12名，技术人员5名，护理人员2名。共有影像设备5台，其中CT 2台，MR、DR和胃肠特检机各1台。

历任放射科主任简介

1984年至1992年，吕进典任放射科主任（图2-5-21）。

1992年至2005年，孙青生任医学影像科主任（图2-5-22）。

2002年至2012年，李风阶任放射科主任（图2-5-23）。

2002年，刘荣强任CT室主任（图2-5-24），2012年起任影像科主任。

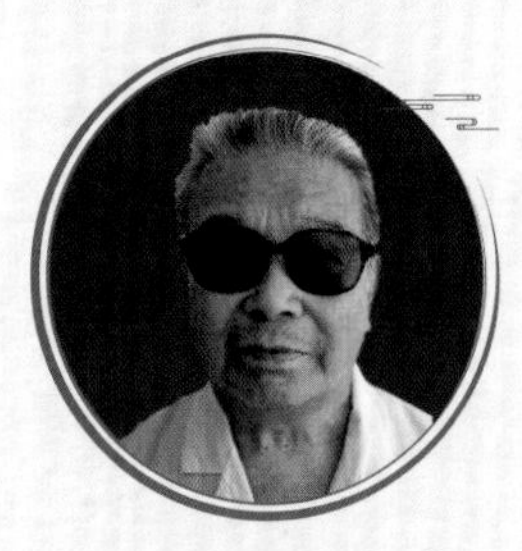

图2-5-21　吕进典

1929年5月出生。1948年参军（南海医院）；1954年至1959年在莱阳学习；1984年至1992年任莱西中医院放射科主任。

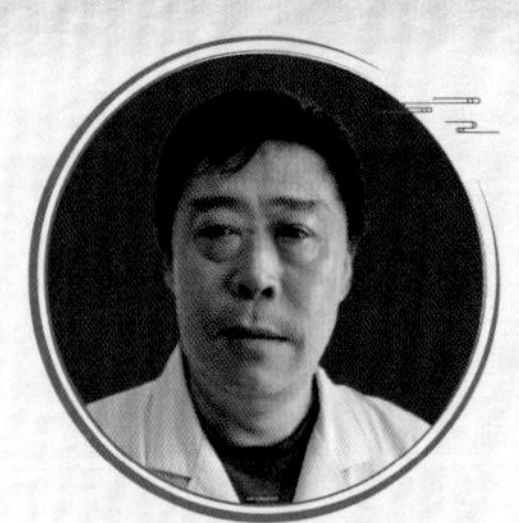

图2-5-22　孙青生

1958年11月出生。主治医师。1989年至1992年在泰山医学院学习。1976年至今在莱西中医院工作。1992年至2005年任医学影像科主任。

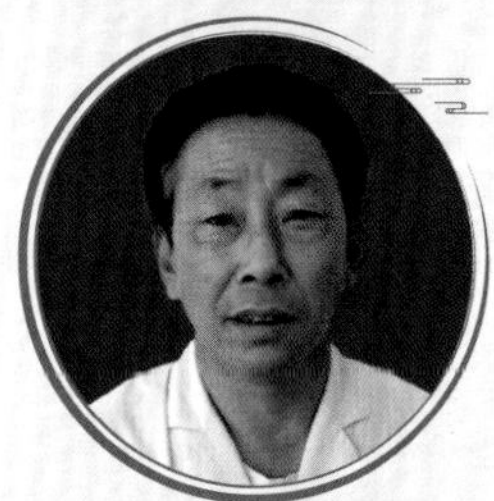

图2-5-23　李风阶

1958年3月出生。1978年至1980年在莱阳卫生学校学习，1992年到莱西中医医院放射科工作，2002年至2012年任放射科主任。曾兼任青岛市第一届中西医结合医学影像专业委员会委员。

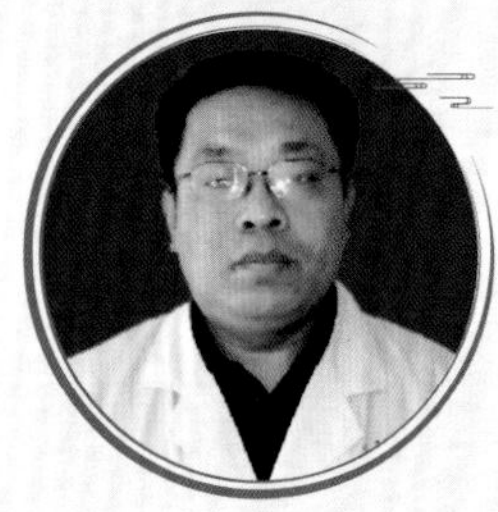

图2-5-24　刘荣强

1973年11月出生。主治医师，1994年本科毕业。2002年任CT室主任，2012年至今任影像科主任。

（四）莱西市其他医院放射科

莱西市其他医院包括莱西市孙受卫生院、莱西市李权庄中心卫生院、莱西市夏格庄中心卫生院、莱西市院上中心卫生院、莱西市武备卫生院、莱西市沽河中心卫生院、莱西市南墅中心卫生院、莱西市日庄中心卫生院、莱西市店埠卫生院、莱西市马连庄中心卫生院、莱西市河头店中心卫生院、莱西市梅花山卫生院、莱西市开发区卫生院、莱西市皮肤病医院、莱西市水集中心医院、莱西市望城医院、姜山中心卫生院。

上述医院目前都成立放射科，每家医院几乎都有数字胃肠机、X 线机等影像设备。其中马连庄中心卫生院、姜山中心卫生院、夏格庄中心卫生院、南墅中心卫生院各有 1 台 CT 机。

（史料收集人：刘荣强、徐燕斌）

三、青岛平度市各级医院放射科

夏朝时，平度为莱夷地，地处古青州。此后历经朝代更迭，建制与属辖也更迭多多。解放战争期间，分为平北（平度）、平西、平南、平东四县。1952 年 6 月，平南县改为蓼兰县。1953 年 9 月，平西、蓼兰合并，称蓼兰县；平度、平东合并，称平度县。1956 年 6 月，平度、蓼兰合并，称平度县。1983 年 10 月，平度县划归青岛市。1989 年 7 月，平度撤县设市。

1942 年始，平度市人民医院在大田区上马村（今属崔召镇）诞生，县长乔天华将其命名为“泽山医院”。人们将泽山医院称为“扁担医院”或“流动医院”。1945 年，平度城解放，医院搬到平度城南关“怀阿医院”旧址。

1950 年 3 月，平度划属莱阳专署，更名为“平度县医院”；1951 年 4 月，平度县医院更名为“平度县卫生院”。1956 年 6 月，蓼兰县与平度县合并，仍称平度县，并划属昌潍专署。8 月，蓼兰县卫生院并入平度县卫生院，平度县卫生院更名为“平度县人民医院”，地址在平度城东关街路南。

1989 年 10 月，平度撤县建市，平度县人民医院更名为平度市人民医院。

2016 年 3 月，平度市人民医院被评定为三级乙等医院。

（一）平度市人民医院医学影像科

1. 普通放射科

1960 年 1 月设立 X 光室，有 30 mA X 线机 1 台，工作人员 2 名。1964 年设放射科。1989 年 5 月，B 超室划归放射科。1992 年 7 月设 CT 室，隶属放射科。

20 世纪 60 年代，X 线检查以胸部 X 线检查、拍片为主，主要诊断常见病、多发病。1970 年、1977 年县政府分别批拨给医院国产 200 mA X 线机 1 台和 2 台。科室逐渐开展了消化道造影、常规静脉肾盂造影、瘘管及窦道造影、子宫输卵管造影检查等。

1982 年 7 月，购置国产 500 mA X 线机 1 台，开展了断层造影、脑室造影、气钡双重造影及逆行肾盂造影等检查。1983 年，开展低张力气钡双重造影、脑血管造影、支气管体层术、胆道造影、T 型管造影检查等。次年开展静脉胆系造影、椎管造影、关节充气造影等检查。1985 年，购进国产 30 mA 钼钯乳腺 X 线机 1 台，开展对乳腺疾病的检查，并与外科合作开展了经皮肝穿刺胆系造影检查。1986 年，开展内听道及蝶鞍体层检查及无压迫法大剂量静脉肾盂造影检查。1987 年，开展小剂量气钡双重结肠造影。

1988 年，开展椎体骨体层检查，同年在全省拍片评比中获二等奖。其后几年，陆续开展了鼻窦等部位体层摄影。1990 年，购置国产 300 mA 摇篮遥控 X 线机 1 台。1995 年、1998 年，医院先后购进国产 500 mA 摄片机各 1 台。1997 年、1998 年，分别购置国产 500 mA 遥控 X 线机各 1 台，2000 年，购置全景牙片摄片机 1 台，2001 年，购置国产 500 mA 遥控数字化胃肠机 1 台。

1988年，放射科承办潍坊地区放射年会和青岛市医学会放射学分会年会。全科在省市级以上刊物发表论文80余篇，其中国家级12篇。1996年，输卵管粘堵术注药量改进的探讨获山东省人口科学优秀成果奖三等奖。

1960年1月至1979年2月，陈其旺任科室负责人；1979年2月至1981年5月，任放射科主任。

1981年10月至2000年2月，尚明庆任放射科主任。王怀杰（1996年3月至2000年2月）、宿玉成（1997年1月至2000年2月）、綦先成（1995年7月至2000年2月）任副主任。

1997年3月，放射科分为普通放射、CT室、B超室3个经济独立核算的专业室。2000年3月，B超室、CT室自放射科析出，成为独立的二级科室。

2000年3月至2010年3月，王怀杰任放射科主任。宿玉成（2000年3月至2010年3月）、付新华（2006年4月至2010年3月）任副主任。

2010年3月至2013年7月，付新华任放射科主任。宿玉成（2010年3月至2013年7月）、许风英（2010年4月至2013年7月）任副主任。

2.CT室

1992年7月，平度市政府为医院购进产EMI-5005型二手CT机1台，成立CT室，隶属放射科。有工作人员3人，其中诊断医师、技师、护士各1名。1995年5月，医院购进岛津公司产4800TE型全身CT机1台。

1997年3月，CT室实行经济独立核算；同年导管室成立，隶属CT室，能开展多种疾病的导管法介入放射学诊治（2012年12月，导管室从CT室析出，成为独立的二级科室）。1998年5月，购进GE产Prospeed Power螺旋CT机1台，开展虚拟内镜技术诊断结肠癌的研究。1999年6月，购进GE产OEC-9600型DSA，与心内科等联合开展冠脉造影、经皮冠状动脉成形术及支架植入术等。

2000年，CT室自放射科析出，成为医院二级科室。

1999年3月至2013年7月，綦先成任CT室主任，葛东泉（2001年3月至2013年7月）、张元春（2008年4月至2013年7月）任副主任。

3.MR室

2001年10月，购置Philips公司生产1.0T MR机，成立MR室，隶属CT室。自1994年至2002年，科室人员在省、市级以上刊物发表论文23篇，其中国家级8篇。

4.医学影像科

2013年7月，普通放射科与CT、MR室合并为医学影像科。2020年9月，核医学科成立运营，隶属医学影像科，成为集常规X线、CT、MR于一体的综合性医学影像科室。

截至2020年12月31日，医学影像科有工作人员50人，其中医师28人，技师15人，护理人员7人，其中中级以上职称19人。全科分为5个专业组，按照各自特色和专长，进行科学的分工协作。科室以PACS与全院实现数字化网络信息共享，并与中国医学科学院阜外心血管病医院、解放军总医院建立了远程会诊系统，定期与专家进行学术交流。聘请了国内著名影像学专家、定期会诊及指导工作。

2013 年 7 月至 2016 年 3 月，綦先成任影像科主任，葛东泉（2013 年 7 月至 2016 年 3 月）、张元春（2013 年 7 月至 2016 年 3 月）、付新华（2013 年 7 月至 2014 年 9 月）、宿玉成（2013 年 7 月至 2019 年 3 月）任副主任。

2016 年 3 月至今，葛东泉任影像科主任，张元春（2016 年 3 月至 2017 年 9 月）、许风英（2016 年 3 月至今）任副主任。

科室现共有影像设备 17 台，包括飞利浦公司 Achieva3.0T MR 1 台，飞利浦 1.0T MR 1 台，256 层 Brilliance i、GE 16 排等 CT 6 台，DR/CR 5 台，数字胃肠检查机 2 台，乳腺钼靶机 1 台，DSA 1 台。科室开展了 CT 低剂量冠状动脉成像、小儿复杂先天性心脏病、头颈部及全身各部位血管成像等多项检查新技术。

平度市人民医院医学影像科影像设备一览表见表 2-5-9。

表 2-5-9　平度市人民医院医学影像科影像设备一览表
（截至 2021 年 12 月 31 日）

设备名称	设备型号	生产厂家	购买日期
螺旋 CT	Lightspeed 16	GE	2005 年 3 月
口腔全景 X 射线机	Veraviewepocs (x-511-cp)	森田	2000 年 10 月
数字胃肠机	Sonialvison 80	岛津	2008 年 2 月
DR	Digital Diagnost VR	飞利浦	2009 年 5 月
乳腺 X 射线机	Planmed Sophie	普兰梅卡	2007 年 2 月
螺旋 CT	Brightspeed	GE	2013 年 2 月
螺旋 CT	Brilliance ict	飞利浦	2014 年 12 月
DSA	Allura xper FD20	飞利浦	2015 年 9 月
DR	DRX-Evolution	柯达	2014 年 10 月
DR	DRX-Evolution	柯达	2014 年 10 月
DR	Multix Select DR	西门子	2015 年 7 月
数字胃肠机	Luminos drf	西门子	2015 年 9 月
磁共振	Achieva3.0T	飞利浦	2015 年 11 月 21 日
CT	SOMATOM go.Now	西门子	2020 年 3 月 11 日
磁共振	Prodiva1.5T	飞利浦	2021 年 1 月 29 日
CT	OptimaCT620	GE	2021 年 2 月 6 日
CT	SOMATOM go.Now	西门子	2021 年 2 月 10 日

5. 放射科、CT 室、MR 室及影像医学科历任科室主任

（1）普通放射科历任科室主任

1960 年 1 月至 1979 年 2 月，陈其旺任科室负责人。1979 年 2 月至 1981 年 5 月任放射科主任（个人资料待考）。

1981 年 10 月至 2000 年 2 月，尚明庆任放射科主任（图 2-5-25）。

2000 年 3 月至 2010 年 3 月，王怀杰任放射科主任（图 2-5-26）。

2010年3月至2013年7月，付新华任放射科主任（图2–5–27）。

（2）CT室历任主任

1999年3月至2013年7月，綦先成（图2–5–28）任CT室主任。

（3）医学影像科历任科主任

2013年7月至2016年3月，綦先成任影像科主任。

2016年4月至今：葛东泉任影像科主任（图2–5–29）。

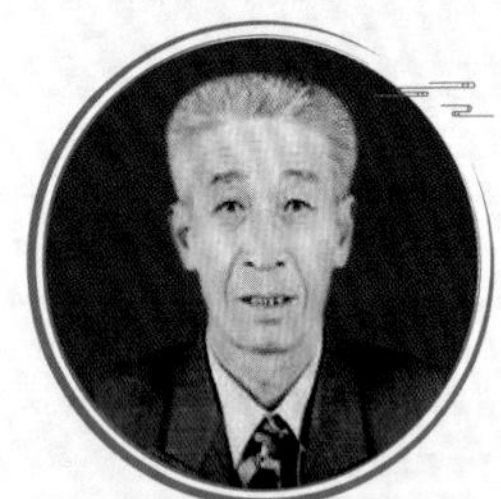

图2–5–25　尚明庆

1937年2月出生。本科学历，副主任医师，中国共产党党员。1966年7月毕业于山东医学院医学系。1981年10月调入平度县人民医院任放射科主任。曾兼任青岛市医学会第六至第七届放射学分会委员。

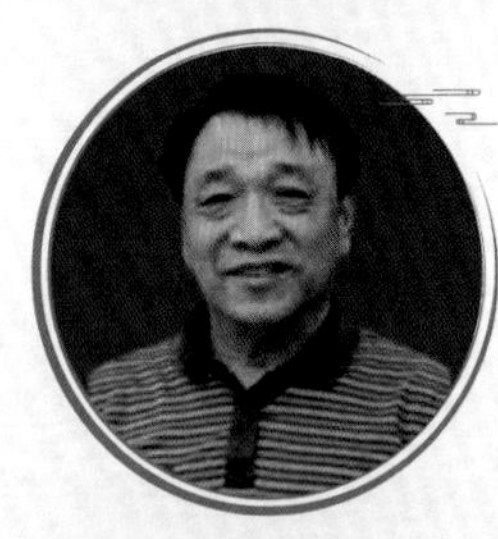

图2–5–26　王怀杰

1949年10月出生。中国共产党党员。1973年8月毕业于昌潍医学院，本科学历，副主任医师。1996年3月至2000年3月任放射科副主任，2000年3月至2010年3月任放射科主任。曾兼任青岛市医学会第八至第十届放射学分会委员、青岛市第一至第二届中西医结合医学影像专业委员会委员。

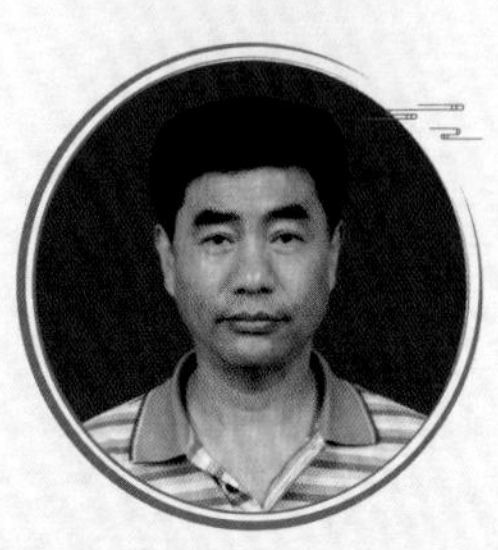

图2–5–27　付新华

1958年4月出生。1976年6月参加工作，主治医师，中国共产党党员。1980年7月毕业于济宁卫校；1997年7月大专毕业于青岛医学院临床医学系。2007年任放射科副主任，2010年任放射科主任，2013年7月任医学影像科副主任。曾兼任青岛市医学会第十一至第十二届放射学分会委员。

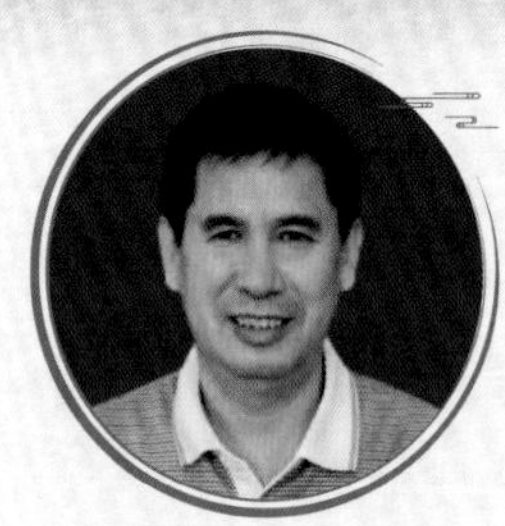

图2–5–28　綦先成

1957年11月出生。1976年6月参加工作。1980年7月毕业于济宁卫校。1995年7月任放射科副主任，1999年3月任CT室主任，2013年7月至2016年3月任影像科主任。曾兼任青岛市医学会第十一至第十二届放射学分会委员。

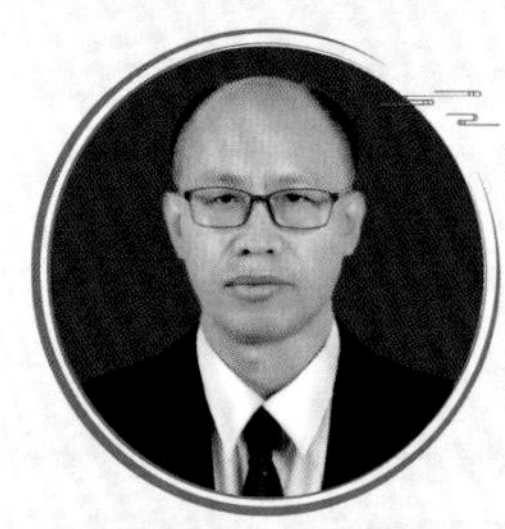

图2–5–29　葛东泉

1969年2月出生。副主任医师，医学硕士。1992年7月毕业于滨州医学院，2014年7月硕士毕业于潍坊医学院。2001年3月任CT室副主任，2013年7月至2016年3月任影像科副主任；2016年4月至今任影像科主任。兼任山东省医学会放射学分会基层委员会委员、山东省抗癌协会肿瘤核医学专业委员会委员、青岛市医学会影像质控中心委员、青岛市放射医学与防护学委员会副主任委员。

（史料收集人：葛东泉）

（二）平度市中医医院放射科

平度县中医院成立于1984年4月，位于平度市杭州路38号。同年，青岛市卫生局配发1台PICKER公司产30 mA X线机，成立X光室。肖鹏斋任医师兼技师。1986年，邓思攀由平度县明村卫生院调入平度县中医院。同年，在X光室的基础上成立了放射科，邓思攀为负责人。1989年10月改为平度市中医医院。1991年1月，董旭自平度县第三人民医院调入。1999年，赵玉臻自同和骨伤医院调入。1995年5月，贾进正自即墨温泉疗养院调入。1995年8月，赵尊义自泰安医学院毕业分配至中医院。1998年5月成立CT室。

1. 普通放射科

1986 年 6 月，启用世界卫生组织贷款项目购置的 CGR 公司 200 mA 单床单球管摄片、透视 X 线机各 1 台。1995 年，安装万东 300 mA 透视机；2000 年 5 月，安装中科 DKX-80 遥控透视机。2004 年 1 月，购置了万东 500 mA F51-80 数字胃肠机 1 台。2008 年 11 月，安装迈瑞 560T DR 1 台。2010 年 4 月，安装锐珂达 CR 机 1 台。截至 2013 年 12 月 31 日，普通放射科有专业技术人员共 9 人，其中医师 5 人，护理人员 1 人，技师或技术人员 3 人；中级职称 5 人，初级职称 2 人；本科学历 4 人。

截至 2020 年 12 月 31 日，普通放射科有专业技术人员共 13 名。其中医师 6 名，技术人员 4 名，护士 3 人；副高级职称 3 人，中级职称 4 人，初级职称 6 人。影像设备 7 台，其中 DR 2 台，Philips FD-20 型血管机（DSA）1 台，胃肠特检机 2 台，西门子全数字化乳腺 X 线摄影机 1 台，X 射线骨密度检测仪 1 台。

2.CT 室

1998 年 5 月，购置匹克公司生产的 IQ.Xtra 三代 CT 机，独立成立 CT 室。2008 年，更新为飞利浦公司生产的多排螺旋 CT Brilliance 16，同年 5 月 11 日正式投入使用。

2011 年 7 月，放射科、CT 室启用众阳软件 PACS 系统，并与医院 HIS 系统联网。

2013 年 7 月，医院购置的西门子公司生产的 MAGNETOME ESSENZA 1.5T MR 投入使用，MR 室正式成立，隶属于 CT 室。

截至 2013 年 12 月 31 日，CT 室、MR 室工作人员共 9 人，其中主治医师 4 人，主管技师 2 人，主管护师 3 人。

截至 2020 年 12 月 31 日，CT 室、MR 室工作人员共 11 人，其中医师 4 人，技术人员 5 人，护理人员 2 人。影像设备：CT 机 3 台，MR 机 1 台。

自建科以来，全科医、护、技人员在影像专业和综合医学杂志发表学术论文近 100 篇。

3. 历任科室主任简介

2001 年 6 月至今，董旭任 CT 室副主任、主任（图 2–5–30）。

1997 年 11 月至 1999 年 10 月，赵尊义任放射科主任（图 2–5–31）。

2000 年 11 月至 2010 年 2 月，赵玉臻任放射科主任（图 2–5–32）。

2010 年至今，贾进正任放射科主任（图 2–5–33）。

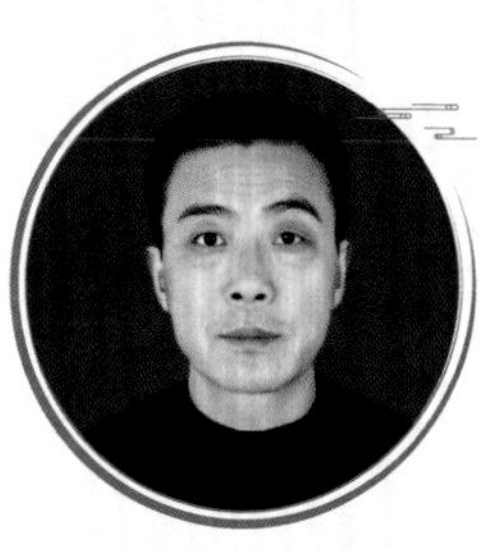

图 2–5–30　董旭

1964 年 11 月出生。中国共产党党员，副主任医师。1988 年 7 月毕业于青岛医学院医学影像专业，2011 年在职毕业于滨州医学院医学影像系，大学本科学历。2001 年 6 月至今任 CT 室副主任、主任。兼任青岛市第一至第二届中西医结合学会医学影像专业委员会委员、青岛市医学会第十二至第十三届放射学分会委员会委员。

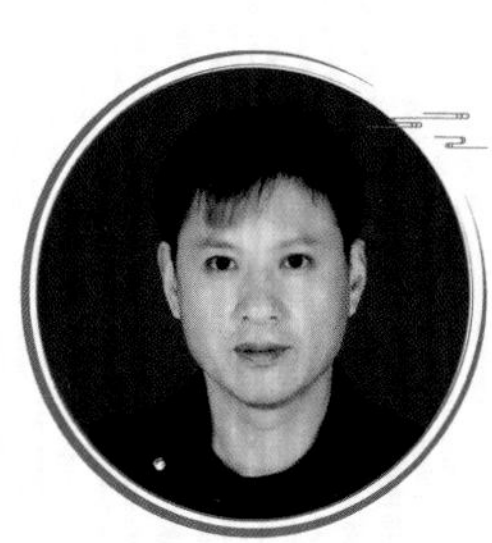

图 2–5–31　赵尊义

1972 年 12 月出生。中国共产党党员。1995 年 7 月毕业于泰山医学院放射系，本科学历。1997 年 11 月至 1999 年 10 月任放射科主任。

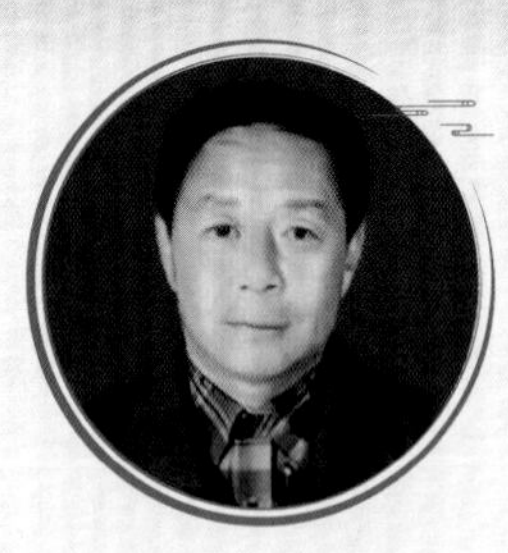

图 2-5-32　赵玉臻
1951 年 8 月出生。中国共产党党员。2000 年 11 月至 2010 年 2 月任放射科主任，从事放射诊断与技术工作 40 年。

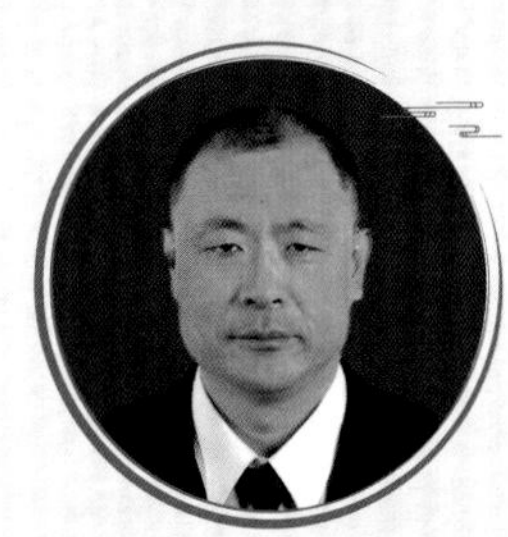

图 2-5-33　贾进正
1971 年 6 月出生。副主任医师。1992 年毕业于山东省莱阳卫生学校，2009 年 1 月毕业于滨州医学院，本科学历。2010 年至今，任放射科主任，主要负责普通放射和介入诊疗工作。兼任中国医药教育协会介入微创专业委员会委员、山东省中西医结合学会医学影像专业委员会委员，山东省疼痛医学会肿瘤微创治疗专业委员会委员、青岛市医学会影像技术分会副主任委员、青岛市医学会介入诊疗分会委员。

（史料收集人：董　旭、贾进正）

（三）平度市第二人民医院放射科

平度市第二人民医院位于平度市蓼兰镇驻地高平路 22 号，始建于 1950 年春，时称平南县人民医院，先后改为蓼兰镇卫生院、平度县第二人民医院。1989 年 7 月，平度县撤县划市改为平度市第二人民医院至今。2016 年 12 月，经青岛市卫生健康委员会评定为二级综合医院。

放射科建立于 1960 年，当时设备为 1 台万东 500 mA X 线拍片机（已淘汰）、上海 200 mA 透视机（已淘汰）。1991 年，购置 1 台 500 mA 摇篮透视机（已淘汰）。

1999 年，放射科新建，院内搬迁，购置 GE 公司产 1600 型单排螺旋 CT 机 1 台（已淘汰），正式成立 CT 室，开展 CT 增强扫描。2000 年，购置岛津公司 Axquatro 型胃肠机 1 台。

2007 年，放射科原有 CT 室拆迁，新建 CT 室，购置 GE 公司 Hispeed-daual 双排螺旋 CT 机 1 台、柯尼卡公司 CR 系统 1 台（已淘汰），以及国家配置的内江西南医用公司 KB-500 型 X 线机（已淘汰），同年科室安装 PACS 系统，并与医院 HIS 系统联网。2013 年 8 月，购置职业病查体车，车内配置上海新黄浦医疗器材有限公司生产的型号为 MXHF-1500DR 的拍片机 1 台。2016 年 4 月，购置上海联影医疗科技有限公司生产的型号为 UDR-588I 的拍片机 1 台。2017 年 11 月，购置浙江凯德医疗器械有限公司生产的型号为 DYS 的牙科 X 射线机 1 台和韩国 PointNix Co.LTD 公司产的型号为 Point800SHD3DPlus 的口腔 CT 机 1 台。

2018 年年底，放射科扩建 CT 室，2019 年 1 月，放射科更名为医学影像科，同年 2 月份，医学影像科购置安装上海联影医疗科技股份有限公司生产的型号为 uCT 530 的 40 排螺旋 CT 机 1 台，开展了 CTA 血管造影。2020 年 11 月，购置查体车，车内配置深圳麦克瑞有限公司生产的型号为 MCR-6000A 型的数字乳腺 X 射线影像钼靶机 1 台，用于两癌筛查。

自 1960 年建科后，先后派出 20 多人次到青岛、济南、潍坊、北京等地进修学习，放射科历年来共发表国家级、省级学术论文 30 余篇。科室以 PACS 与全院实现数字化网络信息共享，并与潍坊医学院附属医院建立了远程会诊系统，定期与专家进行学术交流。定期聘请国内著名影像学专家会诊、讲课及指导工作。

截至 2015 年 12 月 31 日，放射科有工作人员 8 人，其中主治医师 5 人，医师、技师和主管护师各 1 人。

截至 2020 年 12 月 31 日，医学影像科有工作人员 10 人，其中副主任医师 2 人，主治医师 2 人，医师 2 人，技师 2 人，主管护师和护士各 1 人。共有影像设备 8 台，其中 DR 2 台，CT 机 2 台，曲面体层机、乳腺钼靶机、胃肠特检机和牙片机各 1 台。

平度市第二人民医院放射科影像设备一览表见表 2-5-10。

表 2-5-10　平度市第二人民医院放射科影像设备一览表
（截至 2020 年 12 月 31 日）

设备名称	设备型号	生产厂家	启用时间
胃肠机	Axquatro	岛津	2000 年 1 月
螺旋 CT 机	Hispeedaual	GE	2007 年 6 月
DR 拍片机	MXHF-1500	上海新黄浦	2013 年 8 月
DR 拍片机	UDR-588I	上海联影	2016 年 4 月
牙科 X 射线机	DYS	浙江凯德	2017 年 11 月
口腔 CT 机	Point800SHD3DPlus	韩国 PointNix Co.，LTD	2017 年 11 月
螺旋 CT 机	uCT 530	上海联影	2019 年 1 月
乳腺钼靶机	MCR-6000A	深圳麦克瑞	2020 年 11 月

历任放射科主任简介

首任放射科主任：杜绍礼（个人资料及任职时间待考）。

第二任放射科主任：孙胜文（个人资料及任职时间待考）。

1990 年至 2006 年 12 月，石同田任放射科主任（图 2-5-34）。

2007 年 1 月至今，陈立山任放射科主任（图 2-5-35）。

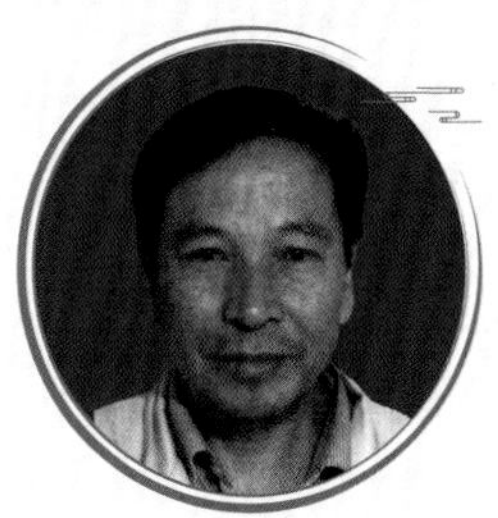

图 2-5-34　石同田

1959 年 4 月出生。中专毕业，1990 年至 2006 年 12 月任放射科主任。

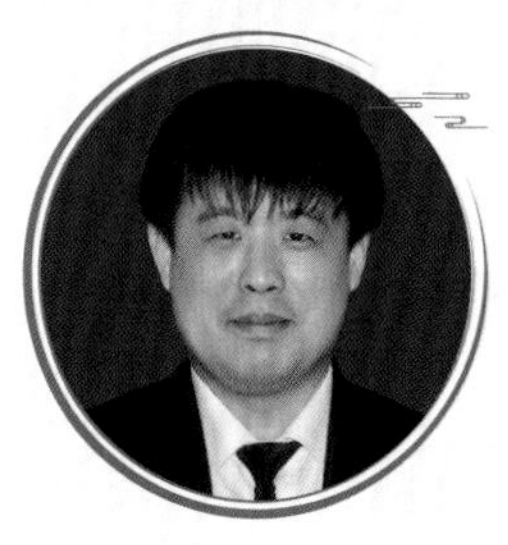

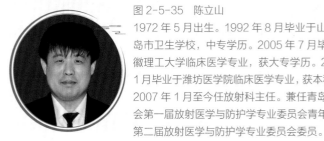

图 2-5-35　陈立山

1972 年 5 月出生。1992 年 8 月毕业于山东省青岛市卫生学校，中专学历。2005 年 7 月毕业于安徽理工大学临床医学专业，获大专学历。2014 年 1 月毕业于潍坊医学院临床医学专业，获本科学历。2007 年 1 月至今任放射科主任。兼任青岛市医学会第一届放射医学与防护学专业委员会青年委员、第二届放射医学与防护学专业委员会委员。

（史料收集人：陈立山）

（四）平度市第三人民医院放射科

平度市第三人民医院始建于 1958 年秋，其前身为平度县昌里人民公社卫生院，1989 年 10 月改称为平度市第三人民医院。

1971 年 2 月，设立透视室，隶属门诊部。配有 50 mA X 线机 1 台，只有 1 名放射工作人员，开展普通透视、胃肠检查等工作。1976 年 7 月，引进 200 mA X 线机 1 台，能开展普通透视、胃肠检查、静脉泌尿系造影等。1983 年 10 月，医院搬迁到现址，工作人员 3 人，其中医师 1 人，医士 1 人，技士 1 人。1987 年 8 月，引进 200 mA 双床双管 X 线机，能进行椎管造影、泌尿系造影等。

1995 年 9 月，放射科由门诊部析出成为独立科室。同月引进 500 mA 遥控摇篮 X 线机。1997 年 4 月，医院引进西门子全身 CT 机。2003 年，购置 GMM1000 mA 数字胃肠机。2004 年，放射科首次开展肝癌介入疗法获得成功。2005 年 8 月，医院购进飞利浦 16 层螺旋 CT 机。2006 年 11 月，购置柯达 DR-3000。2018 年 8 月，购置美国通用公司 Creator 1.5T 磁共振机。2019 年 6 月，购置上海联影公司联影时空 128 CT 机。2019 年 11 月，购置朗润 E7876XDR 机。2021 年 4 月，购置飞利浦公司飞利浦 64 排 CT 机。

截至 2021 年 12 月 31 日，放射科有工作人员 12 人，其中副主任医师 1 人，主治医师 6 人，技师 3 人，主管护师 2 人。影像设备 8 台，其中 CT 机 3 台，DR 2 台，MR、CR 和数字胃肠机各 1 台。

科室先后派出 16 人次到青岛、济南、潍坊等地进修学习，发表专业学术论文共 30 篇。

平度市第三人民医院放射科影像设备一览表见表 2-5-11。

表 2-5-11　平度市第三人民医院放射科影像设备一览表
（截至 2021 年 12 月 31 日）

设备名称	设备型号	生产厂家	启用时间
数字胃肠机	GMM1000MA	意大利 GMM	2000 年 1 月
CR	CR-30	AGFA	2010 年 5 月
DR	DR3000	柯达	2014 年 5 月
DR	E7876X	朗润	2019 年 11 月
螺旋 CT	Philips 16	飞利浦	1996 年 6 月

续表

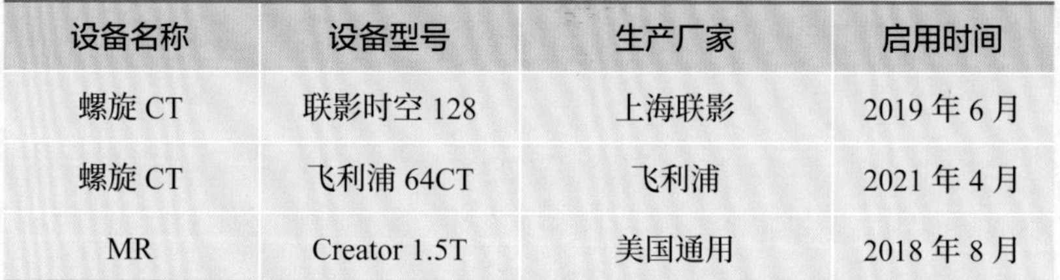

设备名称	设备型号	生产厂家	启用时间
螺旋 CT	联影时空 128	上海联影	2019 年 6 月
螺旋 CT	飞利浦 64CT	飞利浦	2021 年 4 月
MR	Creator 1.5T	美国通用	2018 年 8 月

历任放射科主任简介

1981 年以前，尚明庆（图 2-5-36）任放射科主任（具体时间待考，1981 年 10 月调入平度县人民医院任放射科主任）。

1981 年 10 月，放射科主任资料待考。

1983 年 11 月至 2013 年 10 月，尚向功任放射科主任（图 2-5-37）。

2013 年 10 月至今，尚景峰任放射科负责人（图 2-5-38）。

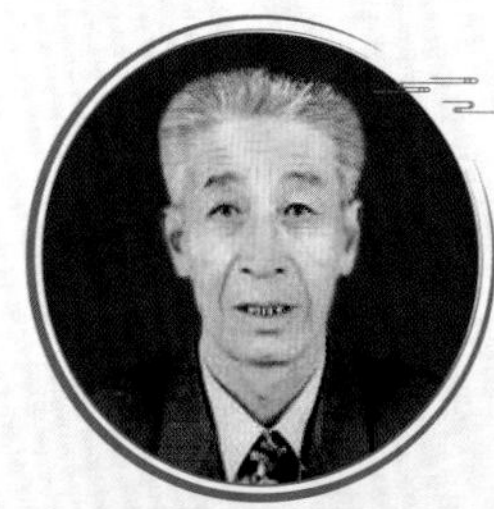

图 2-5-36　尚明庆
1937 年 2 月出生。本科学历，副主任医师，中国共产党党员。1966 年 7 月毕业于山东医学院医学系。任职放射科主任时间待考。1981 年 10 月调入平度县人民医院任放射科主任。

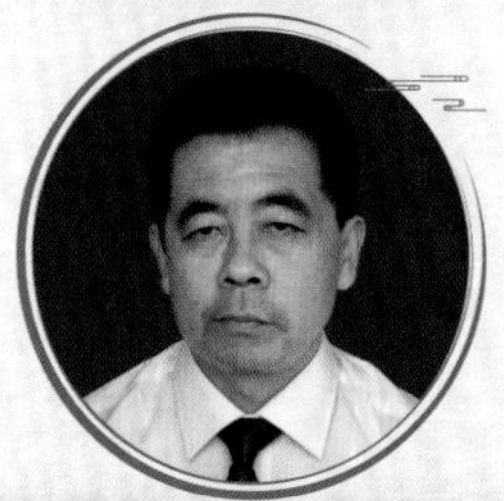

图 2-5-37　尚向功
1958 年 5 月出生。1983 年 11 月至 2013 年 10 月任放射科主任，曾兼任青岛市医学会第十至第十二届放射学分会委员。

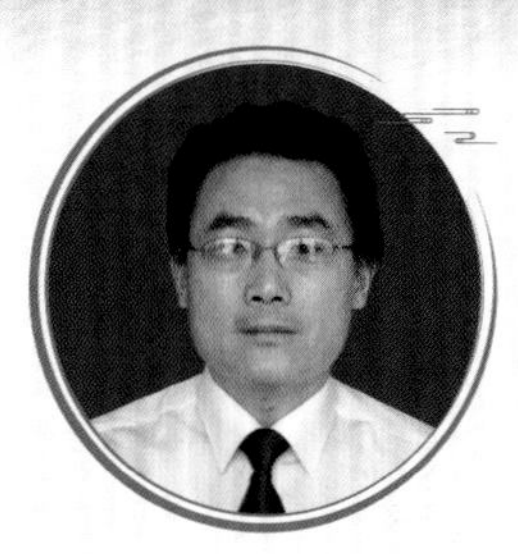

图 2-5-38 尚景峰

1972 年 6 月出生。1992 年毕业于山东莱阳卫生学校放射学专业，2013 年 10 月至今担任放射科负责人。

（史料收集人：尚景峰）

（五）平度市第四人民医院放射科

平度市第四人民医院位于平度市南村镇双泉路 97 号，始建于 1949 年，时称平东县南村门诊所。1956 年改称平度县南村卫生院，1961 年改为平度县人民医院南村分院，1986 年改称为平度县第四人民医院，1989 年 10 月起称平度市第四人民医院。

1980 年，购置上海医疗器械厂生产 200 mA 双床双管医用 X 线机；1996 年，购置北京万东医疗设备有限公司生产的双床双管 FSK- Ⅱ 500 mA X 线机 1 台；2006 年，青岛卫生局配送内江西南医用设备有限公司产 KB-500 mA X 线机 1 台。2008 年，配备了 AGFA CR 1 台。2011 年，购置了 PLX8200 型 DR。

CT 室成立于 1998 年，购置 GE1600i CT 机，于 2012 年更新为 GE 产 Brivo325 双排螺旋 CT。截至 2015 年 12 月 31 日，放射科有工作人员 6 人，其中主治医师 3 人，医师 2 人，技师 1 人。

截至 2020 年 12 月 31 日，放射科工作人员 7 人，其中医师 5 人，技术人员 2 人；其中副高职称 1 人，中级职称 3 人，初级职称 3 人。共有影像设备 4 台，其中 CR、DR、胃肠机和 CT 各 1 台。科室人员在影像专业和综合医学杂志发表学术论文 5 篇。

平度市第四人民医院放射科影像设备一览表见表 2-5-12。

表 2-5-12 平度市第四人民医院放射科影像设备一览表（截至 2020 年 12 月 31 日）

设备名称	设备型号	生产厂家	启用时间
CR	KONICA110	柯尼卡	2011 年 12 月
双排螺旋 CT	Brivo325	GE	2012 年 10 月
DR	MXFH-1500	韩国 MIS	2016 年 12 月
数字胃肠机	GMMOPERA-T30CS	GMM	2017 年 1 月

历任放射科主任简介

1990 年至 2011 年，尹永先任放射科主任（图 2-5-39）。

2011 年 4 月至今，姜海涛任放射科主任（图 2-5-40）。

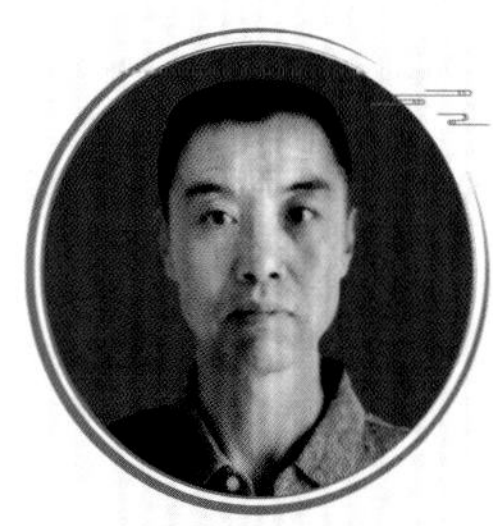

图 2-5-39 尹永先

1969 年 5 月出生。主治医师。1990 年至 2011 年任放射科主任。

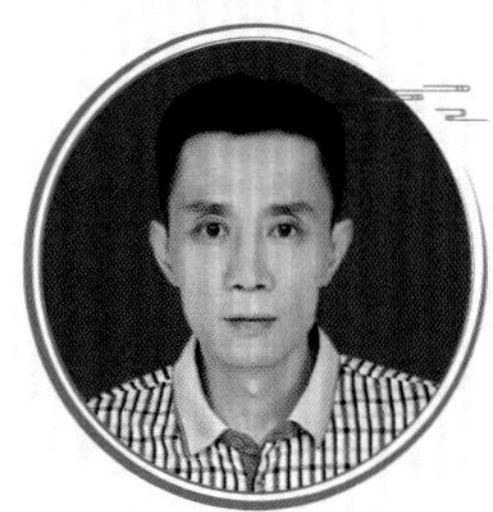

图 2-5-40 姜海涛

1973 年 10 月出生。副主任医师，本科学历。1995 年毕业于山东莱阳卫生学校放射医士专业。2011 年 4 月至今任放射科主任。

（史料收集人：姜海涛）

（六）平度市第五人民医院放射科

平度市第五人民医院位于平度市古岘镇沽河路160号，是平度市卫生健康局直属全民差额拨款事业单位，二级综合医院、青岛市文明单位标兵、120急救分中心。医院始建于1958年，由集体卫生所大联合组成的古岘公社卫生院。1967年搬迁至古岘镇，1973年转为全民所有制，1975年由卫生院转为县分院。1984年改称为平度县第五人民医院。1989年平度县撤县改市，医院改称为平度市第五人民医院。2019年12月评定为二级综合医院。

1970年建立放射科，有医师2人，主任为方公田。设备为30 mA X线机。1983年4月，购置200 mA X线机。

1988年，姜炳强接任放射科主任。

1999年，刘珍友任放射科主任。1995年至2006年先后购置了北京万东医疗设备有限公司产500 mA X线机1台。

2004年，李美爱任放射科主任。2005年11月成立CT室，购置了东软飞利浦CT-C2800A螺旋CT机，2009年购置柯达CR，2012年8月购置MISS1500DR，同年12月购置了GMM数字胃肠机。2014年8月购置了东软NeuViz 16 Platinum MSCT。同年，与北京天坛医院、北京人民医院等医院建立了影像远程会诊。

截至2014年5月，放射科有专业技术人员共6人，其中医师5人，技术人员1人；副高职称1人，中级职称2人，初级职称3人。科室人员在影像专业和综合医学杂志共发表学术论文20余篇。

截至2020年12月31日，放射科有工作人员7名，其中医师6名，技术人员1名；正高级职称1人，副高级职称2人，初级职称3人，技士1人。影像设备4台，其中DR、CT、胃肠特检机、牙片机各1台。科室人员在影像专业和综合医学杂志共发表学术论文20余篇。

历任放射科主任简介

1970年至1988年，方公田任放射科主任（个人信息待考）。

1988年至1998年11月，姜炳强任放射科主任（图2-5-41）。

1998年11月至2004年8月，刘珍友任放射科主任（图2-5-42）。

2004年8月至今，李美爱任放射科主任（图2-5-43）。

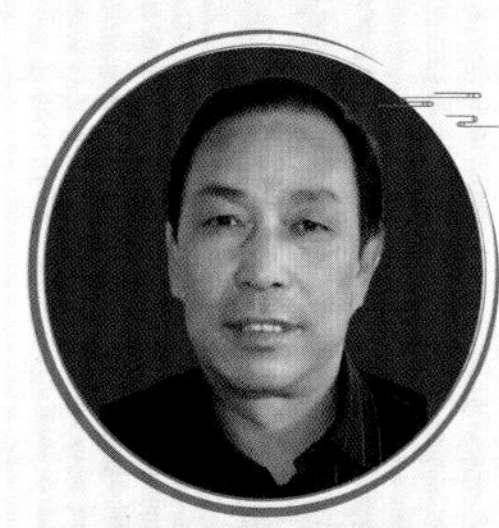

图2-5-41　姜炳强

1963年10月出生。主治医师。1983年毕业于菏泽医专，1995年毕业于滨州医学院，获本科学历。1988年至1999年担任放射科主任。现为平度市妇幼保健院放射科主任。

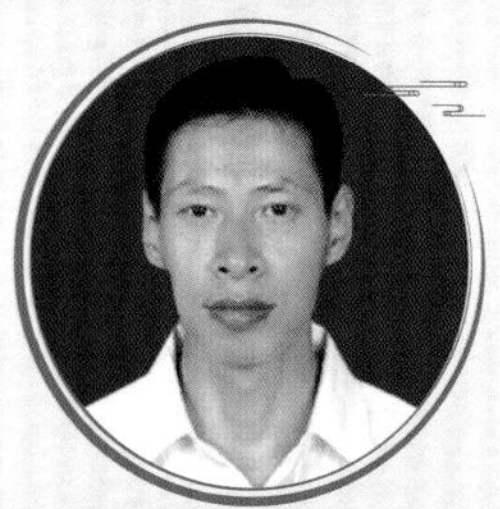

图2-5-42　刘珍友

1971年2月出生。主任医师。2010年于天津医科大学影像医学专业博士毕业。1998年11月至2004年8月任放射科主任（个人简介详见第二章第二节）。

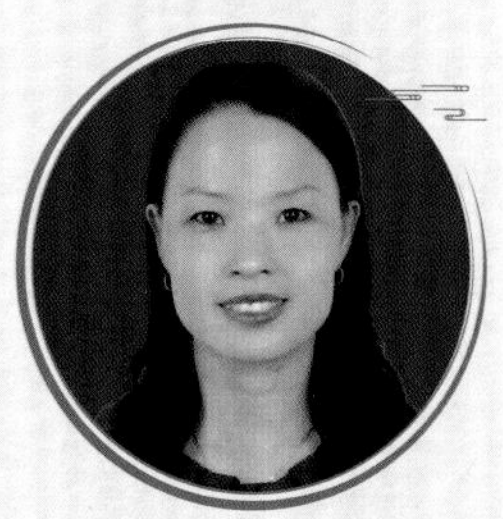

图2-5-43　李美爱

1971年2月出生。主任医师。1992年毕业于山东省莱阳卫生学校，2007年1月毕业于青岛大学医学院，获本科学历。2004年8月至今任放射科主任。兼任青岛市医学会第十三届放射学分会委员。

（史料收集人：李美爱）

（七）平度市其他医院放射科

1. 平度市妇幼保健院放射科

平度市妇幼保健院成立于 1998 年，由妇幼保健院合并计划生育服务中心而成，并成立了放射科。地址：平度市青岛东路 17 号。当时使用北京万东 500 mA X 线机。2010 年 12 月启用上海 XG501A X 线机；2011 年 1 月启用普兰美德钼靶机；2011 年 11 月启用柯尼卡美能达 CR。截至 2013 年 12 月 31 日，科室有工作人员 3 名：主治医师 1 名，放射医师 2 人。现任主任姜炳强，个人简介详见本节“（六）平度市第五人民医院放射科”。

2. 平度市呼吸病防治所放射科

平度市呼吸病防治所即原平度市结核病防治所。

截至 2015 年 12 月 31 日，有放射医士 1 人，上海 XG-300D 医用诊断 X 射线机 1 台（启用时间：2005 年）。2009 年启用柯达 CR。

截至 2020 年 12 月 31 日，有放射医师 1 名，工勤人员 1 名。设备为珠海普利德 DR 设备 1 台（型号 PLD-7600，启用时间 2018 年 7 月）。

3. 平度市东阁街道办事处卫生院放射科

平度市东阁街道办事处卫生院即原平度市城关医院。医院位于平度市常州路 17 号。

截至 2013 年 12 月 31 日，影像设备：内江西南 KB-500C X 线机 1 台（启用时间：2010 年 9 月），沈阳东软 500 mA 数字胃肠机 1 台（启用时间：2010 年 9 月），东软飞利浦 CT C-2800A 1 台（启用时间：2004 年 8 月）。医师 1 人。

截至 2020 年 12 月 31 日，放射科共有工作人员 3 名，其中医师 1 名，技术人员 2 名；副高级职称 1 人，放射技师 2 人。影像设备 4 台：DR、CT、口腔全景机和数字胃肠机各 1 台。1999 年至今，杨治清任放射科主任。2001 年 8 月起至今，代雷任副院长兼放射科副主任。

（史料收集人：庞春晖）

4. 平度市白沙河街道办事处麻兰卫生院放射科

医院始建于 1958 年，曾用名：平度市麻兰镇卫生院。位于平度市白沙河街道办事处麻兰人民路 49 号。

放射科始建于 1978 年，设备为 30 mA X 线机。2006 年配置内江西南医用设备有限公司生产 KB-500C 型号 X 射线诊断机 1 台。

截至 2015 年 12 月 31 日，设备为内江西南医用设备有限公司产 KB-500 mA X 线机 1 台，2007 年 11 月启用，时有放射医师 2 人。2014 年 12 月购置普利德 PLD-7200 医用诊断 X 射线机。2015 年配置 GE-CT 1 台。

截至 2020 年 12 月 31 日，放射科有工作人员 3 名，其中医师 2 名，技术员 1 名。影像设备 2 台，包括 DR、CT 各 1 台。

2013 年至 2015 年，王锋杰任麻兰卫生院副院长兼任放射科主任。

2015 年至今，姜鲁洲任放射科主任。

（史料收集人：姜鲁洲）

5. 平度市明村中心卫生院放射科

平度市明村中心卫生院位于平度市明村镇胶东路 147 号。

放射科始建于 1972 年，1999 年购置了北京万东医疗设备有限公司生产 500 mA X 线机 1 台。2010 年购买富士 3000CR。

截至 2015 年 12 月 31 日，影像设备：北京万东医疗设备有限公司产 500 mA X 线机 1 台（启用时间：1999 年），富士 3000 CR。有放射医师 1 人。

2017 年 11 月，平度市卫生健康局统一配置深圳迈瑞 Digi Eye 280T DR。

2019 年 8 月，成立 CT 室，购置了 CT/e 螺旋 CT 机。2020 年 10 月购置了 Philips 螺旋 CT 机 1 台。

截至 2020 年 12 月 31 日，放射科共有工作人员 4 名，其中医师 1 名，技术人员 3 名；初级职称 2 人，技士 2 人。影像设备 2 台，其中 DR 1 台，CT 1 台。

2009 年至 2016 年 9 月，穆永林任放射科主任。

2016 年 9 月至今，张凯任放射科主任。

（史料收集人：张　凯）

6. 平度市崔家集中心卫生院

平度市崔家集中心卫生院位于平度市崔家集镇振民街 5 号。

放射科始建于 1958 年，1995 年配备了北京万东医疗设备有限公司生产 500 mA X 光机 1 台。2006 年配备万东产 CR。2012 年 5 月启用柯尼卡 CR。

截至 2013 年 12 月 31 日，有放射医师 1 人，放射医士 1 人。2018 年配备北京万东生产的新东方 1000 MC 型医用 X 射线摄影系统。

截至 2020 年 12 月 31 日，放射科有工作人员 2 人，其中医师 1 名，技术人员 1 人。影像设备 2 台，其中 DR、透视机各 1 台。

2008 年 1 月至今，刘学强任特检科主任。

（史料收集人：刘学强）

7. 平度市同和街道办事处白埠卫生院放射科

同和街道办事处白埠卫生院位于平度市同和街道办事处白埠市场路 1 号，即原平度市白埠卫生院，2012 年更名为平度市同和街道办事处白埠卫生院。

医院始建于 1958 年，放射科始建于 1989 年。

2006 年 12 月购置内江西南 KB-500C X 线机 1 台。

截至 2015 年 12 月 31 日，影像设备：内江西南医用设备有限公司产 KB-500C X 线机 1 台，柯尼卡 CR 1 台（启用时间：2011 年 9 月）。有主治医师 1 人。2017 年 8 月购置了北京万东医疗设备有限公司生产 DR 1 台。

截至 2020 年 12 月 31 日，放射科有工作人员 3 名：医师 2 名，技师 1 名。影像设备 DR 1 台。

（史料收集人：陈　璐）

8. 平度市祝沟卫生院放射科

截至 2013 年 12 月 31 日，影像设备：内江西南 KB-500C X 线机 1 台（启用时间：2011 年 8 月），柯达 CR 1 台（启用时间：2011 年 8 月），医师 1 人。

9. 平度市万家卫生院放射科

截至 2013 年 12 月 31 日，影像设备：北京万东 200 mA X 线机 1 台（启用时间：2008 年 3 月），柯尼卡 CR 1 台（启用时间：

2011 年 5 月）。医师 1 人。

10. 平度市云山中心卫生院放射科

平度市云山中心卫生院位于云山镇仙山街 23 号，始建于 1958 年。

截至 2013 年 12 月 31 日，影像设备：内江西南医用设备有限公司产 KB-500C YS11S 型 X 线机 1 台（启用时间：2006 年 12 月），富士 2000 CR 1 台（启用时间：2011 年 1 月）。主治医师 1 人，放射医士 1 人。2017 年购置迈瑞 DigiEye280T 型号 DR 1 台，2018 年购置康达 KD-850 胃肠机 1 台。

截至 2020 年 12 月 31 日，放射科有工作人员 3 名，其中医师 2 名，技术人员 1 名；中级职称 1 人，初级职称 2 人。影像设备 2 台，其中 DR、胃肠特检机各 1 台。

2008 年至今，禄云波任放射科主任。

（史料收集人：禄云波）

11. 平度市李园街道办事处门村卫生院放射科

李园街道办事处门村卫生院位于平度市李园街道办事处顺兴路 57 号，始建于 1958 年。

截至 2013 年 12 月 31 日，影像设备：北京万东 500 mA X 线机 1 台（启用时间：2006 年 3 月），富士 CR 1 台（启用时间：2012 年 10 月）。医师 1 人。

截至 2020 年 12 月 31 日，有主治医师、医师、放射技士各 1 人。

2015 年至 2017 年，姜大伟任放射科主任。

2017 年 9 月至今，崔美安任放射科主任。

（史料收集人：崔美安）

12. 平度市旧店中心卫生院放射科

平度市旧店中心卫生院位于平度市旧店镇金山路 65 号。医院始建于 1958 年 10 月，由集体卫生所大联合组成的旧店公社卫生院。1978 年由卫生院转为中心卫生院。

放射科始建于 1977 年，起始设备为上海产 30 mA X 线机，南京产 50 mA X 光机；1996 年 4 月购置北京万东 300 mA X 线机；2005 年 9 月购置北京万东 F52-8C500 mA X 线机；2010 年 4 月配备柯尼卡 CR 成像系统；2012 年 6 月购置 GE-325 全身 CT 1 台；2016 年 2 月更新加拿大 IDC X-1600 射线数字摄影系统（DR）；2018 年 6 月购置上海 KD-850 数字胃肠机；2019 年 6 月购置荷兰普兰梅卡公司口腔曲面体层 X 射线机（口腔全景）。

截至 2020 年 12 月 31 日，放射科有工作人员 5 名，其中医师 3 名，技术人员 2 名；中级职称 2 人，初级职称 1 人，技师 2 人。影像设备 4 台：DR、CT、胃肠特检机和口腔全景 X 射线机各 1 台。

1987 年至 2013 年，蔡成兴任放射科主任。

2013 年至今，谭占胜任放射科主任。

（史料收集人：谭占胜）

13. 平度市南村镇郭庄卫生院放射科

平度市南村镇郭庄卫生院即原平度市郭庄卫生院。医院于 2013 年 11 月更名为平度市南村镇郭庄卫生院。

截至 2013 年 12 月 31 日，影像设备：内江西南医用设备有限公司产 KB-500C YS11S 型 X 线机 1 台（启用时间：2006 年 12 月），柯达 CR 1 台（启用时间：2011 年 6 月）。放射技士 1 人。

截至 2020 年 12 月 31 日，科室共有工作人员 2 名，其中医师、技术员各 1 名。影像设备为 DR 1 台。

2018 年 9 月至今，王建光任放射科主任。

（史料收集人：王建光）

14. 平度市大田卫生院放射科

影像设备：内江西南医用设备有限公司产 KB-500C YS11S 型 X 线机 1 台（启用时间：2006 年 12 月），柯达 CR 1 台（启用时间：2011 年 5 月）。至 2013 年 12 月 31 日，有放射医师 2 人。

15. 平度市东阁街道办事处崔召卫生院放射科

东阁街道办事处崔召卫生院即原平度市崔召镇崔召卫生院，位于平度市平旧路 12 号。

截至 2013 年 12 月 31 日，影像设备：内江西南医用设备有限公司产 KB-500C YS11S 型 X 线机 1 台（启用时间：2007 年 1 月），柯达 360 CR 1 台（启用时间：2009 年 7 月）。放射技师 1 人。

截至 2020 年 12 月 31 日，放射科有工作人员 2 名：技术员、诊断医师各 1 名。影像设备 3 台：数字胃肠机、DR 和 CT 各 1 台。

2016 年至今，庞永周任放射科主任。

（史料收集人：庞永周）

16. 平度市田庄镇卫生院放射科

田庄镇卫生院即原平度市田庄卫生院，位于平度市田庄镇于幸路 70 号。放射科始建于 1978 年。

截至 2013 年 12 月 31 日，影像设备：内江西南医用设备有限公司产 KB-500C YS11S 型 X 线机 1 台（启用时间：2009 年 10 月），富士 3000 CR 1 台（启用时间：2011 年 5 月）。放射医师 1 人。

2015 年上级配备蓝韵 DR 设备 1 台。

截至 2020 年 12 月 31 日，放射科有工作人员 2 名，其中在编技术员 1 名，临时工 1 名。影像设备 2 台：DR 和 500 mA X 线机各 1 台。

（史料收集人：车雪梅）

17. 平度市仁兆卫生院放射科

截至 2013 年 12 月 31 日，影像设备：内江西南医用设备有限公司产 KB-500C YS11S 型 X 线机 1 台（启用时间：2007 年 6 月），柯达 CR 1 台（启用时间：2011 年 11 月）。放射技士 1 人。

18. 平度市明村镇马戈庄卫生院放射科

平度市明村镇马戈庄卫生院位于平度市明村镇马戈庄旭日路 97 号。

放射科（含 B 超室）始建于 1978 年，设备为 30 mA X 线机。1980 年 B 超室析出成为独立的科室。

截至 2013 年 12 月 31 日，影像设备：内江西南医用设备有限公司产 KB-500C YS11S 型 X 线机 1 台（启用时间：2007 年 6 月），蓝韵 DR 1 台，北京万东 500 mA X 线机 1 台（启用时间：2012 年 7 月）。2015 年 10 月购置牙片机 1 台。有主治医师 1 人。2019 年购置了万东医疗胃肠 X 线造影机 1 台。

截至 2020 年 12 月 31 日，放射科有工作人员 2 名，其中医师、技术员各 1 名。影像设备 2 台，包括 DR、牙片机各 1 台。

2000 年至 2015 年，禚志强任放射科主任。

2016 年至今，孙永良任放射科主任。

（史料收集人：孙永良）

19. 平度市新河镇灰埠卫生院放射科

新河镇灰埠卫生院即原平度市灰埠卫生院，位于平度市新河镇灰埠文化路 18 号。

截至 2013 年 12 月 31 日，影像设备：内江西南医用设备有限公司产 KB-500C YS11S 型 X 线机 1 台（启用时间：2007 年 4 月），柯尼卡美能达 CR 1 台（启用时间：2011 年 6 月）。放射医士 1 人。

截至 2020 年 12 月 31 日，放射科有工作人员 2 名，其中影像技师 1 人，医士 1 人。影像设备为 DR 1 台。

（史料收集人：利文凯）

20. 平度市张戈庄卫生院放射科

截至 2013 年 12 月 31 日，影像设备：内江西南医用设备有限公司产 KB-500C YS11S 型 X 线机 1 台（启用时间：2006 年 10 月），柯达 CR-120 1 台（启用时间：2011 年 4 月）。主治医师 1 人。

21. 平度市田庄镇张舍卫生院放射科

平度市田庄镇张舍卫生院即原平度市张舍卫生院放射科。医院位于平度市田庄镇张舍商业街 22 号，曾用名平度市华侨医院。

影像设备：内江西南医用设备有限公司产 KB-500C YS11S 型 X 线机 1 台（启用时间：2007 年 7 月），柯达 CR-360（启用时间：2011 年 8 月）。放射医师 1 人。

截至 2020 年 12 月 31 日，放射科有工作人员 2 名，其中医师、技士各 1 人。影像设备为深圳迈瑞 DR 1 台（启用时间：2017 年 10 月），康达数字胃肠机 1 台（启用时间：2018 年 7 月）。

2006 年 1 月至今，刘文辉任放射科主任。

（史料收集人：刘文辉）

22. 平度市新河镇新河卫生院放射科

新河卫生院位于平度市新河镇新安路 112 号。

截至 2013 年 12 月 31 日，影像设备：内江西南医用设备有限公司产 KB-500C YS11S 型 X 线机 1 台（启用时间：2007 年 7 月），柯尼卡 CR 1 台（启用时间：2011 年 4 月）。主治医师 1 人。

截至 2020 年 12 月 31 日，放射科有工作人员 2 名，副主任医师、技士各 1 名。影像设备 2 台，其中深圳迈瑞 DR 1 台，数字胃肠机 1 台。

2007 年至 2016 年，崔美安任放射科主任。

2017 年至今，张林君任放射科主任。

（史料收集人：张林君）

23. 平度市长乐卫生院放射科

截至 2013 年 12 月 31 日，影像设备：内江西南医用设备有限公司产 KB-500C YS11S 型 X 线机 1 台（启用时间：2007 年 6 月），富士 -2000 CR 1 台（启用时间：2008 年 6 月）。主治医师 1 人。

24. 平度市大泽山镇卫生院放射科

医院位于平度市大泽山镇泽山路 3 号。

截至 2013 年 12 月 31 日，影像设备：内江西南医用设备有限公司产 KB-500C YS11S 型 X 线机 1 台（启用时间：2007 年 6 月），柯达 CR 1 台（启用时间：2010 年 3 月）。放射医师、医士各 1 人。

截至 2020 年 12 月 31 日，放射科共有工作人员 3 名，其中医师 1 名，技士 2 人。影像设备 2 台，包括深圳迈瑞生物医疗电子股份有限公司产 DR 1 台，GE 公司 Sytec 1600 CT 1 台。

2019 年 1 月至今，王芳华任放射科主任。

（史料收集人：王芳华）

25. 平度市经济技术开发区卫生院放射科

平度市经济技术开发区卫生院即原平度市香店卫生院，位于平度市经济技术开发区海洲路 101 号。

放射科始建于 1988 年，2013 年 11 月更名为平度市经济技术开发区卫生院。

截至 2013 年 12 月 31 日，影像设备：北京万东 200 mA X 线机 1 台（启用时间：2006 年 6 月），柯达 DR 1 台（启用时间：2012 年 6 月）。放射医师 2 人。2017 年购置了深圳迈瑞医用设备有限公司生产 320 mA X 线机 1 台。2019 年购置了山东新华医疗胃肠机。

截至 2020 年 12 月 31 日，放射科有工作人员 3 名，其中医师 1 名，技术员 2 名。影像设备 2 台，包括 DR、数字胃肠机各 1 台。

1998 年至今，代普岩任放射科主任。

（史料收集人：代普岩）

26. 平度市李园卫生院放射科

平度市李园街道办事处卫生院位于平度市人民路 383 号，始建于 1976 年。

截至 2013 年 12 月 31 日，影像设备：四川科源 500 mA 型 X 线机 1 台（启用时间：2014 年 6 月），柯达 CR-120 1 台（启用时间：2010 年 3 月）。放射医师 2 人。2017 年购置迈瑞 DigiEye 280T 型号 DR 1 台。

截至 2020 年 12 月 31 日，放射科有工作人员 3 名，其中影像诊断医师 2 名，技术员 1 名；中级、初级职称各 1 人。影像设备 2 台，包括 DR、数字胃肠机各 1 台。

（史料收集人：孙克豪）

（平度市各医院放射科史料收集整理人：葛东泉、李美爱）

四、青岛胶南市各级医院放射科

胶南市现在为青岛市黄岛区即西海岸新区，位于青岛（胶州湾）海西岸，与青岛经济技术开发区共同组成青岛市海西经济新区。原为胶南县，行政区划归属多次变更，几次划入昌潍专区和青岛市。1979 年 1 月，再度划归青岛市至今。1991 年 1 月，胶南撤县设市。2012 年 12 月 1 日，国务院、山东省政府做出决定，撤销青岛市黄岛区、县级胶南市，设立新的青岛市黄岛区。2014 年 6 月，国务院同意设立青岛市西海岸新区的批复。详见“第二章第四节”。

五、青岛即墨市各级医院放射科

即墨市现为青岛市即墨区。2017 年 9 月 20 日，国务院、山东省政府批复了青岛市区划调整的请示，同意撤销县级即墨市，设立青岛市即墨区。详见“第二章第四节”。

第六节　军队驻青医院放射科

一、中国人民解放军第 971 医院医学影像科

中国人民解放军第 971 医院前身为中国人民解放军第 401 医

院。于 2018 年 10 月 1 日更名为中国人民解放军第 971 医院。医院分为一院三区：原第 401 医院院区（南院）、原第 141 医院院区（2004 年 9 月，第 141 医院撤编，成立第 401 医院北院区）、原第 409 医院院区（崂山分院）。

放射科：组建于 1950 年，经过数代人 70 余年的艰苦创业和不懈努力，已经成为集医疗、教学、科研为一体的医学影像和核医学科。3 个院区均有影像专业，配备有 MR、CT、DSA、PET-CT、血管造影机、数字胃肠机、数字化乳腺钼靶 X 线机、数字化颌面全景机、DR 和 CR 拍片机等若干台，设备总资产超过 1 亿元。

建院初期，放射科最繁重的任务是体检透视，所有驻青部队新兵入伍，定期的体检都需要透视。随着工作量的增加，工作人员也逐渐增加，这期间，还接纳了广州海军 6 名学习 X 线摄片和暗室技术的学员，并陆续为威海第 404 医院、蓬莱第 405 医院培训了多名放射专业骨干。在以后的岁月中，科室还承担了部分地方单位和友邻部队放射专业人员的培训任务，北海舰队驻山东半岛的部队、场站，以及驻本市的陆、海、空军门诊单位和疗养院的放射诊断人员均先后在放射科进修过。

1954 年，第 401 医院安装了 1 台 Philips 500 mA X 线机，该 X 线机具有体层摄影装置，摄取的第一帧 X 线体层片是肺结核隐匿性空洞图像，曾在青岛市医学会放射学分会学术活动时展示，并进行了有关 X 线体层摄影的学术介绍。

从 1954 年起，放射科逐步步入了正规建设，建立了登记室。20 世纪 50 年代后期，第 401 医院提出赶“山大”（青岛大学附属医院前身，原山东大学医学院附设医院）的奋斗口号。放射科同志在技术上精益求精，为拓宽检查项目、提高检查水平、拍出优质胶片，自己动手制作了多用角度板、双 15° 斜面板、膝关节造影架，以及骨盆测量架等摄片辅助器具，还利用废旧的滤线器改装成心脏计波摄影装置，并土法上马制作了用于脑血管和腹主动脉造影用的快速换片机。

1954 年，科室安装了瑞典产 200 kVp 10 mA 的 X 线治疗机 1 台。1956 年后，理疗部分从放射科分离成立了理疗科，开启了物理诊疗科的历史。

20 世纪 70 年代，医院增添了国产 400 mA 的 X 线机 1 台。20 世纪 80 年代，增添了匈牙利产 750 mA 带有影像增强器和电视监视器的 X 线机 1 台。

作为医学影像学科的组成部分，B 超室曾短暂隶属于医院放射科，时间大约半年。后医院成立了特检科，B 超室并入特检科。

1985 年，科室将总后勤部配发的匈牙利 750 mA 的 X 线胃肠机和中国西南医疗器械厂生产的 500 mA X 线胃肠机改造成影像增强摇篮床，进行遥控明室胃肠检查和一些特殊检查，首次摆脱了暗室检查的方式。

1988 年，医院购买了二手的双管球血管造影机，开展了肺癌和肝癌的导管法栓塞治疗。

1991 年，购置深圳安科公司生产的 0.15T MR 机，当时该设备为山东省第 2 台、青岛市首台 MR（表 2-6-1）。选派张荣泽、谢立旗赴济南千佛山医院和上海长征医院进修 MR，成立了核医学科，由张荣泽任副主任，主要从事 MR 的诊断工作。

1993 年，医院购置了中国深圳威达公司生产的直线加速器，开展肿瘤放射治疗，由李翊负责，隶属放射科管理。由于编制问题，李翊被任命为核医学科副主任。

1995 年，医院购置了 Elscint 公司生产的单螺旋 CT，为青岛市第 1 台螺旋 CT（表 2–6–1），该设备放在核医学科使用。

2002 年，医院购置了 GE 公司产的数字化血管造影机（表 2–6–1），用于血管造影成像、治疗及肿瘤栓塞治疗，该设备放在放射科使用。后又陆续购置了万东生产的数字胃肠机、柯达生产的 CR 数字拍片机等设备。

表 2-6-1　放射科第 1 台 CT、MR、DSA 等设备登记表

设备名称	设备型号	生产厂家	启用时间
0.15T 全身 MR	永磁型	中国安科	1991 年 1 月
单层螺旋 CT	Elscint	以色列 Elscint	1995 年 9 月
DSA	LCV+	GE	2002 年

核医学科：2001 年 2 月，核医学科购置了深圳迈迪特生产的 1.5T MR。2005 年 7 月，安装了东芝公司生产的 16 层螺旋 CT。2008 年 3 月，购置 GE 公司产 3.0T MR。2008 年 5 月，购置了百利公司生产的 0.2T 四肢专用 MR。2010 年 5 月，安装了 GE 公司生产的 PET-CT。2011 年 3 月，安装了东芝公司生产的 640 层螺旋 CT。

截至 2015 年 12 月 31 日，科室有 MR 2 台、CT 2 台及 PET-CT 1 台（表 2–6–2），设备总资产约 8000 万元。共有工作人员 32 人，其中正高职 1 人，副高职 3 人，博士 3 人，硕士 4 人，在读硕士 2 人。

表 2-6-2　核医学科现有设备统计表（截至 2015 年 12 月 31 日）

设备名称	设备型号	生产厂家	启用时间
16 层螺旋 CT	Aquilion 16	东芝	2005 年 7 月
3.0T 超导全身 MR	Signa excite HD 3.0T Twinspeed	GE	2008 年 2 月
0.2T 四肢 MR	C-scan	百胜	2008 年 5 月
PET/CT	Discovery STE	GE	2010 年 5 月
640 层螺旋 CT	Aquilion one	东芝	2011 年 3 月

放射科（医学影像科）：截至 2015 年 12 月 31 日，有工作人员 27 名，其中包括副主任医师 2 名、主治医师 3 名、医师 5 名、副主任技师 1 名、技师 12 名、护士 3 名、登记人员 1 名。

医疗设备：DSA 2 台，DR 2 台，CR 1 台，移动 DR 1 台，数字胃肠机 1 台，数字化乳腺钼靶 X 线机 1 台，数字化颌面全景机 1 台。设备总资产约 2000 余万元。每年完成 10 万余人次的 X 线检查，军地总收入 1000 余万元。

放射科开展的工作包括常规 X 线检查、消化道钡剂检查、介入诊疗工作三部分，是青岛市最早开展眼球的异物测定、胃肠道双对比造影检查的医院，1986 年，医院开展了肺癌、肝癌的介入治疗，促进了青岛介入放射学的发展。1990 年，开展了食管吻合口狭窄的球囊扩张治疗，使医院介入放射治疗在青岛地区有了较高的知名度。2002 年，医院引进了当时最先进的具有 3D 后处理功能的 DSA 设备，该设备的引进，推动了医院介入工作的发展，开展了冠状动脉支架植入术、先心病封堵术、大动脉支架植入术、

颅内动脉瘤、颅内血管畸形等疾病的介入治疗。2012 年，医院又引进了平板 DSA。

医学影像科现有设备统计表见表 2-6-3。

表 2-6-3　医学影像科现有设备统计表

设备名称	设备型号	生产厂家	启用时间
DSA	LCV+	GE	2002 年
DSA	Innova3100IQ	GE	2012 年
DR	DR7500	锐科	2009 年
DR	DR7500	锐科	2011 年
数字胃肠机	SONIALVISION	岛津	2008 年
乳腺钼靶机	gitto HI TECH	IMS	1999 年 4 月 2 日
移动 DR	MobileDaRt Evolution	岛津	2013 年 10 月 24 日
移动 X 线机	FTZ-NRB	西门子	1990 年 1 月 1 日
移动 X 线机	MX4+	GE	2001 年 1 月 1 日
移动 X 线机	PX-100CLK	上海中科	2003 年 5 月 1 日
移动 X 线机	F50-100 Ⅱ	上海华线	2007 年 8 月 6 日
移动 X 线机	F100	上海华线	2008 年 10 月 10 日
CR	ADC COMPCT	AGFA	2003 年 5 月 1 日
数字化全景机	ORTHOPHOS XG	德国西诺德	2012 年 8 月 20 日
X 线机	R-500B	GE	2000 年 1 月 1 日
X 线机	ZKXZ-50P	上海中科	2002 年 11 月 1 日
X 线机	F99- Ⅳ	北京万东	2003 年 5 月 1 日

历任放射科和核医学科（含 CT/MR）主任简介

1964 年至 1985 年，邱经熙任放射科主任（图 2-6-1）。

1986 年 6 月至 1990 年 5 月，沈荣庆任放射科主任（图 2-6-2）。

1990 年 6 月至 2002 年 4 月，张荣泽任放射科和核医学科主任（图 2-6-3）。

1991 年 6 月至 2002 年 6 月，宗绪安任放射科主任（图 2-6-4）。

2000 年 6 月，高峰任放射科副主任（图 2-6-5），2002 年 6 月任放射科主任。

2000 年 6 月，谢立旗任核医学科副主任主持工作（图 2-6-6），2002 年 6 月任核医学科主任。

2005 年 6 月，苏国强（图 2-6-7）任放射科主任（后改为医学影像科）。

2020 年 8 月，关建中任核医学科主任（图 2-6-8）。

2020 年 8 月至今，彭湘涛任放射科主任（图 2-6-9）。

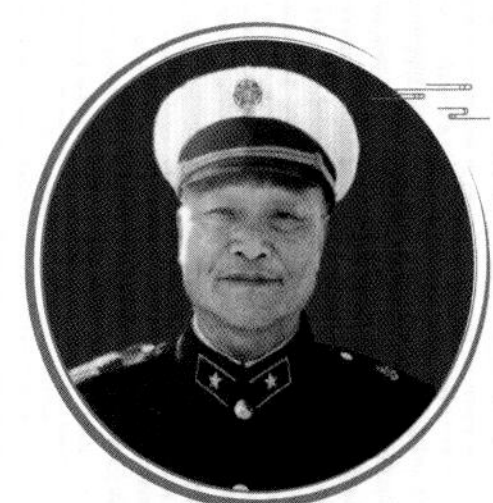

图 2-6-1　邱经熙
1925 年 4 月出生。本科学历，医学学士，主任医师。1964 年至 1985 年担任放射科主任，从事医学影像学工作 44 年，为青岛市放射医学学科创始人之一（详见第三章第二节）。

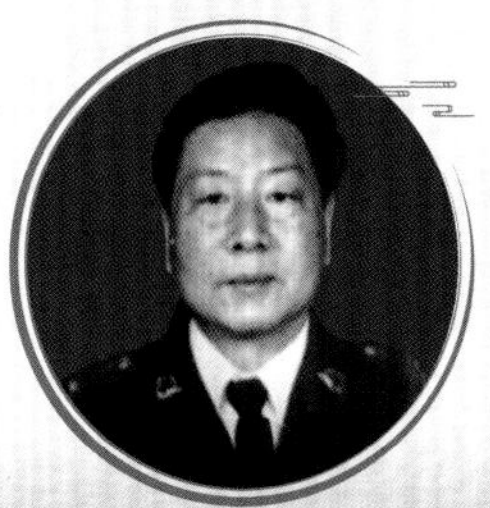

图 2-6-2　沈荣庆
1933 年 12 月出生。专科学历，副主任医师。1986 年 6 月至 1990 年 5 月任放射科主任。曾兼任海军放射专业组成员、青岛市医学会第六届放射学分会委员。

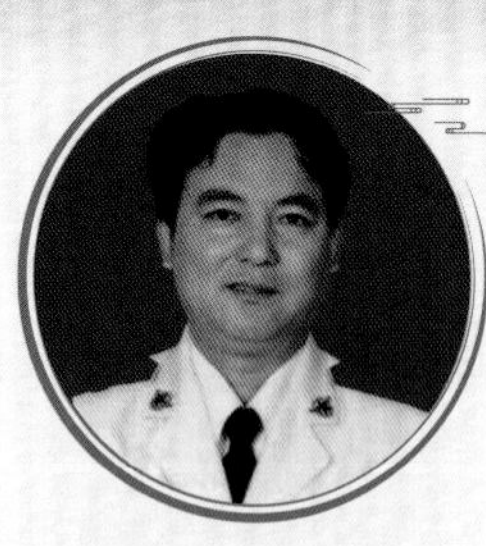

图 2-6-3　张荣泽

张荣泽（1947 年 10 月至 2015 年 1 月）。1970 年至 1973 年，于海军军医学院速成班学习，中专学历，副主任医师。1990 年 6 月至 2002 年 4 月任核医学科（CT/MR）主任。曾兼任青岛市医学会第八至第十届放射学分会委员。

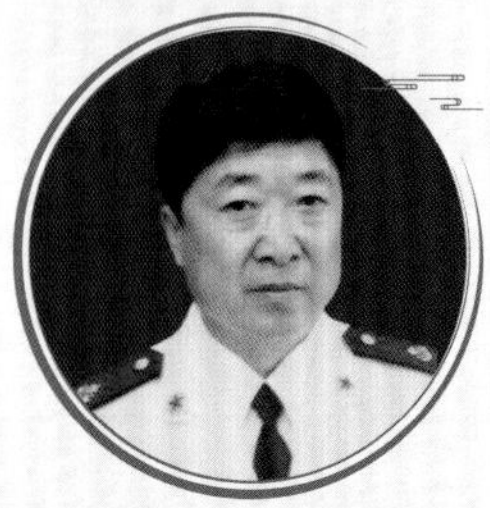

图 2-6-4　宗绪安

1946 年 5 月出生。专科学历，副主任医师。1991 年 6 月至 2002 年 6 月担任放射科主任。曾兼任海军放射专业组成员、青岛市医学会第九至第十届放射学分会委员。

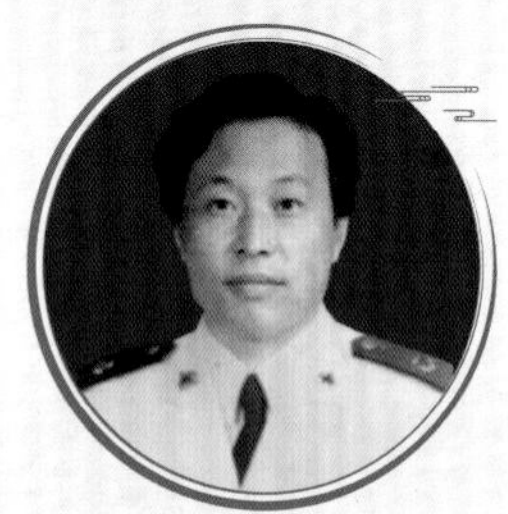

图 2-6-5　高峰

1953 年 8 月出生。专科学历，主治医师。2002 年 6 月至 2005 年 6 月任放射科主任。曾兼任海军放射专业组成员，青岛市医学会第八届放射学分会委员。

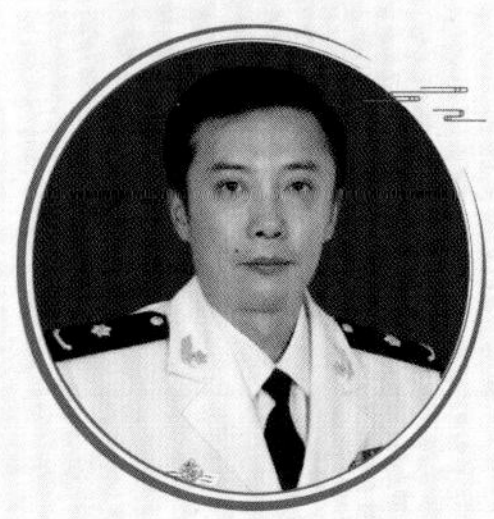

图 2-6-6　谢立旗

1961 年 11 月出生。2000 年 6 月任核医学科副主任，2002 年 6 月至 2020 年 8 月任核医学科主任（详见第三章第四节）。

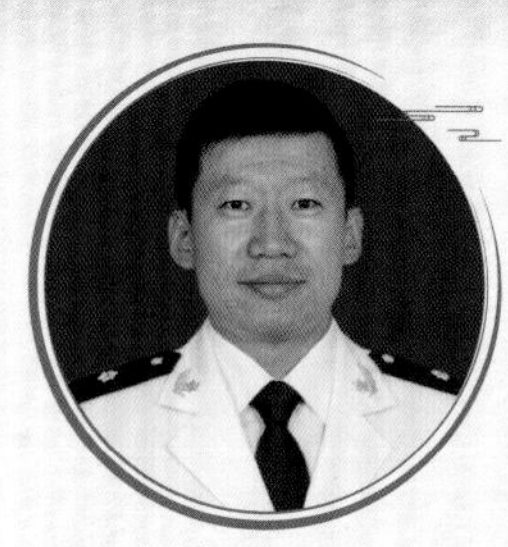

图 2-6-7　苏国强

1965 年 6 月出生。1987 年毕业于第二军医大学，本科学历，副主任医师。2005 年 6 月至 2020 年 8 月任放射科主任。兼任全军第九届辐射医学专业委员会委员，济南军区放射医学专科委员会委员，青岛市医学会第三届影像技术分会副主任委员、第一届介入诊疗分会副主任委员、第十一届放射学分会委员会委员。

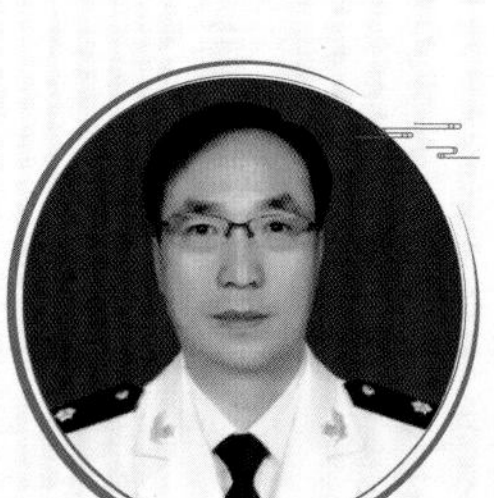

图 2-6-8　关建中

1968 年 9 月出生。影像医学与核医学博士，主任医师。1997 年 7 月毕业于第三军医大学获影像医学硕士学位，2007 年 7 月毕业于第二军医大学并获影像医学与核医学博士学位。2020 年 8 月至今任核医学科主任，从事影像诊断工作 20 余年。兼任全军第九届放射医学专业青年委员会委员、分子影像与核医学专业青年委员会委员，山东省医学会第七至第八届核医学分会委员，青岛市医学会第四至第五届核医学分会副主任委员、第一至第二届分子影像学分会委员、第十二届放射学分会第一届青年委员会委员。

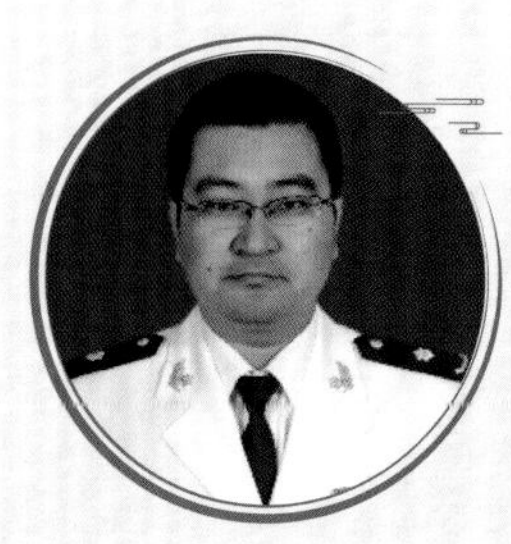

图 2-6-9　彭湘涛

1979 年 6 月出生。硕士研究生学历，主治医师。2002 年毕业于第一军医大学，2011 年至 2014 年攻读第二军医大学影像医学与核医学专业硕士。2020 年 8 月至今，任放射科主任，主要从事影像诊断与介入诊疗工作。兼任青岛市医学会第二届介入诊疗分会委员、山东省医学会第一届综合介入医学分会妇儿介入学组委员。

（史料收集人：谢立旗）

二、海军青岛特勤疗养中心放射诊断科

中国人民解放军北部战区海军青岛特勤疗养中心放射诊断科于 2019 年由原济南军区青岛疗养院医学影像科、原海军青岛疗养院放射科、原空军青岛疗养院放射科、原二炮青岛疗养院放射科整合成立，编制 15 人，隶属于海军青岛特勤疗养中心疗养五区。

主要设备情况：MR 1 台、CT 4 台、DR 10 台、胃肠机 1 台、口腔全景 X 线机 1 台、牙片机 3 台、骨密度检测仪 1 台。科室现有主任医师 1 名，副主任医师 3 名，主治医师 2 名，医师 1 名，技师 3 名，共计 10 人。原卫民为首任放射科主任，自 2019 年 4 月起任职至今（图 2-6-10）。

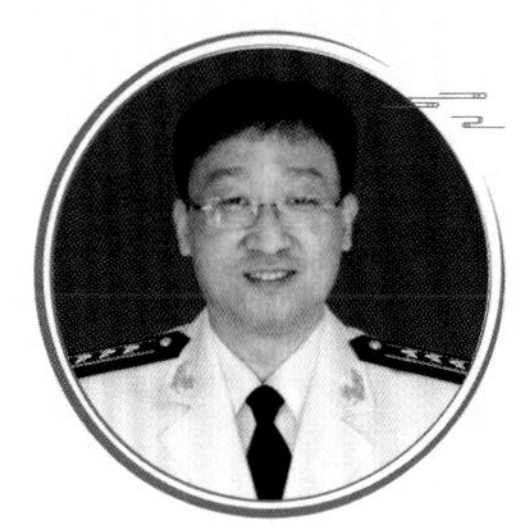

图 2-6-10　原卫民

1972 年 12 月出生。副主任医师。2019 年 4 月起任放射科主任。

（史料收集人：谢立旗）

三、济南军区青岛第一疗养院医学影像科

1962 年，成立 X 光室，隶属于门诊部。X 光室编制 1 人，即 1 名技术员，负责投照、诊断、机器维修等工作。当时没有专业学校毕业的放射专业人员，单位只能通过进修、短训班，自己培养放射人员。X 光室只有 1 台上海医用医疗器械厂生产的 KC200 mA X 线机。当时只配备 1 个铅围裙做个人防护。

1971 年，编制 2 人，其中医师 1 人，技术员 1 人。

1974 年，归属理疗科，仍称 X 光室。1974 年对机房 X 射线进行了防护。自定方案，自采铅皮，对机房进行防护屏蔽，实现了人机隔离操作，告别了暗室操作、铅围裙防护的时代。

1978 年，放射科独立建制。

1984 年，正式单独列编为医学影像科。目前医学影像科在编 7 人，主任医师 1 人、副主任医师 1 人、主治医师 3 人、主管技师 1 人、技师 1 人、招聘技士 1 人。学历成分涵盖了全日制大学专科、本科、硕士研究生、硕士研究生在读、博士研究生。

1980 年，上级配发了 1 台西南医疗器械厂生产的 KD400 mA X 线机。1983 年，引进岛津 500 mA X 线机。1999 年 5 月，总后配发北京万东 500 mA 无暗盒 X 线诊断机。2004 年，总后配发自动洗片机。

2005 年医院自筹资金，总后招标购买 Mecall 全功能数字胃肠机及西门子 Emotion Duo 双排螺旋 CT 机。CT 机于 2006 年 2 月 12 日安装验收并开始运转。2006 年 8 月 4 日数字胃肠机开始运行。2007 年总后配发 IMIX 型 DR，2009 年安装使用。2010 年总后配发北京万东 WDM 数字胃肠机投入使用。

2018 年由济南军区青岛第一疗养院转隶更名为海军青岛第一疗养院医学影像科，2019 年与原空军疗养院放射科、原海军青岛第二疗养院放射科、原第二炮兵青岛疗养院放射科整合，更名为海军青岛特勤疗养中心放射诊断科。

全科参编医学专著 4 部，省级以上刊物发表专业论文 20 余篇。

历任放射科主任简介

1985 年 12 月至 1996 年 5 月，赵振江任首任放射科主任。

1996 年 6 月至 2010 年 12 月，武守忠任放射科主任，曾兼任济南军区放射诊疗专业委员会委员（1997 年至 2006 年）。

2010 年 12 月至 2013 年 2 月，林曰增任放射科主任，兼任济南军区放射诊疗专业委员会委员（2006 年至今）、济南军区防疫与防护管理专业委员会副主任委员（2012 年至今）。

2013 年 2 月至今，杨正武任放射科主任。

四、济南军区青岛第二疗养院放射科

海军青岛疗养院地处青岛市市南区太平角 6 路 1 号。

1950 年，海军青岛疗养院放射科建立，设备仅有 1 台上海 200 mA 单管单床 X 线机。至 2005 年，放射科陆续添加设备有东方红 200 mA、匈牙利 500 mA、岛津 500 mA X 线机。

2005 年改编成济南军区青岛第二疗养院医学影像科。

截至 2015 年 12 月 31 日，有工作人员 9 名，其中高级职称 1 人，中级职称 2 人，初级职称 4 人。

2018 年转隶更名为海军青岛第二疗养院。

2019 年与海军青岛第一疗养院放射科、空军青岛疗养院放射科、二炮青岛疗养院放射科整合至海军青岛特勤疗养中心放射诊断科。

济南军区青岛第二疗养院放射科影像设备一览表见表 2-6-4。

表 2-6-4　济南军区青岛第二疗养院放射科影像设备一览表（截至 2015 年 12 月 31 日）

设备名称	设备型号	生产厂家	启用时间
数字胃肠机	WPEX8	东芝	2011 年 12 月

续表

设备名称	设备型号	生产厂家	启用时间
MSCT	Aquilion TSX-101A	东芝	2012 年 5 月
口腔牙片 CR	CR	德国	2012 年 8 月
口腔多功能 CR	Pax-Uni3D	VATECH	2012 年 8 月
DR	IMIX-2000	德国	2007 年 9 月

历任放射科主任简介

首任科主任：胡启玉（个人资料待考）。

第二任科主任：冯友汉（个人资料待考）。

第三任科主任：孙祥洪（个人资料待考）。

第四任科主任：苗再德（个人资料待考）。

第五任科主任：刘忻河（个人资料待考）。

第六任科主任：刘新成（个人资料待考）。

2005 年至 2009 年，苏衍峰任放射科主任（1966 年 2 月出生，本科学历，副主任医师。其他详细资料待考）。

2009 年至 2011 年，许松云任放射科主任（图 2-6-11）。

2011 年至今，王宝华任放射科主任（图 2-6-12）。

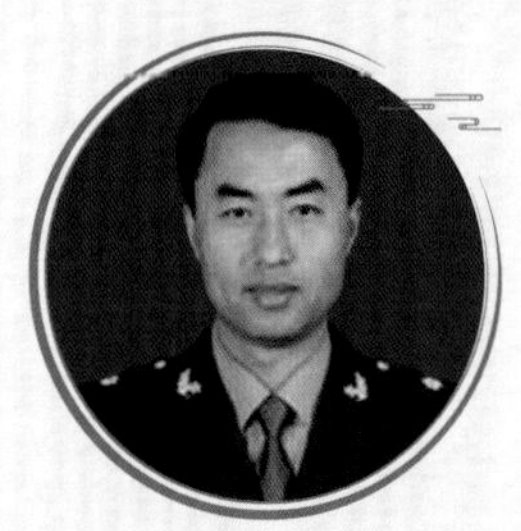

图 2-6-11　许松云

1967 年 1 月出生。本科学历，主治医师。2009 年至 2011 年任放射科主任。

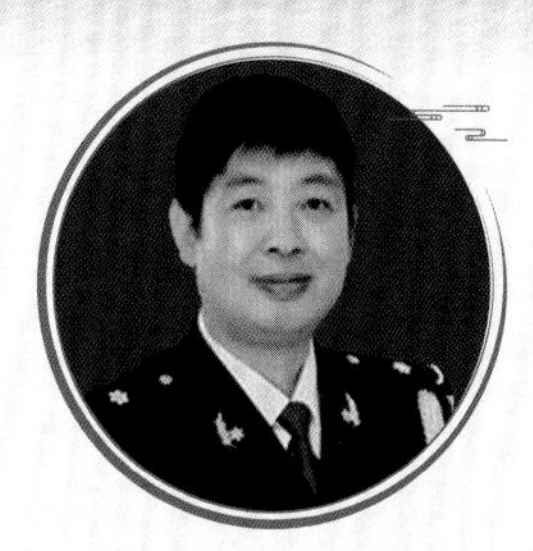

图 2-6-12　王宝华

1963 年 9 出生。本科学历，副主任医师。2011 年至今任放射科主任。

五、解放军第 141 医院放射科

中国人民解放军第 141 医院成立于 1961 年 5 月，位于青岛市李沧区九水东路 186 号。医院成立之初，放射科称放射理疗科，医技人员 6 人，医疗设备有 30 mA、200 mA X 线机各 1 台，后增加了 200 mA、400 mA X 线机各 1 台。首任主任为高伊金。

1980 年 12 月高伊金退休，1981 年 1 月迟元培任主任。1983 年、1985 年购进日本产 B 超各 1 台。

1988 年 B 超从放射科分离，成立特检科。之后又购进了 500 mA X 线机、X 线断层机、深部 X 线治疗机、射频治疗机、DSA 等设备。1983 年通过技术革新，改造遥控摇篮床 X 线机 2 台，在青岛市较早开展介入诊疗工作。1996 年 7 月购进日本岛津 CT 1 台，型号为岛津 4800TC。

1997 年 12 月迟元培退休，赵绪政任主任。1999 年 9 月购进日本岛津 XUD150L-30F 胃肠机 1 台。

2000 年 5 月赵绪政退休，刘士俊任主任。2002 年 9 月科室购进螺旋 CT（型号为 GE Hispeed DX/i）、DSA（型号为 GE OEC-9800）各 1 台，2002 年 11 月成立 CT 室，与放射科分离为独立科室，亓连玉任 CT 室主任。

2004 年 9 月，第 141 医院撤编成为第 401 医院北院区。2005 年 8 月科室购进上海医疗设备厂生产的 CR 1 台，型号为 AXGP520。

2007 年 4 月刘士俊退休，放射科与 CT 室合并，成立第 401 医院北院区医学影像科，亓连玉任主任。2009 年 10 月新建影像楼，2010 年 7 月西门子 1.5T 超导 MR（型号为 Manetom Essenza）正式启用。2011 年 5 月多排螺旋 CT（型号为东芝 Action16）正式启用。2013 年 10 月 20 日，西门子全电动 DR（型号为 SIEMENS Ysio）正式启用。通过几代人的不懈努力、开拓进取，科室医疗设备及人才技术等方面不断发展壮大，作为主编出版医学专著 1 部，作为副主编 / 参编者出版医学专著 5 部，发表学术论文 40 篇。截至 2015 年 12 月 31 日，有设备 8 台（套），医、技、护人员 21 人，其中副主任医师 1 人，主治医师 4 人，医师 10 人，技师 5 人，护师 1 人。

历任放射科主任简介

1961 年 5 月至 1980 年 12 月，高伊金（1928 年 1 月出生）任首任放射科主任（个人详细资料待考）。

1981 年 1 月至 1997 年 12 月，迟元培任放射科主任（图 2–6–13）。

1997 年 12 月至 2000 年 5 月，赵绪政任放射科主任（图 2–6–14）。

2000 年 5 月至 2007 年 4 月，刘士俊任放射科主任（图 2–6–15）。

2002 年 9 月至 2007 年 4 月，亓连玉任 CT 室主任（图 2–6–16）。2007 年 4 月至 2016 年 3 月（医院整建制撤销）任 401 医院北院区医学影像科主任。

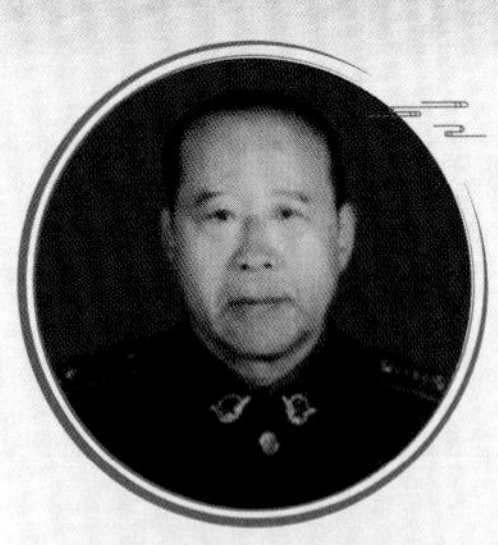
图 2-6-13　迟元培
1940 年 1 月出生。大专学历，副主任医师。1981 年 1 月至 1997 年 12 月任放射科主任。

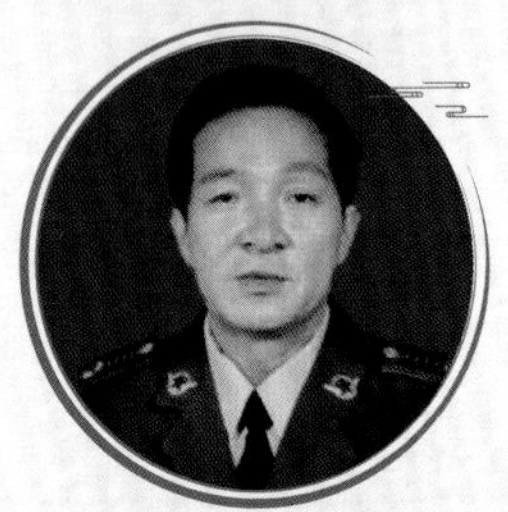
图 2-6-14　赵绪政
1950 年 9 月出生。大专学历，主治医师。1997 年 12 月至 2000 年 5 月任放射科主任。

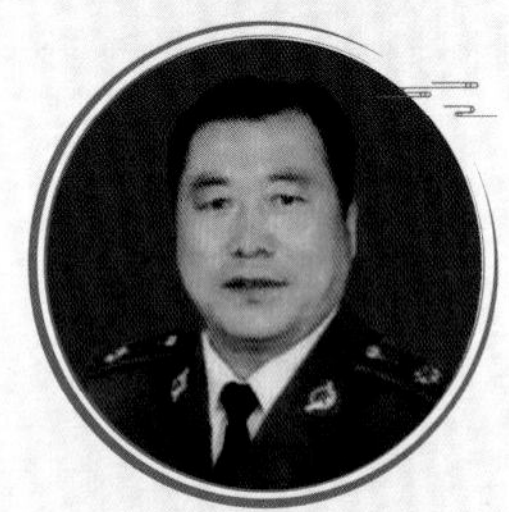
图 2-6-15　刘士俊
1957 年 12 月出生。大专学历，主治医师。2000 年 5 月至 2007 年 4 月任放射科主任。

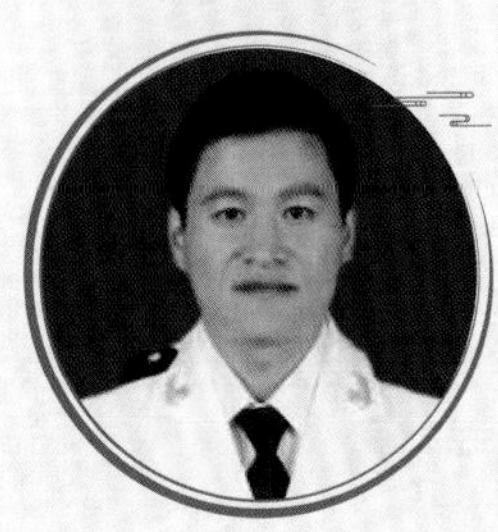
图 2-6-16　亓连玉
1964 年 9 月出生。本科学历，副主任医师。2002 年 9 月至 2007 年 4 月任 CT 室主任。2007 年 4 月至 2016 年 3 月（医院整建制撤销）任 401 医院北院区医学影像科主任。兼任济南军区放射医学专业委员会委员、青岛市医学会第十一至第十二届放射学分会委员。

六、解放军第 409 医院放射科

中国人民解放军第 409 医院（现为中国人民解放军第 971 医院崂山医疗区）。1970 年至 1973 年开始筹建，隶属于青岛海军疗养院。1973 年 12 月 5 日，经北海舰队党委批准，中国人民解放军第 409 医院正式成立。1978 年建立放射科，人员共计 8 人。设备情况：共 2 台 X 线机，1 台为上海东方红 X 线机，另 1 台为西南 X 线机。1999 年 3 月，第 1 台西门子非螺旋 CT 启用。截至 2015 年 12 月 31 日，共有工作人员 7 人：副主任医师 1 名，主治医师 1 名，医师 2 名，技师 2 名，护师 1 名。

科室设备（截至 2015 年 12 月 31 日）：万东 500 mA F99-ICT 型遥控摇篮 X 线机 2 台，柯尼卡 REGIUS MODEL 110CR 1 台，柯尼卡美能达相位对比数字化乳腺摄影系统（PCM REGIUS PUREVIEW）1 台，BG9000 型高频移动式 C 型臂 1 台，GE Definium 6000 Ⅲ型 DR 1 台，东芝 XVision GX CT 1 台，东芝 Aquilion16 CT 1 台。

历任放射科主任简介

1978 年 11 月至 1986 年 12 月，侯成翰（男，1932 年 8 月出生，专科学历，副主任医师，其他资料待考）任放射科主任。

1987 年 1 月至 1996 年 2 月，周永山任放射科主任（图 2-6-17）。

1996 年 3 月至 2000 年 12 月，孙柯（男，1951 年 12 月出生。大专学历，副主任医师，其他资料待考）任放射科主任。

2001 年 8 月至 2006 年 12 月，刘瑞江任放射科主任（图 2-6-18）。

2007 年 1 月至今，李焕敬任放射科主任（图 2-6-19）。

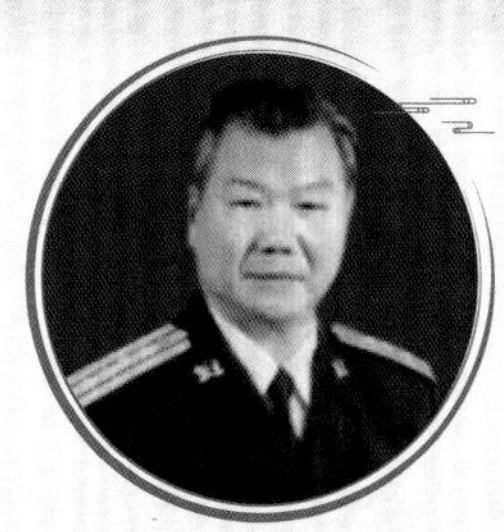

图 2-6-17　周永山
1937 年 12 月出生。本科学历，副主任医师。任职时间：1987 年 1 月至 1996 年 2 月。

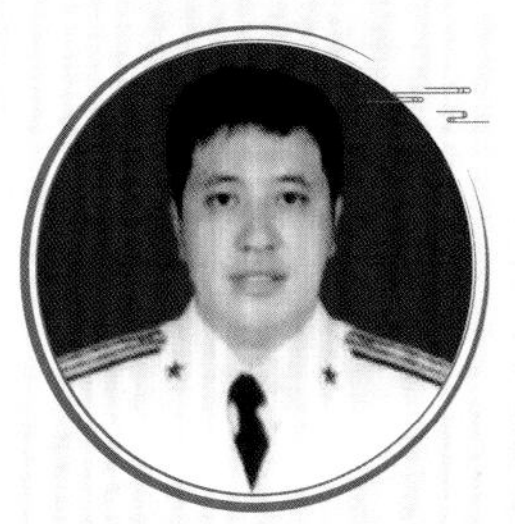

图 2-6-18　刘瑞江
1962 年 2 月出生。大专学历，副主任医师。任职时间：2001 年 8 月至 2006 年 12 月。兼任济南军区放射医学委员会委员。

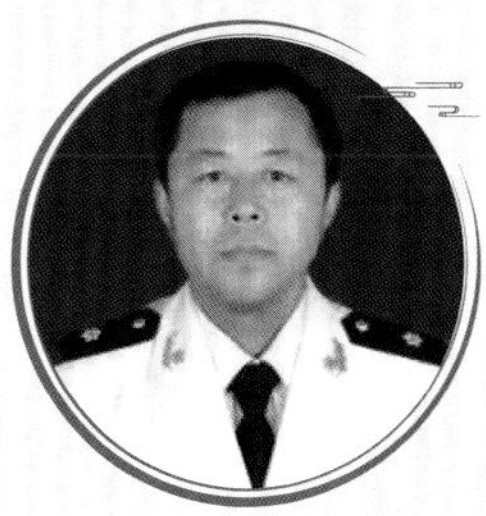

图 2-6-19　李焕敬
1971 年 10 月出生。本科学历，副主任医师。任职时间：2007 年 1 月至今。兼任济南军区放射医学委员会委员。

七、空军青岛疗养院放射科

空军青岛疗养院于 1951 年 4 月成立，放射科成立于 1953 年 1 月，当时只有韩德英 1 名工作人员，既是医师又是技师、科主任。共 2 台设备，战后美国留下只能照四肢关节的 30 mA X 线机 1 台，另 1 台是能做胸部透视及拍摄胸部平片的上海产 10 mA 野战 X 线机。1963 年调入 1 名医师。

1970 年至 1978 年，科室增加到 4 人，科主任马继龙，副主任韩德英。科室增加北京东方红 200 mA X 线机 1 台、自装 10 mA X 线机 1 台、西德产 30 mA X 线机 1 台和捷克产 10 mA 牙片 X 线机 1 台。1984 年新增加岛津 500 mA X 线机 1 台。1990 年本科工作人员把机器改装成遥控摇篮，科室人员共 7 人。

1992 年刘春华任科主任，1993 年征志华任科主任，1999 年苏衍峰任科主任。2000 年自购口腔曲面体层机 1 台；2002 年总部配发北京万东 500 mA 双床双球管 X 线机 1 台。

2005 年 4 月，空军疗养院与海军疗养院合并，成为济南军区青岛第二疗养院，放射科有 9 人，科主任为苏衍峰。科室设备有 6 台：500 mA X 线机 2 台，曲面体层机 2 台，牙片机 2 台。2007 年总部配发 DR 1 台。

2009 年 9 月空军青岛航空医学鉴定训练中心成立，放射科人员 3 人，科主任为苏衍峰。2010 年总部配发 DR 1 台，原有 500 mA X 线机 1 台，曲面体层机 1 台，牙片 X 线机 1 台。2015 年总部配发 64 排螺旋 CT 1 台、DR 1 台。

2019 年，与原海军青岛第一、二疗养院放射科、原二炮疗养院放射科整合至海军青岛特勤疗养中心放射诊断科。

（史料收集人：谢立旗）

第七节　青岛市市区企业医院、疗养院放射科

一、青岛市港务局职工医院放射科

青岛市港务局职工医院为青岛市阜外心血管病医院前身。

1985年，为了适应对外开放需要，医院更名为青岛港口医院。2006年5月，青岛阜外心血管病医院正式成立，为中国医学科学院阜外医院在国内的首家分院（详情见第二章第三节“一、青岛市阜外心血管病医院放射科”）。

二、青岛市盐业职工医院放射科

青岛市盐业职工医院始建于1948年，前身是山东区胶澳盐场盐工福利委员会始建的山东胶澳盐工医院，设于青岛市六号码头。1949年6月2日，青岛解放，盐工医院由胶澳盐务局接管。1953年4月，医院迁至原即墨县马戈庄，即现址城阳区上马街道。1972年1月，更名为青岛市盐业职工医院。2014年6月与青岛市中心医院联合，更名为青岛市中心医院盐医分院。

普通放射科：1953年拥有公私合营上海医疗器械厂产KE200 mA X线机，建立X光室，由专职医师做X线检查。1978年购买北京医疗仪器厂300 mA双床双球管X线机，成立了放射科，可以进行拍片、体层摄影。1997年购置上海医疗器械厂500 mA双床双球管摇篮设备，带影像增强器，遥控摇篮X线机，从此告别暗室透视。同年购置德利牌自动洗片机，从此告别暗室洗片。2009年购置柯尼卡170CR 1台，2012年购置北京万东产800 mA数字X线机。2014年购置钼靶机1台。

CT室：1998年9月成立CT室。设备为德国西门子HIQ CT机1台。2011年12月更新为GE公司产单排螺旋CT机。

截至2014年11月，放射科有专业技术人员6人。中级职称3人，初级职称3人；本科学历1人，专科2人，中专2人，高中1人。放射科1987年以前，由厉建楠任主任。1987年至2009年，韩吉林任放射科主任。2009年后，林世友任放射科主任。

三、中国南车集团（青岛）四方机车车辆厂职工医院放射科

中国南车集团（青岛）四方机车车辆厂职工医院位于青岛市市北区（原四方区）嘉兴路7号，前身为铁道部四方机车车辆工厂职工医院，始建于1953年8月。1992年8月18日与青岛医学院附属医院建立联合医院。1994年11月，经青岛市卫生局审定为二级甲等综合性企业医院。2000年，中国机车车辆工业与铁道部脱钩，职工医院更名为中国南车集团（青岛）四方机车车辆厂职工医院。

2007年，随着央企改制工作的进一步推进，职工医院交由青岛商业局医院托管。放射、超声及心电图室合并成立影像中心，购置了1台德国产IMIX型DR及PACS。

2014年5月，科室及人员随医院整体移交青岛大学附属医院，更名为青岛大学附属医院北院区。现行政事务由青岛大学附属医院市南院区放射科代管（详见第二章第一节“一、青岛大学附属医院放射科”）。

放射科初期主要设备为1台上海产的200 mA X线机，1983年购置日立500 mA遥控X线机1台及摄片机1台。1997年购置岛津500 mA遥控床X线机1台，科室专业人员增至9人。

历任放射科主任简介

1962年6月至1984年5月，闫景煌任放射科主任（图2-7-1）。

1986年6月至2002年2月，任纪钢任放射科主任（图2-7-2）。

2002年3月至2009年5月，李培莹任放射科、影像中心主任（图2-7-3）。

2009 年 6 月至 2014 年 5 月，周启鸿任影像中心主任（图 2-7-4）。

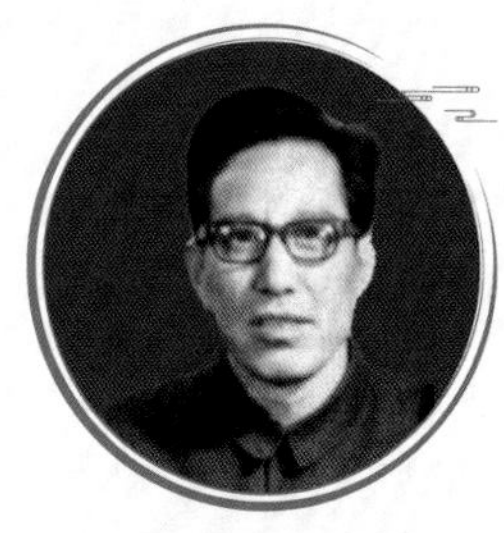

图 2-7-1　闫景煌

1930 年 12 出生。中国共产党党员，大专学历，主治医师。毕业于天津医学放射专科学校，1954 年分配至四方机车车辆厂职工医院工作。1962 年 6 月至 1984 年 5 月任放射科主任。

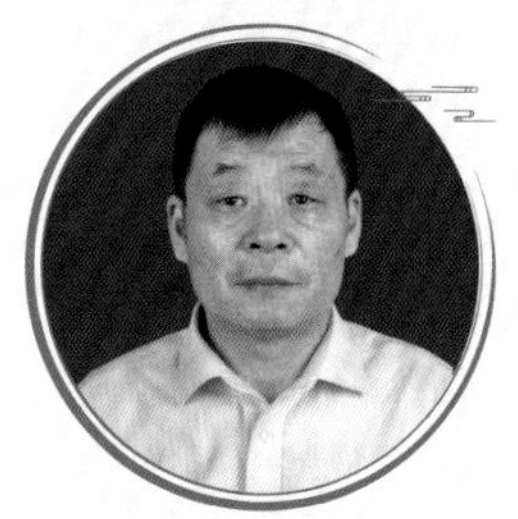

图 2-7-2　任纪钢

1958 年 12 月出生。大专学历，主治医师。1989 年 7 月毕业于青岛医学院。1980 年分配至四方机车车辆厂职工医院放射科，1986 年 6 月至 2002 年 2 月任放射科主任。

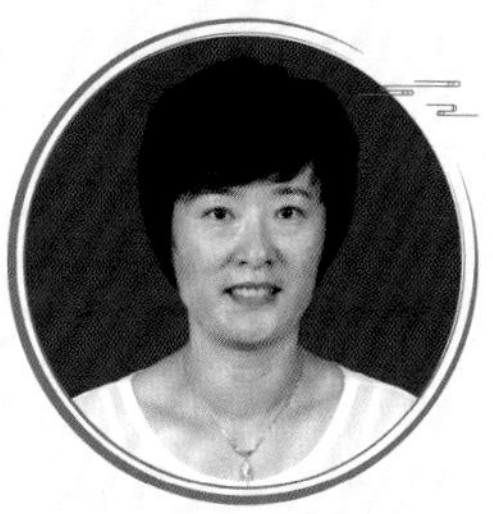

图 2-7-3　李培莹

1968 年 1 月出生。中国共产党党员，副主任医师，医学硕士。1989 年毕业于青岛大学医学院医学影像专业。2002 年 3 月至 2009 年 5 月任放射科、影像中心主任。曾兼任青岛市医学会第十二届放射学分会青年委员会委员。

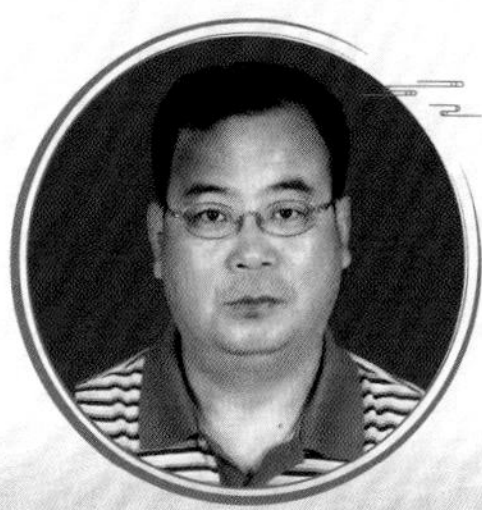

图 2-7-4　周启鸿

1966 年 5 月出生。大专学历，主治医师。1987 年毕业于郑州铁路卫校，2002 年毕业于青岛大学医学院影像专业，同年分配至四方机车车辆厂职工医院放射科。2009 年 6 月至 2014 年 5 月任影像中心主任。

四、青岛市钢铁有限公司职工医院放射科

1961 年青岛市钢厂职工医院成立，X 光室配 30 mA X 线机 1 台，工作人员只有转业军医于德水 1 人。

1969 年，第 141 医院放射科医师王桂贞转业至青岛钢厂医院，任 X 光室负责人。

1976 年，青岛市钢厂职工医院于重庆中路 898 号建院，成立放射科，工作人员 3 名，王桂贞任主任。设备有上海产 200 mA X 线机 1 台，东方红 50 mA X 线机 1 台，10 mA 便携式 X 线机 1 台，1976 年科室参与救治唐山大地震伤员。

2002 年成立影像科，王力任科主任。影像科成立伊始，还负责青岛胸科医院及李沧区第二人民医院、李沧区第三人民医院的 CT 检查工作。在 2003 年抗击非典过程中，作为卫生局指定医院，CT 室负责非典患者检查。2008 年青岛市钢铁有限公司参加医疗制度改革后，医院及科室业务规模逐渐萎缩，影像科仅有工作人员 5 名。随着青岛钢铁有限公司胶南董家口搬迁项目的实施，青岛市钢铁有限公司职工医院于 2015 年 12 月 31 日撤销。

青岛市钢铁有限公司职工医院放射科影像设备一览表见表 2-7-1。

表 2-7-1　青岛市钢铁有限公司职工医院放射科影像设备一览表（截至 2015 年 12 月 31 日）

设备名称	设备型号	生产厂家	启用时间
胃肠机	BSX-50A	日本岛津	1997 年 12 月
彩超	ATL-3500	ATL 公司	2000 年 8 月

续表

设备名称	设备型号	生产厂家	启用时间
摄片机	SX-500-R	东软	2004年2月
螺旋CT	Prospeed-AL	美国GE	2011年12月

历任放射科主任简介

1969年，王桂贞（男，主治医师，1963年毕业于济南军区卫生学校，分配至141医院，转业后至青岛市钢厂职工医院工作，其他详细资料待考）任X光室负责人。1976年，任放射科主任。

2002年至2015年，王力任放射科主任（图2-7-5）。

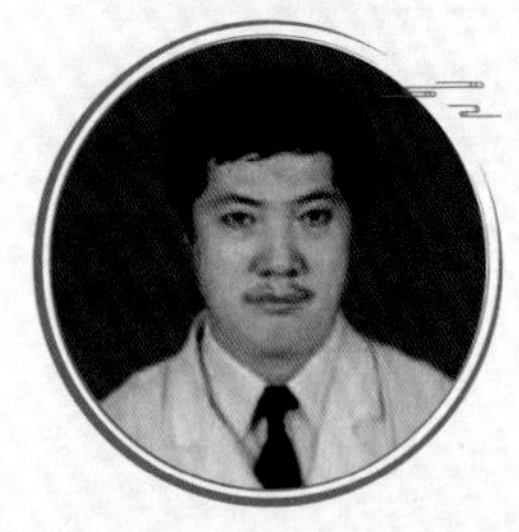

图2-7-5　王力

1962年6月出生。主治医师，1983年毕业于青岛医学院医疗系。2002年至2015年任放射科主任。兼任青岛市医学会第十二届放射学分会委员。

（史料收集人：王　力）

五、青岛市商业职工医院影像科

青岛市商业职工医院位于青岛市市北区海泊路6号，前身为1956年成立的青岛商业局医疗所，初设在即墨路，后搬到高密路。1961年迁至河北路18号。1973年正式成立青岛商业职工医院。于2019年12月整建制并入青岛市妇女儿童医院。

1975年医院购置200 mA诊断X线机1台，同年7月建X光室，地点在河北路33号，由张建和刘海清两人组成。1976年9月，X线机安装调试后正式开展工作。

1981年3月，青岛市商业职工医院迁至青岛市海泊路6号，X光室随迁入新建医院大楼内，改称放射科，徐开阳为科室主任。1985年购进日产LS-300型超声显像仪1台，成立B超室，隶属于放射科。1986年购进日产岛津ZS-30型遥控诊断X线机1台。

1990年徐开阳主任退休，张建任放射科第二任主任。1999年，医院推行与青岛大学医学院附属医院合作搞集团化经营的策略。伴随医院的发展，放射科也不断发展壮大，各种业务不断开展创新，2000年成立介入中心。2004年放射科改称影像科，李玉宝任科室主任，张建任副主任。2007年10月曲申任影像科副主任主持工作，李玉宝不再担任影像科主任。同期成立CT室。2008年10月曲申任影像科主任。

截至2014年6月1日，科室有专业技术人员共13名，其中副主任医师2名，主治医师3名，医师及助理医师5名，工程师1名，护理人员2名。

专业设备：1977年医院购进牙科诊断X线机（隶属口腔科）。1978年购进国产200 mA双床、双球管诊断X线机。1985年购进LS-300型超声显像仪1台。1986年购进岛津ZS-30型遥控诊断X线机1台。1993年购进日立EVB-305型心腹两用超声显像仪1台。

1997年医院购进苏州德力冲洗机械公司相纸/软片冲洗机1台。2000年下半年，青岛大学医学院附属医院给予我院日立200 mA遥控X线机1台，我院于2001年上半年安装。2001年购进美国惠普彩色多普勒超声1台。2000年，开展介入治疗。2001年购进小C臂，2005年购进德国西门子大型血管造影X线机替换小C臂，介入室成立，隶属于影像科。2002年购进岛津ZS-15型X线数字胃肠机。2005年购进柯达激光打印机1台，替换苏州德力冲洗机械公司相纸/软片冲洗机。2003年购进手提式彩超。2004年医院购进型SunRace三维粒子植入内放疗系统，粒子治疗正式应用于临床。2007年1月医院购进沈阳东软NeuViz.Dual双排螺旋CT机，3月正式投入使用，CT室正式成立，隶属于影像科。同年购进DR机1台，替换岛津ZS-30型遥控诊断X线机。2007年放射科启用PACS系统。2013年9月医院购进Philips iu Elite超声1台。2017年购入东软64层CTNeuViz 64I&In，替换东软NeuViz.Dual双排螺旋CT机。随着医学技术的飞速发展，青岛市商业职工医院影像科已从原单一X光室，发展成为由普通放射科、CT室、介入室及超声室组成的综合性医学影像科。

影像科自建科以来医疗水平不断提高，开展的业务有：胸腹部透视、普通X线摄片、胃肠道造影检查、四肢血管造影、CT检查、CT及B超引导下穿刺及放射性粒子植入治疗肿瘤、肿瘤介入治疗、股骨头无菌性坏死介入治疗，以及心脏、腹部及小器官的超声诊断等。

截至2020年12月31日，科室共有影像设备6台，其中，DR、MSCT、DSA和数字胃肠机各1台，彩超2台。

青岛市商业职工医院影像科影像设备一览表见表2-7-2。

表2-7-2　青岛市商业职工医院影像科影像设备一览表（截至2020年12月31日）

续表

设备名称	设备型号	生产厂家	启用时间
数字胃肠机	ZS-15	岛津公司	2002年5月
DR	UNV-2000	德国西门子	2007年11月
MSCT	NeuViz 64I&In	东软医疗	2017年7月
DSA	ANGIOSAR-1000 mA	德国西门子	2005年3月
彩超	Agilent	美国惠浦	2001年2月
彩超	Iu Elite	飞利浦	2014年9月

历任放射科主任简介

1979年，徐开阳任放射科主任（图2–7–6）。

1990年，张建任放射科主任（图2–7–7），2004年8月至2009年8月任影像科副主任。

2004年8月至2007年9月，李玉宝任影像科主任（图2–7–8）。

2007年10月至2008年10月，曲申任影像科副主任主持工作（图2–7–9）。2008年10月至今，担任影像科主任。

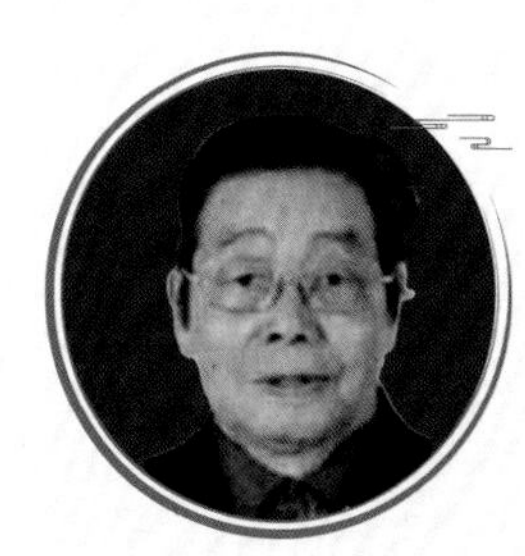

图2-7-6　徐开阳

1930年7月出生。副主任医师，从事医疗放射影像诊断工作42年。自学放射线机结构原理及维修。1944年加入苏中新四军医校，学习毕业后，调入苏中战地一院工作。后调入华中野战二院、华东99陆军医院工作。1949年被部队组织选派到浙大医疗系放射线班学习2年多。1952年调回中国人民志愿军朝鲜中线兵团司令部医院担任放射科负责人。1954年12月调入青岛市结核病防治院放射线科任科主任。曾与曹来宾教授一起共同担任青岛市职业病委员会委员，负责职业病放射线影像诊断工作。1961年调入江苏盐城市专区医院放射科及医专附院放射科任主任。1979年调入青岛市商业医院，任放射科主任。

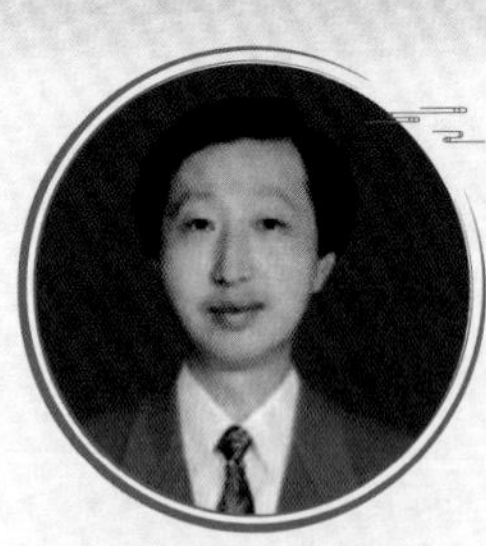
图 2-7-7 张建
1954 年 6 月出生。副主任医师。大专学历。1975 年 7 月调入青岛商业职工医院，1990 年任放射科主任，2004 年 8 月至 2009 年 8 月任影像科副主任。从事医学影像学工作 39 年。曾兼任青岛市医学会超声医学分会会员。

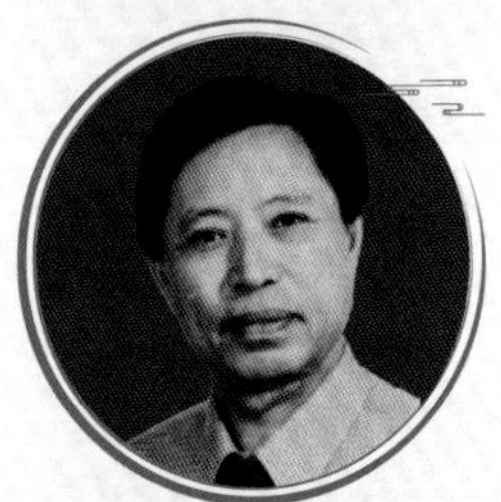
图 2-7-8 李玉宝
1951 年 10 月出生。住院医师。1970 年 1 月至 1977 年 3 月在东海舰队第 412 医院放射科工作，1978 年 5 月调入青岛市商业职工医院。2004 年 8 月至 2007 年 9 月任影像科主任。

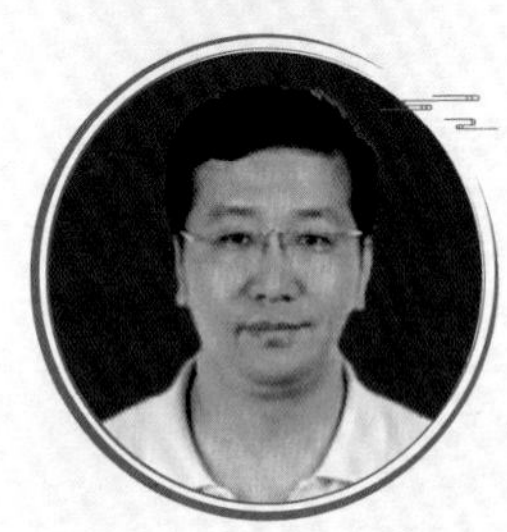
图 2-7-9 曲申
1968 年 5 月出生。1989 年毕业于青岛医学院医学影像系，主治医师，从事医学影像学工作 25 年。2007 年 10 月至 2008 年 10 月任影像科副主任主持工作。2008 年 10 月至今，担任影像科主任。兼任青岛市医学会第十二届放射学分会委员，青岛市医学会首届介入诊疗分会委员。

（史料收集人：曲　申）

六、山东省青岛疗养院放射科

山东省青岛疗养院始建于 1950 年，坐落在青岛“八大关”风貌保护区，依山面海，占地近 11 万余平方米，拥有 24 个国家建筑风格的独立别墅式楼院 63 处，房屋 86 幢，建筑面积近 5.6 万平方米。

1954 年更名为青岛疗养院，建制属中央卫生部，是新中国成立后最早的全国四大疗养基地之一。1958 年，中央卫生部将青岛疗养院移交给山东省委，同年山东省委将省委疗养院合并入青岛疗养院。1979 年，山东省委决定将青岛疗养院交给省卫生厅直接领导和管理，更名为山东省青岛疗养院。1987 年山东省康复中心成立，挂靠山东省青岛疗养院；1991 年，加挂“山东省青岛慢性病医院”的牌子，现为三块牌子一套班子。2012 年，疗养院被卫生部保健局列入 5 个中央干部保健基地之一。2015 年当选中国康复医学会疗养康复专业委员会主任委员单位。

放射科现有工作人员 7 名，副主任医师 1 人，主治医师 4 人，住院医师 2 人，其中研究生 3 人。影像设备：CT 机 3 台，平板数字胃肠机、乳腺机、双能 X 线骨密度仪各 1 台，DR 2 台。

放射科主任简介

商文海（图 2-7-10），2012 年 11 月任山东省青岛疗养院放射科主任。

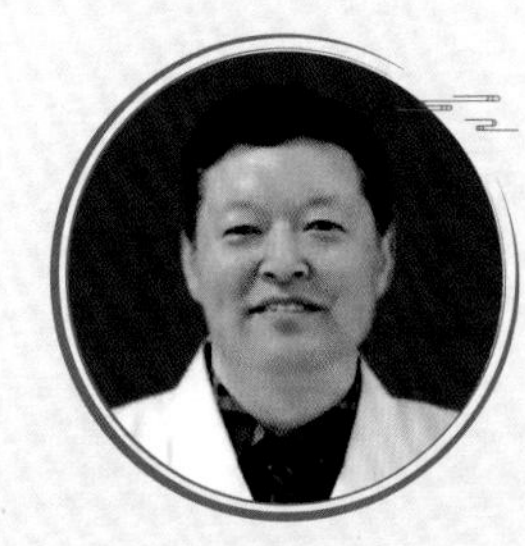
图 2-7-10 商文海
1963 年 1 月出生。中国共产党党员，副主任医师。1982 年 7 月参加工作，先后在广饶县人民医院放射科、东营市人民医院放射科工作。2012 年 11 月任山东省青岛疗养院放射科主任。

（史料收集人：商文海）

第八节　青岛市民营医院放射科

一、青岛州信医学影像诊断中心

厦门州信医学影像有限公司于2019年5月在青岛市设立了独立医学影像中心——青岛州信医学影像诊断中心，地址位于青岛市崂山区海尔路180号。中心推行国际化医疗服务标准和理念，为国内外特需人群提供精准影像诊断、深度健康体检、远程会诊等专业医疗服务。

现有执业医师8人，技师5人，护士4人，行政管理等共计32人。影像设备包括112环数字光导PET/CT 1台，3.0T MR、1.5T MR和80排、40排MSCT各1台，以及乳腺钼靶机、多普勒彩超、DR数台。

影像中心主任简介

崔新建，1953年5月出生。中国共产党党员，主任医师、教授，泰山医学院及青岛大学医学院硕士生导师、青岛市肿瘤分子影像诊断特色专科学科带头人，崔新建创新工作室领军人物。负责创建成立了青岛市医学会分子影像学分会，并被选举为首届主任委员。2020年至今担任青岛州信医学影像诊断中心主任（详见第三章第三节）。

（史料收集人：崔新建）

二、青岛洪强骨科医院影像科

青岛洪强骨科医院是2008年经青岛市卫生局批准成立的专科医院，隶属于洪强医疗集团，其前身为青岛希敏骨科医院，位于青岛市市南区香港西路43号。建院以来影像科已拥有加拿大产DR和德国西门子CT机各1台。

截至2020年12月31日，科室有工作人员5人，医师2人，技术人员2人，其他1人。影像设备2台，CT、DR各1台。

青岛洪强骨科医院影像科影像设备一览表见表2-8-1。

表2-8-1　青岛洪强骨科医院影像科影像设备一览表（截至2020年12月31日）

设备名称	设备型号	生产厂家	启用时间
双排螺旋CT	Emotion Duo	西门子公司	2008年
DR	Xplorer 1600	加拿大idc	2014年7月

放射科主任简介

王先荣，男，70岁，副主任医师，放射科主任。毕业于青岛卫生局夜大学放射专业，1971年从事放射工作，先后就职于青岛北海船厂职工医院、国家发改委青岛疗养院、青岛洪强骨科医院。从事放射工作50年。

（史料收集人：王先荣）

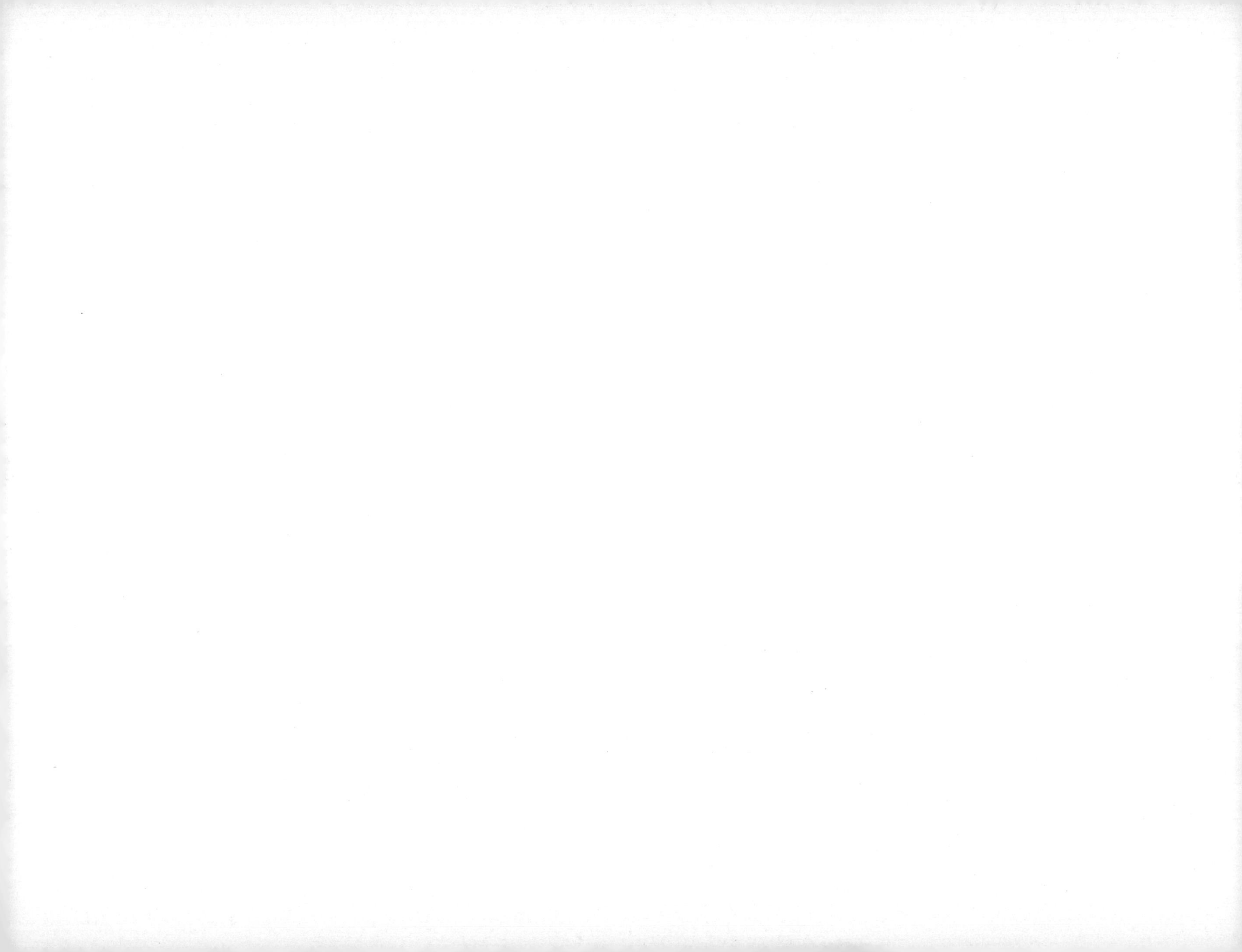

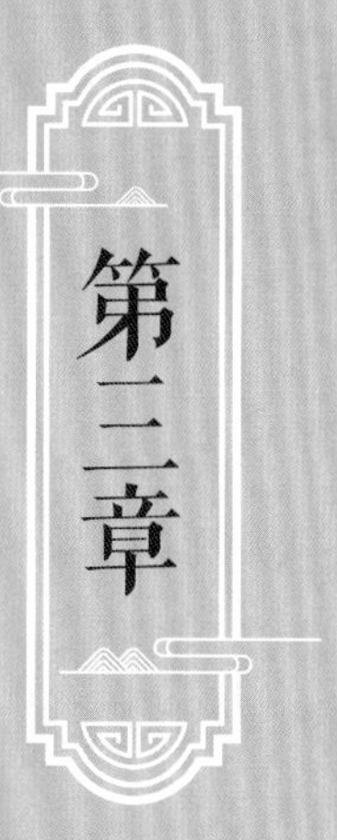

青岛市放射学界著名专家学者

第一节　著名放射学专家曹来宾教授

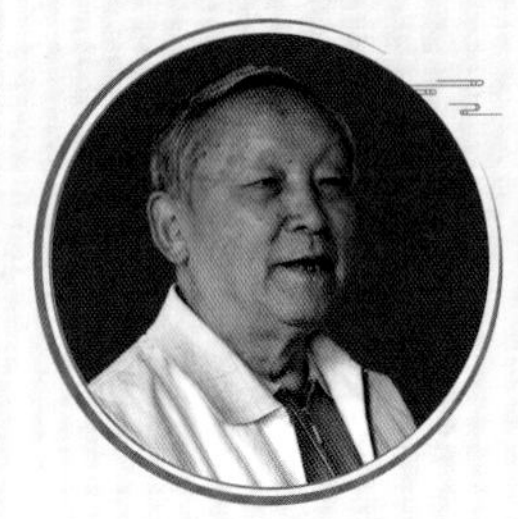
图 3-1-1　曹来宾

曹来宾（1926 年 11 月 6 日年至 2012 年 1 月 22 日）（图 3-1-1），山东省潍坊市昌邑双台村人。放射科教授、主任医师、硕士研究生导师。1946 考入山东大学医学院（青岛大学医学院前身），1952 年毕业留校，从事 X 线诊断 / 治疗及教学工作。大学毕业前一年即开始从事放射学医、教、研工作，尤其着重于骨与关节放射学的研究。1951 年赴北京参加国家卫生部委托国立北京大学医学院举办的第二期放射学专科医师“X 线诊断训练班”学习一年（图 3-1-2）。1952 年至 1977 年任山东大学医学院附属医院放射科医师，其中 1956 年赴上海市中山医院进修一年，师从老一辈放射学家汪绍训、荣独山（图 3-1-3）、谢志光等教授。1959 年至 1975 年任青岛医学院附属医院放射科副主任、放射学教研室副主任。1976 年至 1984 年任青岛医学院附属医院放射科主任、放射学教研室主任。1978 年始任放射学副教授，1982 年任放射学教授。1984 年成为我国较早的放射学硕士研究生导师之一，培养的学生均已成为国内放射学界的学术骨干（图 3-1-4）。

1970 年前往青岛医学院惠民地区北镇分院（现滨州医学院前身）教学及临床工作，1973 年回青岛医学院附属医院工作。曹来宾教授常年坚持工作在临床第一线，通过几十年的潜心钻研与总结，在骨关节 X 线诊断方面独树一帜，尤其对少见病、罕见病和疑难杂病的诊断被国内外同行所称道。

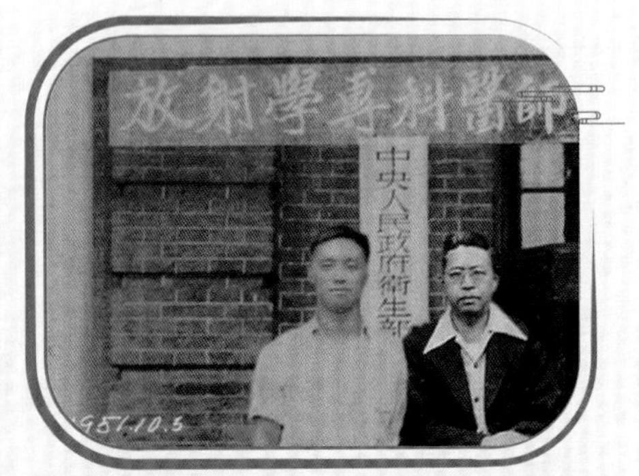

图 3-1-2　1951 年参加卫生部放射学专科医师训练班时，曹来宾（左）与汪绍训教授（右）合影

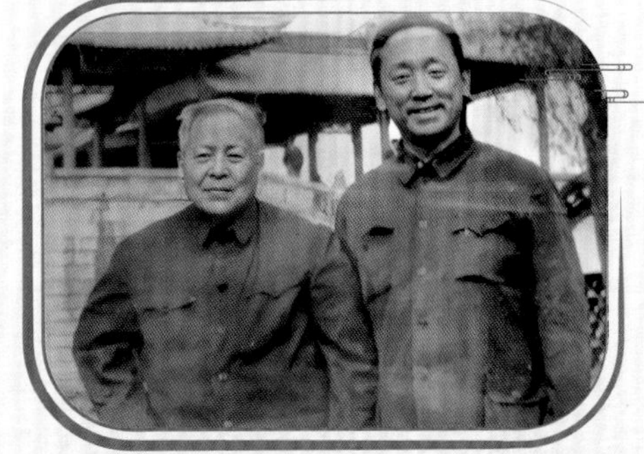
图 3-1-3　曹来宾教授（右）与荣独山教授（左）合影

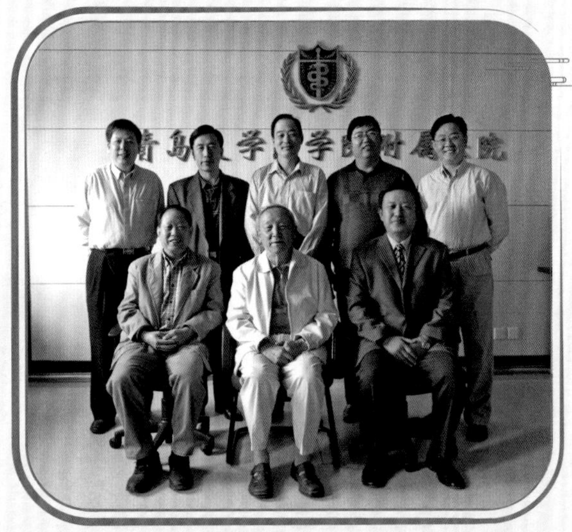
图 3-1-4　曹来宾教授与学生们合影于 2005 年
前排左起：徐爱德、曹来宾、徐文坚；
后排左起：杨青、刘吉华、隋庆兰、何树岗、冯卫华。

从医 60 年，先后发表学术论文 180 余篇，其中 90% 以上论述侧重于肌骨影像诊断。自 1957 年发表第一篇论文以来，几十年中撰述论文、著作等身。仅付梓于《中华放射学杂志》的文章就有七八十篇之多，其中代表作有《骨纤维异常增殖症 X 线诊断》《潜水减压病骨关节改变 X 线分析》《进行性骨干发育不全症》《脊柱骨骺发育不良伴进行性骨关节病》《成人股骨头缺血坏死的 X 线诊断（附 310 例报告）》《骨肉瘤能药物治愈吗？》等。获得的多项研究成果，填补了国内外空白。《中医中药治疗骨肉瘤的随访观察》也赢得国内外业界瞩目嘉许。据中国医学科学院医学信息研究所在《医学信息学杂志》1983 年第 4 期刊登的《< 中华放射学杂志 > 文献计量分析》显示，曹来宾教授论文数量与被援引频度，名列全国第四位。

20 世纪 70 年代初，带领科内和兄弟医院的同道们着手编写《骨与关节 X 线诊断学》，1973 年成书。由于特殊状况，署名为《青岛医学院附属医院放射科》（集体作者），由青岛医学院内部发行。该书深受国内业界学者欢迎，书印刷出厂后不久，很快便被求书者取空。1977 年 7 月又再次修订印发。1978 年该书荣获全国科学大会奖三等奖；1980 年 8 月，《骨与关节 X 线诊断学》由山东科学技术出版社正式出版；1998 年由山东科学技术出版社再版，增加了 CT、MR 的诊断内容，更名为《实用骨关节影像诊断学》，被公认为我国第一部大型图文并茂的骨肌系统临床影像诊断工具书和高级临床专业参考书，几次再版，均很快售罄（图 3-1-5）。曹来宾教授还先后出版了骨肌系统影像诊断专著 10 余部，七十寿辰时编撰出版了论文集，体现了其在专业方面主要的成果。

曹来宾教授是我国职业病与地方病研究的先驱，是氟骨症、潜水减压病影像诊断的创始人之一。20 世纪 50—60 年代担任青岛市职业病诊断组组长，带领职业病组专家们下工厂、去矿山，深入基层调查研究，将尘肺分为游离二氧化硒硅肺、硅酸盐肺、粉末沉着症等门类。深入青岛及周边地区的石棉厂及其他职业病高发的矿厂，进行深入广泛的研究，撰写了石棉肺、肺铁末沉着症、

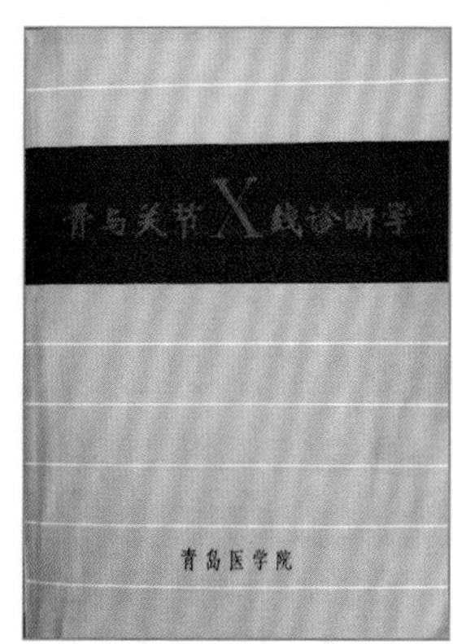

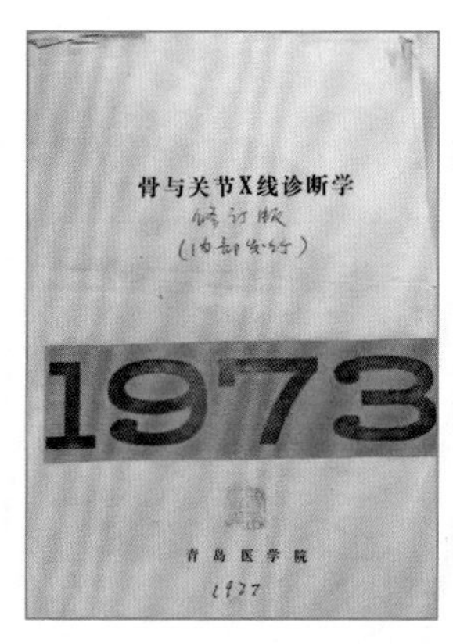

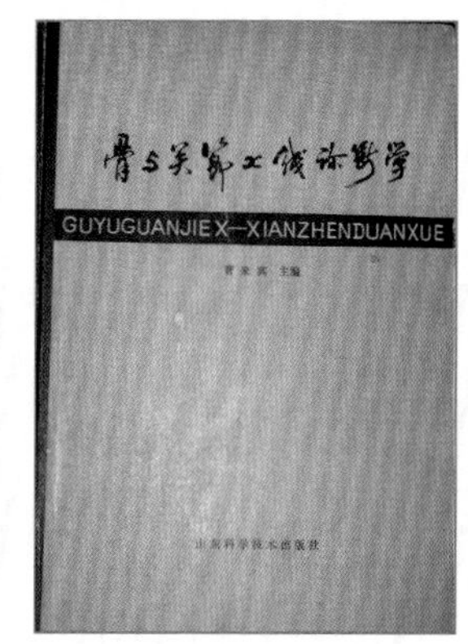

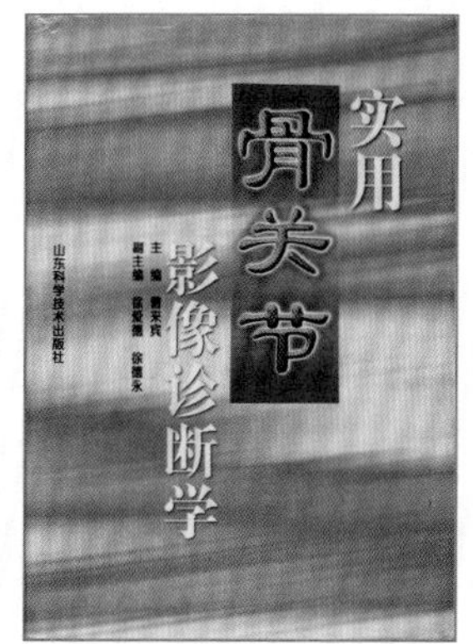

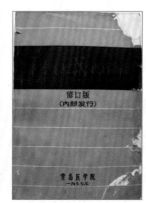

图 3-1-5 曹来宾教授主编的不同版本的《骨与关节 X 线诊断学》专著

活性炭肺、硅肺早期诊断等论文二十余篇。在此期间，负责接待来自全国各地的职业病会诊，为青岛市职业病工作的开展和国家职业病诊断标准和防护措施的制定做出了巨大贡献。参加研制的“职业性减压病诊断标准及处理原则”成为职业病诊断的国家标准（1988 年）（图 3–1–6），“氟骨症的 X 线诊断研究”获得 1978 年全国科学大会奖。“氟骨症预防和诊治研究”亦获 1978 年全国科学大会奖三等奖。

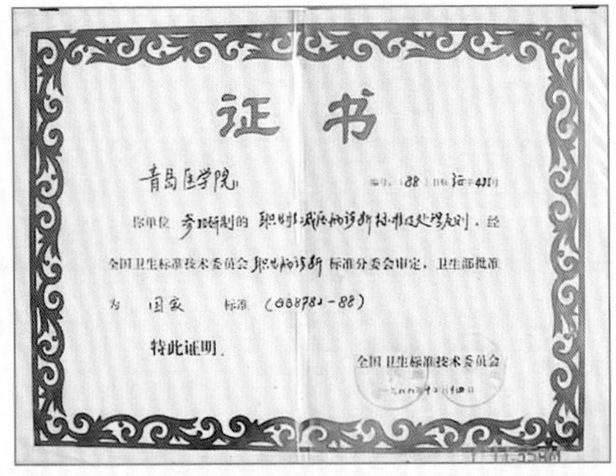
证书

青岛医学院

你单位 参加研制的 职业性减压病诊断标准及处理原则，经全国卫生标准技术委员会 职业病诊断 标准分委会审定，卫生部批准为 国家 标准（GB8781-88）

特此证明。

全国卫生标准技术委员会

图 3-1-6　曹来宾教授参加研制的“职业性减压病诊断标准及处理原则”成为职业病诊断的国家标准，1988 年

曹来宾教授还是我国中药治疗骨肿瘤影像研究的创始人。早在 20 世纪 50 年代，就开始收集中药治愈骨肿瘤的病例，中药治愈骨肿瘤的病例中，有成骨型骨肉瘤、溶骨型骨肉瘤、甲状腺癌骨转移、肺癌骨转移、上颌窦癌、巨细胞瘤、体质性骨病等，用影像学征象评价中药治疗骨肿瘤的疗效，使祖国医学发扬光大，走向世界。

曹来宾教授历任第五至第七届中华医学会放射学分会委员，中国地方病学术委员会委员，卫生部潜水减压病影像诊断标准制定小组组长，山东省医学会放射学分会副主任委员，山东省医学影像学研究会副理事长，山东省矽肺诊断组副组长，山东省矽肺诊断组顾问，中国癌症基金委员会山东分会理事，青岛市医学会放射学分会副主任委员，青岛市矽肺诊断组组长等职务。此外，曹来宾教授还历任第二至第五届《中华放射学杂志》编委会常务委员和委员，《医学影像学杂志》副主编，《中国地方病学》《临床放射学杂志》《实用放射学杂志》《中国医学影像学杂志》《放射学实践》《中国中西医结合影像学杂志》《中国临床医学影像杂志》《现代医用影像学》《地方病译丛》等其他正式出版的 10 种国家级和省级杂志编委。曹来宾教授在审理稿件方面倾注了大量的心血与精力，期刊中不少的论著，字里行间闪烁着他的加工润色，与专职编辑同为每期的内容与质量把关，做出了自己的贡献。

曹来宾教授毕生致力于医学影像学的临床实践和教学、科研与总结、写作，是中国临床骨肌系统放射学的主要奠基人之一。由于学术贡献突出，被作为青岛市放射界 3 位著名领军学者之一，收录入青岛市委、市政府编撰的《青岛百科全书》。曾担任山东省第六、第七届政协委员。先后荣获山东省第一和第二届专业技术拔尖人才称号（1988 年、1995 年），全国教育系统劳动模范（1989 年），国务院突出贡献专家并国务院政府特殊津贴专家（1991 年），多次获得青岛市先进工作者称号（图 3–1–7）。

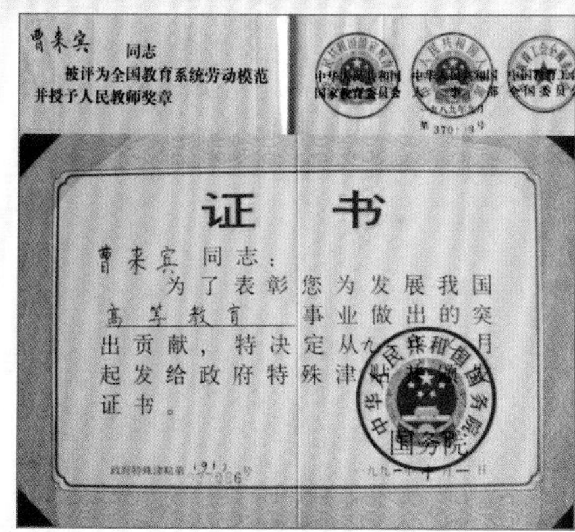
曹来宾 同志
被评为全国教育系统劳动模范并授予人民教师奖章

证书
曹来宾同志：
为了表彰您为发展我国高等教育事业做出的突出贡献，特决定从 月起发给政府特殊津贴证书。
国务院

图 3-1-7 曹来宾教授获奖证书

上图：全国教育系统劳动模范并人民教师奖章；
下图：国务院特殊津贴证书。

第二节 青岛市国内知名放射学专家

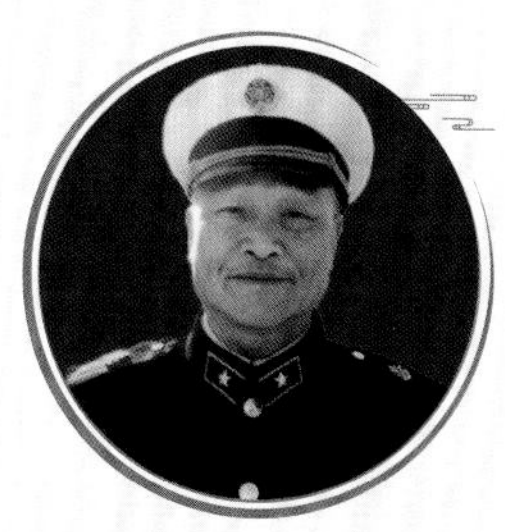
图 3-2-1 邱经熙

邱经熙（图 3-2-1），1925 年 4 月出生，主任医师，从事医学影像学工作 44 年。1951 年毕业于上海医学院，本科学历，医学学士，在南京步兵学校参加集训后，分配到海军青岛基地海军医院（中国人民解放军第 401 医院前身）工作。1951 年 11 月，到上海医学院附属中山医院进修，师从荣独山教授；后又去上海医学院附属华山医院放射科陈又新教授处学习。1953 年 2 月，回医院工作。1958 年在上海第一医学院附属肿瘤医院进修放射治疗 1 年。1962 年被任命为主治医师。1964 年至 1985 年担任中国人民解放军第 401 医院放射科主任。1985 年主动提出不再担任科主任的领导职务，以主任医师专家身份进入当时医院的顾问组，1988 年退休。

1953 年，与青岛医学院附属医院的卢筱英主任、结核病院姜东皋主任共同参与筹建成立了青岛市医学会放射学分会，任书记（卢筱英为主任，姜东皋为会计），为青岛市放射医学学科及放射学会创始人之一。其后，先后担任北海舰队放射影像学的组长、第二至第五届青岛市医学会放射学分会副主任委员至退休。

1964 年与海军总医院放射科沈延主任、上海 411 医院严希令主任共同筹建了海军放射影像学会，曾担任过海军放射影像学组组长。20 世纪 70 年代初，参与了曹来宾教授主编的《骨与关节 X 线诊断学》第三章的编写和其后的再版编修，以及由山东科学技术出版社出版的《实用骨关节影像诊断学》和《X 线诊断学》的编写任务。

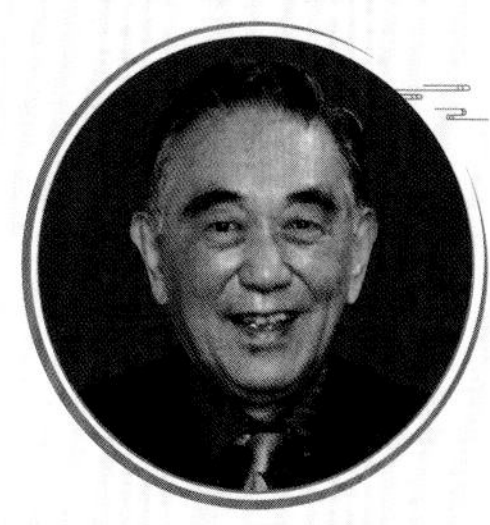
图 3-2-2 夏宝枢

夏宝枢（图 3-2-2），1932 年 7 月出生，江西省九江市人。1956 年毕业于山东大学医学院医疗系，毕业后分配到山东省昌潍专区第一人民医院（现潍坊市人民医院）放射科工作。1978 年被选为第五届全国人民代表大会代表和第五届山东省人民代表大会代表。1980 年晋升为主任医师。1983 年以客座教授受聘于美国纽约州立大学下州医学中心，研修介入放射学 1 年。1984 年至 1992 年任潍坊市人民医院院长及党委委员、潍坊市政治协商会议常务委员。1988 年任潍坊市科学技术协会副主席。1988 年至 1997 年获两届潍坊市专业技术拔尖人才，1992 年享受国务院政府特殊津贴，并获山东省劳动模范、潍坊市优秀知识分子等荣誉称号。

主要社会兼职：曾先后担任全国、省、市各级学术团体正/副主任委员或正/副理事长、委员、理事等10多项职务，以及《中华放射学杂志》《临床放射学杂志》《实用放射学杂志》《国外医学临床放射学分册（现国际医学放射学杂志）》《介入放射学杂志》等8本杂志编委、资深编委和顾问等。还曾受聘国内数所大学任教授、客座教授和兼职教授等职。退休后，与青岛市第二人民医院（现海慈医疗集团）合作，组建以CT和导管床为主要设备的颐乐医学影像诊疗中心，其后又与该院影像科全面合作，与院方组成董事会，先后出任董事、董事长，并委派科主任、副主任负责管理科室工作，成为青岛市放射学界重要的一员。期间还聘请了青岛大学附属医院、青岛市市立医院、山东大学齐鲁医院等多位著名放射学专家为颐乐医学影像诊疗中心客座专家，不仅满足了本市群众影像学就医就诊需求，还提高和发展了该医院和临床科室水平，培养了一批专业人才，为青岛市放射学的发展做出了重要贡献。以海慈医疗集团中医院为依托，还积极组建了青岛市中西医结合医学影像专业委员会。在此期间，所带领的科室还完成数个科研课题，发表专业论文数十篇。合作期间医院几度改制，历经5任医院领导至合作期满结束。2010年，根据合同，期满后该中心全部设备无偿转交医院，双方合作圆满结束。

主要学术成绩：在国内外发表论文150余篇，研究方向侧重于急腹症影像诊治、地方病影像诊断及防治、介入放射学医教研工作。1992年集代表性论文、著作100篇，出版发行了《夏宝枢教授放射学学术文集》。主持策划、作序，担任名誉主编、主编、副主编、协编、主审的由人民卫生出版社、人民军医出版社等出版的专业著作达38部。获科研奖励15项，其中“地方性氟骨症防治的研究”获1978年全国科学大会奖，“颠簸疗法治疗急性小肠扭转”获卫生部科学大会奖，其后多项课题分获山东省科学技术厅、卫生厅和市级科学技术进步奖多项。1977年9月在潍坊举办了全国中西医结合治疗急腹症经验交流会，有19省市200余名代表参会，为1966年后的第一个全国性放射学术会。1986年在潍坊主持举办了全国首届介入放射学学术大会，参会代表400余人，其中包括国内17位介入放射学方面的硕士和博士研究生导师及30位在读的硕士、博士研究生出席了会议，会议同时邀请了美、日、德、荷等国家的介入专家讲学，成为国内介入放射学的标志性学术会议。邀请国际著名介入放射学专家、美国纽约州立大学Sclafani教授等在国内巡回举办急症和创伤介入放射学学术报告20余次，深受同道欢迎，也极大促进了国内介入放射学的发展。为此，于2008年获得中华医学会放射学分会授予的介入放射学杰出贡献奖，2010年Sclafani教授也获得了中华医学会放射学分会授予的国际交流合作奖。

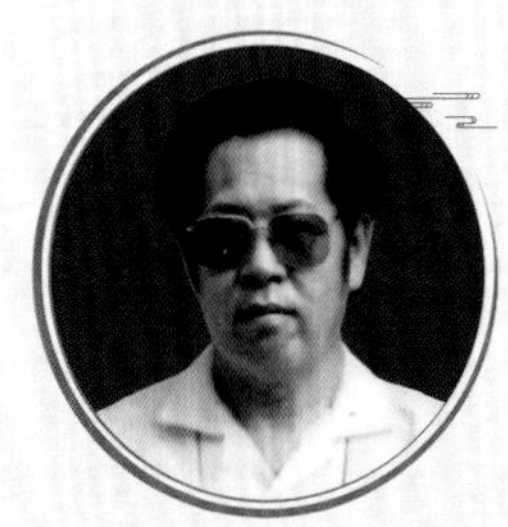
图3-2-3 徐德永

徐德永（1935年3月至2009年11月，图3-2-3），山东威海人，大学本科学历。曾任青岛医学院附属医院放射科副主任、主任医师、教授、硕士研究生导师。主要专业研究方向为体质性骨病、骨肿瘤及肿瘤样病变。在国内15种专业杂志发表首作论文百余篇，包括《中华医学杂志（英文版）》等收录论文9篇，《中华放射学杂志》等中华系列杂志论文40余篇，其中4篇论文获山东省自然科学优秀论文奖，2篇英文论文曾被1991年在新德里召开的第六届亚洲太平洋地区放射学大会选为大会发言文章，并受大会主席邀请作会议主持人。曾作为主编出版《实用体质骨病学》《实用骨肿瘤学》，作为副主编出版《实用骨关节影像诊断学》，参与编写《实用放射学》等影像诊断学专著4部。课题“从形态及力学观察探讨腰椎峡部断裂的病因”“不同部位和不同阶段的软骨肉瘤临床、X线表现系列研究”和“骨纤维异常增殖症的发生、发展、X线形态学及其预后的系列研究”等3项系列研究，分别获得1989年、1992年和1994年山东省科学技术进步奖。

1992年获山东省专业技术拔尖人才称号，1993年获国务院颁发的政府特殊津贴，1994年被美国科学促进会（AAAS）特邀为国际会员，并被国际顶级杂志 *Science*（科学）特邀为审稿专家。1995年又被纽约科学发展学会特邀为会员。曾担任国内外6家科学组织或杂志的评审专家或编委，以及国家自然科学基金（生命科学部）评审专家。

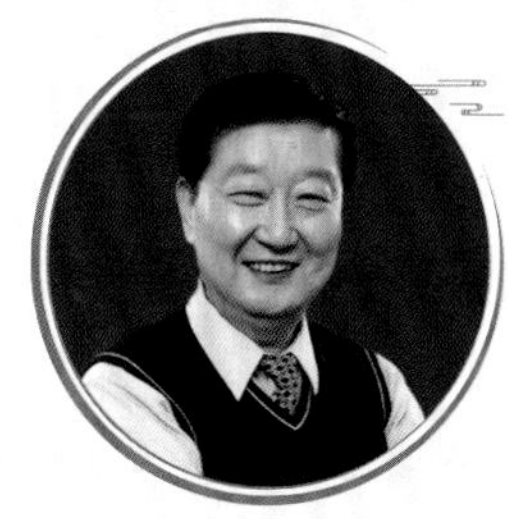
图3-2-4 李联忠

李联忠（图3-2-4），1938年7月出生于山东省烟台市，祖籍山东省潍坊市昌邑。1959年就读于山东医学院医疗系（现山东大学医学院），本科毕业后分配到青岛医学院附属医院放射科工作（现青岛大学附属医院），任放射学教授、硕士研究生导师。

1967年借调到青岛市矽肺工作小组，为全市从事粉尘工作的职工查体，1970年返回医院。同年，遵照中央关于大专院校到农村办学的战略部署，跟随青岛医学院迁到山东省惠民地区北镇办学（现滨州医学院），改为青岛医学院放射学教研室编制人员。1972年在宣武医院放射科进修1年，侧重于神经放射学。1973年随医学院返回青岛，在青岛医学院附属医院放射科工作，直至1998年退休。1977年入选山东省第三批赴西藏医疗队，参与由青岛医学院及附属医院组成的赴日喀则地区江孜县7人医疗小分队。当年7月中旬出发，历时2年，1979年返回。援藏期间，在拉萨举办了第一届西藏地区尘肺讲习班，为西藏地区培养了一批尘肺诊断医师。还在《西藏医药》杂志发表一篇与鼻烟相关的尘肺论文。1985年青岛医学院附属医院引进第1台CT机（日本岛津），任新成立的CT室主任。1995年从美国引进第1台MR机，担任磁共振室主任。

主要学术成绩：先后主编《颅脑疾病CT图谱》《颅内压增高症影像诊断》《脊椎疾病影像诊断学》《脑与脊髓CT、MRI诊断学图谱》等9部著作，由人民卫生出版社出版；1991年4月，主持召开了“北方地区神经放射学术交流会”，参会代表200多人，会议特邀国内著名专家吴恩惠、张云亭、陆荣庆、高培毅等教授做了专题学术报告，为青岛市放射学界第一次组织召开全国性学术会议；由于学术贡献突出，被收录入青岛市市委、市政府编撰的《青岛百科全书》。

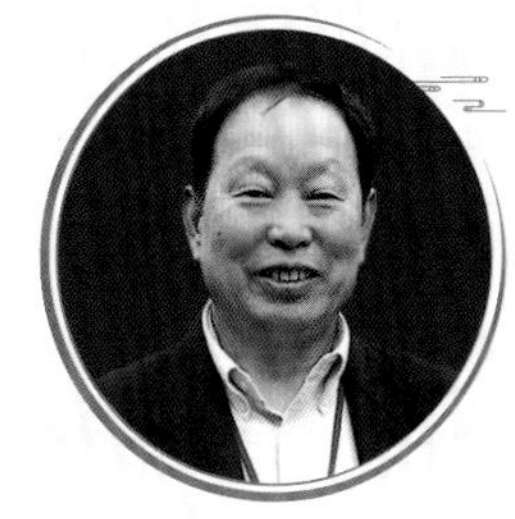
图3-2-5 徐爱德

徐爱德（图3-2-5），1942年11月出生，山东省潍坊市昌邑人。1965年7月毕业于青岛医学院医疗系，毕业后留青岛医学院附属医院放射科从事放射诊断工作。历任住院医师、主治医师、副主任医师、主任医师、教授、硕士研究生导师、青岛大学医学院医学影像学教研室主任、青岛大学医学院附属医院放射科主任（1988年1月至2001年10月）。

主要社会兼职：曾任山东省医学会放射学分会副主任委员，第五和第六届《中华放射学杂志》编委。

主要学术成绩：发表论文40余篇，编写医学影像著作及全国统编教材10部，其中作为主编出版3部、作为副主编出版2部；以主要参与者获全国科学技术大会奖三等奖1项、省厅级科研三等奖2项。

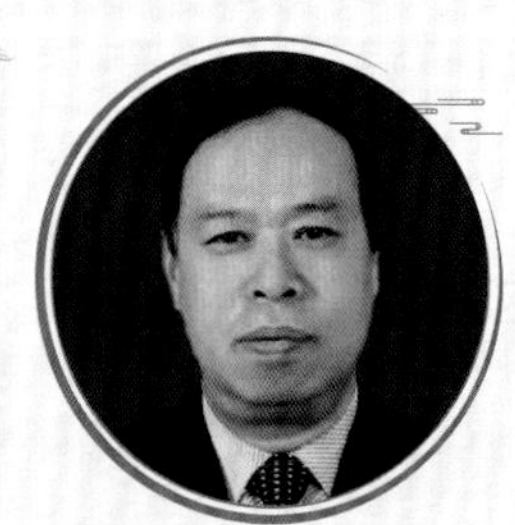

图3-2-6 马祥兴

马祥兴（图3-2-6），1959年10月出生，山东省潍坊市昌邑人。中国共产党党员，本科学历，主任医师，教授、博士研究生导师，从事放射工作38年。1978年就读于山东医科大学，1983年至今在山东大学齐鲁医院放射科工作。2004年作为访问学者到美国纽约大学进修学习。2013年3月到青岛市筹建山东大学齐鲁医院青岛院区。曾任山东大学影像医学与核医学系主任、山东大学齐鲁医院青岛影像中心主任、放射科主任、放射教研室主任。2013年至2019年曾先后担任山东大学齐鲁医院青岛院区常务副院长、党委书记、党委书记兼院长。

主要社会兼职：山东省医学会放射学分会第九、第十届主任委员；中国中西医结合学会医学影像专业委员会副主任委员；山东省中西医结合学会医学影像专业委员会副主任委员、主任委员；中华医学会放射学分会第十二至第十五届委员；中国医师协会放射医师分会常务委员；中国生物工程学会医学影像工程与技术学分会副主任委员；《中国中西医结合影像学杂志》常务副主编；《医学影像学》副主编；《中华放射学杂志》编委；《放射学实践》常务编委；《国际医学放射学杂志》编委；《临床放射学杂志》编委。

主要学术成绩：发表论文90余篇，作为主编出版专著5部，承担课题3项，获各种科研成果奖6项；培养博士、硕士研究生30余名；2009年荣膺山东大学十大爱岗敬业模范称号，多次被评为优秀教师。

第三节　青岛市放射学相关学会主任委员

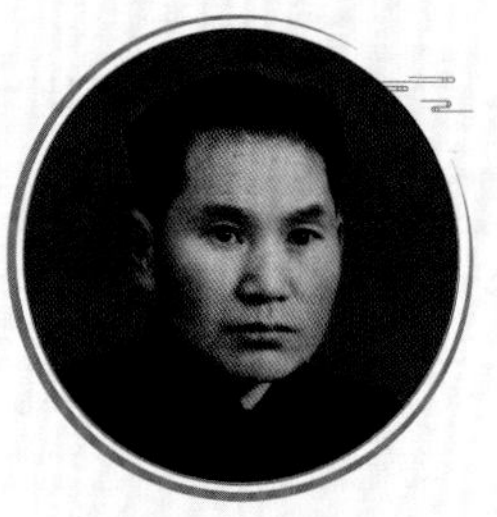

图3-3-1　卢筱英
（青岛市医学会第一至第四届放射学分会主任委员）

卢筱英（1919年6月至1976年7月，图3-3-1），河南省信阳市商城县人，九三学社会员。1947年毕业于国立河南大学医学院。1948年8月在国立山东大学附属医院（青岛大学附属医院前身）X光室工作。1951年起，任X光室负责人，1952年任代理主任。1956年4月，X光室改为放射科，任代理主任。1959年2月任副主任。1972年5月至1976年6月任青岛医学院附属医院（青岛大学附属医院前身）放射科主任。

1953年，与邱经熙、姜东臯共同创建了青岛市医学会放射学分会，并被推举连任第一至第四届主任委员。曾应邀到南京做地方病氟骨症的调查及讲学。主持制作了一整套教学模型、索引及幻灯片，改善了教学效果。撰写有“骨与关节梅毒”“颅骨狭窄症的X线研究”“20例二尖瓣狭窄的X线分析”“膈膨出症的X线诊断”等论文。

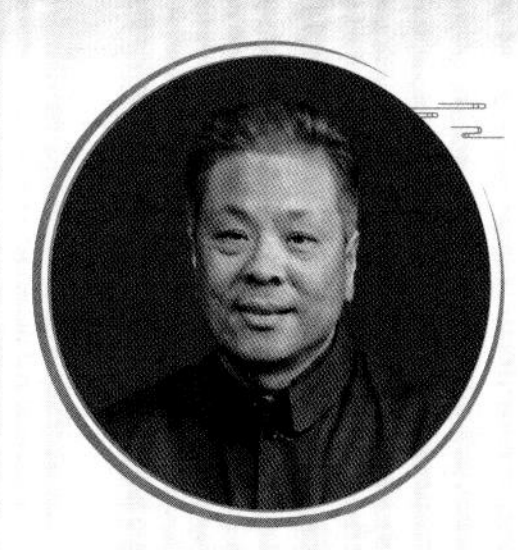

图 3-3-2　辛复兴
（青岛市医学会第五至第六届放射学分会主任委员）

辛复兴（1923 年 12 月 17 日年至 2003 年 12 月 10 日）（图 3-3-2），1948 年毕业于山东省立医学专科学校。历任青岛市市立医院、昌潍地区人民医院内科、放射科医师。1959 年任昌潍地区人民医院放射科主任。1964 年任青岛市市立医院放射科副主任、主任医师。1964 年至 1974 年，任放射科副主任主持工作。1975 年至 1976 年，调青岛市肿瘤医院工作。1977 年至 1982 年，任青岛市市立医院放射科副主任主持工作。1983 年至 1988 年 8 月任放射科主任，兼任青岛医学院放射学第二教研组主任。主要社会兼职：青岛市医学会第五、第六届放射学分会主任委员（1964 年至 1986 年）；山东省医学会第三、第四届放射学分会副主任委员；山东省第六届政协委员和青岛市政协委员。

主要学术成绩：先后参与编写三年制中等卫生学校放射学教材（《X 线诊断学》《X 线投照学》）；在《中华放射学杂志》《青岛医药卫生》杂志等发表专业论文 5 篇。

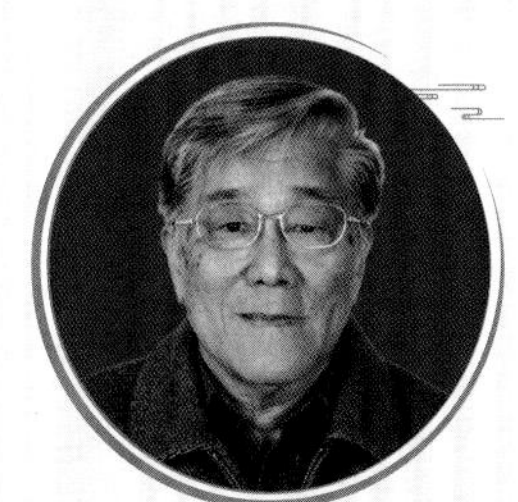

图 3-3-3　吴新彦
（青岛市医学会第七至第九届放射学分会主任委员）

吴新彦（图 3-3-3），1933 年 7 月出生，中国共产党党员。1952 年入国立山东大学医学院学习，1957 年青岛医学院毕业并留附属医院放射科工作。1962 年调入青岛市市立医院放射科，历任住院医师、主治医师、主任医师、医学影像科与介入放射科主任，青岛临床医学研究所医学影像研究室主任等职务。兼任青岛医学院放射学教授，至 2002 年退休。1983 年在美国 Milwaukee 医学院、California 大学医学院及北京医院进修 CT 诊断，1992 年在美国 Wisconsin 大学及洛杉矶 Saint Joseph 医学中心进修 MR 诊断。曾被收录入青岛市委市政府编撰的《青岛百科全书》。主要社会兼职：山东省医学会第三至第六届放射学分会委员（1958 年至 1973 年兼任山东省医学会放射学分会秘书）；山东省医学影像学研究会第一至第三届理事；青岛市医学会第八、第九届常务理事；青岛市医学会第五届放射学分会委员、第六届放射学分会副主任委员、第七至第九届放射学分会主任委员；中国解剖学会断层影像解剖学分会腹盆部学组顾问（1988 年）；《中国医学计算机成像杂志》《医学影像学杂志》等杂志编委；青岛市公安局法医顾问、青岛高级专家协会成员。

主要学术成绩：参编《骨与关节 X 线诊断学》等专著 16 部，审校 3 部；发表论文 129 篇，其中 51 篇在国家级会议宣读或国家级杂志发表，译文 116 篇；获国家、市级科学技术成果奖和优秀论文奖 8 项；1988 年获山东省优秀科学技术工作者称号；1988 年至 2000 年连续 3 次被评为青岛市专业技术拔尖人才；1992 年荣获国务院政府特殊津贴；2004 年获青岛市优秀临床医学专家称号；2004 年被山东省医学影像研究会授予山东省医学影像学事业开拓者称号。

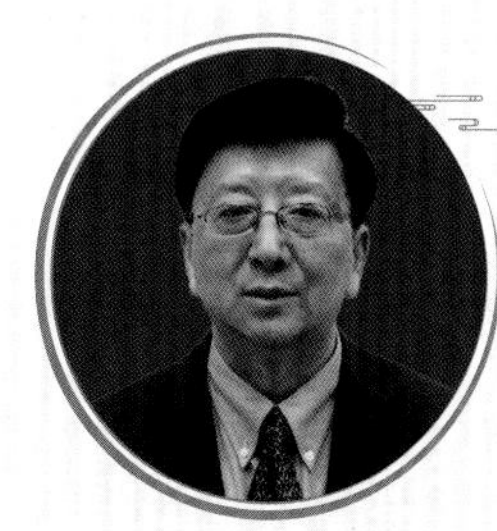

图 3-3-4　安丰新
（青岛市医学会第十届放射学分会主任委员）

安丰新（图 3-3-4），1947 年 2 月出生。1994 年任青岛市市立医院医学影像科副主任，1996 年任医学影像科主任，1996 年至 2006 年兼任市立医院医学影像教研室主任。

多次参加北美放射学年会及欧洲放射学年会学习交流。主要社会兼职：青岛市医学会第八和第九届放射学分会副主任委员、第十届主任委员、第十一届名誉主任委员；山东省医学会第七届放射学分会副主任委员；山东省医学影像研究会第四届理事会副理事长；青岛市医学会第十届理事会理事；青岛市第一届医学影像质控中心主任（2004 年至 2007 年）；山东省医学影像质控中心第一届专家委员会委员（2007 年 6 月至 2010 年 8 月）；《医学影像学杂志》和《实用医学影像学杂志》编委；青岛市公安局法医顾问（1997 年 4 月）；山东省及青岛市政府采购评审专家。

主要学术成绩：在国家及省级专业期刊发表论文 50 余篇，在国外医学临床放射学分册发表译文及编译文章 50 余篇；参编专著 6 部；获山东医学科学技术进步奖 1 项，青岛卫生局医学进步奖 1 项，青岛城阳区科学技术进步奖 1 项。

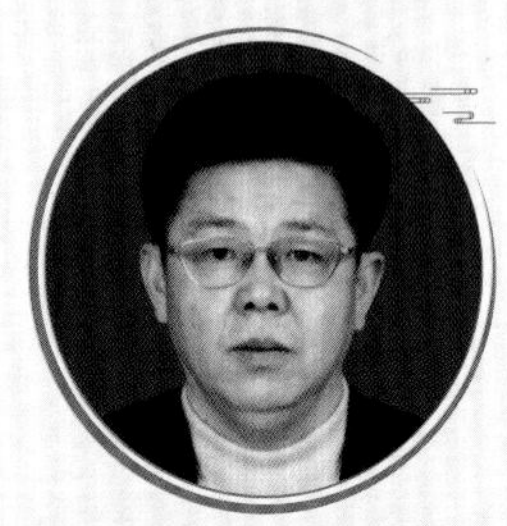
图 3-3-5　陈祥民
（青岛市医学会第十一届放射学分会主任委员）

陈祥民（图 3-3-5），1952 年 12 月出生。医学硕士，主任医师，硕士生导师。从事医学影像诊断工作 30 余年，2001 年晋升为主任医师。1990 年至 1996 年任青岛市人民医院放射科副主任，1997 年至 2006 年任青岛市人民医院放射科主任。2007 年 4 月至 2009 年 3 月，任青岛市市立医院放射科（本部）主任；2009 年 4 月至 2011 年 4 月，任青岛市市立医院放射科（本部）负责人。2011 年 5 月至 2013 年 2 月，任青岛市市立医院医学影像部主任兼放射科（东院区）负责人。兼任青岛大学医学院（2004 年至 2012 年）、潍坊医学院（2004 年至 2012 年）、泰安医学院（2008 年至 2010 年）硕士生导师，南京医科大学兼职教授（2007 年至 2010 年）。

主要社会兼职：青岛市医学会第九届放射学分会委员，第十届副主任委员，第十一届主任委员（2007 年至 2012 年），第十二届名誉主任委员；青岛市医学会第十届理事；山东省医学会第八届放射学分会副主任委员；山东省第一届影像学质控中心专家委员会委员兼诊断组副组长；山东省医学影像学研究会第四、第五届理事会理事；青岛市医学影像质控中心主任（2007 年至 2013 年）；《医学影像学杂志》第三届编辑委员会编委；青岛市公安局法医顾问；青岛市保健委员会医学专家；青岛市社会保险医学专家。

主要学术成绩：在省级以上杂志共发表论文、综述 26 篇，译文摘要 30 余篇；参编医学专著 4 部（其中作为主编出版 1 部，作为副主编出版 2 部）；获青岛市科学技术进步奖二等奖 3 项、三等奖 1 项。2001 年、2006 年获青岛市卫生局专业技术拔尖人才。

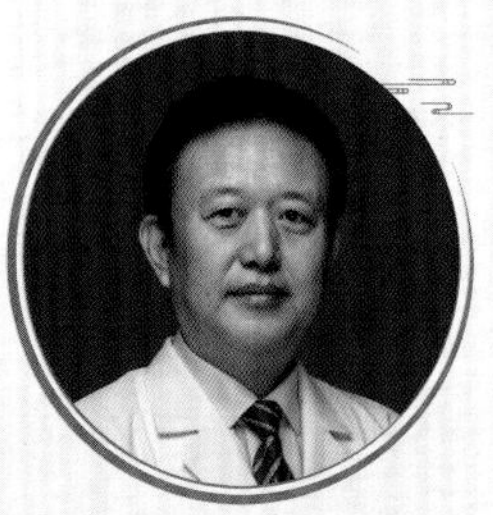
图 3-3-6　徐文坚
（青岛市医学会第十二至第十三届放射学分会主任委员）

徐文坚（图 3-3-6），1963 年 8 月出生，山东省平度人。中国共产党党员，医学博士、主任医师、教授、博士研究生导师。1989 年 8 月至 1992 年 7 月，青岛医学院放射学专业硕士研究生（导师：曹来宾教授），毕业后留青岛医学院附属医院放射科任主治医师、讲师、住院总医师。1994 年 7 月至 12 月于北京 301 医院进修 MR、CT 诊断。1995 年 8 月至 1998 年 7 月，天津医科大学影像医学专业博士研究生（导师：吴恩惠教授），毕业后回青岛大学医学院附属医院放射科工作。1999 年 3 月任青岛大学医学院附属医院放射科副主任、副主任医师、副教授、硕士研究生导师。2001 年 10 月赴德国 Ruhr 大学医院做影像学博士后研究，2003 年 2 月回国。2004 年起，任青岛大学医学院医学影像学系主任、附属医院医学影像中心主任兼放射科和介入放射科主任、主任医师、教授、博士研究生导师。

主要社会兼职：中华医学会第十二至第十四届放射学分会委员（2008 年至 2017 年），第十二、第十三届全国骨关节专业学组组长（2009 年至 2015 年）；中国康复医学会医学影像与康复专业委员会副主任委员（2021 年至今）；中国医师协会放射医师分会第二至第五届全国委员（2010 年至今）；中国医学装备协会放射影像装备分会常务委员（2021 年至今）；中国医学装备协会 CT 应用专业委员会常务委员（2017 年至 2021 年）；中国老年医学会放射学分会常务委员（2017 年至今）；中国医疗保健国际交流促进会放射学分会常务委员（2016 年至今）；中国研究型医院学会放射专业委员会常务委员（2015 年至今）；中国医学影像技术研究会理事（2017 年至今）；中国解剖学会断层影像解剖学分会第十五届常务委员（2014 年至 2018 年）；山东省医学会放射学分会第八至第十一届副主任委员（2007 年至今）；山东省医师协会放射学分会第一至第三届副主任委员（2007 年至今）；山东省数字医学会副主任委员（2014 至今）；山东省医学影像质控中心副主任委员（2007 年至今）；山东省医学影像学研究会副理事长（2010 年至今）；山东省中西医结合学会医学影像专业委员会副主任委员（2007 年至今）；青岛市医学会放射学分会副主任委员（2006 年至 2012 年）、主任委员（2012 年至 2022 年）；青岛市医学影像质控中心主任委员（2014 年至今）；中华医学会青岛分会理事（2003 年至今）；中华医学会医疗鉴定专家库专家（2013 年至今）；教育部本科教学工作水平评估专家组专家（2007 年至 2008）；全国高等学校医学影像学专业卫生部规划教材评审委员会委员；卫生部职称晋级命题委员会专家（2000 年至今）；青岛市医学会医疗事故技术鉴定专家（2011 年至今）；青岛市保健咨询委员会委员（2010 年至今）；青岛市卫生系统职称晋级命题委员会专家（2000 年至今）；青岛市公安局法医顾问；杂志兼职：《医学影像学杂志》副主编，《中华放射学杂志》《中华解剖与临床杂志》《中国医学影像技术》《中国中西医结合影像学杂志》《中国临床医学影像杂志》《临床放射学杂志》《国际医学放射学杂志》《中国 CT 和 MRI 杂志》《实用放射学杂志》《放射学实践》《生物医学工程与临床》《精准医学杂志》《青岛大学医学院学报》等杂志编委。

主要学术成绩：主要研究方向为骨关节疾病影像诊断及 CT、MR 新技术应用研究。在专业核心期刊发表科研论文 180 余篇，其中 SCI 收录论文 50 余篇，作为主编 / 主译出版专著 9 部、作为副主编出版专著 5 部、参编专著 13 部；作为主编及参编者出版人民卫生出版社全国高校统编规划教材 13 部，包括主编《人体断层影像解剖学》《医学影像学骨关节疾病放射诊断全集》《骨关节与软组织 CT 读片指导》，参编医学影像学专业规划教材《医学影像诊断学》（第一至第五版）、临床医学专业规划教材《医学影像学》（第六至第八版）、八年制临床医学规划教材《医学影像学》（第二至第四版）、研究生规划教材《医学影像学》、住院医师规范化培训规划教材《放射影像学》（第一、第二版）和全国高等职业院校规划教材《医学影像诊断学》（第一版）

等，主持编写了全国《骨关节影像检查指南》（清华大学出版社，2016），担任《山东省医学影像检查规范》（山东科学技术出版社，2011 年第一版，2019 年第二版）副主编，参与编写了“中华人民共和国卫生行业标准《CT 检查操作规程》（WS/T，391-2012）”等标准制定；主持国家自然科学基金课题 2 项、国家科学技术部重点研发课题子课题 2 项，主持省部级课题 2 项、青岛市科委课题 3 项、医院重大攻关课题 2 项；获国家、省、市和大学科学技术进步奖 8 项，获第四届青岛市青年科学技术奖（2003）、青岛市著名好医生（2004）、青岛大学师德标兵（2012）、青岛大学附属医院十佳医师、山东省卫生系统中青年重点科技人才（2006）、山东省十佳医师（2015）、青岛市专业技术拔尖人才（2015，2019 二次）、山东省优秀科主任（2021）、山东省医师协会 2020 抗疫先进个人（2021）等荣誉。

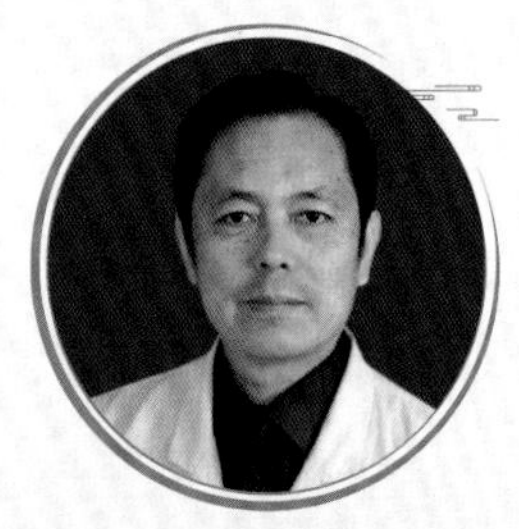
图 3-3-7　李文华
（青岛市中西医结合学会第一至第二届医学影像专业委员会主任委员）

李文华（图 3-3-7），1954 年 4 月出生，中国共产党党员，主任医师，教授，硕士研究生导师。1975 年于莱阳卫生学校学习，1990 年专科毕业于山东医科大学，1996 年本科毕业于青岛大学医学院。2001 年 3 月担任青岛市海慈医院医学影像中心主任。连续三届获得青岛市消化影像特色专科、重点学科带头人。

主要社会兼职：中国中西医结合学会医学影像专业委员会委员（第四、第五届）；山东省中西医结合学会医学影像专业委员会副主任委员（第四至第六届）；山东省医学影像学研究会理事（第二至第五届）；青岛市中西医结合学会医学影像专业委员会主任委员（第一、第二届）；青岛市医学会放射学分会委员（第十届）、副主任委员（第十一届）、顾问（第十二届）；中国中西医结合学会青岛市分会理事（第四、第五届）；青岛市医学会医疗事故技术鉴定委员会专家；青岛市卫生局医学影像质量控制中心放射诊断专业组组长；山东省中医药大学附属海慈医院影像学教研室主任；青岛市医保局审核中心专家；青岛市公安局法医鉴定中心专家；国家财政部政府采购评审委员会专家；山东省机电办国际招标评审委员会专家；《中国中西医结合影像学杂志》编委（第二、第三届）；《医学影像学杂志》编委（第二至第五届）。

主要学术成绩：作为主编出版专著 10 部，作为副主编出版专著 3 部，作为主审出版专著 2 部，参编专著 9 部；发表专业论文 88 篇，其中中华系列杂志论文 11 篇，核心期刊论文 53 篇，其他省级杂志论文 24 篇。获山东省科学技术协会优秀学术成果奖三等奖 2 项，山东省医学科学技术奖三等奖 1 项，青岛市科学技术局科学技术进步奖二等奖 2 项、三等奖 1 项。曾获青岛市专业技术拔尖人才（第二届）、青岛市科学技术协会工作先进个人（3 次）、青岛市卫生局医学影像质控先进个人（3 次）。

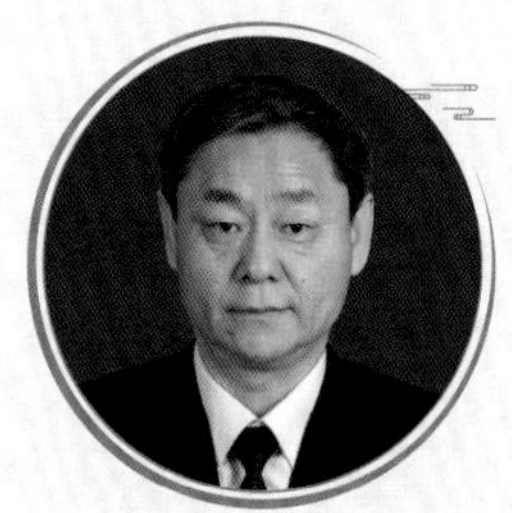
图 3-3-8　崔新建
（青岛市医学会第一届分子影像学分会主任委员）

崔新建（图 3-3-8），1953 年 8 月出生，青岛市中心医院 PET-CT 中心主任医师、教授，泰山医学院及青岛大学医学院硕士研究生导师，青岛市肿瘤分子影像诊断特色学科带头人，青岛市卫生系统崔新建劳模创新工作室领军人物（2014 年）。

1975 年 7 月毕业于山东莱阳医专，同年分配到青岛纺织医院（现青岛大学附属青岛市中心医院）放射科工作。曾到天津、上海、广州、贵阳学习进修，并前往日本、美国接受专业技术培训与学术交流。1989 年至 1996 年担任青岛市中心医院放射科副主任。1996 年至 2004 年担任放射科主任。2004 年至 2006 年担任放射科主任医师。2006 年至 2019 年 12 月任分子影像科主任。从事医学影像学（普通放射、CT、MR、介入、PET/CT）医疗、教学、科研、管理工作，先后主持医院 CT 室、MR 室、介入室、分子影像科（PET-CT）工作。带领的学科先后获得青岛市放射介入诊断与治疗特色学科（2003 年）、青岛市分子影像诊断特色学科（连续两届）。

主要社会兼职：青岛市医学会第一届分子影像学分会主任委员；青岛市医学会放射学分会委员（第八至第十届）、副主任委员（第十、第十一届）、顾问（第十二届）；山东省医学会第九届放射学分会委员；中华医学会核医学分会第九届 PET 学组委员（2012 年）；青岛市卫生系统职称晋升评审委员会专家（2011 年）；青岛市公安局法医顾问（2006 年至 2009 年）；青岛市第四届保健咨询委员会委员（2014 年至 2018 年）；山东省职业病诊断专家（2010 年）。

主要学术成绩：作为主编出版专著 1 部（《实用 PET/CT 肿瘤诊断学》，人民卫生出版社，2010 年），作为副主编出版专著 6 部，参编 7 部。发表论文 32 篇，其中 SCI 收录论文 1 篇，中华系列杂志论文 3 篇；承担青岛市卫生局课题 3 项，获山东省医学科学技术奖三等奖 1 项（2011 年）、青岛市科学技术进步奖二等奖 2 项、青岛市科学技术进步奖三等奖 3 项；曾获青岛市第三届著名好医师（2004 年）、青岛市劳动模范（2009 年）、青岛市卫生系统优秀共产党员（2009 年）、山东省富民兴鲁劳动模范（2011 年）、青岛市卫生科学技术拔尖人才（2007 年）、青岛市抗击非典先进个人（2003 年）、青岛市行风建设先进个人（2001 年）等荣誉称号。

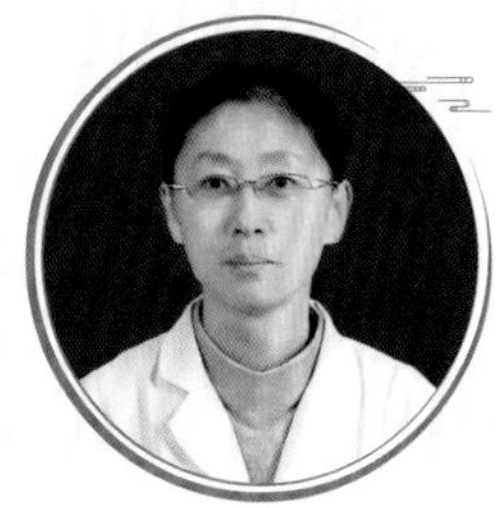

图 3-3-9　王艳丽
（青岛市医学会第二届分子影像学分会主任委员）

王艳丽（图 3-3-9），1975 年 11 出生。主任医师，医学博士，研究方向为胸部疾病影像诊断。1999 年 7 月毕业于青岛大学医学院，同年就职于青岛市中心医院放射科，从事 CT 及 X 线诊断。2007 年 6 月调入分子影像科从事 MR 及 PET/CT 诊断至今。2014 年入选青岛市优秀青年医师培养计划。2015 年 6 月起，任青岛市中心医院分子影像科副主任（主持工作）；青岛市 B 类重点学科（肿瘤分子影像诊断）带头人。

主要社会兼职：青岛市医学会第一届分子影像学分会委员，第二届分子影像学分会主任委员；青岛市医学会放射学分会妇儿工作学组成员。

主要学术成绩：发表核心期刊论文 14 篇，其中中华级杂志论文 4 篇，SCI 收录论文 3 篇；作为副主编出版专著 1 部，参编专著 3 部；参与科研课题十余项，获青岛市科学技术进步奖 2 项，山东省医学科学技术进步奖三等奖 1 项。

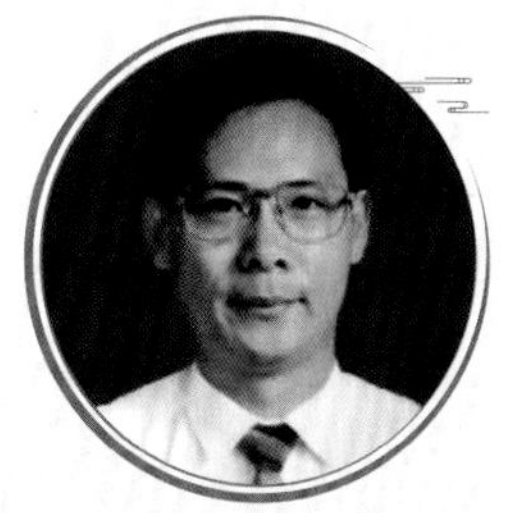

图 3-3-10　李子祥
（青岛市医学会第一、第二届介入诊疗分会主任委员）

李子祥（图 3-3-10），1962 年 11 月出生。1984 年于青岛医学院医学系本科毕业。青岛大学附属医院介入医学中心主任，主任医师，硕士研究生导师。2005 年在德国访问学习介入放射学 3 个月。21 世纪 90 年代初开展肿瘤及外周血管疾病介入治疗，擅长肝脏良、恶性肿瘤的栓塞化疗和微波消融治疗、血管及非血管管道狭窄的支架植入治疗、糖尿病足介入治疗等。

主要社会兼职：青岛市医学会介入诊疗分会主任委员；山东省医学会放射学分会介入学组副组长；山东省医学会消化病介入诊疗分会副主任委员；山东省医学影像学研究会介入专业委员会副主任委员；山东省抗癌协会肿瘤介入学专业委员会副主任委员；中国抗癌协会肿瘤微创治疗专业委员会肝癌微创综合治疗专家委员会副主任委员；中国医师协会第一届介入医师分会委员；中华医学会放射学分会介入学组第一届非血管介入专业委员会委员；杂志兼职：《中国介入影像诊断与治疗学》《当代介入医学》编委，《中华医学杂志》《青岛大学医学院学报》《齐鲁医学杂志》通讯编委等。

主要学术成绩：在省级以上学术杂志发表论文30余篇，参编专著12部，获青岛市科学技术进步奖三等奖1项。

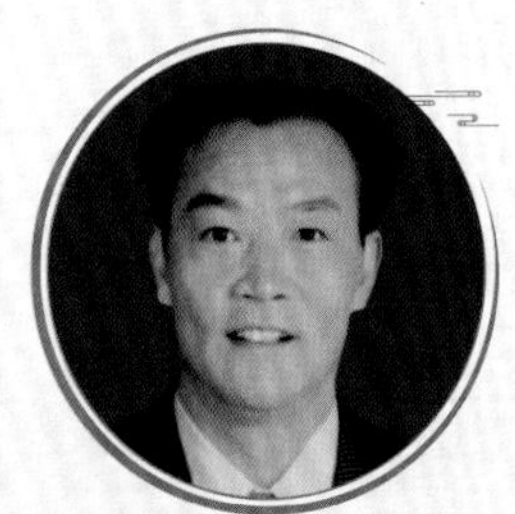

图 3-3-11 高守乐
（青岛市医学会第一、第二届影像技术分会主任委员）

高守乐（图3-3-11），1955年12月出生。大学本科学历，曾任青岛大学医学院附属医院医学影像中心党支部副书记、介入手术室副主任技师、副教授。1983年11月至1984年6月于北京阜外医院进修学习。1986年起担任青岛大学医学院医学影像学系医学影像检查技术学主讲教师。主要研究方向：心血管X线造影技术、DSA技术临床应用及介入影像技术、医学影像技术临床教学与研究、X线摄影技术质量控制与管理、数字X线成像技术开发与临床应用等。

主要社会兼职：山东省医学会放射技术专业分会副主任委员，青岛市医学会影像技术分会第一、第二届主任委员（2001年11月牵头组建）。

主要学术成绩：发表论文24篇，作为主编及参编者出版专著8部；科研获奖1项。多次被医学院和医院授予先进工作者、优秀教师、优秀共产党员、先进成人教育工作者、窗口服务明星等荣誉称号。

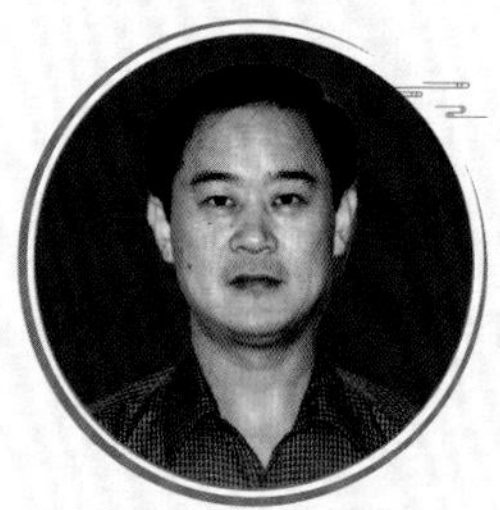

图 3-3-12 孙其勤
（青岛市医学会第三至第四届影像技术分会主任委员）

孙其勤（图3-3-12），1958年9月出生。1976年12月参加工作，中国共产党党员。青岛医学院夜大专科学历，从事放射影像技术工作30余年，1999年晋升副主任技师。1980年至2006年，在青岛市人民医院工作，人民医院与市立医院合并后于2006年在市立医院影像科工作，曾任青岛市市立医院CT、MR技术室主任。

主要社会兼职：青岛市医学会第一、第二届影像技术分会副主任委员，第三、第四届主任委员；山东省医学会放射技术分会委员、磁共振学组委员；青岛市医学影像质控中心副主任委员。

主要学术成绩：发表文章多篇，参编影像学专著1部；获山东省医学科学技术进步奖三等奖1项，实用新型专利1项。

第四节　青岛市放射学其他知名专家

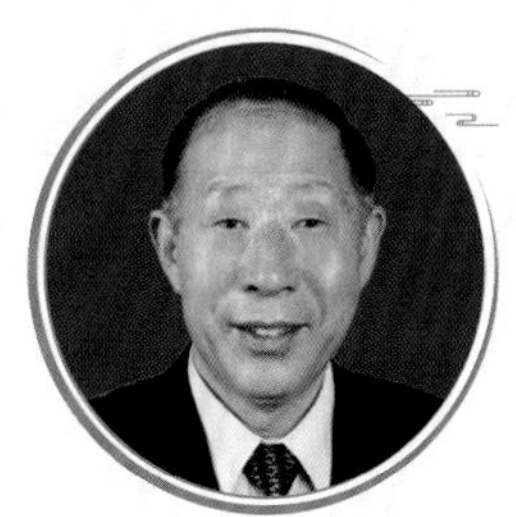

图 3-4-1　王宗信
（青岛市市立医院）

王宗信（图 3-4-1），1937 年 5 月出生。1964 年毕业于青岛医学院医疗系，历任青岛市市立医院放射科医师、主治医师、副主任医师、主任医师，教授。1975 年至 1976 年，任青岛市市立医院放射科副主任主持工作。1993 年医院组建 DSA 室后兼任介入放射科副主任。1994 年 5 月任放射科和介入放射科主任。1994 年 11 月任青岛市市立医院医学影像中心副主任。1996 年 6 月任放射科技术顾问。

主要社会兼职：青岛市医学会放射学分会第五届委员、第六届委员兼秘书、第七届副主任委员兼秘书；山东省医学影像学研究会理事（1987 年至 1998 年）。

主要学术成绩：参编医学专著 2 部，发表专业论文 12 篇。

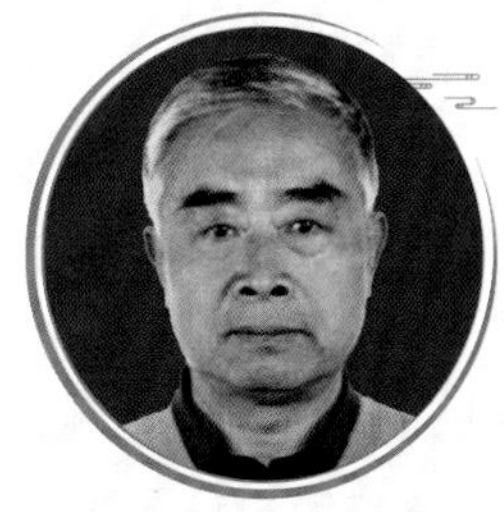

图 3-4-2　路晓东
（青岛大学医学院附属医院）

路晓东（图 3-4-2），1945 年 6 月出生。青岛大学医学院附属医院放射科主任医师，教授。1982 年毕业于山东医学院（山东大学前身），获医学硕士学位。2001 年 2 月至 2004 年 2 月任青岛大学医学院附属医院放射科主任。长期从事医学影像学的临床、教学和科研工作。熟悉 X 线、CT、磁共振的诊断及检查技术，注重综合应用各种医学影像学知识检查、分析、诊断各系统疾病，尤其在检查、分析、诊断胸部、腹部疑难病症方面，积累了丰富的医学影像学临床工作经验。

主要社会兼职：曾担任青岛市医学会第十届放射学分会副主任委员，《临床放射学杂志》《医学影像学杂志》《齐鲁医学杂志》等编委。

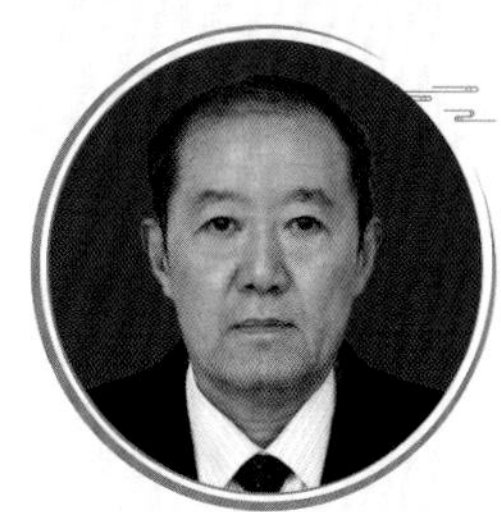

图 3-4-3　刘红光
（青岛市西海岸新区人民医院）

刘红光（图 3-4-3），1953 年 1 月出生。副主任医师。1972 年参加工作，1993 年 2 月至 1998 年 7 月任胶南市人民医院（现青岛市西海岸新区人民医院）放射科副主任，1998 年 7 月至 2009 年 7 月任放射科主任。曾先后在青岛市市立医院、山东省医学影像学研究所和中国人民解放军总医院进修学习。专业方向侧重肌骨系统疾病影像学诊断。兼任潍坊医学院影像学兼职副教授（2002 年 4 月）。

主要社会兼职：青岛市医学会放射学分会委员（第八、第九届）、副主任委员（第十、第十一届）、顾问（第十二届）；山东省中西医结合学会医学影像专业委员会委员（第四届）；青岛市中西医结合学会医学影像专业委员会委员（第一、第二届）；山东省医学影像学研究会胸部影像学专业委员会委员（第二、第三届）；山东省摄影家协会会员。兼职专业杂志编委包括：《实用医学影像杂志》（第二至第四届）、《中华现代临床医学杂志》《河北医药》等特聘编委。

主要学术成绩：作为主编出版专著 4 部（人民卫生出版社）、作为副主编出版专著 4 部（人民卫生出版社、人民军医出版社和军事医学科学出版社），参编 18 部；发表专业论文 43 篇（第一作者），其中《中华放射学杂志》论文 5 篇；获山东省医学科学技术奖成果推广应用奖1项，青岛市科学技术进步奖二等奖、三等奖各1项，医院新技术奖3项、医院突出贡献奖3次，胶南市科学技术进步奖一等奖4项、二等奖3项、三等奖3项，黄岛区科学技术进步奖三等奖4项，实用新型专利1项。曾获青岛市放射防护先进个人（1998年至1999年）、胶南市专业技术拔尖人才（第三至第五届）、黄岛区优秀专业技术拔尖人才（终身）、青岛市医学影像质量控制先进个人（多次）等荣誉称号。

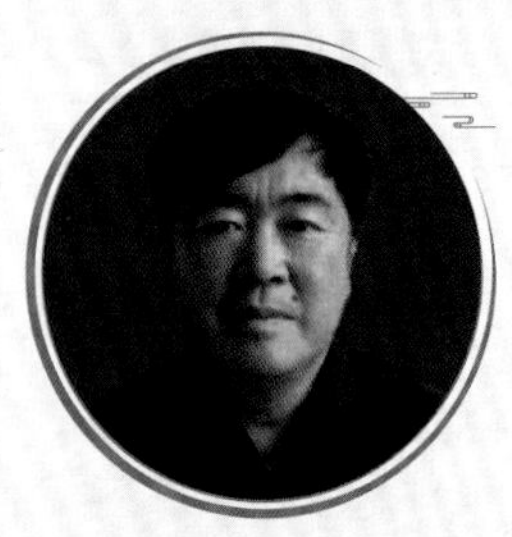
图3-4-4　陈士宗
（青岛市胶州中心医院）

陈士宗（图3-4-4），1955年1月出生。主任医师，中国共产党党员。1978年7月毕业于潍坊医学院医疗系。1985年任胶州中心医院放射科副主任，1989年至1995年任胶州中心医院放射科主任。1996年至2003年任胶州中心医院介入放射科主任。2003年晋升为主任医师，2004年至2013年12月任胶州中心医院影像科主任。

主要社会兼职：青岛市医学会放射学分会委员（第八至第十届）、副主任委员（第十一届）、顾问（第十二届）；潍坊医学院兼职硕士生指导老师（2004年）。

主要学术成绩：曾先后在《中华放射杂志》《现代康复（现中国临床康复）》《实用放射学杂志》《实用医学影像学杂志》《中国肿瘤》《中国煤炭工业医学杂志》《实用心电图学杂志》《中外医用放射技术》《青岛大学医学院学报》等发表论文20余篇，参编专著2部；完成科研课题3项，获青岛市科学技术进步奖二等奖1项；曾获得胶州市专业技术拔尖人才（2004年）、青岛市卫生局影像质量控制先进个人（2004年至2009年）等荣誉称号。

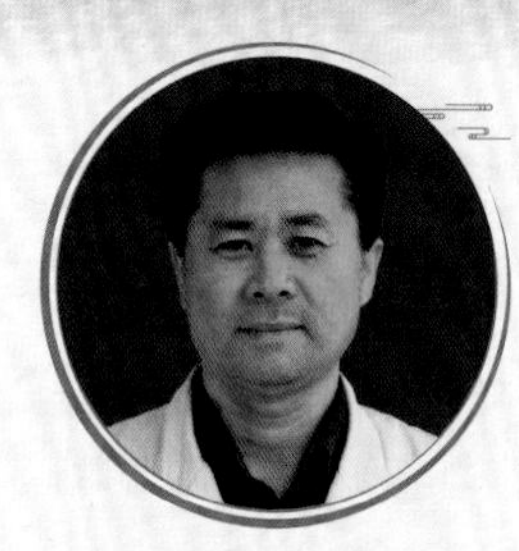
图3-4-5　韩迅德
（青岛市第八人民医院）

韩迅德（图3-4-5），1956年6月出生。中国共产党党员，本科学历，副主任医师。1996年任青岛市第八人民医院放射科副主任，1999年至2015年任放射科主任。多次被评为市卫生系统优秀党员、市工会积极分子，市影像质控先进工作者、院先进工作者和院优秀党员，连续年终考评为优秀。带领的放射科多次被评为医院先进科室。

主要社会兼职：青岛市医学会放射学分会委员（第十届）、副主任委员（第十一、第十二届）；青岛市医学会介入放射学会分委员（第一届）；青岛市医学影像质控专家组成员；青岛市社会保险医学专家组成员。

主要学术成绩：发表医学论文数十篇，参编专著3部，获院级科研成果奖和市级青年科学技术奖5项；承担青岛市科学技术局、青岛市卫生局立项课题各1项；获国家实用专利2项。

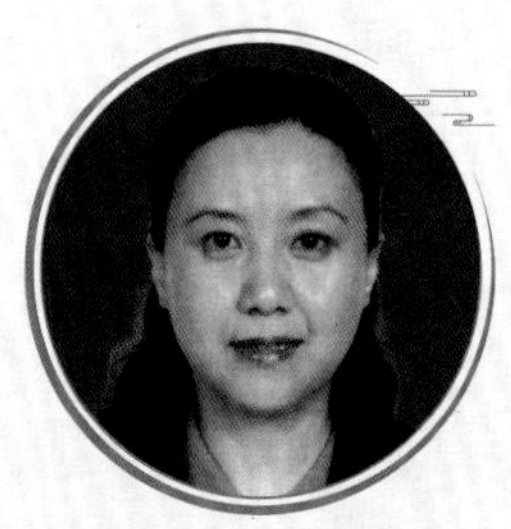
图3-4-6　张通
（青岛市市立医院）

张通（图3-4-6），1956年10月出生。安徽医科大学医疗系毕业，学士学位。主任医师，教授，青岛大学医学院、泰山医学院影像医学硕士生导师。研究方向为胸部影像诊断及影像新技术开发与临床应用。1996年6月至2005年10月任青岛市市立医院影像诊断科副主任。2005年10月起，任影像诊断科副主任主持工作。2006年6月，任青岛市市立医院医学影像部副主任主持工作。

主要社会兼职：青岛大学医学院（2001年7月）、泰山医学院（2002年至今）影像医学硕士生导师；山东省中西医结合学会医学影像专业委员会委员（第四至第五届）；山东省医学影像学研究会胸组副组长；青岛中西医结合学会医学影像专业委员会副主任委员（第一、第二届）；青岛市医学会放射学分会委员（第十届）、副主任委员（第十一届）、顾问（第十二届）；《中国中西医结合影像学杂志》编委。

主要学术成绩：作为主编出版专著14部，作为主译出版专著1部，作为副主编出版专著3部，参编专著7部（分别由人民卫生出版社、山东科学技术出版社和军事医学科学出版社出版）；发表论文40余篇；先后获省厅级科学技术进步奖二等奖1项，青岛市科学技术进步奖二等奖、三等奖各2项；承担青岛市科学技术局立项课题2项。

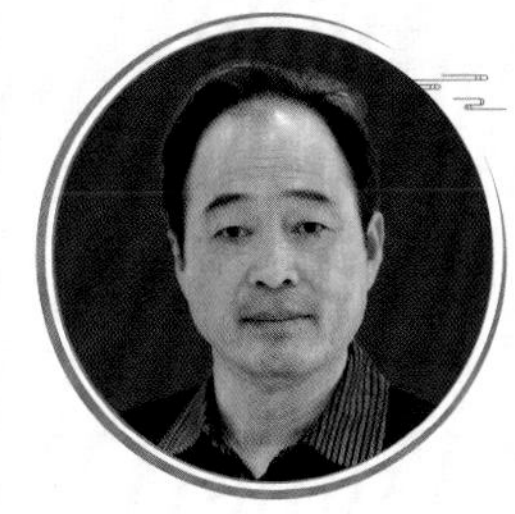

图3-4-7　隋庆兰
（青岛大学附属医院）

隋庆兰（图3-4-7），1959年10月出生。主任医师、教授、硕士研究生导师。1983年8月本科毕业于青岛医学院医学系，留青岛医学院附属医院从事医学影像学的临床、教学、科研工作，主要研究方向为神经影像学。2001年3月至2010年12月任放射科副主任，医学影像学教研室副主任，2011年1月至2016年2月兼任黄岛院区放射科主任。

主要社会兼职：山东省医学会放射学分会第九届委员会神经学组副组长；山东省医学影像学研究会第一至第三届神经影像学专业委员会副主任委员；山东省抗癌协会肿瘤影像专业委员会第一届常务委员；青岛市医学会分子影像学分会第一届副主任委员；青岛市医学会放射学分会第十二届副主任委员兼神经学组组长；山东省医师协会医学影像科医师分会第二届委员；青岛市医学会医疗事故技术鉴定委员会专家。

主要学术成绩：专业核心期刊发表科研论文50余篇；承担山东省卫生厅课题1项，青岛市科学技术局课题2项；获青岛市科学技术局科学技术进步奖二等奖1项；2013年获青岛大学附属医院"11.22"重大事故伤员救治工作先进个人及先进工作者称号。

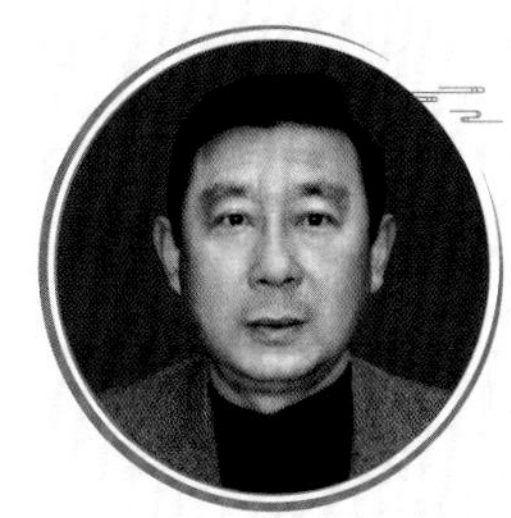

图3-4-8　刘凯
（青岛市妇女儿童医院）

刘凯（图3-4-8），1960年4月出生。主任医师。本科毕业于潍坊医学院。1992年11月任青岛市妇女儿童医院放射科主任。1997年4月至2017年1月任院长助理兼放射科主任。

主要社会兼职：中华医学会放射学分会儿科专业学组委员（第十一至第十三届）；青岛市医学会放射学分会委员（第十、第十一届）、副主任委员（第十二届）；青岛市残疾儿童医疗康复基金会秘书长（2005年）。

主要学术成绩：作为副主编出版专著1部，参编专著4部；发表学术论文10余篇；曾获青岛市防治非典先进个人荣誉称号。

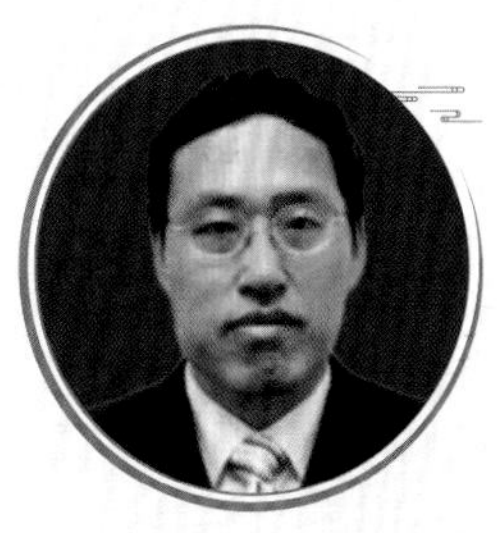

图3-4-9　冯磊
（青岛市市立医院）

冯磊（图3-4-9），1960年4月出生。农工民主党党员。1979年至1984年于青岛医学院医疗系学习，毕业分配至中国石油化学工业总公司齐鲁石化公司中心医院放射科从事放射诊断工作，以CT诊断为主。历任住院医师、主治医师、副主任医师，CT室主任。2005年10月以青岛市人才引进方式调入青岛市市立医院放射科工作。2007年3月任东院区放射科

CT室主任，2015年2月任招标采购办公室副主任（主持工作），2019年任PET-CT中心主任。2012年11月起任青岛市医学会第十二至第十三届放射学分会委员兼秘书。工作期间撰写并参与编著了论文及著作多篇，SCI收录论文2篇。

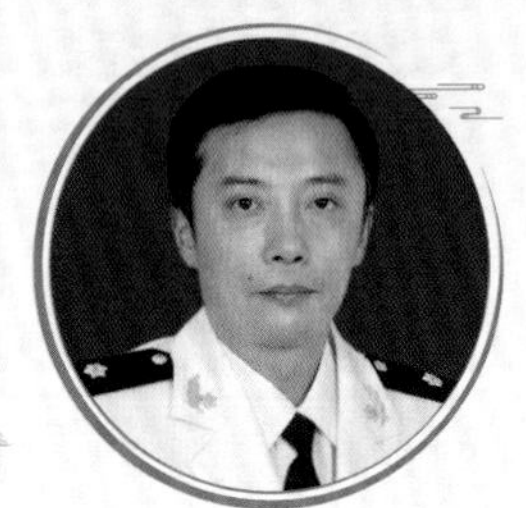

图3-4-10 谢立旗（中国人民解放军海军第九七一医院）

谢立旗（图3-4-10），1961年11月出生。主任医师，专业技术5级，硕士生导师。1979年8月至1984年8月本科毕业于解放军第二军医大学获学士学位。2000年6月担任中国人民解放军第401医院核医学科副主任，2002年5月至2020年8月任核医学科主任。从事医学影像诊断工作30年，尤其侧重于CT、MR诊断与鉴别诊断。

主要社会兼职：济南军区放射专业委员会副主任委员；山东省医学会放射学分会委员；山东中西医结合学会医学影像专业委员会委员（第四至第六届）；青岛市医学会放射学分会委员（第九、第十届）、副主任委员兼腹部学组组长（第十一、第十二届）；青岛中西医结合学会医学影像专业委员会副主任委员（第一、第二届）；山东省医学影像学研究会理事（第四、第五届）。其他兼职包括：《医学影像学杂志》常务编委（第五届）、中国健康促进基金会肿瘤防治救助专项基金管理委员会远程会诊专家库专家、青岛市公安局法医顾问等。

主要学术成绩：参编专著2部；发表专业论文41篇，其中SCI收录论文1篇、中华系列杂志论文2篇、其他系列杂志论文38篇；2004年荣立三等功1次，获2009年青岛市影像质量控制先进个人、2008年度青岛市卫生系统优质服务明星。

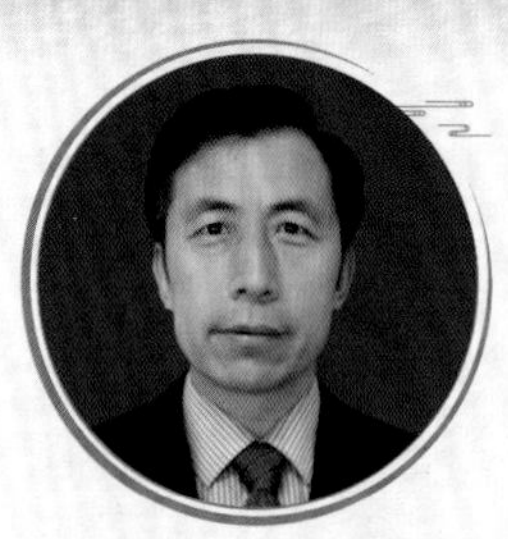

图3-4-11 刘吉华（青岛大学附属医院）

刘吉华（图3-4-11），1963年4月出生。青岛大学附属医院教授，博士研究生导师。1984年于青岛医学院本科毕业，一直从事医学影像学诊断。1990年硕士研究生毕业并获硕士学位。较全面掌握各系统疾病的X线、CT和MRI诊断，擅长骨关节和软组织疾病的诊断。

主要社会兼职：中华医学会放射学分会骨关节专业学组委员（第十三届）；山东省医学会放射学分会委员兼骨关节学组副组长（第四至第八届）；山东省医学影像学研究会骨与关节影像专业分会副主任委员（第二、第三届）；青岛市医学会放射学分会副主任委员（第十一、第十二届）、骨关节学组组长（第十二届）；国家“十二五”科学技术支撑项目罕见病、疑难病会诊网（17会诊网）首席专家；《中华放射学杂志》通信编委（第九届）、审稿专家（第六至第九届）；《中华医学杂志（英文版）》审稿专家；《实用放射学杂志》编委（第四至第六届）。

主要学术成绩：作为主编和主译出版影像医学专著6部，作为副主编出版专著5部，参编专著22部；作为第一作者或通信作者发表论文40余篇，其中中华系列杂志和SCI收录论文18篇；获山东省科学技术进步奖三等奖1项；曾获青岛市第五届著名好医师、2008年度青岛市卫生系统先进个人等荣誉称号。

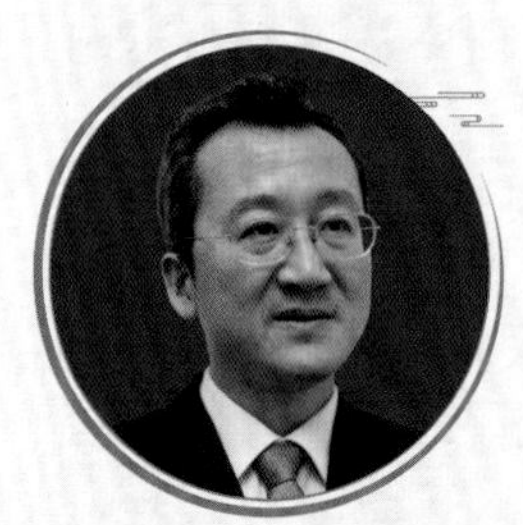

图3-4-12 王国华（青岛市市立医院）

王国华（图3-4-12），1963年5月出生。医学博士，主任医师，教授。1989年

9月至1992年8月，于青岛医学院攻读放射学硕士学位，师从全国著名放射学家曹来宾教授。2005年9月至2009年9月，于华中科技大学同济医学院攻读影像医学博士学位。1995年起兼任青岛市市立医院医学影像教研室教学秘书。2004年5月，任青岛市市立医院MR室主任。2007年3月至2009年3月，任青岛市市立医疗集团医学影像部本部影像科副主任。2007年6月，兼任青岛市市立医疗集团医学影像学教研室副主任。2009年4月至2013年3月，任青岛市市立医院东院影像科副主任。2013年3月至今，任青岛市市立医院本部影像科主任。

主要社会兼职：青岛市医学会放射学分会委员兼秘书（第十、第十一届）、副主任委员（第十二、第十三届）；山东省医学会放射学分会副主任委员（第九至第十一届）；青岛市医学影像质量控制中心办公室主任（第一届）；山东省医学影像学研究会神经影像学专业委员会委员（第三届）；山东省中西医结合学会医学影像专业委员会委员（第六届）；山东省医学影像学质量控制中心委员（第二届）；山东省医师协会医学影像科医师分会副主任委员（第二届）；青岛市公安局特聘法医顾问；青岛大学医学院、泰山医学院、潍坊医学院影像医学硕士研究生导师，南京医科大学兼职副教授；青岛市放射卫生技术评审专家库成员；机电产品国际招标评审专家，山东省、江苏省政府招标评审专家，青岛市政府招标评审专家；山东省职业病诊断鉴定专家库专家组成员。医学杂志编委兼职包括：《医学影像学杂志》编委（第五届）、《中国组织工程研究与临床康复》杂志执行编委、《中华现代临床医学杂志》常务编委。

主要学术成绩：作为主编出版影像学专著14部、作为主译出版MRI专著1部，作为副主编出版专著4部，参编专著5部；发表学术论文共计48篇，其中SCI收录论文1篇、中华系列杂志论文5篇；承担青岛市科学技术局有资立项课题1项、青岛市卫生和计划生育委员会课题1项；获省级科学技术进步奖二等奖1项，青岛市科学技术进步奖二等奖、三等奖各1项，国家发明专利1项、实用新型专利（第二位）3项；获青岛市卫生专业技术拔尖人才荣誉称号（2013年）、青岛市专业技术拔尖人才（2015年）。

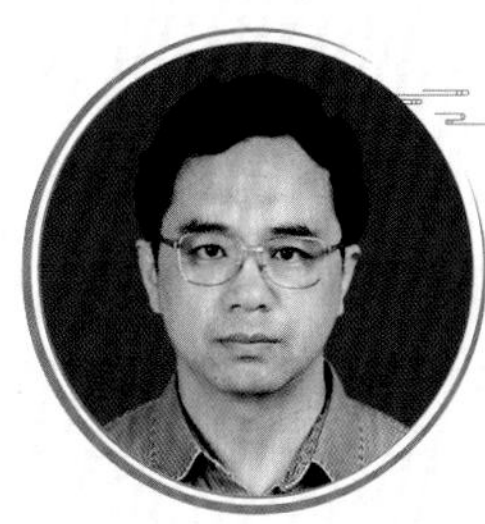
图3-4-13　王立忠
（青岛市海慈医院）

王立忠（图3-4-13），1963年6月出生。中国共产党党员，副主任医师。1986年毕业于青岛医学院医疗系。从事影像诊断工作30余年，先后担任青岛市海慈医疗集团CT-MR室主任，2008年1月任影像科副主任，2014年5月任影像科副主任主持工作。

主要社会兼职：中国中西医结合学会第六届医学影像专业委员会委员；山东省中西医结合学会医学影像专业委员会常务委员；山东省医师协会医学影像科医师分会委员；山东省抗癌协会肿瘤影像专业委员会委员；青岛市医学会放射学分会副主任委员；青岛市医学会放射医学与防护学分会副主任委员；青岛市中西医结合学会医学影像专业委员会委员；青岛市医学会肝病学分会肝病病理和影像学组委员；青岛市医学会分子影像学分会委员；青岛市医学影像质控中心委员；青岛市公安局司法鉴定特聘法医顾问；山东省职业病诊断鉴定专家库成员；青岛市医学会医疗事故技术鉴定专家库成员。

主要学术成绩：发表学术论文4篇；作为主编出版专著1部，参编专著6部；承担科研课题1项；集团内开展新技术、新项目

12 项。

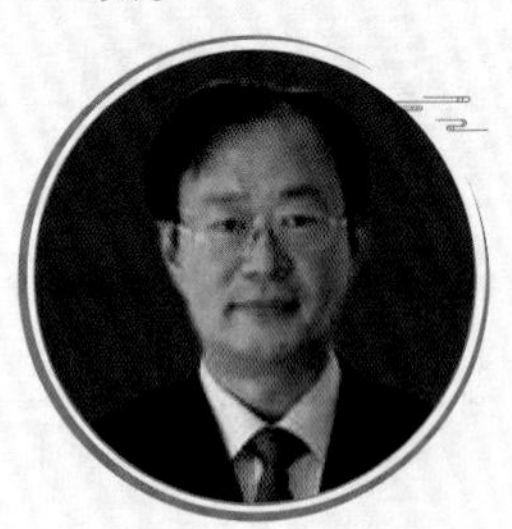
图 3-4-14　邢春礼
（青岛市胶州中心医院）

邢春礼（图 3-4-14），1963 年 11 月出生。医学硕士，青岛市胶州中心医院业务副院长，主任医师。医院影像学专业学科带头人。1985 年 7 月毕业于昌潍医学院，2003 年获得青岛大学医学影像专业硕士学位。

主要社会兼职：山东省医学会放射学分会委员；青岛市医学会第十二、第十三届放射学分会副主任委员；青岛市医学会第一届分子影像学分会副主任委员；潍坊医学院兼职教授。

主要学术成绩：发表专业论文 20 余篇，参编专著 4 部；获青岛市科学技术进步奖二等奖 1 项。

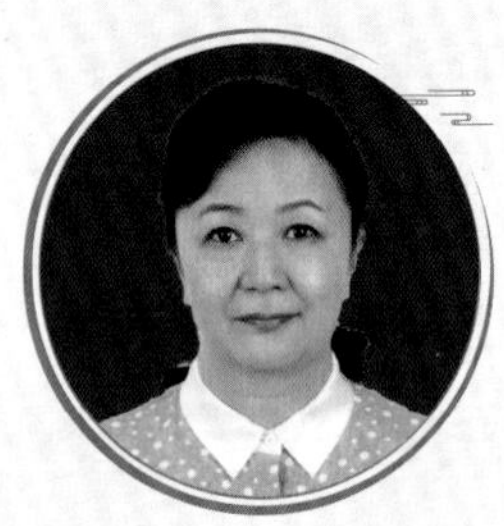
图 3-4-15　林青
（青岛大学附属医院）

林　青（图 3-4-15），1964 年 8 月出生。主任医师、硕士研究生导师。1993 年开始从事放射学诊断工作，2002 年 7 月首都医科大学硕士研究生毕业，2002 年 9 月调入青岛大学附属医院放射科工作。2007 年赴德国明斯特大学医院及马尔市立医院乳腺影像科学习，2009 年赴日本龟田综合医院乳腺影像诊断中心学习，2010 年和 2014 年于德国海德堡大学综合医院乳腺影像科学习，2017 年赴美国斯隆凯特林癌症中心（Memorial Sloan-Kettering Cancer Center，MSKCC）做访问学者。

主要社会兼职：中华医学会放射学分会乳腺专业委员会委员（2012 年至 2021 年）；中国研究型医院学会肿瘤影像诊断学专业委员会乳腺学组副组长（2019 年至今）；中国妇幼保健协会放射医学专业委员会常务委员（2019 年至今）；山东省医学会放射学分会乳腺放射专业学组组长（2011 年至今）；山东省医学会乳腺疾病多学科联合委员会副主任委员（2020 年至今）；山东省抗癌协会乳腺癌专业委员会常务委员（2020 年至今）；山东省健康管理协会影像医学专业委员会副主任委员（2019 年至今）。

主要学术成绩：发表核心期刊论文 40 余篇，其中作为通讯作者发表乳腺影像专业 SCI 收录论文 6 篇、中华级专业期刊论文 8 篇；承担国家科学技术部重点研发课题子课题 1 项、山东省教育厅课题 1 项、青岛市科学技术局课题 1 项。

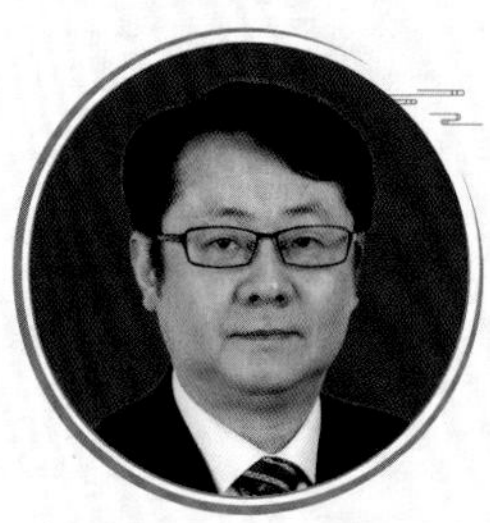
图 3-4-16　冯卫华
（青岛大学附属医院）

冯卫华（图 3-4-16），1965 年 12 月出生。主任医师，教授，硕士研究生导师。1987 年青岛医学院医疗系本科毕业后留青岛医学院附属医院工作至今。2001 年硕士毕业于青岛大学解剖与组织胚胎专业。2008 年晋升主任医师。2009 年于德国海德堡大学综合医院、2014 年于美国马里兰大学医院做访问学者并短期学习。从事影像诊断工作近 30 余年，主要从事肌骨疾病和神经疾病影像诊断，尤其侧重于骨关节系统疾病与神经系统疾病的影像诊断和骨关节疾病和软组织肿瘤 CT、MR 新技术研究。历任青岛大学附属医院放射科副主任、设备处副主任、医学工程科主任，现任放射科副主任兼西海岸院区放射科主任。

主要社会兼职：山东省医学会放射学分会第十一届委员会副主任委员；山东省医师协会医学影像科医师分会第三届委员会副主任委员；中国医师协会放射医师分会第四届肌骨专业学组委员；山东省研究型医院协会医学影像学分会第一届委员会副主任委

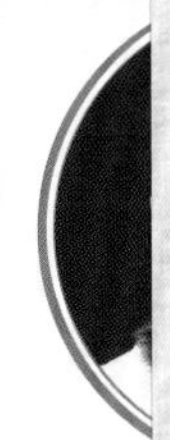

员；山东省健康管理协会影像专业第一届委员会副主任委员；山东省抗癌协会肿瘤影像专业委员会第三届副主任委员；青岛市医学会第十二届放射学分会委员兼秘书；杂志兼职：《中国临床医学影像杂志》《医学影像学杂志》编委，《中华放射学杂志》《磁共振成像》审稿专家。

主要学术成绩：参编《实用骨关节影像诊断学》等医学专著10余部。作为主译、主审出版人民卫生出版社《简明胸部X线诊断指南》《CT与MR袖珍断层解剖图谱》等专著各1部。发表核心期刊论文38篇，其中SCI收录论文2篇。曾获得1989年、1992年和1994年度山东省科学技术进步奖（第五位）。

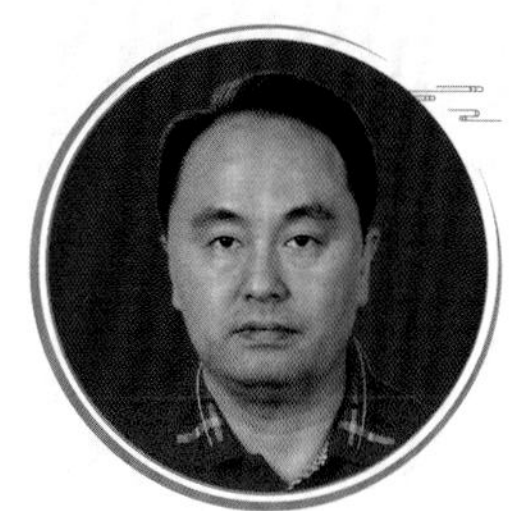

图3-4-17　李炯佾
（青岛阜外心血管病医院）

李炯佾（图3-4-17），1966年10月出生。主任医师，硕士研究生导师。1988年毕业于青岛医学院医学影像系。曾先后在上海市中山医院、青岛大学医学院附属医院进修影像诊断。2000年至2007年，任青岛港口医院放射科主任；2008年至今任青岛阜外心血管病医院副院长、院长兼放射科主任。

主要社会兼职：青岛市医学会第十、第十一届放射学分会委员，第十二、第十三届副主任委员兼心胸学组组长；山东省医学会第九届放射学分会委员；山东省中西医结合学会第四、第五届医学影像专业委员会委员；青岛市中西医结合学会第一、第二届医学影像专业委员会委员；《医学影像学杂志》编委。

主要学术成绩：发表论文28篇，其中核心期刊论文21篇；承担市级科研课题5项；获青岛市科学技术进步奖三等奖1项（2012年）、青岛市医学影像质量控制先进个人（2011年至2012年）。

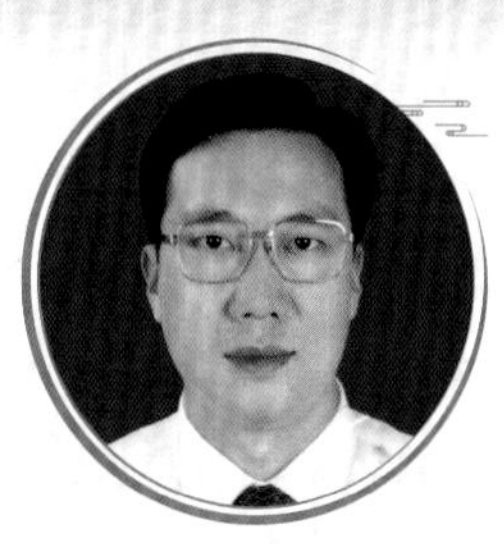

图3-4-18　郁万江
（青岛市市立医院）

郁万江（图3-4-18），1967年1月出生。中国共产党党员，主任医师，教授，硕士研究生导师。北京大学医学影像博士研究生毕业，美国Rochester大学医学中心博士后。2005年7月任厦门大学第一附属医院放射科主任。2011年5月至2013年3月，任青岛市市立医院本部放射科主任。2011年5月至今，任青岛市市立医院东院区放射科主任。

主要社会兼职：国际心脏磁共振学会委员；山东省医师协会医学影像科医师分会副主任委员（第二届）；山东省医学会放射学分会委员（第九届）、副主任委员（第十、第十一届）；山东省中西医结合学会医学影像专业委员会委员（第六届）；青岛市医学会放射学分会委员（第十一届）、副主任委员（第十二、第十三届）；山东省医学影像学质量控制中心委员（第二届）；青岛市抗癌协会理事；《中国医学影像技术杂志》《影像诊断与介入放射学》《医学影像学杂志》编委；《中华现代影像学杂志》常务编委。

主要学术成绩：发表论文40余篇，承担青岛市科学技术局课题3项。

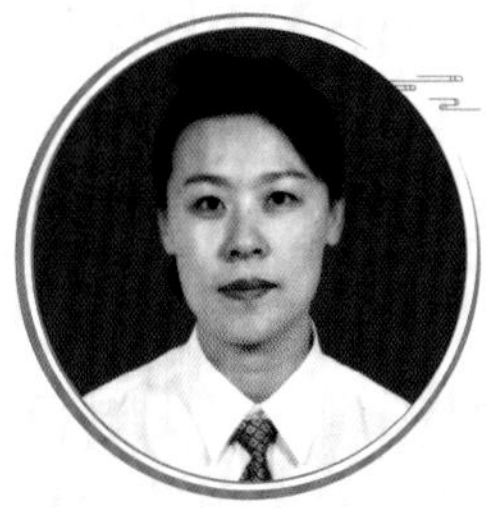

图3-4-19　林红雨
（青岛市中心医院）

林红雨（图3-4-19），1967年6月出生。主任医师。1988年7月毕业于青岛医学院医学影像系，分配至青岛市中心医院工作。1999年7月至2000年7月，在北京解放军总医院进修医师。1996年起任青岛市中心医院放射科副主任，2009年至2012年主持

科室工作，2012 年至今任放射科主任，2017 年任医院住院医师规范化培训影像基地主任。

主要社会兼职：中国研究型医院学会放射学专业委员会委员；山东省医学会第九至第十一届放射学分会委员；山东省中西医结合学会第五至第八届医学影像专业委员会委员；山东省抗癌协会肿瘤影像专业委员会第一、第三届常务委员，第二届委员；山东省医师协会医学影像科医师分会第二、第三届委员；山东省研究型医院协会肿瘤影像诊断学分会副主任委员；山东省研究型医院协会医学影像创新与研究分会副主任委员；青岛市医学会放射学分会第十二、第十三届副主任委员；青岛市中西医结合学会第二、第三届医学影像专业委员会委员；青岛市医学影像质控中心副主任委员。其他兼职包括：山东省职业病鉴定专家库成员、山东省职业健康检查技术评审专家、青岛市放射卫生技术评审专家、青岛市卫生局人才评价专家，以及《医学影像学杂志》第五届编委、《中国中西医结合影像学杂志》编委。

主要学术成绩：作为主编出版医学专著 2 部，作为副主编出版专著 2 部，参编专著 6 部；作为第一作者及通讯作者发表论文 15 篇；主持市级科研课题 3 项。

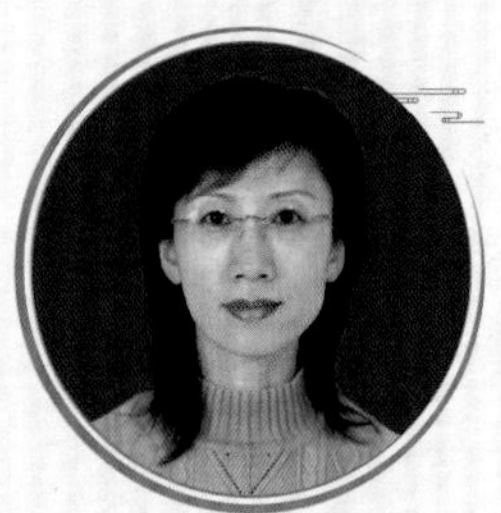
图 3-4-20　张庆
（青岛市市立医院）

张庆（图 3-4-20），1969 年 4 月出生。硕士研究生学历。1990 年 7 月青岛大学医学院影像系毕业，分配至青岛市人民医院放射科工作。2012 年 5 月晋升副主任医师，任青岛市市立医院东院区放射防护管理科二级科主任，2017 年担任科室副主任兼放射防护管理科副主任。2020 年 7 月调至青岛市人大常务委员会机关办公厅工作。

主要社会兼职：山东省医学会第九届放射学分会青年委员会委员；青岛市医学会第十二、第十三届放射学分会青年委员会副主任委员兼神经学组副组长；青岛市医学影像质控中心委员；青岛市九三学社市立医院基层委员会第二支社主任委员；山东省研究型医院影像诊断专业委员会副主任委员。

主要学术成绩：发表学术论文 10 余篇；作为副主编出版医学专著 1 部，参编专著 1 部。

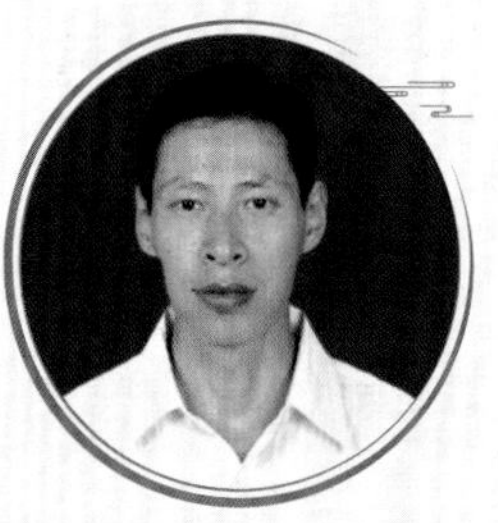
图 3-4-21　刘珍友
（青岛市第八人民医院）

刘珍友（图 3-4-21），1971 年 2 月出生。副主任医师。2010 年于天津医科大学影像医学专业毕业获医学博士学位，同年进入青岛市第八人民医院放射科工作。2011 年 9 月任第八人民医院放射科副主任，2015 年 3 月任放射科主任。

主要社会兼职：山东省医学会放射学分会神经影像学组委员；青岛市医学会第十二届放射学分会委员；青岛市医学影像质控专家组成员。

主要学术成绩：发表专业论文 16 篇，参编专著 2 部。参与课题 3 项。

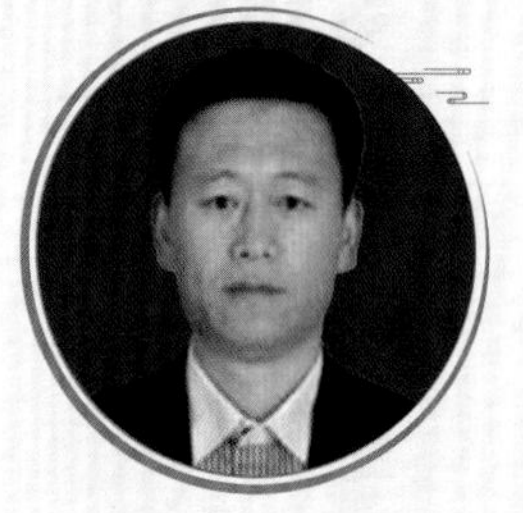
图 3-4-22　祁波
（青岛市胶州中心医院）

祁波（图 3-4-22），1971 年 4 月出生。本科学历，副主任医师。2011 年至今任放射科主任。曾到山东省立医院、山东省医学影像学研究所、中山医科大附属肿瘤医院、奥地利 Heizening 医院、新加坡国际管理学院进修学习。主要从事肝癌等肿瘤病变、糖尿病下肢动脉闭塞症等疾病的介入治疗。

主要社会兼职：中国抗癌联盟山东省抗癌协会肿瘤影像专业委员会委员；青岛市医学会第十二、第十三届放射学分会青年委员会副主任委员；青岛市医学会首届介入诊疗分会委员。

主要学术成绩：参编专著3部，发表学术论文30余篇；主持、参与科研课题6项；曾获青岛市优秀青年志愿者（支援贵州安顺，2004年）、胶州市十大杰出青年（2009年）等荣誉称号。

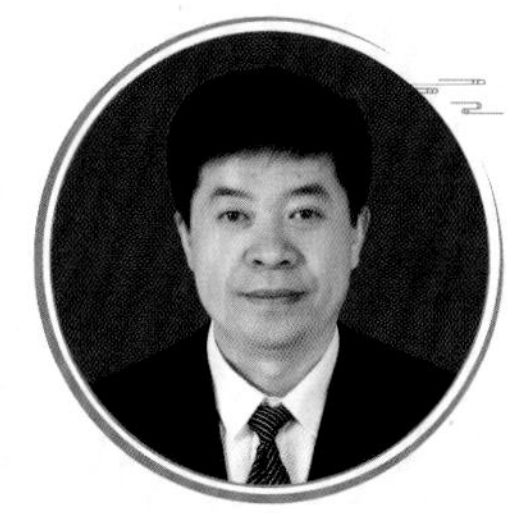
图3-4-23　孟祥水
[山东大学齐鲁医院(青岛)]

孟祥水（图3-4-23），1971年7月出生。医学博士，主任医师，硕士研究生导师，从事医学影像工作29年。1992年7月至2013年5月工作于山东大学齐鲁医院放射科；2013年6月至今，工作于山东大学齐鲁医院（青岛）。2013年12月至2020年7月担任山东大学齐鲁医院（青岛）医学工程部主任、影像中心及放射科副主任；2020年7月至今，担任山东大学齐鲁医院（青岛）副院长、影像中心及放射科主任。

主要社会兼职：中国研究型医院学会第一届肿瘤影像诊断学专业委员会委员；中华医学会第十五届放射学分会神经学组委员、AI工作委员会委员；中国医学装备协会第六届磁共振应用专业委员会委员；中国医学影像技术研究会第六届放射分会委员；山东省医学会第九至第十一届放射学分会委员；山东省中西医结合学会第五至第七届放射专业委员会常务委员；山东省医学会第四至第五届医学工程学分会委员；青岛市医学会第十二、第十三届放射学分会副主任委员；青岛市第一届医用耗材质控中心主任；青岛市医学影像质控中心副主任委员；杂志兼职包括：《实用放射学杂志》《国际医学放射学杂志》《医学影像技术杂志》等编委，*Clinical Radiology*、*Journal of Magnetic Resonance Imaging*、《中华放射学杂志》《山东大学学报（医学版）》等杂志审稿专家。

主要学术成绩：以第一作者或通讯作者发表核心期刊论文近30篇，其中SCI收录论文4篇，《中华放射学杂志》3篇，RSNA及ECR发言及展板4篇；以第一承担人完成及承担省部级课题6项。

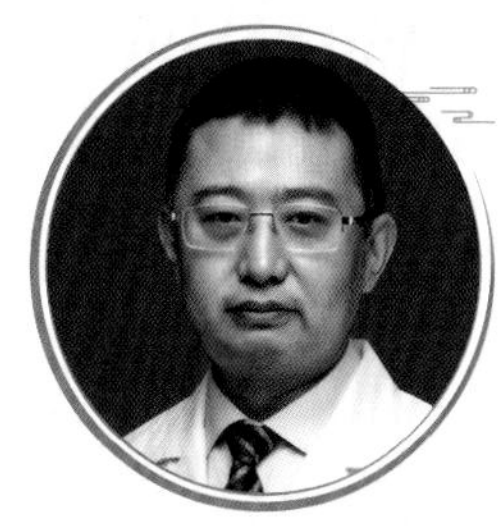
图3-4-24　郝大鹏
（青岛大学附属医院）

郝大鹏（图3-4-24），1971年11月出生。首都医科大学医学影像学博士研究生毕业。现任青岛大学附属医院放射科副主任兼市南院区放射科主任、骨关节影像学重点实验室副主任，主任医师，博士研究生导师，兼法医学和影像医学硕士学位研究生导师。

主要社会兼职：中华医学会第十三、第十四届放射学分会头颈专业委员会委员；中华医学会第十四届放射学分会骨关节专业委员会青年学组副组长；中国医疗保健国际交流促进会放射治疗学分会委员；山东省医学会第九届放射学分会青年委员，第十、第十一届委员；山东省医学影像研究会头颈专业组副组长、骨关节专业组委员；青岛市医学会第十二、第十三届放射学分会第一届青年委员会副主任委员、骨关节学组副组长；青岛市医学影像质控中心副主任；《放射学实践杂志》第八届编委会审稿专家；《中国临床医学影像学杂志》通讯编委。

主要学术成绩：作为主编出版卫生部视听教材1部、卫生部CAI课件1部，作为主译出版专著1部，作为副主编出版专著1部，参编11部；以第一作者或通信作者发表中华系列杂志论文4篇，SCI收录论文11篇；主持国家自然科学基金课题1项，中标卫生部视听教材项目 1 个。

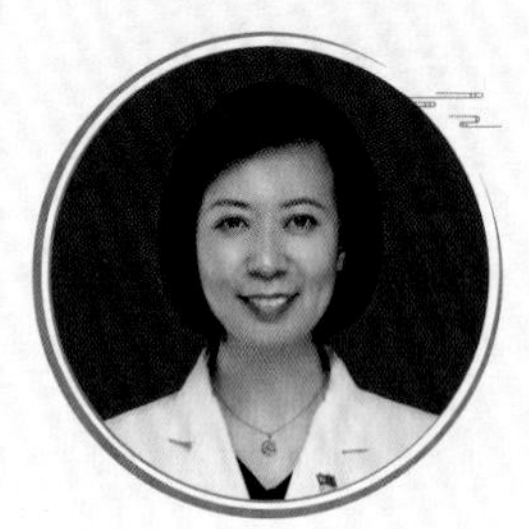
图 3-4-25　李辉坚
（青岛市第八人民医院）

李辉坚（图 3-4-25），1973 年 11 月出生。医学硕士，副主任医师。1995 年毕业于青岛大学医学院影像专业，同年进入青岛市第八人民医院放射科工作。2000 年 2 月至 2000 年 8 月在北京大学医学部第一附属医院进修学习，2000 年 9 月至 2001 年 2 月在北京解放军总医院进修学习。2011 年任放射科主任助理，2015 年任放射科副主任，2017 年任医技党支部书记。2019 年放射科分为放射一科与放射二科，任放射二科副主任，主持工作。2020 年放射一科与放射二科合并，任放射科主任、党支部书记。

主要社会兼职：青岛市医学会第十二届放射学分会第一届青年委员会委员，第十三届放射学分会委员、副主任委员；青岛市医学影像质控中心委员；青岛市中西医结合学会第二届医学影像专业委员会委员；山东省医学影像研究会第一届感染与炎症专业委员会委员；中国研究型学会感染与炎症放射学专业委员会委员。

主要学术成绩：作为主编出版专著 1 部，作为副主编出版专著 1 部，参编专著 2 部；以第一作者发表省级及以上论文 11 篇；获国家实用新型专利 3 项；主持课题 1 项；2009年评为青岛市医学影像质控先进个人。

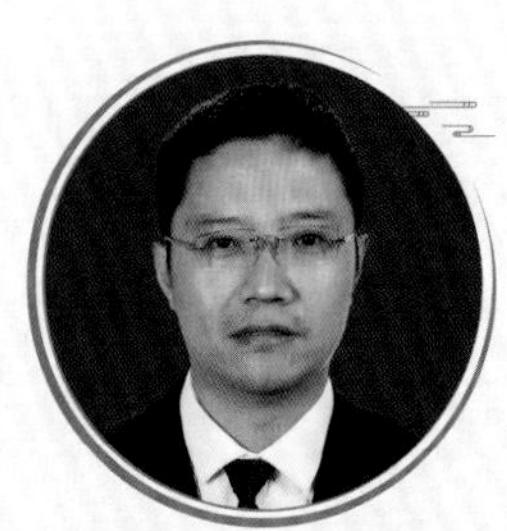
图 3-4-26　王其军
（青岛市西海岸新区人民医院）

王其军（图 3-4-26），1976 年 7 月出生，主任医师。2000 年本科毕业于泰山医学院放射系医学影像诊断专业。曾先后在中国人民解放军总医院、上海市华东医院、上海市华山医院影像中心进修学习医学影像学。主要从事消化系统、呼吸系统疾病影像学诊断。2010 年 2 月至 2018 年 12 月，任青岛市西海岸新区人民医院（原胶南市人民医院）放射科副主任，主持 CT 室、MR 室工作。2019 年 1 月起，担任院长助理兼放射科主任。

主要社会兼职：青岛市黄岛区医学影像质控中心主任、专家库主任委员；青岛市医学会分子影像学分会副主任委员；青岛市医学会第十二至第十三届放射学分会青年委员会副主任委员；山东省医学会放射学分会基层委员会委员；山东省健康管理协会影像专业委员会常务委员；中国抗癌联盟山东省抗癌协会肿瘤影像专业委员会委员；山东省医学影像研究会胸部影像专业组委员；《实用医学影像学杂志》编委。

主要学术成绩：作为主编出版专著 3 部，作为副主编出版专著 4 部，参编专著 4 部；在专业期刊上发表论文 38 篇。主持科室新技术项目 4 项，完成科研课题 13 项，获国家实用新型专利 3 项。先后获胶南市科学技术进步奖一等奖、二等奖、三等奖及黄岛区科学技术进步奖三等奖共计 10 项。曾获 2020 年青岛市五一劳动奖章，2017 年黄岛区劳动模范，2017 年黄岛区拔尖人才，2016 年黄岛区优秀青年人才，2011、2012 年度青岛市医学影像质控先进个人，2010 年青岛市卫生系统青年岗位能手，以及黄岛区卫生系统青年岗位能手，胶南市十佳青年科学技术创新能手，胶南市青年岗位能手等荣誉称号。

宋修峰（图 3-4-27），1977 年 11 月出生。毕业于天津医科大学并获医学博士学位，副主任医师，擅长神经系统影像学及儿科疾病诊断。2017 年 1 月起，任青岛市妇女儿童医院医学影像科

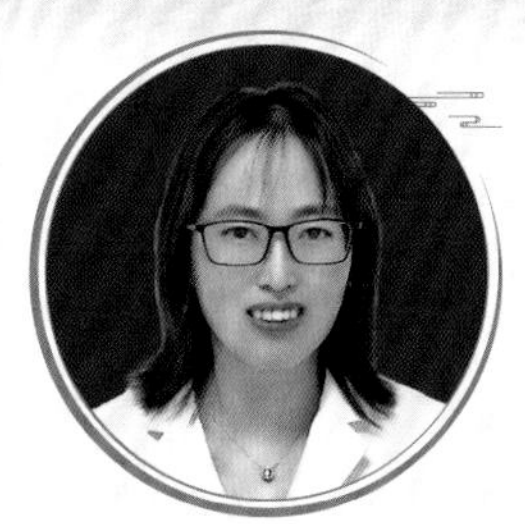
图 3-4-27　宋修峰
（青岛市妇女儿童医院）

主任。

主要社会兼职：中华医学会放射学分会儿科学组委员；中国妇幼保健协会放射医学专业委员会委员；山东省医学会放射学分会儿科学组委员、分子影像学组委员；山东省医学影像学研究会精准医学与转化医学分会委员；青岛市医学会放射学分会副主任委员兼妇儿学组组长;青岛市医学会放射医学与防护学分会副主任委员。

主要学术成绩：参编专著 10 部，在专业核心期刊上发表论文 40 余篇；主持省、市级课题 3 项；获市级科学技术进步奖 2 项。

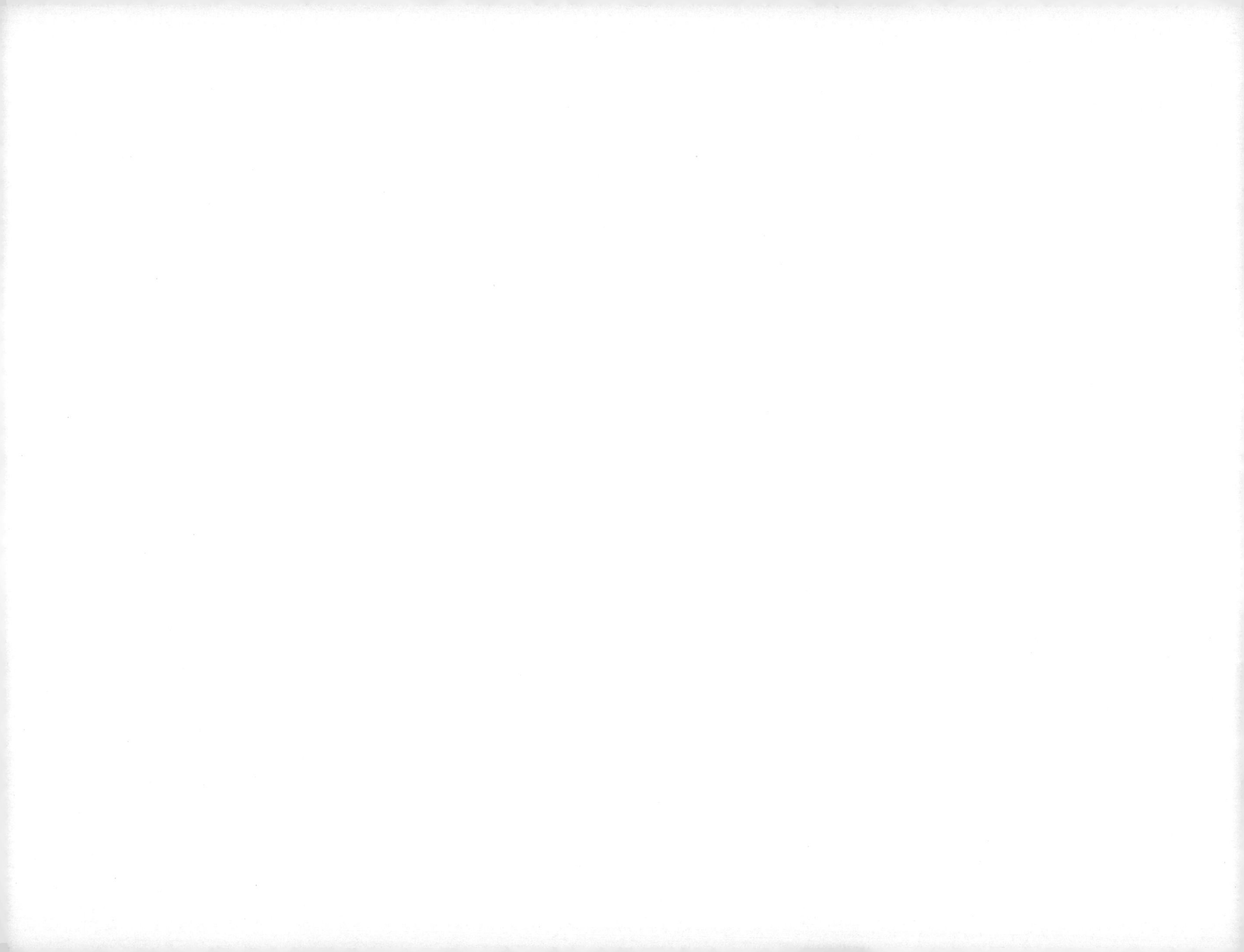

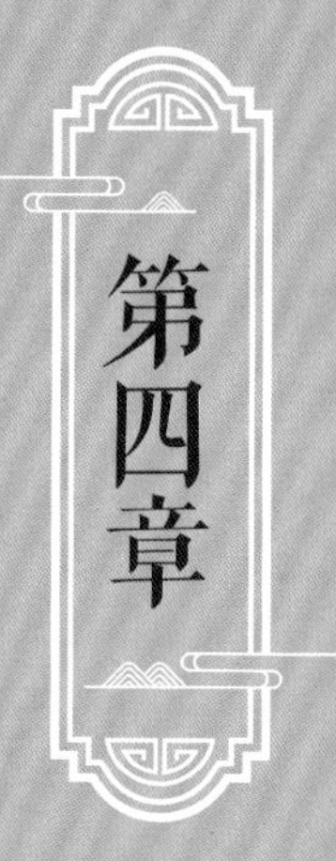

第四章 史海钩沉
——青岛市部分放射学专家、学者回忆录

第一节 别梦依稀，缅怀先师引路人

夏宝枢

在青岛山东大学医学院附设医院放射科实习 8 个月毕业后，我便离开了青岛，自认为严格地讲并不应算是青岛市放射工作者。然日后与青岛市的老师和同道们交往不断，尤其是退休后与前青岛市第二人民医院合作组建了颐乐医学影像诊疗中心后，重返青岛市二十年，又与众老师、同道们一起共事。这段时间进一步加深了我与青岛放射界的情缘，开启了我在追梦放射事业中先师引路的渊源。

一、启迪

解放初期，百废待兴，许多工矿、五金和纺织厂的工业粉尘，严重影响了工人的身体健康、家庭的兴衰，甚至企业的存亡。回顾青岛市放射界的研究项目，从大量的实践、调研和总结中可以看到，青岛市的放射工作者，在有关部门的领导和支持下，对矽肺、石棉肺、石墨肺、铁末肺、炭黑尘肺、磨针尘肺等做了大量的工作。凡是有粉尘发生的场所，凡是来自工厂矿区的呼吸道患者，他们都一追到底，组织专题调研组，发现患者、普查接触者、深入现场、写出报告、提出改进意见、防止扩散，解决了当地患者救治与预防的问题。青岛市的放射工作者还总结自己的经验和观点，在报刊上发表，在学术会上与同仁进行交流，引起了国内外同道们极大的关注。当时凡研讨、论证有关尘肺学术的活动，青岛放射界从未缺席的。国内当时也有不少单位研究尘肺，但青岛市是国内少有的几个重点研究尘肺并取得防治尘肺经验的城市，这和前山东大学医学院附设医院（现青岛大学附属医院）放射科曹来宾主任的努力分不开，也得到全国同行和卫生部的认可。

地方病是当时严重影响胶东、昌潍地区群众生活和劳动的疾病，严重的一家几口人都瘫痪在床。我毕业后被分配到昌潍地区医院，该地区是氟病高发区。由于没有经验，当地医师们一直把氟骨症的椎旁韧带钙化、关节强直等表现误认为类风湿性关节炎。此类患者几乎天天都会遇到，而我的疑虑也越累越多。一天，我带着不少片子，到青岛市请教老师曹来宾主任。他在青岛市也遇到不少类似的患者，对这些征象也疑惑不解。曹老师没有放弃，将那些 X 线片寄给他的老师荣独山教授。荣老很快回复，确切地告知这是某种金属中毒表现。荣教授的意见使大家豁然开朗，有了研究方向。再遇类似患者手术时，曹老师就请外科医师取一点骨质进行检测，明确是何种金属沉着；同时我到昌潍地区的病区，取饮用水送检防疫站。后来骨的实验室检测和饮用水检验结果完全一致，氟骨症的诊断得以明确。从此我们共同普查、调研、实验、分析，最终总结出了氟骨症流行病学特点和影像学表现，率先引起全国同仁的广泛关注，一场全国性地方病的调研由此展开。曹老师在各个学术交流会上，总是能拿出精准的论据，对我日后的科研工作给予莫大的启迪，我也在 1978 年全国首届科学大会上获得了科学大会奖。

骨关节疾病在 20 世纪 50、60 年代一直是放射领域的多发病和疑难病，曹来宾老师在日常工作中看在眼里，记在心中。每一份片子都是一位患者的求助。当时放射界追求的是心胸造影检查、消化道检查、肝胆系统的特殊检查，很少有人关注这简单的一两张平片就能解决的骨病，而曹老师以如何解除患者痛苦为出发点，认为即便是一处小小的骨撕裂伤，如不能及时查出，也可能在将来给患者造成终身痛苦，影响劳动和生活，甚至家庭幸福。曹老师就是这样从点滴入手，影响和带动全科同仁齐心协力做好骨病的放射诊断，还利用各种学术交流会，与兄弟医院的同道合作，共同读片、调研、总结。1973 年、1978 年由青岛医学院内部印刷的《骨与关节 X 线诊断学》最终作为放射界大型骨肌系统专业书籍以《实用骨关节影像诊断学》为名出版。

新中国成立后至 20 世纪 70 年代，国家在不断的发展中。年轻的我们同样在努力地学习和认真思考。我便是在整理青岛市放射界早期的 92 篇文献时，找到了当时知识分子（包括我的老师们）努力地方向，从此逐渐步入放射学医教研工作的殿堂，并明确了为什么人服务的问题。我们写文章，总结经验，最终是为患者服务，为社会、为人民服务。作为一个为患者服务的医者，面向众多急需解决的病症多下点功夫，将其视为自己努力攻克的目标始终是正确的。上面我提到的，在和我的老师们共处、学习、请教过程中，无处不潜移默化地对历次运动践行。作为一名放射医学工作者，在与工农结合、为广大劳动人们服务中，树立了明确的目标和方向，才能在前行道路上有所作为。

二、教诲

老师们有两句极为普通的口语、口头禅，却成了我终生难忘的教诲和终身享用的格言。在我烦琐的事务中，它成了我坚持到最后取得成果的加油站；在我每天例行的读片会上，它是我走出谜团的清醒剂；在我事业的高峰时，它成了我办公桌上的座右铭，也是我心中永远的座右铭！

卢筱英主任身体不好，十分虚弱，所以他几乎不外出开会，更不外出进修。只要还能坚持，他都带病按时上下班。由于心脏病的原因，他从来不能站着与人谈话、安排工作；一句话常常要分几段才能说完。但由于人手少，很多时候只有他一人值班，学生们还要请他批报告。卢主任说话声音低沉，语速缓慢，这都是因病所迫。卢筱英主任并没有因病而放松教学、科研。我检索收集文献时发现，在 1959 年至 1969 年的 10 年间，他在《中华放射学杂志》等杂志共发表论文 10 篇，并且有的是国内首次报告。

尊敬的卢筱英主任还注重对学生的教诲，虽然一句话要分几段说，但我都听懂并记在了心里。他每每在批报告时提醒我们，要认真对待每一份报告，要多思考，“不用脑子、不思考等于站在那里走路。”当时我还想你不是整天坐在那儿走路吗？时过境迁，我越想越思念卢筱英主任。这句话提醒我每次请他批报告前都要想想有进步了吗？勤思考，求创新也就成了我日后的生活习惯，它更成为我工作中的动力，事业上的源泉。后来我为我的学生题字时也用上了这句通俗、简明、享用终身的话。

“没有没有的事呀！”曹来宾主任每每看到一个罕见病例、疑难杂症，甚至是普通的常见病，他都会从不同角度用这句话来诠释眼前的征象。这是一句很认真又很风趣的话，由他所说就更显严谨了，既是普遍真理，又有极强的针对性。放射科医师，每天要为几十、几百名患者读片，读片就是鉴别同影异病和同病异影。这句“没有没有的事呀”就是在提醒我们慎重！慎重！再慎重！为了保证患者诊断和治疗，认真地进行鉴别诊断，享用终身啊！

三、追随

享用终身，这绝不是一句客套话，而是潜移默化于我一生的行为、生活、工作和事业中。曹来宾老师在其一生的事业中，无限渗透着为患者着想的理念，并在临床工作中时刻体现、顽强追求。他从危害广大群众的多发病、常见病开始，最后全面投入到骨肌系统的影像学诊断。不知疲劳、毫无退缩、夜以继日地为骨肌系统影像诊断开展调研并进行交流、总结。他发表的骨肌系统影像诊治文献逾百篇，让我们看到群山，又仰望到高峰。现在许多人还没有看清，曹老师是把工作和事业当成两回事，只有把日常每一件工作视为自己为之奋斗的目标且有不达目的绝不放弃的精神和不断践行的毅力，才能完成历史、事业赋予自己的使命。曹老师晚年又把积攒一生的体质性骨病知识一遍遍地举办讲座，无论是满课堂的听众还是仅三五位听众都照样讲（图 4-1-1）。这可是多年知识和智慧的结晶，是他勤奋工作和执着追求而得的硕果。有些少见、罕见病种对于几乎工作一辈子的放射科医师来说也难得一见，曹老师却一而再地向我们详尽讲述每一位患者的病因、临床，每一张片子的征象和特点。有经典的描述，也穿插饶有风趣的比喻。有的人听后只把它当一次偶遇的猎奇，甚至一笑而过；我却从中看到一丝悲怆，因为其中蕴藏着一种崇高的思想境界，一种不负历史的责任感——“留下，决不带走！”这就是对待事业的忠诚，留给后人的一座追随的平台。《体质性骨病影像诊断图谱》一书正是为了缅怀先师的遗愿，在曹老师留下的平台上，我与李联忠教授带领他的学生们，编辑出版，谨以告慰老师在天之灵。

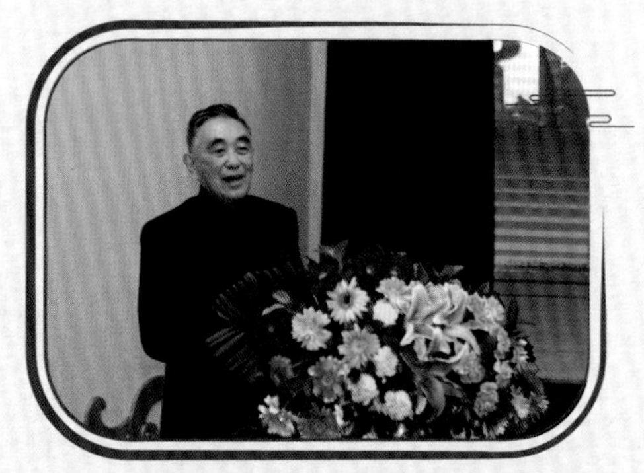

图 4-1-1　夏宝枢应邀在放射学术会议上讲述放射史

第二节　忆父亲曹来宾

曹庆选

父亲曹来宾教授溘逝于他行医一甲子之际，2012 年 1 月 22 日（农历二〇一一年十二月廿九日）凌晨 1 时，父亲在睡眠中永远离开了我们。虽父亲乘鹤已去三载有余，但身为老人家最疼爱的女儿，他的音容笑貌总在我眼前萦绕。父亲生前说过：平生最慕的，是那些鹣鲽情深、颤巍互搀而行的老伴侣；最慕的，是那高龄无疾而终或一睡不起的。人云这是修来的福，而我云是上天所赐。

父亲先后担任青岛医学院放射学教研室主任及附属医院放射科主任、中华医学会放射学分会委员、中国地方病学术委员会委员、卫生部潜水减压病影像诊断标准制定小组组长、山东省医学会放射学分会副主任委员；兼任《中华放射学杂志》等 8 种国内顶级专业杂志的编委与常务委员，荣获山东省专业技术拔尖人才称号，为首批国务院突出贡献专家并享受政府特殊津贴。

1926 年 11 月 6 日（农历十月初二），父亲出生于山东省潍坊市昌邑县双台村。10 岁到四川宜宾上学，爷爷给父亲起的学名叫曹来宾，寓意可能是来到了宜宾吧。父亲在市商会主办的树德小学念书，上学前脱下老家穿来的土布衣服，换上了学生服，爷爷特地与父亲到照相馆拍了一张照片，这是父亲人生的第一张照片，现今感到极为珍贵（图 4–2–1）。

小学毕业后，父亲由宜宾回到重庆南岸，入读由南京迁来的东方中学。初一的暑假，日本飞机轰炸频率逐渐增加，不仅是白天，晴朗的夜晚也常来轰炸。重庆南岸的东方中学虽不是袭击的目标，但警报频繁影响学习。1940 年父亲离开重庆到成都读书，距成都 90 里的金堂县有所从山西迁来的铭义中学，在县城中心的孔庙里，校长是山东人，本省学生不多，外省学生占多数。因是教会学校，所以有外教老师，外文课都由美国老师教，他们大多为年轻的大学生，父亲的英语一开始就是美式发音。

后来父亲得知德阳有所山东流亡中学——国立第六中学一分校，是山东流亡到四川的众多学校的集合体。国立六中共有 5 个分校，学校本部为高中部，父亲喜欢读山东学校，于是又转学到了德阳六中，读初中二年级下学期（图 4–2–2）。学校在一条大河边的破庙里，教室和宿舍很简陋，但老师都是山东有名的中学教员。

1943 年暑期，父亲初中毕业，如愿以偿考入国立六中高中部，一直到 1946 年高中毕业（图 4–2–3）。当时抗战胜利已经一年，流亡中学全是公费，流亡学校的学生由政府发给复员费。当时成都没有高考区，父亲决定去西安参加高考。他和同班好友毕召候

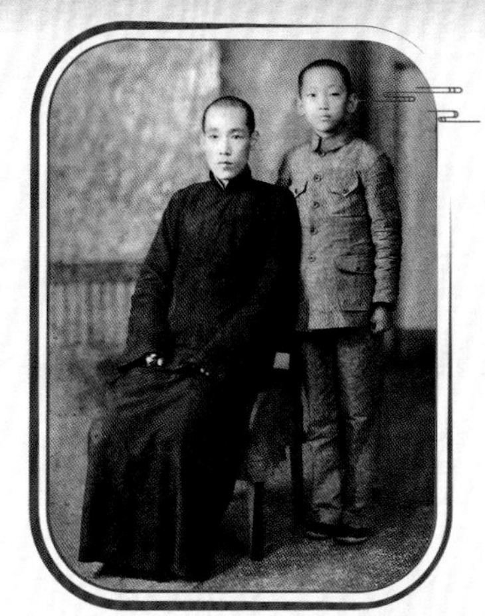

图 4–2–1　儿时的曹来宾与父亲合影

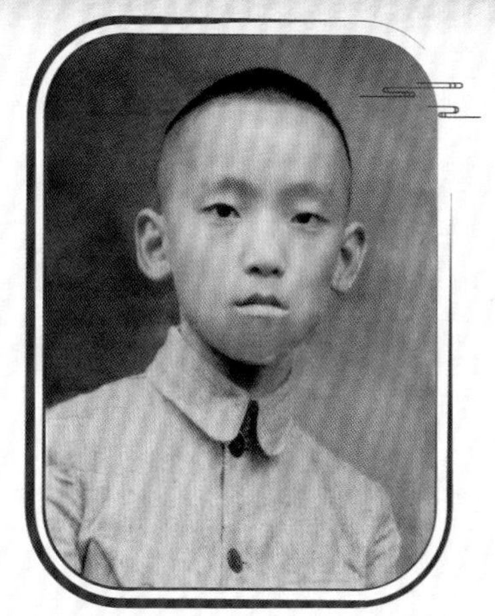

图 4–2–2　初中时代的曹来宾

同学搭坐路过的车辆去西安考学。当时在西安不是全国统一考试，而是各个大学分别招生，因此考试时间长，高考持续了大约半个月，好在发榜较快。父亲一共考取了四所大学：西北大学工学院、西北农学院、南京大学医学院、山东大学医学院。父亲先接到山东大学的入学录取通知，山东大学既是老家的学校又是自选的，

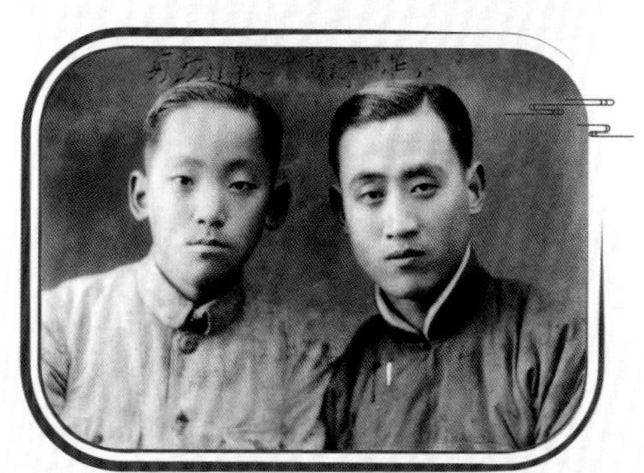

图 4–2–3　高中时代的曹来宾与表兄合影

所以当即决定到青岛读山东大学医学院（当时山东大学在青岛），开始了他老人家的学医生涯。

父亲在大学里品学兼优，担任班长，不但学习成绩优秀，还非常喜欢体育运动，曾任篮球队队长。1947 年山东大学医学院里不少学生在组织各自县市的同学会，父亲与同班同学魏金陵决定联系各学校的昌邑同学组织同乡同学会。同年 7 月在前海沿的政协礼堂召开了成立大会，大会上父亲做主席并进行大会发言，魏金陵任副职，完成了旅青同学会的成立（图 4-2-4）。

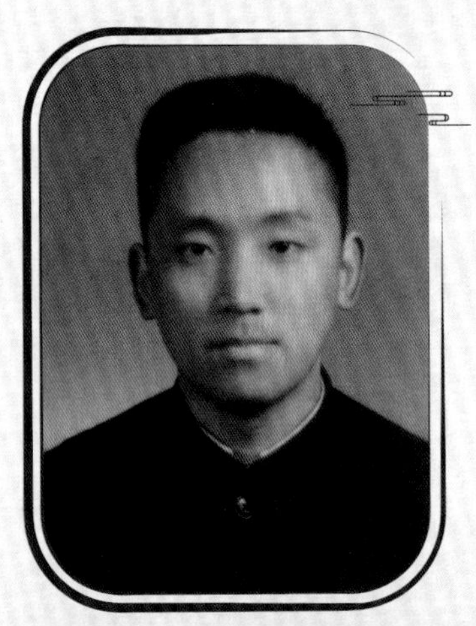

图 4-2-4　大学时期的曹来宾

1952 年父亲从山东大学医学院毕业后因成绩优异而留校，进入了在当时医学界最为尖端的学科放射科，从事 X 线影像诊断 / 治疗工作。山东大学迁至济南后，医学系因故未能搬迁，在此基础上成立了青岛医学院，山东大学附设医院随即成为青岛医学院附属医院（该医院之后改名多次，但市民们至今仍习惯称之为山大医院）。父亲先后赴北京，在国家卫生部举办的 X 线诊断训练班学习 1 年，赴上海市中山医院进修 1 年，师从老一辈放射学家汪绍训、荣独山、谢志光等教授，得获真传。

父亲在青壮年时期经历颇多，曾多次下乡参加医疗队，还担任医疗队队长。我从医后，看到父亲因患脉管炎，小腿常年肿胀青紫，血管怒张。问及父亲患病的经过，父亲告诉我 20 世纪 60 年代初期，下乡去胶州洋河公社，冬天冒着风雪到各个村庄去巡回医疗，大雪常深及膝部，有一次河对岸的村里有重病患者求治，恰河上的桥坏了，为了及时救治患者，父亲扛着自行车在齐腰深的冰水中过河，为此留下了终身的疾病。

1970 年，全国的高等院校需要离开城市，到农村、到边远地区办学。省教委指示青岛医学院搬到山东省惠民地区的北镇（今滨州市）办学。于是在 1971 年，我陪伴父亲前往北镇。当时的惠民地区是北三区（当时山东把相对落后的菏泽、聊城、惠民称之为北三区）中最贫穷的地方。一望无际的盐碱地不长庄稼，冬天大雪封门，夏天酷热无比，雨后泥泞的土路拔不出鞋来。父亲和皮肤科李景颐、小儿科顾仁凯、检验科张增光等 6 位长辈住在北镇卫生学校的一间教室里，每人一张单人床和一张二抽桌，房子中间是取暖的炉子，吃饭到学生食堂。我和其他老师的子女则被分配到惠民地区医院工作。在鸡毛上天、医护结合、赤脚医师大行其道的年代里，我们这些下放子女开始了学医生涯。医院距离父亲住的卫生学校宿舍很近，下班后我们可以见面。当时在北镇 1 元可以买一只大雁，驴肉 6 角一斤，周末大家可以用煤油炉做荤菜改善生活。

学校解剖教研室的尸体和标本是青岛、北镇两地共用，所以我们回家探亲或来回捎东西常搭这种便车。现在说来感到可叹，但在当年多亏了这些便车，我们这些异乡客在艰苦的环境中，感受到来自家的温暖。1971 年“九一三”事件后，形势有所缓和。1973 年父亲和李联忠教授又回到青岛医学院附属医院工作，结束了在北镇教学工作的生涯。但老师们的子女户口都迁到了北镇，无法再回青岛，我们则留在当地继续奉献自己的青春。

20 世纪 70 年代初，父亲带领着科内同事和兄弟医院的同道们着手编写《骨与关节 X 线诊断学》。那时家中条件艰苦，没有书房，没有写字台，父亲白天上班，夜晚坐着小马扎在床边写作，众多的论文、著述就是在这种艰苦的环境条件下完成的。无数个夜晚我们看到的都是他伏床写作的背影。密密麻麻的字，一遍一遍地改，母亲则跟着一遍一遍地抄，最终《骨与关节 X 线诊断学》在青岛医学院内部发行，1978 年荣获全国科学大会国家二级科研成果奖。1981 年由山东科学技术出版社正式出版，1998 年由山东科学技术出版社再版，增加了 CT、MR 的诊断内容，更名为《实用骨关节影像诊断学》。这部书倾注了父亲半生的心血和几十年积累的经验，被公认是我国第一部大型图文并茂的骨放射诊断工具书和高级专业参考书，受到了全国同行们的赞誉。

父亲是医学家，常年坚持工作在临床一线，一丝不苟地诊断、随访患者。通过几十年的潜心钻研与总结，他在骨关节 X 线诊断方面，尤其是在诊断少见病、罕见病和疑难杂病方面，具有独到的经验和见解，诊断水平为国内外同行所称道，以至于在国内放射学界有“看骨杂病找青岛曹来宾”之说，来自全国各地的会诊相片源源不断，父亲总是有求必复。

父亲一生热情地为远道前来求医的平民百姓耐心诊断，为家境贫寒的患者捐款捐物，为人地生疏的农村患者联系治疗……这样的事情数不胜数。20 世纪 80 年代初，一位莒县的农村妇女经当地医师介绍来找父亲确诊，父亲仔细分析病情，为她联系做进一步检查，得出了肱骨尤文瘤的诊断，随后又安排患者进行放射治疗。在放疗结束前夕，患者吃完了所带的食物，又无钱再买，决定放弃治疗。当时收入很不宽裕的父亲带领全科同事从家里带来馒头、咸菜、稀饭和鸡蛋等，帮助患者完成了治疗。

父亲还接诊了一位从贵州来的 13 岁患儿，据患儿父母讲，多年来他们走遍了全国几十家大医院，都未能确诊病情，有的诊断为骨肿瘤，有的诊断为骨感染，还有诊断为肥大性骨关节病，等等，不能进行治疗，预后则更不堪言。在焦虑万分、信心尽失的情况下，他们偶然得知曹教授的大名，抱着一线希望，慕名辗转来到青岛。父亲仔细检查了患儿并详细阅读系列 X 线片，确诊为进行性骨干发育不全。父亲告诉患儿父母：“这是一种先天发育障碍性疾病，除了将来不能做职业运动员外，对生活无大妨碍，肯定能长成个好小伙，也不会影响生育，目前不需要任何治疗”。这几句肯定、幽默的交代，一下子解除了患儿家属多年的疑虑，全家人热泪盈眶，对父亲分文不收为其诊病的高尚医德感激不尽。

据淄博市临淄区医院杜学厚主任回忆，1986 年他们医院遇到一名 8 岁女孩，小腿红肿，多家医院诊断为骨髓炎，他因怀疑诊断便带患儿与家属到青岛确诊。父亲认真仔细阅片后，确认为早期骨肉瘤。当他们回到旅馆时已近深夜，父亲仍念念不忘，打电话征求他对诊断的意见。由于父亲的正确诊断，患儿得到及时治疗，后来健康成长，学校毕业后成为一名会计。杜主任说父亲一生救治患者无数，犹如天上的星星看得见而数不清啊！

父亲是教育家，一生学生无数，桃李满天下。除了精湛的医术和丰硕的科研成果外，他独特的行医、育人风格也被同行、学生和患者所赞誉。“德为才之帅”是父亲的座右铭，“做学问先学做人”一直是他给学生授课的第一项内容。父亲授课语言幽默，比喻生动，学生们从不在他的课堂困倦，而总感时间太短。父亲渊博的学识、丰富的经验、敏锐的观察、清晰的思路、巧妙的关联使枯燥无味的放射学理论变得生动有趣，凡听过父亲授课与学术报告的人，无不被他所折服。学生们说跟随曹教授学习和读片，不失为一种美的享受，常有意想不到的收获，从中能获得疾病的诊断要点、疾病的背景知识。父亲的授课使参与者对奇特古怪的疑难病症茅塞顿开，并且不容易忘记。师从父亲近三十年的杜学厚主任（原青岛纺织工人疗养院放射科主任，后调至淄博临淄区医院）在回忆录中写道：曹教授常说“天下没有没有的事”，仔细琢磨，富有哲理、回味无穷。对一个病的诊断必须对病变的众多征象综合分析，不能抓住个别征象就做出结论，因为这种征象会同时出现在多种疾病之中，即所谓的异病同影。曹教授总是将一些复杂疾病的征象变得简单易懂，如特发性弥漫性钙质沉着症的“龙蟠柱”、晚发性脊椎骨骺发育不良的横置“牛奶瓶”椎体、石骨症的“夹心面包椎”，等等，生动形象、惟妙惟肖，这些都是教授首次应用的表达术语，教授还把肢端肥大症的下颌骨形容似碟子，畸形性骨炎患者的帽子越戴越小，等等，使枯燥难记的疾病征象让人轻松地印记在脑海里。教授善将辩证法的观点应用在实践中，“如何分析骨肿瘤片”这篇论文是应用辩证法的代表作，其将疾病征象的个性与共性、多样性与可变性分析得淋漓尽致，教授多次教导我们“疾病没有照着书本长的”，不要形而上学地做出诊断。教授的身教和言教让学生和朋友终身受益，在点点滴滴中感受了恩师的伟大和平凡。

父亲在教学工作中以身示范，对患者检查极其认真，胃肠检查从不避放射线对身体的伤害，经常在射线下触摸病灶部位。对报告的书写要求严格，字字斟酌，对不规范的申请单要亲自详细询问病史并检查患者，为学生们在工作中树立了榜样。

父亲在学业上对学生要求严格，每位研究生毕业论文的撰写和指导，都要花去他无数个白昼和夜晚。每一数据、表格、字词和标点，他都严格推敲，反复修改，要求必须做到语句通畅、简单明了、通俗易懂。他常说：内容和形式的精炼是论文的核心要素，多一字嫌多，少一字嫌少，是论文的基本功。学生们说纵观曹教授的学术论文，确如行云流水，遣词造句无不恰到好处。

父亲从医 60 载，一生著作甚多，是中国临床骨放射学科主要的奠基人。发表学术论文 180 余篇，出版专著 10 余部，其中《骨与关节 X 线诊断学》荣获国家二级科研成果奖，氟骨症预防和诊治研究成果亦获得全国科学大会奖二等奖。《骨与关节 X 线诊断学》《实用骨关节影像诊断学》几次再版几次书店售罄，这部书成为医学影像工作者的必读书。父亲七十寿辰前夕，与父亲交往半个世纪的夏宝枢教授（原潍坊市人民医院院长、放射科主任）精心策划，亲自操作，将父亲一生发表的论文整理出版。父亲的论文集是医学影像界的重要参考书，多项研究成果填补了国内外空白（图 4-2-5）。

父亲对课题的研究注重团队精神，经常组织多个地区、多家医院共同参加，广泛收集病例，对疾病进行综合分析和深入研究，以期发现更多的新征象，提出新论据，这种研究方法无疑是广大

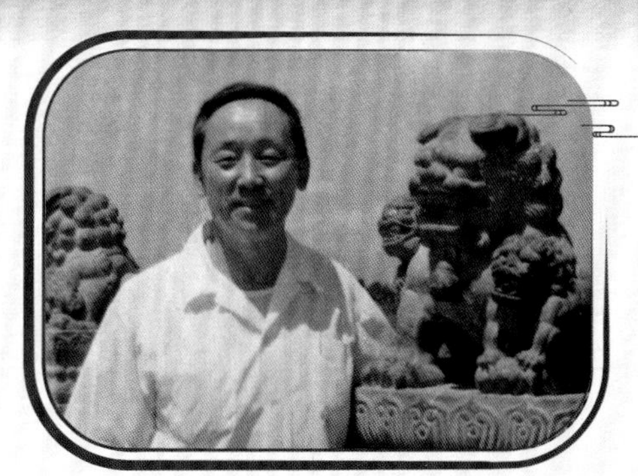

图 4-2-5　中年时期的曹来宾，风华正茂

医务工作者应该学习和借鉴的，同时大大提高了基层医院的知识水平。

父亲是职业病与地方病研究的先驱，是诊断氟骨症、潜水减压病的创始人。他所领导的青岛市职业病诊断小组，在 20 世纪 50、60 年代下工厂，去矿山，深入基层调查研究，将尘肺分为游离二氧化硒硅肺、硅酸盐肺、粉末沉着症等门类。深入青岛及周边地区的石棉厂，对石棉肺进行了深入广泛的研究，撰写了“石棉肺”“肺铁末沉着症”“活性炭肺”“硅肺早期诊断”等论文 20 余篇。接待来自全国各地的职业病会诊，为国家制定职业病诊断标准和防护措施做出了巨大贡献，为青岛市职业病工作的开展打下了良好基础，受到国内、外专家的重视及好评。

父亲是中药治疗骨肿瘤影像研究的创始人，早在 20 世纪 50 年代，就开始关注收集中药治愈骨肿瘤的病例。最令人难忘的是一位青岛二中 16 岁的姑娘，膝关节上方肿胀疼痛 3 个月来青岛医学院附属医院就诊，X 线诊断为典型的溶骨型骨肉瘤，当时的治疗只有截肢，患者断然拒绝。3 个月后患者前来复查，破坏区内有新骨生成，肿瘤周围出现了包围的骨墙。父亲惊讶之余详细问询了治疗经过，得知患者服用了一位住在仲家洼的老中医的偏方。之后父亲亲自登门拜访，老中医不分西医的肿瘤和炎症，用家传秘方给患者治疗。经随访，那位姑娘的肿瘤区被骨墙包围，骨破坏被新生的骨小梁取代，数年后还伴有钙化。随着时间的推移，姑娘成了青岛市的医务工作者，后来做了两个孩子的妈妈，现年已近 70 岁了。父亲和她由医患关系成了忘年之交，而我后来也因参与随访和她成了朋友。

我走上学医的道路后，父亲还带我去过老中医的家，记得骑自行车走的都是土路，是很偏僻的一片平房区，见到父亲，老中医露出了笑容，但话语很少，那时我感到他年龄比父亲大很多。他的药都是亲手制作，秘不外传。父亲和老中医在多年的交往中成了朋友，后来他把药方告诉了父亲，至今我还保留着他开的药方，有乳香、没药、红参等，药引子是臭椿树上的虫茧，要焙干碾成粉末。父亲还带我坐长途车去过海阳，那里的一位民间中医也有治愈骨肉瘤的病例，是用牛的大腿骨，髓腔内塞上中药，烧烤后碾末服用。父亲收集的病例中，有成骨型骨肉瘤、溶骨型骨肉瘤、甲状腺癌骨转移、肺癌骨转移、上颌窦癌、巨细胞瘤，还有体质性骨病。有的是口服汤药，有的是服药面，还有的是外敷。

在北镇教学期间，父亲讲课展示了中药治愈骨肉瘤的病例，我所在的惠民地区医院对此很感兴趣，特地给了一间房子，对拒绝做手术的患者用老中医给的药方进行治疗，而我有幸成为成员之一。经中药治疗的患者肿胀疼痛的症状明显好转，但最终治愈的再未出现，父亲感叹道也许老中医把治病的绝密带往了天堂。

父亲一生心地坦荡，大公无私，从不把知识当作私有，当某一影像专家去国外学术交流要带他的"骨肿瘤中药治疗"的研究成果时，父亲毫不犹豫地奉献出来，这是多么让人钦佩的美德。

父亲毕生行医济世，立行、德、言，救死扶伤无数，德高望重，著述甚丰。从岗位上退得晚而又不肯休，直到杖朝之年后方才实际赋闲歇息。他最后参与审定的，是我主编的《体质性骨病影像诊断图谱》一书，并亲自为该书题序，算是其"收官之作"。新书付梓于父亲仙逝前一个月，校样都已见过，惜未能等到正式出版之时。这本书由李联忠教授亲自联系出版社，全面负责校对，付出了辛勤的汗水和心血。

父亲在彻底地"解甲归田"后，始才真正"封笔"，顶多写点族书、推荐信、应邀题词等；其余多数时间就是剪报辑贴、阅览文化丛书，含饴弄孙，安享晚年的天伦之乐，这便弄成了他函中所云的创作"思路少用"，反倒用进废退了。

父亲是做人的楷模。待人善良真诚，一生从不害人，宁可自己吃亏，也不占别人的便宜，对曾经伤害过自己的人，还教导我们不去记恨，要多记别人的好处。父亲虽为饱学之士，才高八斗，但仍谦虚过人，令人敬佩。凡接触过父亲的人都感受到了他的和蔼可亲和平易近人，与父亲交往的人不局限于"谈笑有鸿儒，往来无白丁"的知识界人士，还有多次下工厂、去农村所交的朋友。父亲对患者一视同仁没有贵贱之分，与患者谈话，幽默的语言拉近了医患之间距离，这种美德受到广泛的赞誉。

晚年尽管父亲辍笔不再疾书，但还是主要精力放在了带研究生培养青年才俊上，不仅传授知识，还教他们如何做人、如何行医，对学生在生活上也关怀备至。每年春节，为过节值班不能回家的学生准备年夜饭，成为他的一个习惯。百忙之中，他还不忘为自己学生刚满周岁、蹒跚学步的孩子送上一辆学步车。父亲身患糖尿病近 40 年，没有大的并发症而得以高寿，除了药物治疗之外，与心态平衡，助人为乐，没有思想负担有直接关系。

父亲也是一位旅行家与社会活动家，见多识广，博古通今，一生走遍了祖国大地，也带回了各地的风土人情。晚年我们姐弟每年都陪伴父母旧地重游，除了西藏，其他想去的地方都再次前往。北美、欧洲、亚洲、非洲都留下了父母的足迹，看到老人家满足的笑容，我心足矣。

父亲一生品德高尚，成就卓著，为挚爱的医学影像事业无私奉献，倾注了毕生的精力，他高超的医术，严谨、求实、创新的治学精神，严于律己、宽以待人的高尚情怀，是我永远学习的楷模，也是留给我们的无价财富。

父亲的一生是医者的一生，大仁大爱的一生，为医学事业奉献的一生，为患者鞠躬尽瘁的一生。逝者未逝，生者永记！朋友和学生怀念您！您的患者及家属怀念您！我们永远怀念您！

2015 年 8 月 10 日

第三节　忆父亲与《中华放射学杂志》的老感情

曹庆选

先父曹来宾教授溘逝于他行医一甲子之际，乘鹤业已一载，未能等到今年其一生所钟爱并献身的《中华放射学杂志》60 华诞日到来。作为从事放射学工作亦逾 40 载的其女，我长年亲睹了高堂对这份核心期刊及其代表的专业的用心呵护、勤奋耕耘和精神寄托，值此杂志花甲庆生之时，仅以点墨缀述追忆他在世时对它的真挚情愫，或可揣代抒发老人家的未表之心意，补遗弥憾，慰其在天之灵。

《中华放射学杂志》杂志是家尊投身影像医学的翌年创刊的。那时他属于跻身该坛的年轻人，不久便赴京沪，师从老一辈放射学家汪绍训、荣独山等教授，得以真传。放射诊断在新中国成立之初尚属新兴学科，中文的专业书籍很少，《中华放射学杂志》遂成了汲取这一领域最新知识的主要途径。家严订阅、细心收藏着每一期，认真学习。在我长成也入了这行后才发现，他每次都将全年的 12 期装订成厚册保存：以锥子费力地钻眼儿，再用粗线穿贯，就像给我们缝衣补裳做女红一般；又贴附上牛皮纸封面，注明该年卷号，归档便于翻找查阅；或“束之高阁”，或藏于床底纸箱内，皆系他的“颜如玉”“黄金屋”。

长年累月，由于杂志越积越多，寒舍陋室又不宽绰，我在帮着整理收拾房间时，曾思忖处理掉那些忒老泛黄的。老父闻之大惊，严词不允，语重心长道：孩子你不懂哟，这都是智慧、历史和文物哇。从此我不敢有“动土”之念了，瞧得出它们在他心目中的分量，这种神交久矣的老感情是我这年轻后辈所难能体味理喻的。且不关乎“敝帚自珍”的事儿，在那没有电脑检阅文献的年代，这便是最权威可靠的参考资料与索引了。

再后来，我家乔迁了几次，浩繁的搬徙中这些沉甸甸的书刊自是必携带之物，是绝不能精简下来的。虽然父亲的居住条件步步改善，宽敞的书房依旧堆得满当当的，其中占地最多的就是杂志这一块。深晓他个性的我辄未再触及清理“古董”的话题，早已明了这些是父亲精神世界之一部分，学术百花园之一隅，蕴藏凝结着他毕生心血浇灌成的智慧结晶。也正是这些个杂志书卷，忠实地记载、无声地伴随着他度过了曲折漫长、丰富多彩的杏林人生。

父亲从 1957 年发表了第一篇论文以来，几十年中撰述无数、著作等身，获得众多奖励，仅付梓于《中华放射学杂志》的就有七八十篇之多。其中“氟骨症的 X 线诊断研究”获得了 1978 年全国科学大会奖，中医中药治疗骨肉瘤的随访观察也赢得国内外业界瞩目嘉许。据中国医学科学院医学信息研究所在《医学信息学杂志》1983 年第 4 期刊登的《<中华放射学杂志文献>计量分析》，论文数量与被援引频度，名列全国第四位。多年来不光是自己笔耕不辍投稿、在杂志上发表着他的独到见解；家翁还连续担任了第二、三、四、五届《中华放射学杂志》的编委，在审理稿件方面倾注了大量的时间与精力，治学十分严谨，连标点符号都一丝不苟地加以纠正，默默乐在甘为他人“作嫁衣”中。期刊中不少的论著字里行间闪烁着他的加工润色，与专职编辑同为每期的内容与质量把关，做出了许多的义务贡献。难怪他与之感情深厚呢，只缘其中浸透着他的辛勤汗水。

家父对事业与刊物的热爱，也潜移默化影响着子女。众所周知，我本人从事影像工作，在业内显然直接受其言传身教影响至深，后来也成为硕导，略有小成；就连隔行干临床的弟弟曹庆学，少时亦是从《中华放射学杂志》上看到父亲的名字印作铅字而心生歆羡，决志将来也从医立言；十几年后果梦想成真，在中华内科及血液杂志上屡发著述，与父亲同被评为省专业技术拔尖人才，拔尖的爷俩儿通讯报道跃上了《健康报》，在国内医苑一时传为佳话，晚年家父尽管不在医教研第一线，但是对于每一期的《中华放射学杂志》依旧是认真研读，爱不释手：既像是在定期会晤有着一世交情老友的新面，又按时更新着自己的知识体系，不落后于迅猛发展的学科形势。当然仍一如既往地妥善保存着这些卷宗史册。这种活到老学到老的真情与精神和嗜卷如命的初衷与劲头，让我们愈来愈对他油然生敬，激励着吾等承其衣钵，在未来的事业开拓中继续进步（图 4-3-1）。

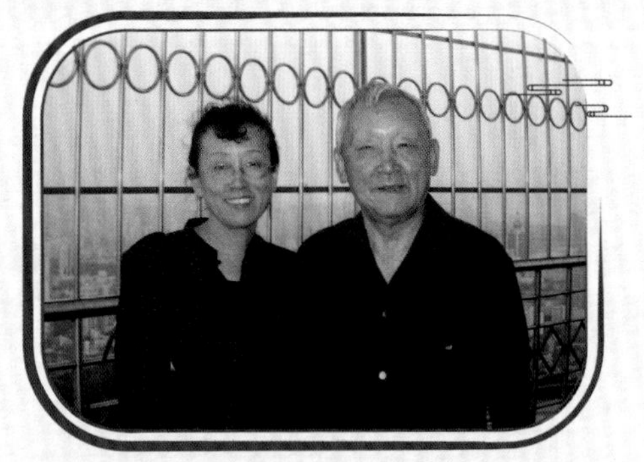

图 4-3-1　女儿曹庆选与父亲曹来宾，父女情深

第四节　深切怀念我国著名放射学专家，骨关节临床放射学奠基人：纪念敬仰的恩师曹来宾教授辞世一周年

杜学厚 *

今年一月二十二日是我国著名放射学家、教育家与骨关节临床放射学奠基人之一，我最崇拜的恩师曹来宾教授与世长辞，上帝派天使接去天国一周年。遥望蓝天，浮想联翩，夜不能寐。与恩师相交近半个世纪，恩师的音容笑貌犹在眼前。我曾先后两次在青岛医学院附属医院放射科进修，亲身聆听教诲。又与其同在一座城市相处 10 年，不时登门请教。在前往农村基层医院，离开青岛后，虽时局变迁，人世沧桑，然而恩师鸿雁传书，多次给予我无微不至的关怀。我回故土临淄工作后，恩师先后 4 次来临淄，面授释疑，相交甚笃。一年前恩师驾鹤西去，惊闻噩耗，我泣不成声。恩师的去世是医学界的一大损失，人民失去了一位好医师，我失去了一位最敬爱的老师。遗憾的是恩师去世的消息我知道较晚未及去为老师送行，只有于清明前往祭奠。今逢恩师辞世一周年之际，回忆往事，简记点滴，以寄吾思念之情。

恩师是山东省专业技术拔尖人才，并享受国务院颁发政府特殊津贴，一生著述甚多。恩师所主编的《骨与关节 X 线诊断学》与《实用骨关节影像诊断学》几次出版，都会很快被抢购一空。迄今为止，此书仍是医学影像学工作者所依仗的主要工具书。恩师著作等身，一生发表论文 180 余篇，提出了许多独特见解和新征象，多项研究成果填补了国内外空白。恩师是中国对氟骨症、潜水减压病与中药治疗骨肿瘤研究的创始人，还是职业病与地方病研究的先驱，所领导的职业病小组，下工厂，去矿山，深入基层调查研究，发表论著 20 余篇。对石棉肺等多种尘肺进行了深入广泛的研究，为国家制定职业病诊断标准和防护措施做出了巨大贡献。恩师对课题的研究注重团队精神，经常组织多个地区、多个医院共同参加，广泛收集病例，对疾病进行综合分析和深入研究，以期发现更多的新征象，提出新论据，这种研究方法无疑是广大医务工作者应该学习和借鉴的，其可大大提高基层放射工作者的知识水平。

恩师是有名的教育家，桃李满天下。凡听过恩师授课与学术报告的人，无不为恩师那渊博知识所折服。语言幽默，比喻生动形象，常常获得满堂喝彩，给人以美的享受。恩师以横置的花瓶、夹心面包、孔府的龙蟠柱分别来形容晚发性脊柱骨骺发育不良、石骨症与特发性弥漫性钙质沉着症，把肢端肥大症的下颌骨形容似碟子，点明畸形性骨炎患者的帽子戴着越来越小的临床特点，等等，使枯燥难记的疾病征象变得形象易懂，能亲耳聆听，实乃吾辈之大幸！在教学工作中恩师以身示范，对患者检查极其认真。胃肠透视时，他不顾放射线对自己的伤害，亲自在射线下按压以清晰显示病灶。对报告的书写要求极严，字字斟酌；对申请单缺少临床资料的，总是亲自详细询问患者，检查患者，这些都给我们树立了榜样。

恩师更善将辩证法的观点应用在实践之中，《如何分析骨肿瘤片》便是应用辩证法的代表之作。文章对疾病征象的个性与共性、多样性与可变性分析得淋漓尽致。恩师常说的那句充满哲理的话："天下没有没有的事"，让我们不要坐井观天，要放开眼界，遇事多动脑子考虑问题。多次教导我们"疾病没有照着书本长的"，不要一成不变地看问题。恩师的身教和言教让学生和朋友终身受益。

恩师还是旅行家与社会活动家，见多识广，博古通今。恩师走遍了祖国大地，乃至欧洲、北美、非洲都留下了他的足迹，传扬了祖国的文化和影像研究成果，也带回了各地的风土人情。

恩师心地坦荡，大公无私，从不把知识当作私有，当某一影像专家去国外学术交流要带恩师的"骨肿瘤中药治疗"的研究成果时，恩师毫不犹豫地奉献出来，这是多么让人钦佩的美德。

恩师是名人，是知名专家，但凡接触过他的人都被其平易近人、和蔼可亲的态度及幽默的语言拉近了距离。他是患者的救星、是亲人；他是学生的良师益友，是朋友的知己，是做人的楷模。恩师从不议他人之短，总看别人的长处。他虽才高八斗，满腹经纶，但他仍虚怀若谷，令人十分敬佩。记得1986年我们医院遇到一名8岁女孩，小腿红肿，多家医院拟诊骨髓炎。由于感觉诊断有疑点，且事关重大，便与其父带患儿到青岛向恩师请教。恩师认真仔细阅片后，确认为早期骨肉瘤。当我们回到旅馆已经是深夜，恩师仍念念不忘，打电话给我，与我讨论诊断意见，让我深受感动。我在恩师面前只不过是一个微不足道的小学生啊！由于恩师的正确诊断，患儿得到及时治疗而痊愈，现在已是某单位的会计了。这仅仅是恩师一生救治的无数患者中我亲历的之一而已。

与恩师交往的人不局限于"谈笑有鸿儒，往来无白丁"的知识界人士，恩师多次下工厂、去农村与他们促膝谈心交朋友，他对患者一视同仁，从不分职业与贫富，这种美德受到广泛的赞誉。

恩师还是养生专家，身患糖尿病近40年，没有大的并发症而得以高寿，这与他除了药物治疗之外，心态平衡、助人为乐、没有疾病负担有直接关系。恩师的经历也再一次彰显了大德必寿的圣论。

步入老年，恩师仍与时俱进，继续走在时代的前列。他在信中嘱咐我："旧的思想必须改变"，让我不被时代所淘汰，这是对我莫大的鞭策。我才疏学浅，阅历贫乏，是的的确确的小字辈，恩师猥自枉屈成师徒之谊，近半个世纪的相交与相知，让作为弟子的我受益良多，深感荣幸，永生难忘。敬爱的曹教授：您的一生是医者的一生，大仁大爱的一生，为患者和亲友奉献的一生，逝者未逝，生者永记！您的亲人怀念您！朋友和学生怀念您！您的患者及家属怀念您！人民永远怀念您！

学生杜学厚泣记

二〇一三年一月

★作者杜学厚系淄博市临淄区医院放射科主任，原在青岛纺织疗养院放射科工作，1969年响应党的号召，主动要求去临沂马站公社医院工作。

第五节　五十载放射人生回顾

邱经熙回忆录

1951年，当时的政务院发布命令，规定华东区医药院校应届毕业生要服从国家统一分配。于是我从上海医学院毕业后，与全体应届毕业同学一起赶往南京，参加由南京步校负责组织的集训。集训为期四周，每周一个专题，如：中国革命与中国共产党、人民军队、树立革命的人生观和世界观，为人民服务。每个专题先听大报告，然后分组讨论，自己写学习心得。集训结束后，宣布统一分配名单，我被分配到海军（当时约有30多人被分配到海军），由海军卫生部一位姓孙的处长带领去北京。先到总后报到，后又去海司、海政、海后。在北京逗留约半个多月，后由医院的副院长栾乐义同志带领我们十余人来到青岛，同来的有卢海、吴骅、张静霞、汪磊、骆明义、潘达德、苏肇琇、毕镐锦、龚锦涵等。当时医院的名称是海军青岛基地海军医院，番号是跃家山二连三排。当时医院院长是吴祥元，政委姓孙。当时全院除外科有谷振礼主任外，其余各科主要负责的全是日籍人员，他们是东北解放后，参与我军卫生工作随部队南下的。

来到医院，组织安排我去放射科工作。当时放射科有一位技师叫姜成兴，另有一位日本技师安久津，他们负责X线机的维护和操作。偶尔拍摄胸部或四肢的X线片，当时洗X线片是像洗相片那样放在盘子里洗的。

当时我们科室称为物理诊疗科，除放射科还包括理疗部门，有超短波治疗机、红外线治疗机、紫外线治疗机等，由江克勤、陈扶生、蒋传梅等人操作。

X线机主要用于胸部透视，是由各科的日本籍医师自行透视观察，那时收治的患者主要是肺结核患者。透视时由放射科技师操纵机器。那时装备有两台苏联造100 kVp 200 mA X线机，一架日本造的空冷式5 mA便携X线机，一架Smit便携式30 mA X线机。

我们虽然在医学院学习时学过放射诊断的理论课程，但在整个临床实习阶段，没有安排去放射科实习，而放射诊断是需要丰富的实践经验的，特别是需要专业训练。因此，我就向院领导提出专业进修的要求，院长批准后，我联系了母校上海医学院，经同意后，于1951年11月去了上海医学院附属中山医院进修，师从荣独山教授，后又去上海市华山医院放射科陈又新教授处学习。因我科尚有理疗部门，所以在上海进修期间，经荣独山教授介绍又去同济医院理疗科张天民教授处参观学习了物理治疗的有关知识。

在上海进修放射诊断期间，深感责任重大，任务艰巨，全身心投入学习实践中。除每天注重教授带领下的晨间读片外，为争取多参加操作，只要有时间我就参与到各种X线检查中去学习观摩。由于当时的X线机设备很原始，不像现在有电视可以隔室观察，一切都在暗室荧屏下，放射防护条件很差，所以经常遭到医师们的善意警告：你不要命了！我内心觉得进修时间有限，只想多看些、多学些，今后好开展工作。每天晚间通过管理X线片的工人，借出一摞X线片病案，细心观察，自己先做出判断，再后看诊断结果，测验自己的判断是否正确，用以提高自己的业务水平。另外也大量阅读英文原版图书，充实自己的知识。为了验证自己的诊断，我很注重病例随访，凡经自己检查的病例，必定去病房追踪结果，或者观看手术，或者了解病理，经过这样的学习方法，收获颇丰。

1953年春节过后，我进修完毕回到医院。1953年3月至4月间，日籍人员都被遣返了。当时科内的1台苏联制100 kVp 200 mA X线机已调给了后勤部门诊部。新装了1台Smit，号称500 mA的X线机，可惜的是机器有很多零部件缺失，点片装置也不能用，只是照片的性能提高不少。我在既有的条件下，逐渐开展起了X线诊断工作。当时最繁重的任务是体检透视，所有驻青部队新兵的入伍体检，以及常年定期的体检都要在我科透视。成天有卡车运来大批战士接受检查，加上日常的门诊、急诊，一个人实难于应付。所以我就向院领导提出增加医师的申请。当时院长王珏同志回答我没有医师可派，我说只要你给我人，我可以手把手地带出来，于是他就推荐黄秉秀，黄秉秀就成了跟我学习放射诊断，一起看透视的第一位学员。当时与黄秉秀一起在科里工作的年轻人很多，有董鸿海、侯成瀚、关希善、梁为民、陈湘沦、杜德山、邓福民等，还有从广东来的6位学员，记得有肖义波、黄萍、李伟文等，都是广州海军来学习X线摄片和暗室技术的。

由于工作量大，受到的辐射量大，当年7月，我的末梢血象白细胞减少到了2.3×10^9/L（全科同志每个月由检验科负责普查血象一次，包括白细胞和分类）。经科内同志反映给了院领导，院长要我立即停止工作。那时黄秉秀刚学会胸部透视，医院决定让他做胸部透视工作，胃肠道透视就暂停，其他的X线造影检查项目也暂停了。

当时放射科设在原五大排的第二排西头，紧邻手术室，受建筑的局限发展不开。为了长远发展，经院领导同意，在原五大排之后，新建一排平房，中间与中走廊相通连，东侧为放射科，西侧为理疗科。1953年年底科室新址建成。

在停止接触X线后，经院领导同意，我借此时机先后去了北京和上海采购器械，如洗片用的显影桶、定影桶、晾片架、暗盒、增感影屏、铅号码、铅围裙、铅手套等，还有一些其他医疗器材。经过约2个月的差旅活动，复查血象白细胞已恢复正常值，我就恢复了放射诊断工作。有关各系统的X线检查渐次展开，有力地支援和促进了临床各科的业务发展。与此同时，我联合全科同志积极开展科内的业务学习，从解剖知识入手，到正常X线图像的识别，再到各种病理改变的认识，并逐渐提高全科同志的投照技术。在黄秉秀逐渐掌握一般X线诊断的鼓舞下，全科掀起了业务学习的高潮。由于我科全年工作学习突出，全科荣立集体三等功，我本人也荣立了两次三等功。

当时青岛市从事放射学工作的人员很少，山东大学医学院附设医院（青岛大学附属医院前身。山东大学迁至济南后，青岛医学院成立，附属医院随即成为青岛医学院附属医院。但时至今日，青岛市民还是亲切地称之为山大医院——编辑委员会注）放射科只有4位工作人员。主任是卢筱英，两位技术员逄永莲和史济华负责投照和暗室技术，另有一位负责X线机维修的技师。他们当时的设备只有两台由二战后善后救济总署配发的Philips 100 kVp 200 mA X线机，胸部透视还在用日本产的外裸高压线的透视机。市立医院放射科只有医师王希铼，技师乔林等。

由于从事本专业的人员少，更需要相互交流，于是我建议卢主任定期进行业务交流活动，并向他介绍了上海等地定期举行学术活动的概况。于是从1953年春季开始，每月第3周的星期三下午，集中在青岛医学院附属医院放射科的阅片室内进行读片，开始只是把有兴趣的和少见的X线片以及诊断不确定的X线片相互观摩和讨论。在此基础上，逐渐酝酿成立了青岛市医学会放射学分会，当时的成员组成：卢筱英为主任，邱经熙为书记，姜东皐（结核病院）为会计。关于成立青岛市医学会放射学分会的会讯刊登在1953年刚刚创刊的《中华放射学杂志》上。同年，卢筱英、邱祖荫、邱经熙共同署名发表了横膈疝（附3例报告）的学术论文，刊登在1953年的青岛医学院学报上。

曹来宾与邱祖荫两位是山大医学院的同届同班同学。他们俩没有参加临床实习，而是在临床实习期间被送往北京医学院汪绍训主任举办的X线诊断训练班学习，为期1年。学习结束后，邱祖荫回来与卢筱英主任一起在科内工作，曹来宾则又去上海市中山医院进修了1年。曹来宾回院后，邱祖荫去广州中山医学院谢志光教授处进修了1年。此后，青医每年为医院放射科留下4名应届毕业生，两三年后，青岛医学院附属医院放射科的新生力量就迅速发展起来了。记得田维泽、高士伟、夏宝枢、张维新、吴新彦、徐素新，等等都是先后在那个年代参加工作的。后来他们中的不少人就陆续被分派到山东省的地区和县市去了。

我们科1954年上半年的工作主要是物理诊疗科的搬迁，从五大排第二排的西侧往新建的第六排搬。我们采取一面继续工作，一面拆迁安装设备，这样既不影响日常的业务工作，同时有计划地进行着搬迁。当时科内新进了1台Philips，号称500 mA的X线机，其实实际输出只有150 mA左右。此机带有点片装置和体层摄影装置，成为20世纪50至80年代我科的主力X线机，一般摄片就用Smit的X线机拍摄。由于机器设备更新和检查手法的改进，可以检出较早期的胃癌。当时北航有位科长，经我检查为早期胃窦癌，3个月后手术得到证实。

由我科Philips X线机的体层摄影装置摄取的肺结核隐匿性空洞图片，是青岛市第一帧X线体层摄影片，我在市放射学会学术活动时展示，并进行了有关X线体层摄影的学术介绍。

1954年夏，冯友瀚从青岛医学院训练班毕业，分来我科，旋即医院送他去北京军区总医院放射科进修一年。那时沈荣庆、刁自立已来科。刁自立喜欢投照和机修，不愿接触X线诊断。随着投照的技术员渐渐多起来，沈荣庆慢慢地转学X线诊断，后来被任命为医助。刁自立被送去商业部X线机械修理训练班学习3年，以后就负责设备维修。在我科学习的部分学员如关希善、侯成瀚被分配到了后勤门诊部，董鸿海分到了威海第404医院，杜德山被分到蓬莱第405医院，都成了放射专业骨干。

1954年我科步入了正规建设，建立了登记室。统一登记姓名编号，建立索引卡，制备了储片柜，统一由登记室保管X线片档案，负责执行借片、还片制度。最初任登记员的是时述贵，后来是戚爱玉，再后来由技术员们轮流担当。1955年有多人转业，江克勤去了江西大茅山，陈扶生去了包头，邓福民考上了山东大学医学院。后来，蒋传梅被调去中国人民解放军第四军医大学上学，回院从事内科传染科工作。

1956 年后，理疗部分开成立了理疗科，由何敏贞负责。结束了物理诊疗科的历史。

20 世纪 50 年代后期，医院提出“赶山大”的奋斗口号，科内同志矢志在技术上精益求精，为拍好乳突片，制作了多用角度板、双 15° 斜面板等摄片辅助器具，制作了膝关节造影架，以及骨盆测量架等。还利用淘汰下来的泸线器改装成心脏计波摄影装置，并土法上马制作了用于脑血管造影和腹主动脉造影用的快速换片机。

由于当时对工作要求严，放错号码、标错左右等都算是差错，大家都注意工作质量，所以一直到 1966 年之前，我们医院放射科拍摄的 X 线片，质量是全市最好的。

1954 年，医院安装了 1 台瑞典制的 200 kVp 10 mA 的 X 线治疗机。1958 年，我去上海市第一医学院附属肿瘤医院进修放射治疗 1 年。除了看肿瘤门诊，管住院患者外，还要制订分管患者的治疗计划和实际操作：上镭管和卸镭管。镭不仅昂贵，放射防护也差，现在事实上已经淘汰，但那时还是治疗宫颈癌和鼻咽癌、舌癌的重要手段。

那时，上海肿瘤医院进了 1 台苏制 400 克镭当量的钴 60 治疗机，由于没有合适的房间安装，停放在院子里。我们想在进修期间学学放射性同位素钴 60 治疗，写了大字报，要求肿瘤医院尽快启用钴 60 治疗机，救治病员，减少浪费。由于钴 60 在自然衰变，闲置几年就会自动报废。我们的大字报起了作用，医院在院子里因陋就简地盖起了钴 60 治疗机房，带个迷路连着操纵室。我们终于了解并掌握了钴 60 治疗的概况。

当时，肿瘤医院院址在上海宛平路，是原中比镭锭医院的旧址。治疗手段有肿瘤外科手术，放射治疗和中医。放疗除镭管插入或敷贴、镭针插植和放射性同位素钴 60 外放射之外，还有深部 X 线治疗机作外放射。当时主要治疗的病种是宫颈癌和鼻咽癌。那时指导老师是放射科张去病主任，刘泰福主治医师。一起进修的有来自北京市协和医院的胡郁华、天津市肿瘤医院的朱景元、四川省医学院的谭天秩、福建协和医院的赵伟仁等七八位进修医师。

结束放射治疗学习回院之后，启用已安装多年的瑞典产 200 kVp 治疗机。由于部队医院的局限性，只能开展些腋臭、海绵状血管瘤、瘢痕等病变的放射线治疗。瑞典产的这台治疗机管球套比较细，虽然有油循环，总感到不放心，所以趁北京协和医院徐海超教授来青岛疗养的机会，就请他来看看。当时他说：这台机器最高只能开到 180 kVp。我想 180 kVp 是深部 X 线治疗的下限，就用 180 kVp 做深部 X 线治疗吧。后来遇到一位肾母细胞瘤患儿，我就用这台 X 线治疗机为他做了术后放疗，但到了最后一次放射治疗时，半途中管球套绝缘层击穿了，疗程就这样草草结束。万幸的是若干年后遇到这个孩子时，已长成帅气的小伙了。这个被击穿的管球套辗转上海、北京、天津等地，均无法修理。最后由 4808 厂的工人师傅试着用绝缘材料车出了原样的管套得以修复。但从此之后，再也不敢上 180 kVp 的高压了，只能作中、浅部 X 线治疗机使用。

大约在 1963 年，海军卫生部通知要给我院配发钴 60 治疗机，是第307医院淘汰下来的苏制的400克镭当量的治疗机。我去看时机器已拆卸，尚未装箱。就要了一份安装平面图回来了。回院后，立即着手钴60机房和操纵室的筹建，就在原放射治疗机室的外侧向东扩建，本着既要防护安全，又要经济实用的原则，参照伽马射线防护和建筑材料厚度的相关资料设计施工并最后完成安装。

钴60机安装后，也曾治疗过食管癌、宫颈癌患者，但患者很少。我反复多次向医务处建议开展简易病房，接纳农村患者治疗，终未获同意，就这样白白浪费了钴60源。后来，将钴60机的机头钴源铅套运往北京原子能所，重新换装了钴源，再运回安装。此时发现有很多电路接点已在装运过程中遭到撞砸，造成接触不良。有时治疗结束后，钴源不能自动退回贮藏位置，而要用长柄推杆将其推回去。有次发生了这一情况，刁自立要求我与他一起进去推。我们在机房内估计遭到全身2伦的曝射。事后，我们俩都去了海疗疗养。

为了开展放射治疗，医院分来了张荣泽作为放疗医师，马晓毛作为放疗技术员，从青岛医学院附属医院分流来部分宫颈癌患者进行钴60体外放疗。我又从新兵训练团要来沈德栋和陈建业作为技术员培养。但是限于当时的实际情况，放疗业务始终开展不起来，技术员渐渐到放射诊断这一边来学摄片机修，张荣泽也慢慢学习起X线诊断，放疗就彻底停下来了。直到李翊和王海青两位开展直线加速器治疗，放射治疗才重新展开了新篇章。最初，直线加速器、模拟定位机及铅模制备等都设在原钴60治疗机的旧址，现在还留有一些遗迹，放射科和理疗科的原址已在建新病房楼时拆除。

我科有良好的业务学习传统，每天上班后，除胃肠检查工作外，科室还会一起集体读片讨论形成制度，或者举办专题讲座。专题讲座事先安排科内人员准备，轮流担任，既督促了个人的自学，也提高了科内同志的整体业务水平。我们科还接受兄弟单位和友邻部队放射专业人员的培训任务，举凡北海舰队驻山东半岛的部队、场站，以及驻本市的陆、海、空军门诊单位和疗养院的放射诊断人员都先后来我科进修过。我们也重视外出进修，先后曾送冯友瀚去四医大进修放射诊断3年。送黄秉秀上中国人民解放军第四军医大学，送沈荣庆去上海市中山医院进修放射诊断1年。送黄秉秀、宗绪安、高峰去中国人民解放军第二军医大学放射科进修。送张荣泽学习CT、磁共振诊断，送梁伟民、宁吉金、张敦智等去山东影像诊断研究所学习，等等。总体上提高了我科成员的业务水平。宗绪安、高峰进修回来后开展了经导管注入栓塞剂治疗肝癌的项目。

我们科的新生力量直到1983年从中国人民解放军第二军医大学大毕业分来李翊、谢立旗后，才又陆续增补了正规培养的大学生。

我曾对科内同志们讲，干放射这一行，首先要有点自我牺牲精神（大家知道放射线对身体是有损害的）；另一方面，我们也要注意放射防护，尽量保护自己。所以，我们在防护方面采取了积极的措施，20世纪七八十年代，在4808厂的大力支援下，被派来的两位老师傅用铝片夹1 mm厚铅片的方法，制成防X射线挡板，安置在荧光屏的四周和X线机诊断床的周围，既屏蔽了周围的散射X线，又解除了佩戴铅围裙的负重。我们从新建起放射科开始，X线摄片时，曝光就在铅房内操作了。

20世纪60年代，我科梁伟民携带Smit手提式X线机与高压氧科杨安全、滕燕生医师一起去长山岛渔民间调查减压病。回来后，根据X线片表现，结合患者的工作史和临床症状进行分析，我和这三位共同在院刊上发表了潜水减压病的临床X线分析，在此基础上，又参考英国有关潜水减压病的分类，拟定了潜水减压病X征象分类的提议。后来，我受邀参加了由上海市长宁区医院牵头的潜水减压病国家标准的征求意见稿和潜水减压病国家标准送审稿的讨论和制定。当时上海长宁区主持该项工作的是薛慕桥医师。我院除我参与外，还有高压氧科主任关永家。另外还有青岛医学院附属医院的曹来宾医师。

我科注意资料积累，凡是经过手术、病理证实的病例资料，或是罕见的病例都精心保存，作为教学片、资料片，用专柜贮存。一方面便于教学，另一方面在总结分析时也便于取用。当时还曾指定专人负责收集保管。

自陈星荣主任来青岛介绍胃肠精细检查后，我科开展了双重对比检查法，并参与了我市红星化工厂硫酸钡混悬液的产品质量鉴定。

青岛是沿海城市，气候宜人，有得天独厚的自然风光，很多放射界专家曾来过青岛讲学或疗养。由于当时的具体条件，地方同志在接待上有一定困难，我们在部队工作的同志就请示各单位领导协助解决。例如，北医汪绍训主任曾在空疗疗养过两次。另外还有北京的王云钊、李松年、刘赓年、刘玉清，天津的孙鼎元、李景学、吴恩惠等专家教授第一次来青岛时都是住在我院的。我们还先后接待过荣独山教授伉俪、陈星荣、张镇南、孙素钏、徐季颀、王洪坤、戚警吾、叶瑛等专家教授，请他们指导读片或讲课。卢筱英主任、曹来宾、邱祖荫和我先后与汪绍训、谢志光两位教授一起在海军疗养院摄过照片（这两帧相片后被青岛两位同行来我家借走）。

青岛市医学会放射学分会也就利用青岛的有利条件，举办过3次学习班，每次参加的人数都在300人以上，可称盛况空前。1981年青岛市医学会放射学分会主办的请京沪专家讲学的学术报告会也是在我院举办的。市放射学分会还举办过三届放射诊断训练班，采取业余上课的形式，培训了我市区级和各局属医院的放射诊断人员，我也承担了讲课任务。这些都是在从潍坊调来的时任市立医院辛复兴主任任放射学分会主任委员时的业绩。

我们积极参与部队的放射学专业学术活动。除担任北海舰队放射影像学的组长外，1964年参与筹建了海军的放射影像学会。那时参加的人员有海军总医院放射科的沈延主任，上海第411医院的严希令主任和我。我担任过海军放射影像学组的组长。我还于1984年、1987年参加了全军的放射学专业会议，也曾多次参加山东省和全国的放射学会学术会议。

20世纪70年代放射科增添了1台国产400 mA的X线机。20世纪80年代增添了1台匈牙利产的750 mA带有影像增强器和电视监视器的X线机。当时就在理疗科的走廊西头，接出前后两大间屋，用以安装这台机器。同时安排操纵室、机房、消毒准备室、导管室。

在卢海医师主持心内科时，曾在我科X线机的电视监视下，做了3例心导管检查，当时没有快速摄片设备，只能采血做血氧分析化验。第3例术后发生了不良反应，于是心导管检查也就停了下来。

20世纪80年代，我与高峰、沈德栋等同志开展了海水、淡水溺水肺部改变的病理与X线影像对照动物实验研究。论文在1987年西安全军放射学年会上交流，并刊登在会议的论文汇编上。

我和科内同志也曾在国内的学术刊物上发表过多篇学术论文和个案报道。在技术革新上也有所创新。

20世纪70年代初，曹来宾医师曾来家找我，邀我参加编写《骨与关节X线诊断学》。那时环境、条件都不大好，我是在夜深人静的时候编写草稿，再由老伴誊清后，由曹主任的大儿子来取走书稿的。由于我的写作进度比较快，曹主任一再给我加任务，当初那本书的第三篇是由我执笔撰写的。那本书没有照片图，只有线条图，所以除文字之外还要画图。最早那本书是由青岛日报社印刷部门帮助印刷，由青岛医学院内部发行的。校对、插图都由我们自己分工进行。

这本书刊行后，读者的反映还不错。北京汪绍训教授来青岛时，曾提到这本书，赞誉这本书简明扼要写得好。当初大约只印了2000册，很多人想要而得不到。后来增订了一次，又由青岛日报社协助印刷了这些增订本。那时书皮是浅灰色的，上方有一宽条紫色带，标着“骨与关节X线诊断学”。当初参与编写的记得只有六七个人。第一次刊印出书后，曹来宾医师给了我10册，我放在科内共阅。后来，来科学习的学员索要，就一一送给他们了。

1978年全国科学大会上，这本书曾荣获国家二级科研成果奖。1981年由山东科学技术出版社正式出版。出版后，曹来宾主任给了我2册。

1998年在原书的基础上增补修订，由山东科学技术出版社出版了《实用骨关节影像诊断学》。这次不仅集中刊登了编写者的强大阵营，还在每章节之后注明了负责编写者。后面附有参考文献。我也曾参与了山东出版的教材《X线诊断学》的编写工作。

放射性同位素室初创于20世纪60年代，由牛平光负责，设在医院东北一隅的独立平房内，业务也开展不开。该处原先是用来做睡眠疗法（建院初期从苏联方面传来所谓睡眠疗法）的治疗用，称为睡眠疗法室的旧址。1966年前牛平光转业到了市立医院。后来，又由杜永良负责同位素室工作，短暂地归属于我们放射科，当时可以做甲状腺、肝、肾的同位素扫描检查。由于放射性同位素有各自的半衰期，定来放射性同位素而没有需要做该项检查的患者，浪费很大，业务同样开展不起来。此后，杜永良退休，由护士张永红管理，渐渐地不了了之。

B型超声波室在马彩娥负责期间，曾短暂地归属于我们放射科（作为医学影像学科的组成部分），大约只半年的时间，后来并入新成立的特检科。

我来到科内后，一直被指定为科内的负责医师，于1962年被任命为主治医师，1964年被任命为科主任。1985年我已年届六旬，就主动提出不再担任科主任的职务，而进入当时医院的顾问组，放射科的领导工作这根接力棒就交给了沈荣庆。

在实行专业技术职称评审后，我被评定为主任医师职称，并被我院、基地后勤、北海舰队聘为职称评审委员会委员历三届。

退休之前，我一直担任市放射学分会的副主任委员。退休后，山东省医学会放射学分会给我寄来了对山东省放射工作做出贡献表示感谢的荣誉证书。

1988年我奉命退休。退休后，我被科内返聘。2002年后，被返聘进行直线加速器放射治疗工作。

1986 年因患甲状腺乳头状腺癌，做了甲状腺大部切除，并右颈淋巴结清扫术。2003 年发现复发结节，又做了切除。2005 年我患前列腺癌，就悉心治疗休养，不再接受返聘了。

第六节　放映人生，影海撷贝

李联忠

一、忆青岛市矽肺小组

青岛市矽肺小组早在 20 世纪 50、60 年代就已经成立，在青岛市卫生局直接领导下专门负责全市尘肺普查、确诊工作。组成单位有青岛医学院附属医院、青岛市市立医院、青岛市结核病院、青岛市防疫站等，原有组成人员有曹来宾、吴新彦、王鑫君、刘桂珍等四人，每周在结核病医院会诊一次。一直延续到 1966 年，这项工作被迫停止。

1967 年矽肺小组恢复工作，在当时的环境下，曹来宾主任是不可能参加的，经附属医院领导及科里研究决定让我参加（杨伟恕通知我），尽管我已从事放射工作数年，但矽肺对我来讲仍然是个未知数，只好请教曹来宾主任给我补课。曹主任给我上了有关矽肺知识的第一堂课，同时阅读有关矽肺的书籍及 X 线片，算有些基础。新组建的市矽肺小组由 5 人组成，即市卫生局医政科诸福维、青岛市防疫站刘桂珍、青岛市市立医院刘钺、市肺结核医院王鑫君及青岛医学院附属医院李联忠（图 4-6-1）。这次组建一改过去每周会诊的方式，而是采用集中全脱产，办公地点就

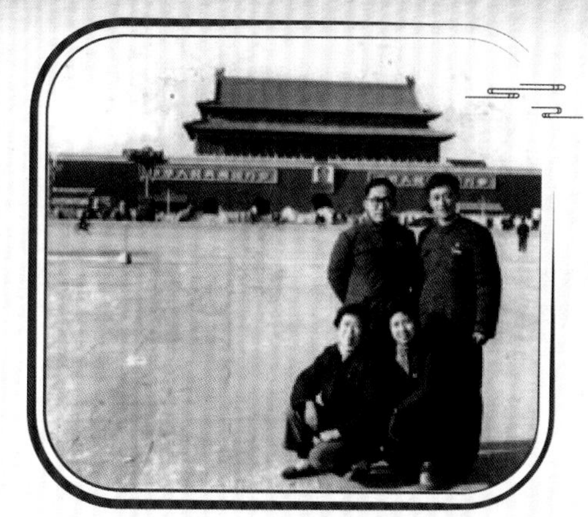

图 4-6-1　青岛市矽肺小组成员

前排左起：刘桂珍、王鑫君；后排左起：刘钺、李联忠。

设在市结核病院。全脱产就是离开原工作单位，在不受任何干扰的情况下工作，这对我们来说是一次十分难得的在实践中学习的机会。

由于好几年没有进行尘肺普查，留下很多工作需要做，首先要把全市具有粉尘作业的工矿企业统计出来，包括化工厂、冶金厂、玻璃厂、石棉厂等，做好表格后再到各个工厂逐一实地查看，对有粉尘的工种和工人做进一步登记。令人惊讶的是，解放这么多年工厂的生产劳动环境还是那样差，车间粉尘飞扬，能见度极差，工人就是在这样的环境下无怨无悔辛勤地劳动着。将受查工人除登记粉尘史及必要的查体外，还要安排到附近医院拍胸部 X 线片。全市有多少有粉尘作业的工厂，又有多少工人需要拍胸片，工作量之大是可想而知的。

尘肺诊断是一个严谨性很强的事情，对单位关系到劳动场所粉尘排放、粉尘浓度、尘埃颗粒大小，以及防尘劳保措施等一系

列问题，对个人是身体状况、终身劳保待遇等切身利益问题，所以诊断起来十分谨慎，每个病例都必须由矽肺小组全体通过才可确诊。将0期、0-Ⅰ期、Ⅰ期、Ⅱ期及Ⅲ期病例统计好后上报卫生局，对所查有问题工矿企业提出整改要求送到有关单位，将0-Ⅰ期病例作为下次复查重点对象加以保存，这样才算完成一次普查、确诊工作。

为了对筛选出来的可疑病例和新发现的病例确诊，矽肺小组带着X线片到外地会诊，常去的地方是北京、上海。在北京是到北京市防疫站会诊，有一次在会诊过程中正值邢台大地震发生，北京震感强烈，全屋的人都逃离到楼外。在上海会诊多到杨浦区中心医院（专司职业病）。另外有一次为了一个疑难病例，我们专程赶到中山医院找荣独山教授，当时是到荣老家中请教。荣老对我们非常热情，聆听荣老对尘肺的理解和对病例的详细讲解，让我们受益匪浅，这也是我第一次见到荣老。在会诊经历中，有一次十分有趣，当时我们住进了上海国际饭店，听起来或许很高端，可当时国际饭店的客房都进行改造，每个房间安4 ~ 6张木板床，与普通招待所没什么二样，我们住得也很坦然。

1970年，国务院规定高等院校到农村办学，青岛医学院被安排搬迁到山东惠民地区北镇（现滨州）。我随青岛医学院的曹来宾、杨伟恕教授一并迁走，从此结束在青岛市矽肺小组的工作。尽管在矽肺小组工作仅短短3年时间，给我留下的印象极为深刻，看到工人那种不怕苦、不怕累，忘我牺牲的劳动热情，也看到当时环保意识之差，劳动环境之恶劣，这些给工人造成了不可挽回的病痛。我本人收获也很大，特别是对尘肺诊断知识有了很深的了解，后来参加赴西藏医疗队时发现当地藏民喜欢将烟末及沙土混合后制成鼻烟，鼻烟内含有游离的二氧化矽，有导致矽肺的可能性。经筛选找吸鼻烟史在10年以上的藏民拍胸片，最终发现他们其中有患矽肺的，这是国内首例发现，我给这种病起名为鼻烟尘肺，撰写了论文发表在《西藏医药》上，为尘肺家族增添了一名新成员。在西藏自治区卫生局和西藏自治区人民医院的安排下，在拉萨举办了西藏自治区首届矽肺培训班，为藏族地区培养了诊断矽肺的工作者。我在西藏期间还撰写了一部有关矽肺诊断的书，回到内地后由于没有找到出版单位而废弃。

可以肯定地说，青岛市矽肺小组从成立到以后的工作，对青岛地区尘肺防治工作做出了重大贡献，特别应提到的是曹来宾教授通过对青岛地区粉尘危害的研究，将尘肺分为游离二氧化硒矽肺、矽酸盐肺、粉末沉着症等门类，并撰写了石棉肺、肺铁末沉着症活性炭肺、矽肺早期诊断等论文，受到国内、外专家的好评及重视，为青岛市尘肺工作的开展打下良好基础。

我本人从1964年开始进入放射科工作至今已经半个世纪，其中3年参加矽肺小组仅是一个小插曲，绝大部分时间是进行影像学的临床、教学、科研。几十年来对青岛医学院附属医院及青岛市医学影像学的发展起到推动作用，首先是现代医学影像学中CT、MR的引进、开发、使用是青岛市最先开展者，特别是对神经放射的研究是青岛市乃至山东省的领军人，在此领域除写了论文外，还主编多部专著，如《颅脑疾病CT图谱》（济南出版社，1991年）、《颅内压增高症影像诊断》（人民卫生出版社，1996年）。1998年退休后闲暇时间多，激发写书的欲望，写了更多的书，如《脊椎脊病影像诊断学》（人民卫生出版社，1999年）、《颅脑MRI诊断与鉴别诊断》（人民卫生出版社，2000年）、《脑与脊髓CT、MRI诊断学图谱》(人民卫生出版社，2001年)、《脑与脊髓CT、MRI诊断学图谱》(人民卫生出版社，2011年第二版)、《颅脑MRI诊断与鉴别诊断》(人民卫生出版社，2014年第二版)、《脊椎脊病影像诊断学》(人民卫生出版社，2015年第二版)。多次获得山东省、青岛市、青岛市科学进步一、二、三等奖。为培养新的写作队伍，提高年轻学者的创造水平做了一定的贡献。先后主审曹庆选等主编的《体质性骨病影像诊断图谱》，王子轩等主编的《骨关节解剖与疾病影像诊断》，高波等主编的《神经系统疾病影像诊断流程》，陈祥民等主编的《颅面部损伤影像诊断与司法鉴定》，刘红光、王其军等主编的《腹膜后间隙原发性肿瘤影像诊断学》等。同时，《青岛百科全书》(青岛百科全书系在中共青岛市委、青岛市人民政府主持下，聚集全市各行各业数以千计的专家、学者精心编撰的一部青岛史志，是青岛有史以来的第一部百科全书——张惠来序)影像医学研究成果栏目中被提名，全市提名的有曹来宾、吴新彦、李联忠三人，这是对我多年来工作的肯定。

二、滨州办学

20世纪60年代末，全国掀起深挖洞、广积粮、备战、备荒高潮，1970年开始全国高等院校都要离开城市，到农村、到边远地区办校，在那种大形势下，青岛医学院也要准备撤离青岛。

1971年夏，青岛医学院被山东省教委指定搬到山东省惠民地区地委所在地——北镇(现在的滨州)办学。学校领导做过动员报告后，各部门都忙碌起来，后勤部门先到北镇看校址，安排学校办公地点、教室，分配各教研室教学用房，以及学生、教师宿舍等事宜。各教研室准备往北镇搬的物件，全校掀起包装高潮，最有意思的是解剖教研室，他们要用专车将尸体运到北镇，可尸体是不能随便搬运的，最后到公安局开了证明才运走。临床科室搬家比较简单，主要是人员安排问题，原在医院工作的人员分成两部分，即医学院编制(人事档案在医学院)和医院编制(人事档案在医院)，原则上属医学院编制的人员随学校搬迁到北镇。

放射学教研室原人员是不少的，最初迁校时只有曹来宾、李联忠、杨纬恕、张文博四人，最后也只有这四人迁校搬到北镇，其他人都变为医院编制的了。其中李联忠原本是医院编制，因爱人属于医学院编制，也就随着到了北镇。张文博原本是位内科医师，由于喉部疾病不能讲课，也就变成放射科人员到了北镇。

讲起搬家还是很有意思的，当时我是住在松山路医学院院内筒子楼里，搬家时就没有再回青岛的打算，是把家里所有东西全部运走，什么都没有留，连房子都交还给了学校。搬家那天学校派了一辆大卡车，还给了很多草绳用来捆绑家具。车上除装家具外，还买了近千斤煤以备冬天使用(当时听说惠民地区很冷)。我有两个女儿，当时大女儿三岁，小女儿只有一岁，确实不能带走。好在我哥哥有个女儿住在青岛爷爷家，与哥哥商量后把我的小女儿留在爷爷家，把他的女儿带到北镇，后来到北镇将两个孩子送到地区托儿所，我去接孩子时两个孩子都叫爸爸，而我爱人去接时一个孩子叫妈妈，另一个孩子叫姑姑，把托儿所阿姨都搞糊涂了。

为了医学院搬到北镇办校，惠民地区也是下了大本钱，将北镇农校和党校两所学校全部搬走，把校区给了医学院。后来我们到北镇才知道，医学院包括领导及教工大部分只去人，而把家还留在青岛。医学院教工一次性全家搬到北镇的人员不多，也只有几户像刘云超、乐兴祥、惠柏林、韩振范和我等。大家住在一起，家属区只有两排平房，分给我的住房是原农校领导的住房，三间屋两家住，中间一间分成南北两半各家一间半。更多的是单身，像曹来宾、韩仲彦、胡庸霖、李景颐、杨森等老教授、老主任，他们都住在一个大房间集体宿舍里（我们都称之老头屋）。每人一张单人上下床，上铺放个人物品，下铺睡觉。床前一张二抽桌，是用来写讲义兼做饭的桌子。饭是到食堂买的，他们在一起有说有笑也挺有意思，有时也会生起煤油炉自己做点吃的改善一下生活。夏天的北镇特别热，蚊子又特别多，咬人很厉害。冬天又特别冷，取暖设备只有一个炉子。好在有寒暑假两个假期，到时大家都高高兴兴返回青岛，我们全家回青岛住在父母家中。从青岛到北镇一是坐汽车直接到达，也可以坐汽车到张店再转火车。无论哪条路，都要渡黄河，过河是用船摆渡，人与车都上船一起过河，夏天水多好办，冬天水少再加结冰就很麻烦了。后来要修黄河大桥，我们都参加了搬运石料、木料等，对建桥也算做了点贡献。每年7月16日，为纪念毛泽东主席横渡长江，北镇也搞横渡黄河活动，有些老师与学生也参加横渡黄河，游泳完后满身泥汤，头发要洗几遍才能洗净，真正体会到了什么是“跳进黄河洗不清”。

当时的惠民地区确实贫穷，好多是不长庄稼的盐碱地。地委所在地北镇还算繁华，有一条沥青路、一座大商店、一家电影院、一家银行，但每逢五赶集则是标准的农村景象。自从医学院搬过去后，算是来了高薪阶层，集市上的东西飞速上涨，如鸡蛋由原2分1个涨到5分1个。我们这些在城市长大的人到集市根本不会买东西，买菜买些人家不要的，砍价是越砍越贵，当地百姓都暗地笑我们。到了北镇学会养鸡，在自家门前用砖垒个鸡窝，每天喂鸡拾蛋也是一件乐事。后来条件有所改善，学校在原党校内盖了宿舍区，家属来的也越来越多，像曹来宾主任家属也搬来了。我分了一套二间屋，学校在校园内伐树，花一元买了个树头，用砍下来的树枝在门前盖了一间7平方米的小屋作为厨房……

医学院到北镇后招收了第一届工农兵大学生，共4个连（按部队编制），每个连100多人，有这么多的年轻人进了学校，学校里顿时热闹起来。当时学校由军宣队管理，负责人是一位非常严厉的张姓团长，全校一切政令均由他来颁布，组织教师与学生一起拉练，每晚走上几十里路，还要到淄博煤矿下井体验生活，这叫向工农兵学习，这批学生后来都成为医务界主力。

放射科教学每堂课是3个学时，我们人为地把它分成两半，上半时上大课一个半学时，中间休息，下半时分小组读片。开始由曹来宾主任上大课，我们几位带学生进行小组读片，后来我们也上大课和读片。曹来宾主任上课非常风趣，语言生动，很受学生欢迎，我们也受益匪浅。学生除在北镇学校上课外，还在周边其他几个地方实习，我们还得赶到惠民、张店等地上课。教学片是从青岛带来的，由我负责在青岛医学院附属医院教学柜中选出一批各系统教学片带到北镇，后来这些教学片又带回青岛。

我们除上课及备课外，其他时间到惠民地区人民医院上班。人民医院是在城郊，从学校到医院中间还隔一个村庄，上医院要穿过村庄，全是泥土路。天气晴好还可以，一旦下雨、刮风、下雪就很难走了。医院放射科有2台200 mA X线机，负责拍片、透视和胃肠检查，工作人员有李健民、孙兆伦（是我大学同届不同班同学，后来做了医院副院长）等人。说是在那里上班也就是去看看，没有多少活儿可做。

从当时的情况看，在北镇办学确实有很多困难，临床教研室特别是小科室如眼科、耳鼻喉科、皮肤科、口腔科、放射科等没有患者及设备，再这样坚持下去将误人子弟，随着局势的变化各科也就陆续又搬回青岛，学生也回青岛上课。放射科教研室是1973 年正式迁回青岛的，曹来宾主任与我又回青岛医学院附属医院上班，我们全家又从北镇搬回青岛，被安排在黄台路医学院校园内筒子楼一间屋，直到 1981 年医学院在江苏路 19 号校区内建教师宿舍楼，我才分配到一套所谓两室一厅面积的单元房，在学校工作近三十年总算安顿下来有个正规的家。直到 1976 年，青岛医学院与北镇分院正式分开，放射科教研室杨纬恕、张文博留在北镇，那边正式成立滨州医学院。张文博又回到内科，成为有名的心内科专家，杨纬恕为附属医院第一任放射科主任。他在威海参加一次学术活动时不幸意外故去，英年早逝，令人扼腕。

三、在西藏的日子

每当人们提到西藏时就会想到雪域高原美丽的拉萨，想到雄伟的布达拉宫、喜马拉雅山、雅鲁藏布江、丰富多彩的藏族民俗、美丽神话与传说，多少人向往着、恐惧着。在过去，要想去西藏绝非易事。进藏有两条路，一条是由青海经唐古拉山口进藏；另一条是由四川经二郎山进藏。那时公路为极不平坦的泥沙路，要过雪山、草原、江河、高山，沿途有兵站负责吃住，坐汽车也得走至少一个星期，哪像现在进藏有火车、有飞机、有沥青路，非常快捷。

20 世纪 70 年代，卫生部为了解决西藏地区缺医少药问题，组织全国各省、市卫生技术人员分批包干赴西藏提供医疗服务（即医疗队）。山东省从 1973 年到 1979 年，先后组织三批医疗队赴西藏，负责日喀则地区的医疗工作。青岛市组成两个队，一个队是青岛市卫生局从市级医院抽调人员组建的，第二批放射科是市立医院毛建昌医师，第三批是人民医院刘景章医师。另一个队是青岛医学院组建的，第二批放射科是杨伟恕医师，我有幸被选拔参加第三批赴西藏医疗队。我们这个医疗队包括内、外、妇、儿、五官、放射、麻醉等 7 个科室组成。

1997 年 9 月，我们乘火车从青岛出发沿途经济南、徐州到甘肃柳园后改乘汽车进西藏，途经敦煌（可惜没能参观）进青海省，过柴尔木、昆仑山口，过雪山、通天河（据说唐僧西天取经路过此地），经唐古拉山口（海拔 6400 米）进入西藏。再经安多、那曲、当雄、羊八井，最后到达拉萨。总共坐了 7 天汽车，白天坐车，晚上睡在兵站。公路是沿着高山峻岭盘山而行，路面不平且狭窄，要错车是很困难和危险的，经常看到滚落在山谷中的汽车残骸。

路上受的苦遭的罪是说不尽的，主要是缺氧引起的高原反应所致头痛、胸闷、心慌、吃不好睡不着，嘴唇外翻发紫，手指肿的似小萝卜。路上不时有人呻吟：给我点氧气吧。由于缺氧根本不能吃，为保证体力非吃不可，就用鲜红的榨菜拌米饭，辣辣的往下吞咽，晚上头痛缺氧根本睡不着觉，就到院子里坐着。济南有位女医师高原反应加晕车，一路没有吃东西，到拉萨后直接送医院急救。我一路没有多大反应，也没吸过氧，挺了过来。

西藏自治区首府拉萨海拔 3700 米。到拉萨后我们住了 3 天稍作休整（这是适应高原所必需的），并参观了布达拉宫、大昭寺、八角街等名胜古迹。

西藏解放前是属于政教合一的奴隶制社会，它的政府称噶厦政府，最高统治者为达赖喇嘛。关于这方面我在西藏时看了些资料做了一些调查研究，它的历史渊源内涵丰富又太复杂，不是几句话能说清楚的，喇嘛教分 5 个教派，达赖与班禅是师兄弟，同属黄教派。他们的师父黄教派开创师祖是宗喀巴，师兄弟之间也有争斗。达赖喇嘛占据前藏，拉萨成为政治、军事中心；班禅喇嘛占据后藏，日喀则成为文化、经济中心。这种争斗一直继续到西藏和平解放成立西藏自治区政府。

布达拉宫、大昭寺、罗布林卡和八角街都是拉萨的名胜，大家都已经熟知，就不在此赘述。

在拉萨休整后就坐汽车前往日喀则，途中路过羊卓雍措（简称羊湖），距拉萨不到 100 公里，与纳木错、玛旁雍错并称西藏三大圣湖，是喜马拉雅山北麓最大的内陆湖泊，湖光山色之美，冠绝藏南。羊卓雍措，“羊”代表上面；“卓”代表牧场；“雍”代表碧玉；“措”代表湖，连起来就是“上面牧场的碧玉之湖”。湖内很多鱼，藏民是不吃鱼的，把鱼视为圣物。我们乘车当日到达日喀则。

日喀则地处西藏西南部，位于雅鲁藏布江和年楚河的交汇处，海拔 3840 米，这是座有名的日光城，是目前西藏的第二大城市。达赖与班禅是西藏两大宗教领袖，由于政教合一，两人形成各自的领地（势力范围），达赖管辖前藏，驻于拉萨布达拉宫；班禅管辖后藏，驻于日喀则扎什伦布寺。

在日喀则休息两天后就直奔此行终点，我们医疗队一行七人终于到达工作地——江孜县。江孜海拔 4300 米，藏语意为“胜利顶峰，法王府顶”，因年楚河流经这里，历史上人们又称江孜地区为年。江孜是一座历史悠久、名胜集中的历史名城。吐蕃王朝灭亡后，群雄割据，江孜一带为法王白阔赞盘踞。元朝时江孜修建了白居寺，各方信徒云集，又是从拉萨到日喀则必经之路，位于交通要冲，工商业繁荣，遂形成西藏历史上的第三大城镇。江孜作为一座英雄城，曾有过一段可歌可泣抵抗外侮的历史。

宗山抗英遗址是清光绪三十年西藏爱国军民抗击英国侵略军遗址。遗址现存有宗山藏军的指挥官之一的东部代本（藏军官职称）的住室和一部分炮台残迹。炮台旁边，褐红色的岩石傲然挺立，石缝中，长满紫穗花。

白居寺位于江孜县城东北隅，海拔 3900 米。15 世纪初始建，是藏传佛教的萨迦派、噶当派、格鲁派三大教派共存的一座寺庙。藏称为班廓德庆，意为吉祥轮乐寺，是江孜最负盛名的寺庙，当时由于各种因素已破旧不堪，据说现已修复得金碧辉煌（图 4–6–2）。

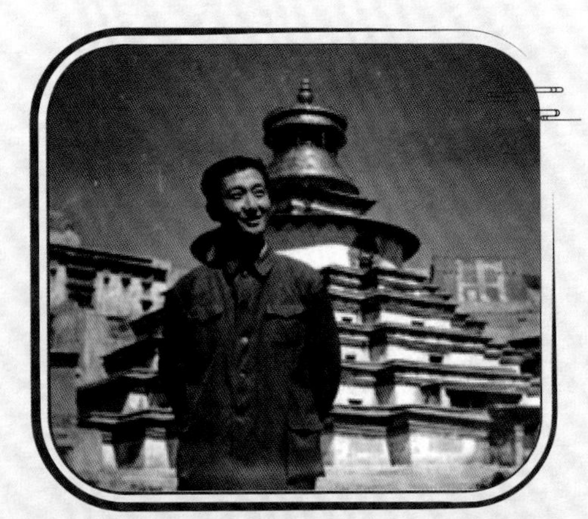

图 4–6–2　李联忠于西藏江孜白居寺

讲一下我们工作的江孜县人民医院，人民医院是在县城外的山坡上，医院后边就是山，山上有天葬场。由于地势太高，没有树木和花草，医院周围也没有住户。医院工作人员分为两部分，一部分是藏民，如藏医及新培养的藏民医务工作者；另一部分是汉族人，其中一部分是入藏部队留下的，一部分是各地支藏人员，也有一部分是投亲靠友来的。医院正、副院长都是汉族人。这些汉族人到后来大部分还是返回内地，也有人提出在西藏住得时间久了，年纪在 50 岁以上的人最好不要回内地，因为他们在西藏工作数十年，心血管系统已经适应高原环境，返回内地反而不适应了。医院科室还算齐备，有内、外、妇、儿、五官、中医、藏医、放射、化验等科室，有食堂。放射科原有 3 人（2 汉 1 藏），一位汉族人是从大连来支边多年，后调回大连；一位是山东曹县青年。藏民是个小青年（达瓦）技术员。放射科只有 1 台国产 200 mA X 线机，摄片、透视和胃肠检查全由它来完成，由于医院白天无电，每当使用机器时，使用放射科的 1 台小型发电机自己发电（图 4-6-3）。

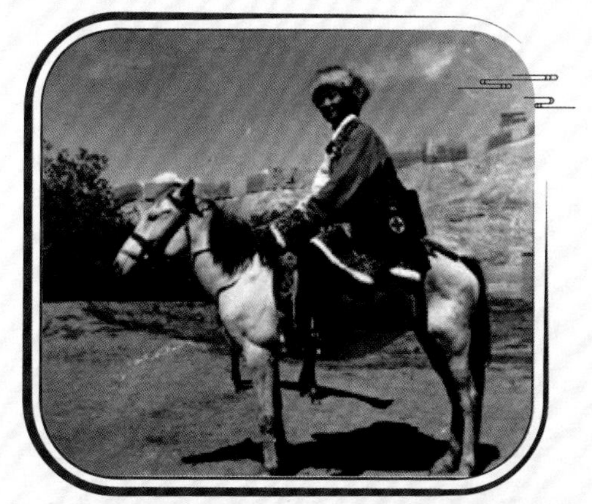

图 4-6-3　李联忠穿藏袍骑马拍摄于江孜县人民医院院内，背后是宗山

进藏后我们每人每月有 36 元钱的工资补贴，也是我们的生活费。为了更好地适应生活环境、增强体质，晚饭后我们就到后山坡上走一段，有时候也去打打乒乓球，这是最大的运动量。唯一的娱乐生活是周末到江孜县电影院花一角钱看一场小电影。据说现在的江孜县人民医院搬到县城内，规模也比以前大多了。

对西藏的回忆是一言难尽，以我们当时的医疗水平应付工作是没有问题的，主要是生活上有很多无法克服的困难，首先由于高原气压低，在江孜水 80℃左右就开了，两年来就没有喝过真正意义的开水，没有吃过真正意义熟的饭菜。喝的水是藏民从河沟里掏来的含泥沙量高达 50 % 以上的河沟水，每天清晨起床后第一件事就是到水房打水，我们宿舍住了 4 个人（谷仁凯、刘学温、孙炜和我），其中两人抬着一个水桶和 4 个军用水壶负责打冷水，另外两人负责用暖水瓶打热水，打来的冷水必须经过半天沉淀后才能使用。到食堂打好饭后揣回宿舍吃，主食是米饭和馒头，菜是我们自己在菜园种的，尽管是不熟的饭菜，为了生存仍是一日三餐必吃不误。当然这两年我们也自找乐趣，这里讲一个驴宴的故事。藏民是不吃驴肉的，驴老了就放到野外自灭，所以经常见到无主的老驴。有一次发现一头无主的老驴，我们医疗队全体出动将它赶到野外杀之，按解剖部位分割后拿回各自房间加工，我们备有煤油炉（烧的是汽油）和高压锅，有负责煮心、肝、肺、口条的，有负责煮驴肉的，做好后拿到一起大家举杯畅饮、开怀大吃，也算是改善生活的乐事一件，事后我们称之为驴宴。

在西藏除看病、巡回医疗外，还要参加各种劳动，如种菜、秋收、植树、修河等。在那种高原低氧的环境下干这些活是十分吃力的。藏民劳动很有意思，一把铁铲两人使用，一个人用绳子拴住铲头在前面，另一人手握铲把在后面，二人喊着号子很有节奏一铲一铲地耕地，休息时大家围在一起喝青稞酒或奶茶，非常有意思的是大家用一个碗转圈轮流喝，有时还要唱歌跳舞。有的从藏袍内拿出风干的生羊腿让大家分割享用（我们是不敢吃的）。

在西藏有两种人是特别受歧视的，即铁匠及背尸体的人（包括他们的后人）。过去他们是西藏下等人中的下等人，因此在喝茶时他们是不能用公碗的，轮到他们时就用自己带的碗喝，一般的藏民也不愿意与他们通婚。当时江孜医院中医科有个藏族小伙子长很帅，各方便条件也不差，但因为他是铁匠的后代，就找不着对象，他们只能找同类情况的后人。

由于水很缺乏，洗澡、洗衣服成了大问题，据说藏民一生只洗两次澡，一次是结婚时，一次是死后（实际为谣传）。俗语说得好，有困难找亲人解放军。当地有个雷达连，他们开机时有冷却循环水放在一个池里让战士洗澡，我们每隔一段时间就去一次，既能洗澡，我们还会被邀请美餐一顿。洗衣服就更困难，只有到水房打水或到医院后边水沟里洗。我还比较好，放射科还负责开医院发电机和备用洗 X 片的清水，我是近水楼台先得水，洗衣服比其他人方便多了。

尽管在西藏生活很苦，但医疗队成员工作都很努力，也很团结，直到现在大家还经常聚会。西藏地区当时对职业病的诊治还没开展，由于我在青岛时做了几年职业病的普查工作，对尘肺还有些了解，地区选择我与长沙市防疫站一位莫医师一起在拉萨举办了西藏地区首届矽肺学习班，普查有粉尘的工厂如林芝毛纺厂等。由于走的地方多，见到的东西也比其他人多，当然风险也大。高原高山公路都很狭窄，经常有汽车翻在山谷里，每次外出也是心惊肉跳的。藏民喜欢吸鼻烟，鼻烟是由烟叶与土研磨而成，土中含有一定量游离二氧化矽，吸到肺内易形成矽肺，我专门追查一批吸鼻烟的藏民，发现一个新病种——鼻烟尘肺，撰写专题文章，并在《西藏医药》上做了相关报道，也是国内的首例报告。此外，还写了几篇论文如红细胞增高症与心脏的变化、1000 例肺结核临床分析等都在《西藏医药》上发表过。同时，完成了一部尘肺诊断手册的手稿，可惜没有找到出版单位而废弃。

1997 年 9 月，到西藏满两年，终于盼到援藏工作结束的日子。由于我们是最后一批赴西藏医疗队，所以获得特许坐飞机回来，从拉萨直达成都，这也是我第一次坐飞机。

到达成都后休整了 3 天（从高原到内地也是要休整的），同时参观成都名胜古迹如武侯祠等，然后从成都坐火车直达青岛。在青岛火车站，家属与单位的同志们来迎接我们，当看到一群衣着整齐又黑又瘦的汉子走出车厢时，有的人哭了，更多的是用惊讶目光瞅着我们，但我们终于健康地活着回来了！

回顾起在西藏工作这两年，尽管吃了很多苦，但并不感到后悔和遗憾，除了为西藏的医疗事业做了贡献外，同时我知道了什么是西藏，了解了雪域高原的风俗人情、历史背景、宗教信仰，也知道了藏传佛教在藏民心中的地位，参观了布达拉宫、大昭寺等历史名胜古迹，这是一般人一生不易得到的阅历。

四、北方地区神经放射学术交流会札记

1991 年 4 月，以青岛医学院附属医院 CT 室为主体组织召开了全国性的北方地区神经放射学术交流会，这是青医放射科第一次组织召开全国性学术会议。

20世纪80年代对放射学界来讲是一次影像诊断大变革，即由原来普遍X线大体解剖诊断疾病，飞跃为断层、立体、三维解剖诊断疾病。这种飞跃是由于CT的发明及应用于影像诊断的结果，以其断面解剖图像及高清晰的分辨度，以及检查方便、迅速、安全、无创伤、三维立体成像等优点深受广大医务工作者及患者欢迎。正由于它有如此众多优点，被当时国家重点医院及有条件的省级医院积极争先购置。但在那个年代想购置CT机也是一件非常不容易的事情，除向国家申请外汇外（当年进口医疗器械均由国家拨款，CT机也得几十万美元），还需要当地省、市卫生主管单位及政府批准，最后由卫生部审批同意后才可引进。即便如此，购置风仍然很热，CT机似喜逢春雨遍地开花。

青岛医学院附属医院是1985年引进的第1台CT机（为了购置CT机，我与医院有关领导不知跑了多少趟济南、北京，最后才得如愿），由于当时全国各地对CT的使用及诊断都是才起步，尽管在北京、上海、天津等地均办过学习班，但大家经验不足，非常希望有一个平台将彼此的经验及遇到的问题进行交流。对我们而言，一方面，青岛医学院附属医院使用CT已有几年，掌握了一些资料并取得了部分经验；另一方面，在与全国各地同道的接触中发现大家对青岛的碧海蓝天红瓦绿树很感兴趣，为此萌发了在青岛举办一次全国CT学术会的设想。

举办一次学术会议特别是全国性的学术会议是很烦琐、辛苦的事情，再加上又没有经验，怎么办？首先找到几位能人，如青岛市人民医院李玉香主任等商讨会前准备、会期安排、会后处理等事宜。为什么取名北方地区神经放射学术交流会呢？举办学术会必须经医学会同意，如果举办全国性学术会就得由中华医学会批准，他们来人协助就很麻烦了，而北方地区系区域性会议，由当地医学会批准即可。所以找到青岛市医学会吕铭弟秘书长，向他汇报了办会的目的及申请，他对会议的举办表示赞许和支持。开会时间选在四月份，因为四月份正是樱花盛开的季节，中山公园的樱花当时也是青岛一靓丽的风景线。开会地址选在燕儿岛的能源部疗养院（现海情酒店），那里紧靠大海环境优美，疗养院内部结构也很好，花园式疗养区很适合住宿、开会。

为了使学术会内容丰富并能代表国内最高水平，就必须邀请国内著名专家到会作专题报告。那时通信设施不像现在，人人都有手机，能通过视频、微信等手段联系，必须亲自前往各地当面邀请。先后到天津请吴恩惠教授、张云亭教授，到北京请陆荣庆教授、高培毅教授等，他们欣然接受邀请，并到会做了专题报告。省内邀请了夏宝枢教授、张维新教授、王世山教授等。尽管是北方会议，代表却来自全国各地100多人。为了使会开得更好，让专家、代表满意，由李联忠、李玉香、隋庆兰、郭启震、解桂花等人组成会务组，李联忠为总负责。

学术交流会开幕式上，青岛市政府程友新秘书长代表青岛市政府讲话，青岛市卫生局局长等人都讲了话，对学术会的召开表示祝贺。参加开幕式的还有青岛医学院院长邢来田、青岛医学院附属医院院长高绪孟、原青岛医学院附属医院党委书记邹存玮、青岛市医学会吕铭第秘书长、青岛市医学会放射学分会主任委员吴新彦教授等，此外我市著名放射医学专家如曹来宾、徐德永、徐爱德、王澍、李民安、王宗信教授等都出席了开幕式。整个学术交流会过程是顺利的，专家们的报告精彩，代表们的发言热烈，学术氛围浓厚，受到各方的好评。

第七节 成长环境的熏陶，使我走进医学影像的世界

冯卫华

自小学起，我一直生活在医学院的大院里，课余时间由于好奇经常去解剖教研室趴窗观看，当看到工作人员使用一台X线机，对解剖和组织胚胎标本进行拍摄时，我便产生了浓厚兴趣。X线可以看透人体，这是为什么呢？这种好奇心使我对影像产生了浓厚兴趣。

1982年，我考取了我熟悉的医学院医疗系，5年的医学本科专业学习，仍旧没有改变我的兴趣，毕业后留校做了一名放射科医师。

在青岛大学附属医院放射科，我师从国内著名的骨放射学专家曹来宾教授、徐德永教授和徐爱德教授，通过翻阅教研组留下的所有教学资料片，掌握了扎实的影像学诊断基础和诊断技巧。跟随老师编写了国内较有影响力的《实用骨关节影像诊断》《体质性骨病》等几本骨关节专著，参与了多项疾病的科研工作。

1999年，我再次考取了青岛大学影像解剖与组织胚胎的硕士研究生，跟随导师做大脑形态的MR和标本对照研究，观察端脑的构造，期待实现儿时的梦想。《端脑髓突的MR与标本对照研究》获青岛市科学技术局立项课题研究。

研究生毕业后，我重返科室进行影像学的诊断和研究工作，主要侧重于肌骨系统和神经系统的影像诊断和研究，每年搜集疑难和教学病例150余份，每年签发各类影像诊断报告10 000余份。在完成临床工作的同时，不忘科研和教学工作，积极从事MR和CT新序列的开发、应用研究，指导研究生多次在国内核心期刊发表文章，其中2位研究生的论文被北美放射年会采纳。

2009年，我赴德国海德堡大学综合医院做访问学者，主要从事骨关节和神经影像诊断方面的研究。德国专家的严谨作风，给我留下深刻印象并让我受益匪浅，对以后的工作有很大帮助。2014年，我赴美国马里兰大学学习医院管理，踏入新的学习领域。

2013年，由于医院工作调整，我开始进入医院职能部门从事设备管理工作，全新的岗位带来全新的挑战。一方面，我积极熟悉不同医疗设备对医疗工作的影响；另一方面，我仍继续坚持影像科的工作。双重的压力给我带来更大的动力，也带来了新的机遇。我可以更多地了解最新科学技术成果在影像设备上的应用，这提高了我对疾病临床诊断的准确率。

我相信，总有一天，人们会通过先进的影像设备，获知人类所想、所盼。所有影像相关人员也将继续为之努力。

第五章 青岛市放射学相关图片资料

第一节　青岛市放射学相关政策资料

CT 和 MRI 问世之前，传统放射学时代主要依靠常规 X 线机进行人体各部位放射学检查。偶然在青岛市档案馆查得 1934 年 11 月 21 日青岛市政府对青岛市市立医院呈报的 X 线机检查收费数目表（摄影、透视）的批复令（图 5-1-1），反映了当时放射学检查项目的局限性和当时政府对放射学检查项目收费情况的实际管理状况。

关于青岛市市立医院呈报的 X 线机检查收费数目表（摄影、透视）批复令（1934 年 11 月 21 日）。内容：“青岛市政府指令第一〇四一三号（中华民国二十三年十一月二十一日），令社会局：呈一件据市立医院呈报爱克斯光线机收费数目表并摄影透视……”

随着放射学的快速发展，尤其是 CT 和 MRI 广泛应用之后，放射学检查项目呈爆发式增长，涵盖了全身各部位不同类型的检查，政府主管部门对检查项目及收费也有了更详细的规定（图 5-1-2，图 5-1-3）。

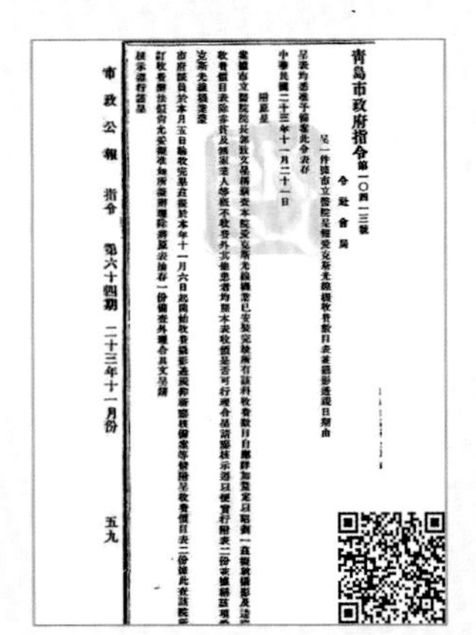

青岛市政府指令第一〇四一三号

令社会局

呈一件据市立医院呈报爱克斯光线机收费数目表并摄影透视目录由

中华民国二十三年十一月二十一日

市政公报　指令　第六十四期　二十三年十一月份　五九

图 5-1-1　《青岛市政府市政公报》
（1934 年第 64 期，59 页）
（图片由青岛市交警支队贺伟提供）

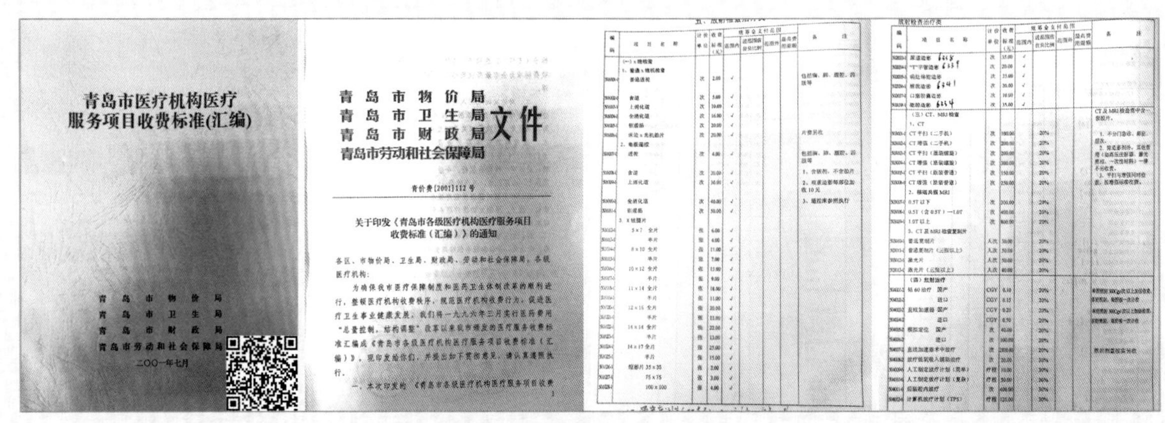

青岛市医疗机构医疗服务项目收费标准(汇编)

青岛市物价局
青岛市卫生局
青岛市财政局
青岛市劳动和社会保障局

二〇〇一年七月

青岛市物价局
青岛市卫生局
青岛市财政局
青岛市劳动和社会保障局
文件

青价费[2001]112 号

关于印发《青岛市各级医疗机构医疗服务项目收费标准（汇编）》的通知

各区、市物价局、卫生局、财政局、劳动和社会保障局，各级医疗机构：

为确保我市医疗保障制度和医药卫生体制改革的顺利进行，整顿医疗机构收费秩序，规范医疗机构收费行为，促进医疗卫生事业健康发展，我们将一九九六年三月实行医药费用“总量控制，结构调整”改革以来我市颁发的医疗服务收费标准汇编成《青岛市各级医疗机构医疗服务项目收费标准（汇编）》，现印发给你们，并提出如下贯彻意见，请认真遵照执行。

一、本次印发的《青岛市各级医疗机构医疗服务项目收费

图 5-1-2　2001 版青岛市医疗机构医疗服务项目收费标准

市政府 4 个主管部门联合发布的“放射检查治疗类服务项目收费标准”，检查项目包括 X 线、CT 和 MR 检查，其中 CT 检查还分为二手机、原装普通和原装螺旋机等不同类型；MR 按照不同场强收费。

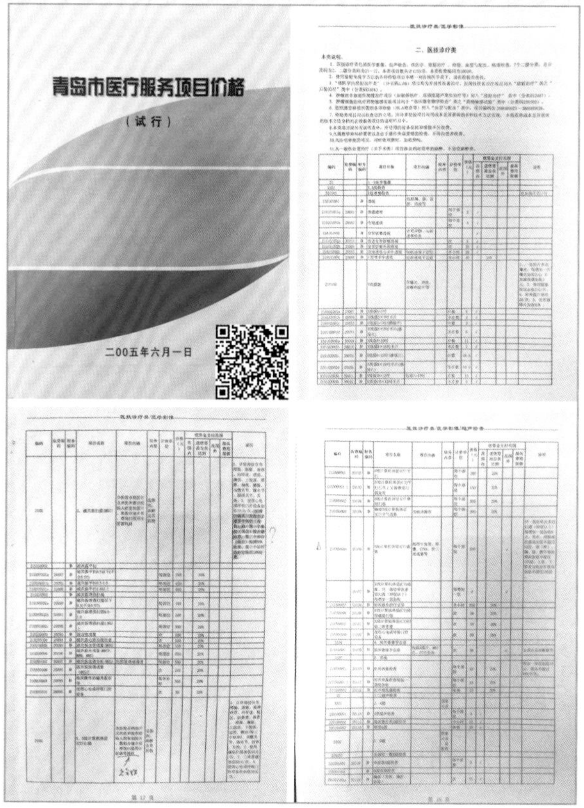

青岛市医疗服务项目价格

（试行）

二00五年六月一日

图 5-1-3　2005 版青岛市医疗服务项目

市政府 4 个主管部门联合发布的“医疗诊疗类 / 医学影像服务项目收费标准”，检查项目包括 X 线、CT 和 MR 检查，检查项目明显增多，取消了 CT 二手机检查项目的收费。

第二节　青岛市放射学界人物影像资料

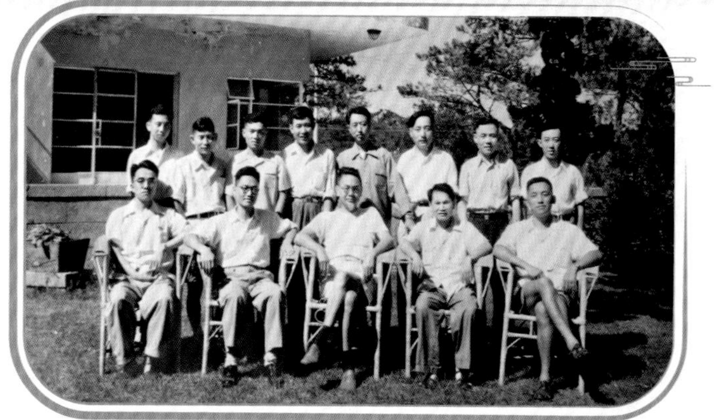

图 5-2-1　青岛市医学会放射学分会欢迎谢志光教授来青留念（1957 年 8 月 13 日）（图片由曹庆选提供）

前排左起：邱祖荫、唐希尧、谢志光、卢筱英、曹来宾；
后排左起：佚名、佚名、佚名、冯友翰、佚名、佚名、王希铢、佚名。

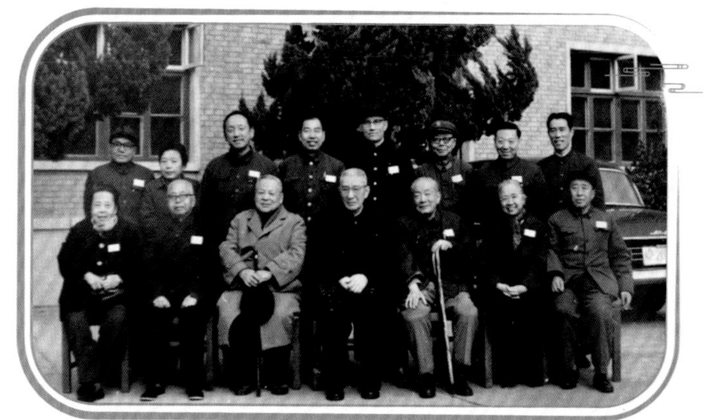

图 5-2-2　青岛市放射学界欢迎中国著名放射学专家来青合影留念（具体年代待考）（图片由曹庆选提供）

前排左起：胡懋华、汪绍训、荣独山、邹仲、张去病、李国珍、徐海超；
后排左起：安九贤、陈英洁、曹来宾、佚名、胡景铃、俞纯麟、贾振英、佚名。

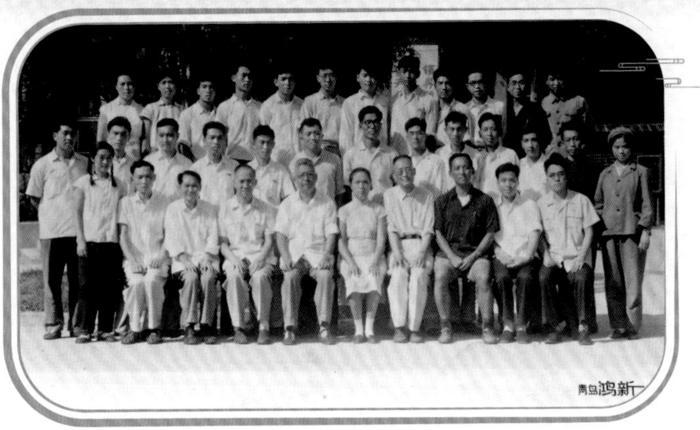

图 5-2-3　青岛市放射界与国内专家合影（具体年代待考）
（图片由曹庆选提供）

前坐者左起：张维新、卢筱英、马瑞珍、汪绍训、汪夫人、唐希尧、曹来宾、辛复兴、邱祖荫；第二排左第 7 位起：邹恒浩、吴新彦、杨全明、杜学厚、佚名、佚名。

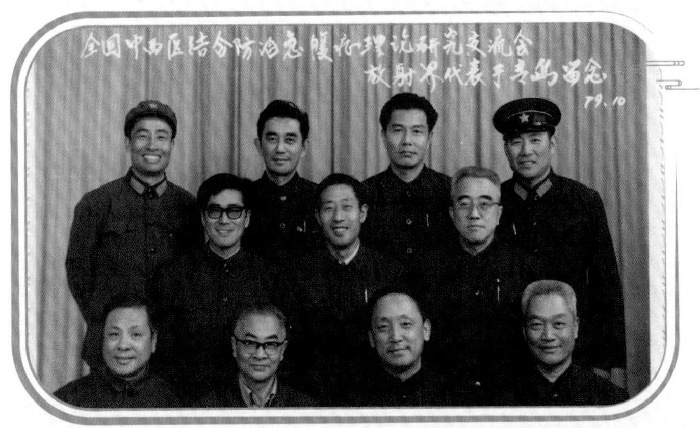

图 5-2-4　全国中西医结合防治急腹症理论研究交流会放射界代表合影
（1979 年 10 月于青岛）（图片由邱经熙提供）

前排左起：辛复兴、佚名、曹来宾、邱经熙；中排左起：吴新彦、王宗信、邱祖荫；后排左起：巫北海、夏宝枢、闵鹏秋、冯友翰。

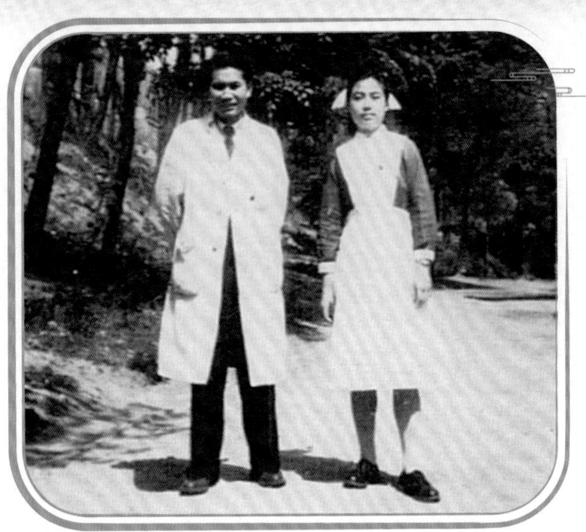

图 5-2-5　青岛医学院附属医院放射科原主任卢筱英教授（左）

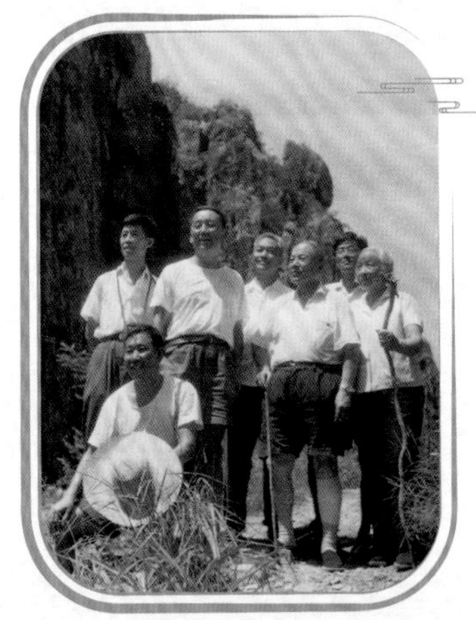

图 5-2-6　崂山见证友情（1975 年 8 月）
（图片由邱经熙提供）

前排：冯友翰；后排左起：姜国政、曹来宾、邱经熙、荣独山、吴新彦、林飞卿。

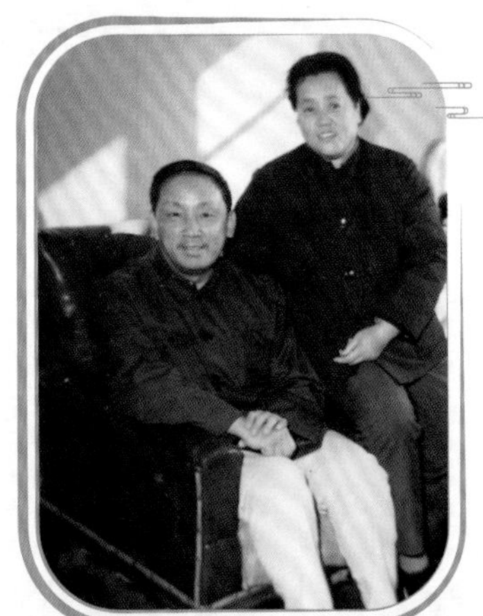

图 5-2-7　伉俪情深（青岛医学院附属医院放射科原主任曹来宾教授与夫人王静民）

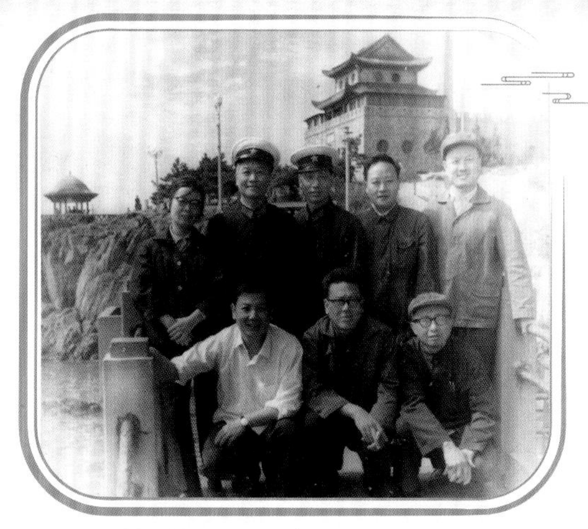

图 5-2-8　陈星荣等教授访问青岛（20 世纪 80 年代于青岛前海水族馆）
（图片由邱经熙提供）

前排左起：陈星荣、徐季廎、王洪坤；
后排左起：戚警吾、邱经熙、沈荣庆、佚名、佚名。

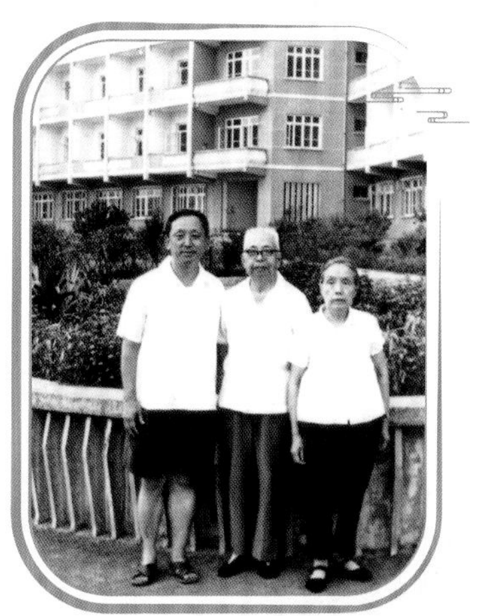

图 5-2-9　曹来宾与荣独山教授夫妇
（摄于 1980 年）
（图片由曹庆选提供）

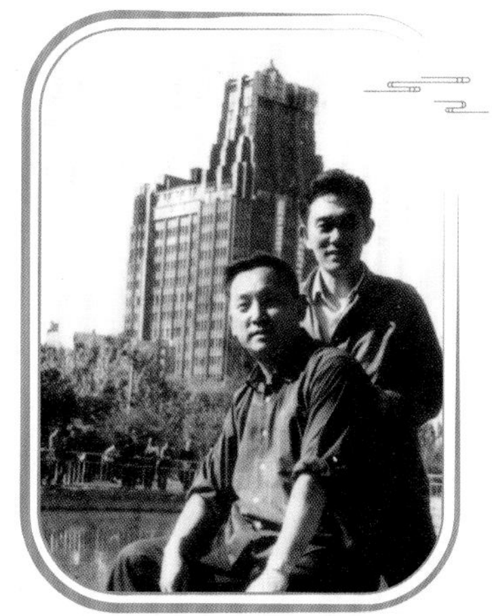

图 5-2-10　曹来宾（前）与夏宝枢（后）
（1956 年于上海）
（图片由夏宝枢提供）

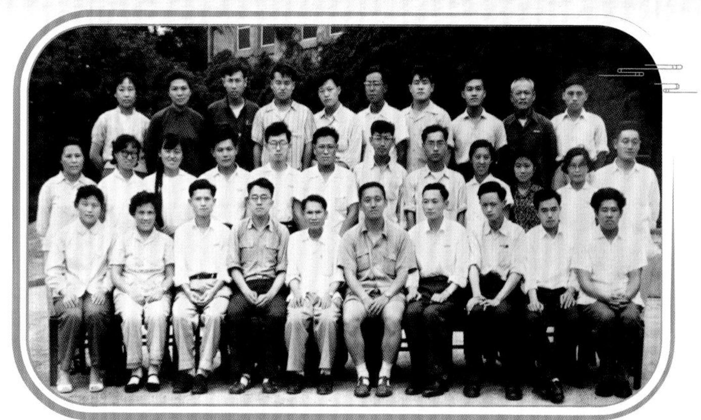

图 5-2-11　青岛医学院附属医院放射科全体与进修人员合影留念（1963 年 7 月 19 日）（图片由曹庆选提供）

前排左起：逄永琏、蔡凤修、吴源清、邱祖荫、卢筱英、曹来宾、张维新、田维泽、张一铭、徐德永；二排左起：佚名、佚名、王玉珍、佚名、佚名、张昌义、佚名、佚名、佚名、徐素新、佚名、佚名；三排左起：徐书玲、石济华、佚名、佚名、佚名、范森、李善荣、佚名、安玉基、佚名。

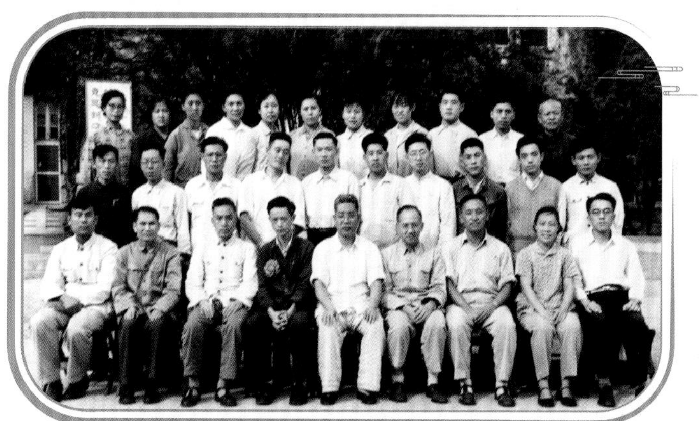

图 5-2-12　青岛医学院附属医院放射科欢送田维泽医师支援重点县医院留影（1963 年 9 月 21 日）（图片由曹庆选提供）

前排左起：王毅、卢筱英、佚名、田维泽、佚名、王滋才（院长）、馬瑞珍、曹来宾、佚名、邱祖荫；二排：左 5 张维新、左 6 徐德永、左 7 张昌义、左 8 杨更林、左 9 张一铭；三排：左 2 吕技师、左 4 石济华、左 5 徐护士、左 7 逄永琏、左 8 王玉珍、左 9 李技士、左 11 安玉基。

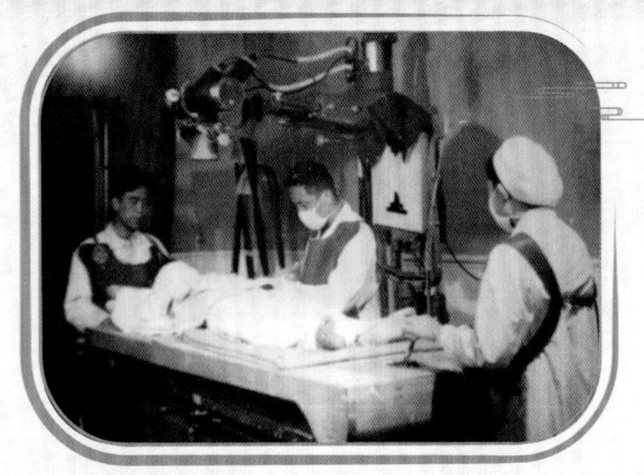

图 5-2-13　20 世纪 70 年代，曹来宾教授在老式 Keleket 机器上做造影检查（视患者体位可能行肋骨穿刺奇静脉造影对胸部疾病诊断）（图片由曹庆选提供）

床头是范森，床尾为逄永琏。

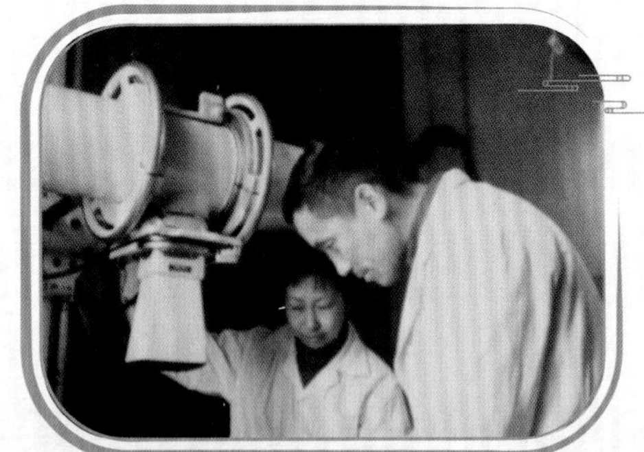

图 5-2-14　曹来宾教授 20 世纪 70 年代工作照（图片由曹庆选提供）

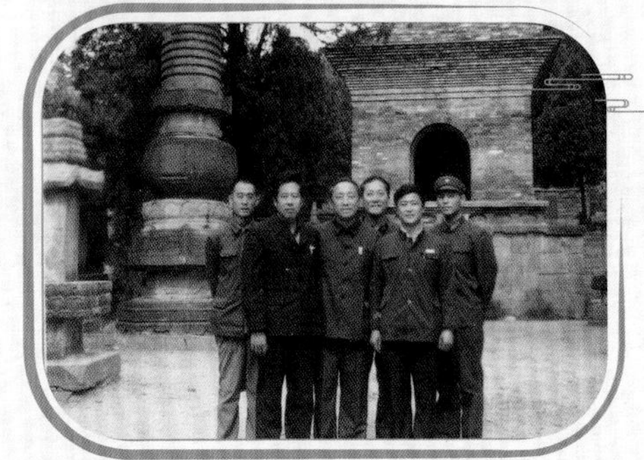

图 5-2-15　前排左起：徐德永、曹来宾、李晋波（图片由曹庆选提供）

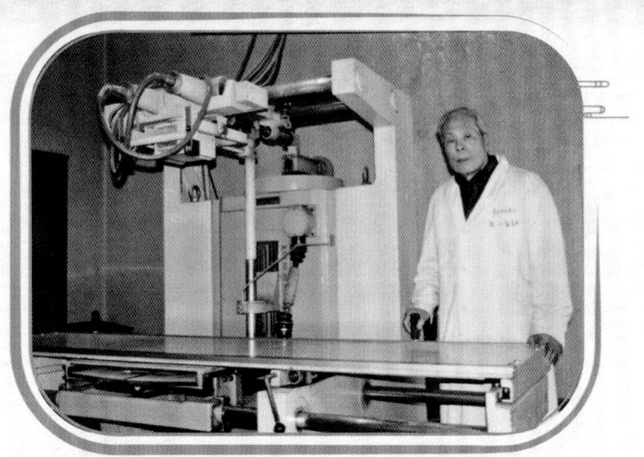

图 5-2-16　辛复兴于 20 世纪 80 年代摄于多轨迹体层 X 线机旁（图片由吴新彦提供）

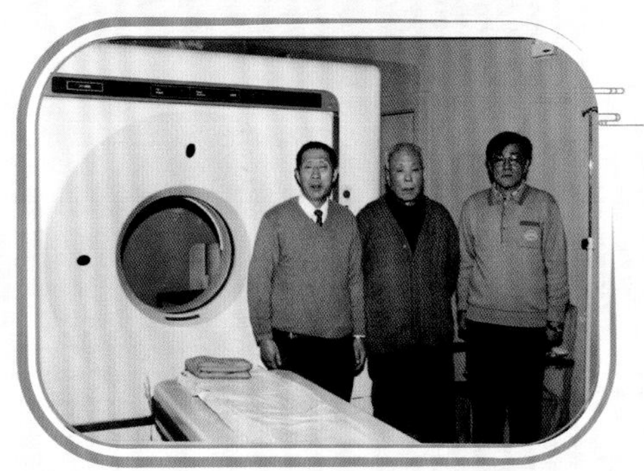

图 5-2-17　20 世纪 80 年代参观 CT 设备（图片由吴新彦提供）

左起：王宗信、辛复兴、吴新彦。

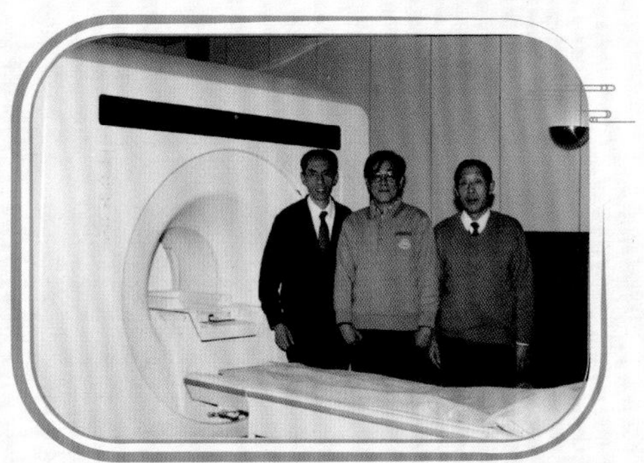

图 5-2-18　20 世纪 80 年代参观 MR 设备（图片由吴新彦提供）

左起：杨全明、吴新彦、王宗信。

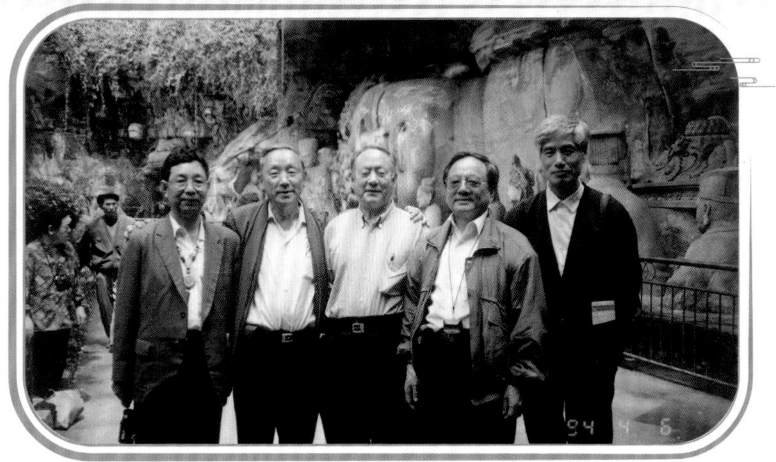

图 5-2-19　重庆会议期间，参观宝顶山
（图片由曹庆选提供）

左起：贺能树、曹来宾、吴恩惠、陈凡、程家文。

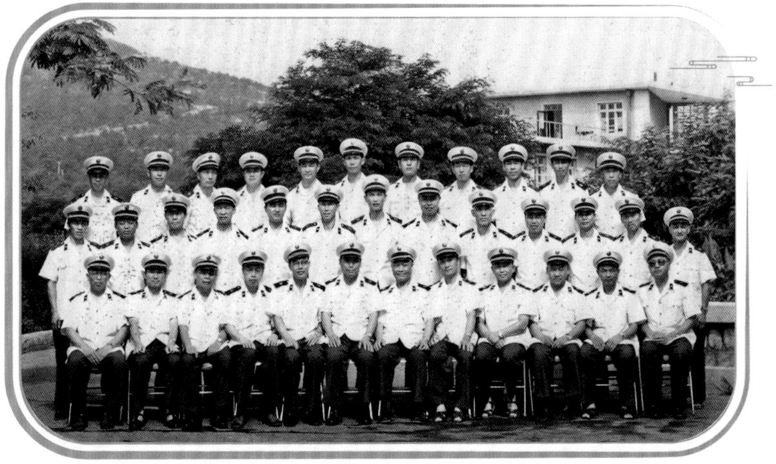

图 5-2-20　海军放射学专业会议合影（1985 年 8 月 8 日于青岛）
（图片由邱经熙提供）

前排：严希龄（左 4）、邱经熙（左 7）、王克勤（左 8）。

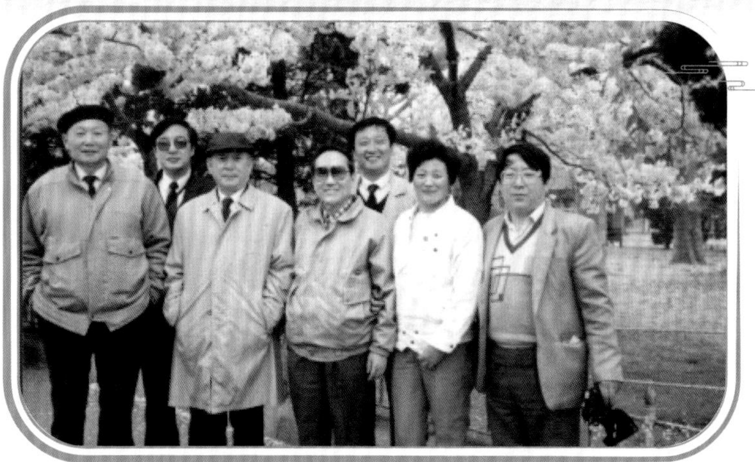

图 5-2-21　北方地区神经放射学术交流会期间部分专家合影（1991 年 4 月于青岛）
（图片由李联忠提供）

左起：张维新、高培毅、吴恩惠、陆荣庆、李联忠、李玉香、张云亭。

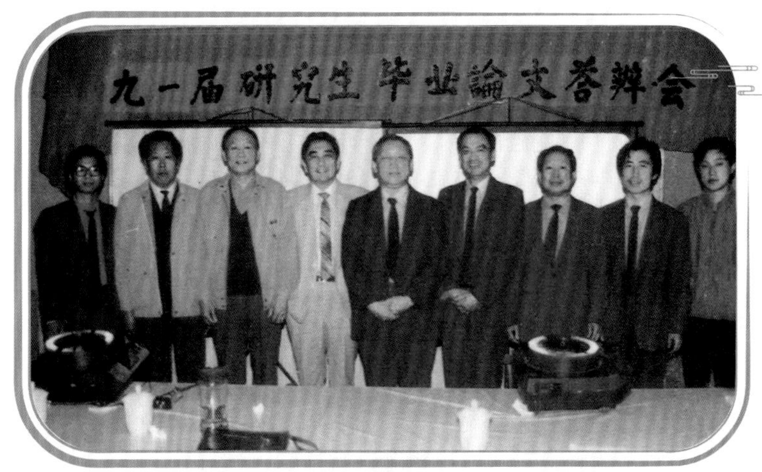

图 5-2-22　青岛医学院放射学九一届研究生毕业论文答辩会合影（1991 年 6 月）
（图片由曹庆选提供）

左起：詹阿来、徐德永、张维新、夏宝枢、曹来宾、胡有谷、徐爱德、刘吉华、崔建岭。

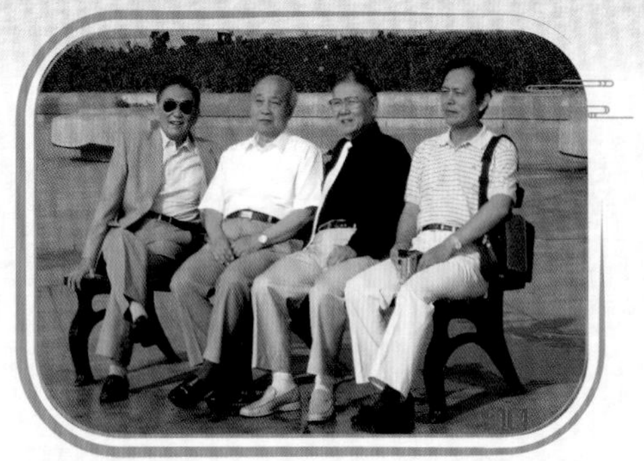

图 5-2-23　老友相逢在青岛（2004 年 9 月 24 日）

左起：夏宝枢、华伯埙、陈星荣、李文华。

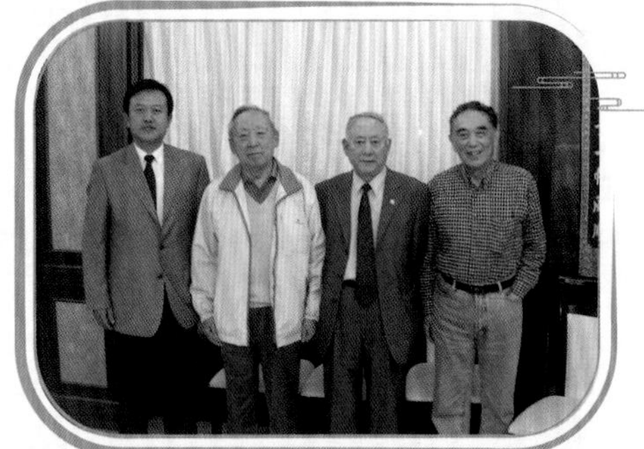

图 5-2-24　吴恩惠教授应邀来青岛讲学（2004 年 5 月 8 日）

左起：徐文坚、曹来宾、吴恩惠、夏宝枢。

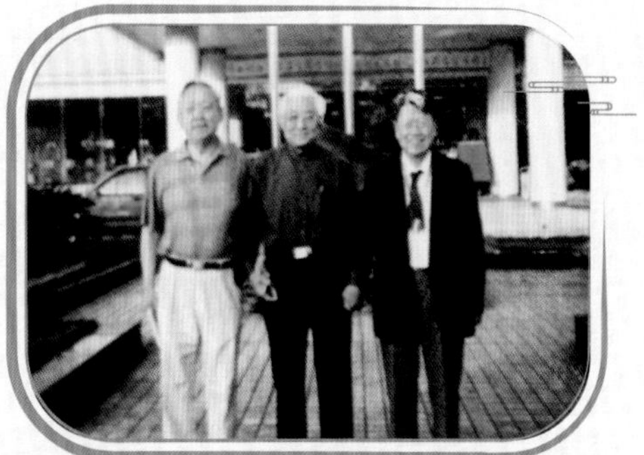

图5-2-25　骨关节影像“三巨头”齐聚第七届全国骨关节影像学术会议（2004年4月26日于桂林）

左起：曹来宾、王云钊、李景学。

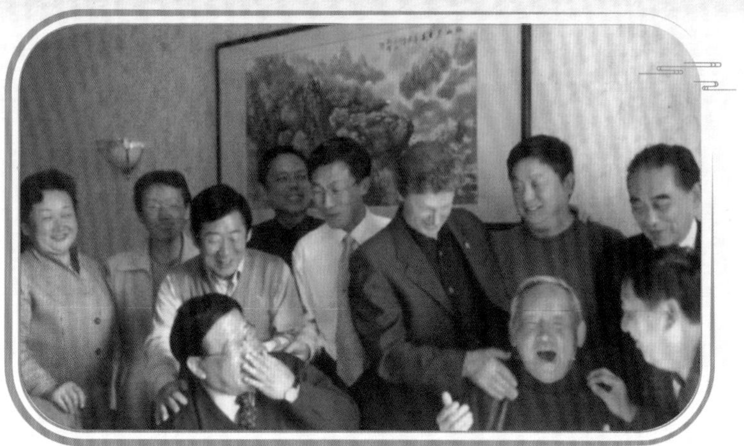

图 5-2-26　幸福时刻（2005 年 10 月摄于海慈医疗中心）（图片由李文华提供）

前排左起：陶慕圣、曹来宾、李联忠；后排左起：崔巍、曹庆选、沈其杰、李文华、王滨、Dieter Apitzsch（德国）、胡义利、夏宝枢。

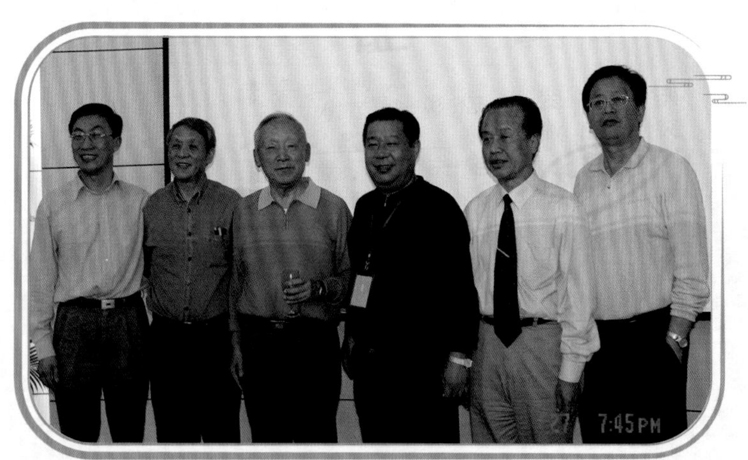

图 5-2-27　山东省部分老中青专家庆祝曹来宾教授八十大寿（2005 年 10 月 27 日于青岛）

左起：王滨、李传福、曹来宾、武乐斌、刘作勤、柳澄。

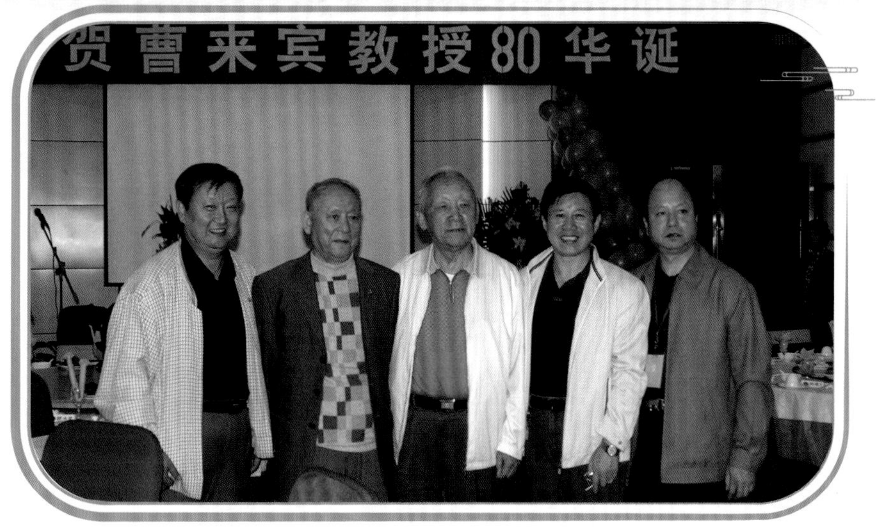

图 5-2-28　老中青专家庆祝曹来宾教授八十大寿（2005 年 10 月 27 日于青岛）

左起：李联忠、吴恩惠、曹来宾、肖德贵、刘延军。

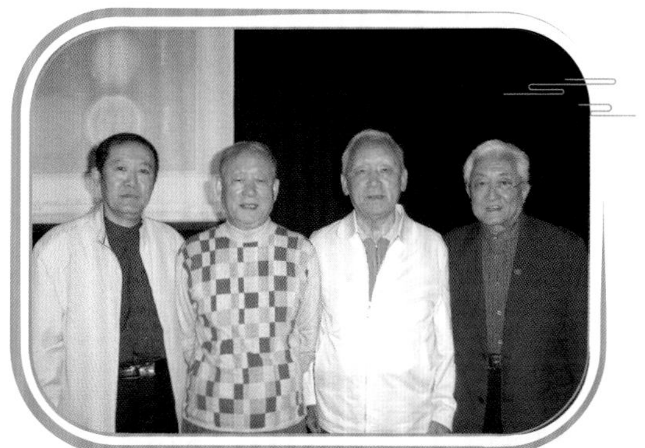

图 5-2-29　老友同贺曹来宾教授八十华诞（2005 年 10 月 27 日）（图片由刘红光提供）

左起：刘红光、吴恩惠、曹来宾、王云钊。

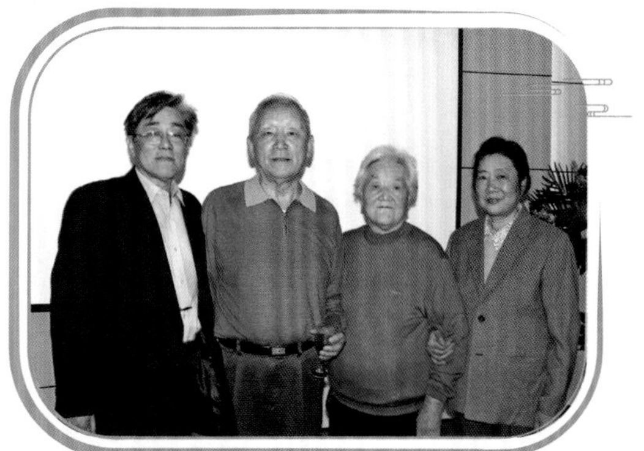

图 5-2-30　曹来宾教授夫妇（夫人王静民）与吴新彦教授夫妇（夫人徐素新）合影（2005 年 10 月 27 日于青岛）

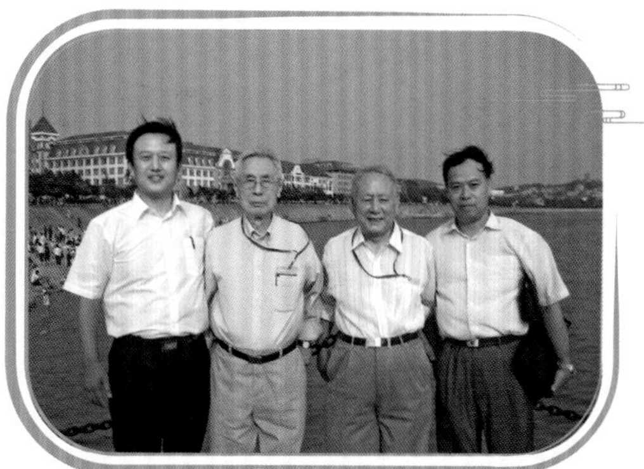

图 5-2-31　刘玉清院士、吴恩惠教授应邀来青岛讲学（2006 年 10 月 25 日）

左起：徐文坚、刘玉清、吴恩惠、马祥兴。

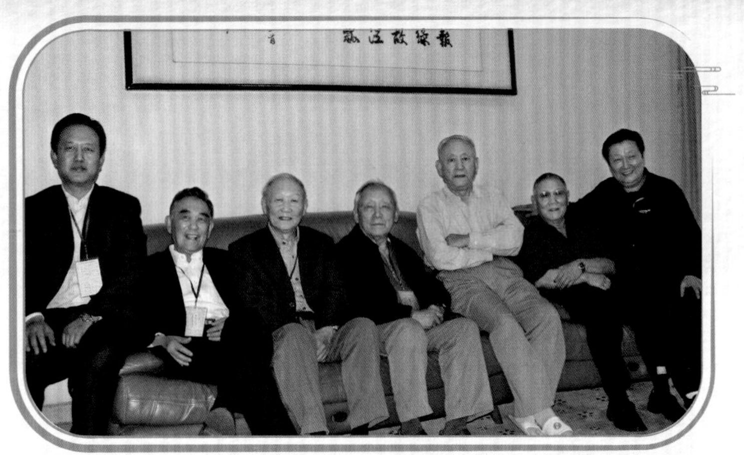

图 5-2-32 山东省医学影像国际论坛期间，专家们合影（2008 年 4 月 8 日）

左起：徐文坚、夏宝枢、张维新、曹来宾、吴恩惠、陈星荣、李联忠。

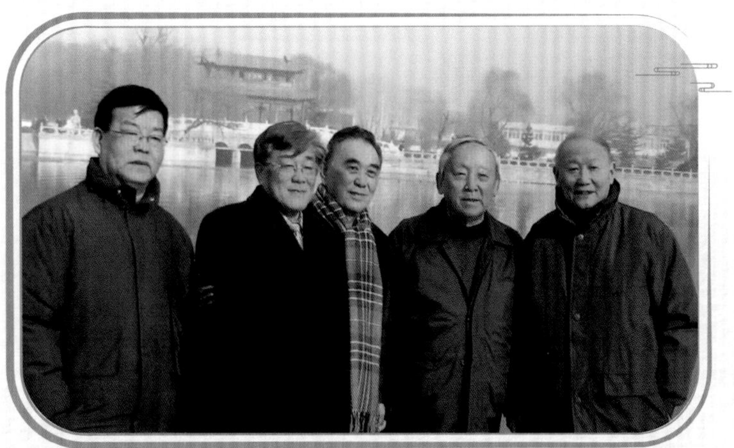

图 5-2-33 山东省放射学界五位知名专家合影（年代、地点待考）

左起：陶慕圣、吴新彦、夏宝枢、曹来宾、张维新。

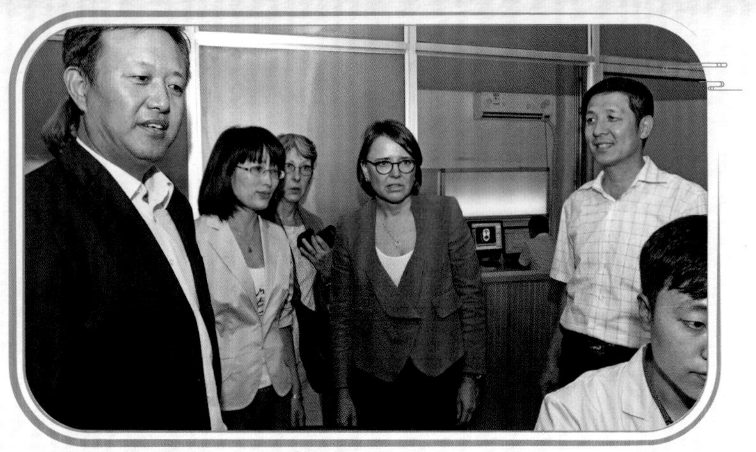

图 5-2-34 德国卫生部副部长 Mauz 女士率代表团访问青岛大学医学院附属医院放射科（2012 年 9 月 18 日）

左起：徐文坚（左 1）、Koester（左 3，德国卫生部双边交流司办公室主任）、Mauz（左 4，德国卫生部副部长）、张国庆（左 5，青岛大学医学院附属医院黄岛院区院长）。

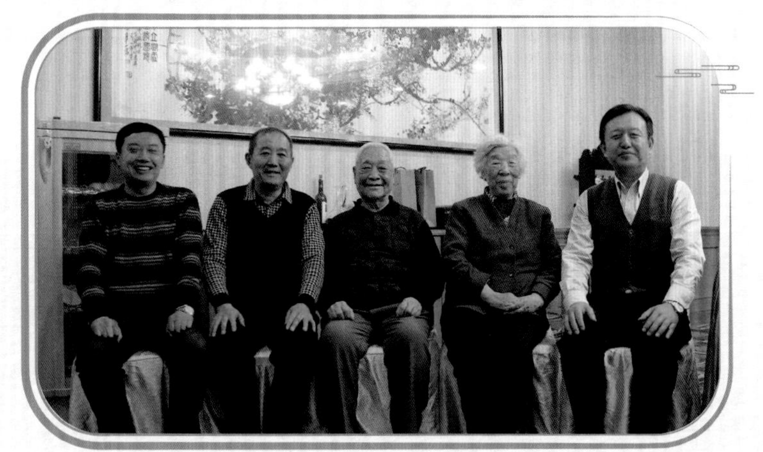

图 5-2-35 中国人民解放军总医院放射科原主任曹丹庆教授 2013 年 12 月 29 日到访青岛，与青岛市放射界部分专家合影（刘红光提供）

左起：谢立旗、刘红光、邱经熙、曹丹庆、徐文坚。

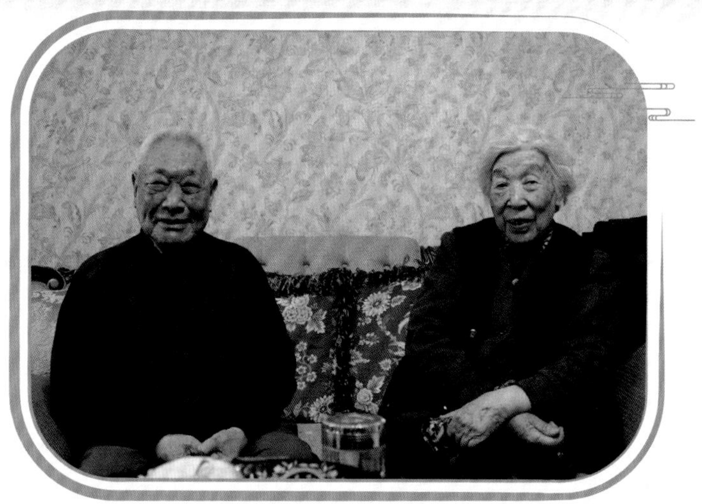

图 5-2-36　两位快乐的老同学，曹丹庆教授登门拜访邱经熙教授
（2013 年 12 月 29 日于邱经熙家中）
（图片由刘红光提供）

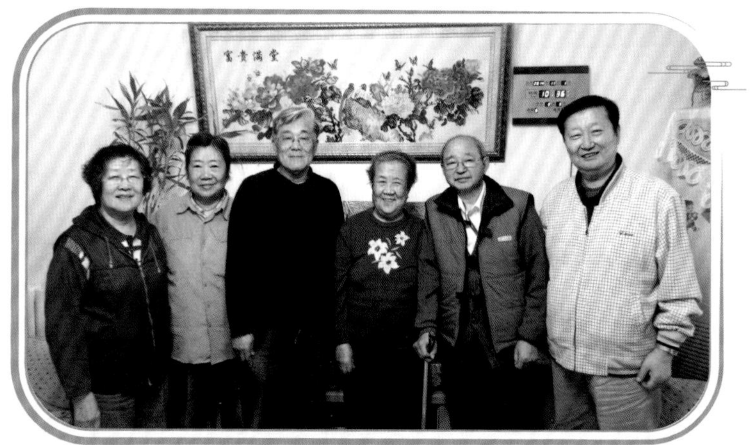

图 5-2-37　青岛放射界部分老同事合影（2014 年 12 月于青岛）
（图片由李联忠提供）

左起：刘砚玉（74 岁）、徐素新（76 岁）、吴新彦（82 岁）、蔡凤修（88 岁）、陈衍舜（81 岁）、李联忠（76 岁）。

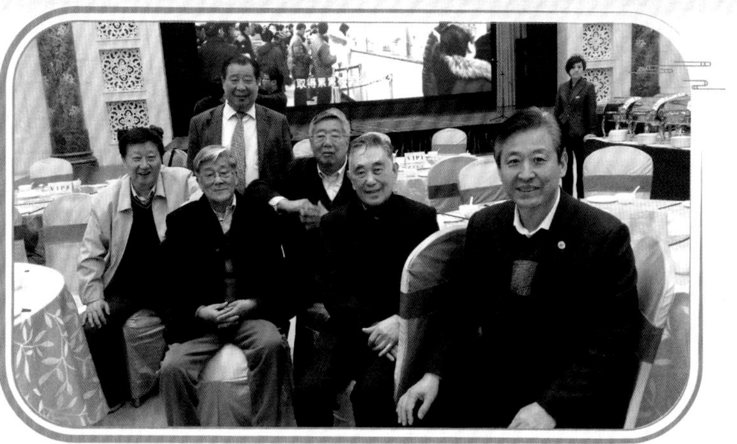

图 5-2-38　第十二届医学影像山东国际论坛暨山东省医学影像研究所成立 40 周年庆典，省内放射界退休老同志与中华医学会前副会长戴建平教授欢迎宴会前合影（2015 年 3 月 19 日于济南）
（图片由刘延军提供）

座位右起：康永军（山东省卫生厅副厅长）、夏宝枢（潍坊市人民医院原院长）、戴建平（原中华医学会副会长）、吴新彦（青岛市市立医院放射科原主任）；后排站立者：武乐斌（山东省医学影像研究所原所长）。

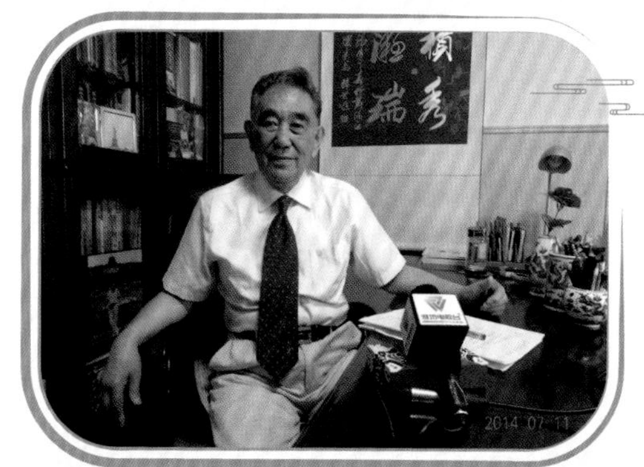

图 5-2-39　夏宝枢教授就关于潍县乐道院医院对早期医学发展的历史贡献一事接受潍坊电视台采访（摄于 2012 年夏）
（图片由夏宝枢提供）

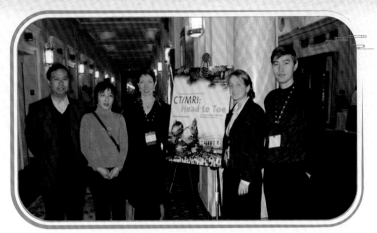

图 5-2-40　马祥兴教授 2004 年摄于纽约大学

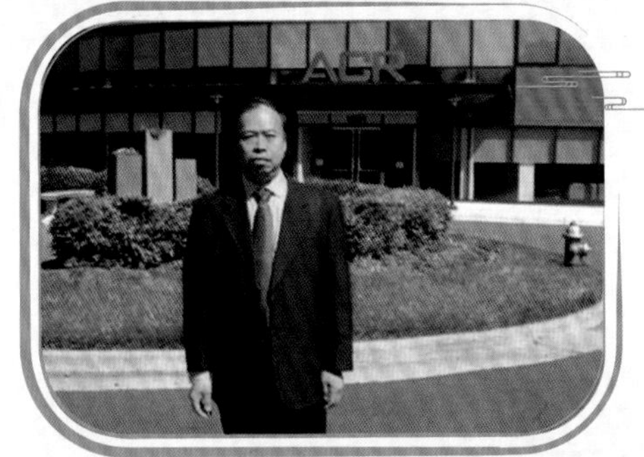

图 5-2-41　马祥兴教授 2016 年访问美国放射学院

第三节　医学影像设施、设备仪器等影像资料

在影像增强器出现前，也就是实现遥控、隔室检查前，放射医师的工作环境是怎样的，今天的年轻放射人员若没有看到，那今后的从业人员就更无从知晓了。为了让年轻同志们了解一些过去的情况，我们特地拍摄、收集了部分照片，留影备忘（图 5-3-1 ~ 图 5-3-6）。

关于辐射防护，第一阶段，由于不知道其中的危害，在 X 线用于临床的初期阶段是没有任何防护的。随着第一次世界大战中 X 线机迅速地推广使用，尤其是亲赴前线用车载 X 线机为伤员检查的居里夫人，由于长期受到镭和 X 线辐射而罹患放射病去世后，人们才逐渐关注到辐射的危害，逐渐开始使用铅玻璃、铅垂帘、铅手套、铅围裙（背心）和铅屏风进行屏蔽防护，这可以看作是第二阶段，这一阶段大致在 20 世纪 40 年代到 70 年代，由于当年没有拍下影像资料，是为遗憾。第三阶段，逐渐开始有了铅椅、铅围裙、小铅屋、自砌的防护屋，等等，三级、二级医院在这个阶段延续的时期短一些，个别一级医院放射科甚至延续至 21 世纪还在用。再后来，随着电子和计算机技术发展，实现了遥控，除了介入放射外，放射人员才真正告别了过去与辐射面对面的检查模式。

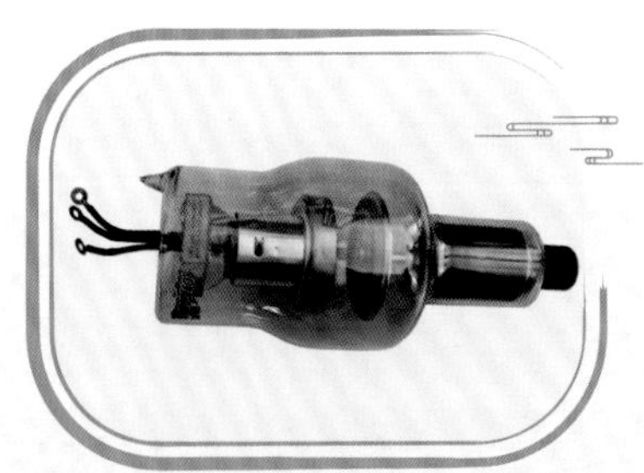

图 5-3-1　拆去管套的 X 线管
（图片由徐文坚提供）

X 线球管大家都见过，但拆去管套的 X 线球管可能很多放射工作者都没有见到过。透过玻璃管壁，可以看到（真空的）管球内的阴极和旋转阳极倾斜的靶面。最早的 X 线球管与此类似（裸管），外侧无金属屏蔽防护管套。可想而知，当年从事放射学工作的前辈们，工作环境中受到辐射的风险有多大。

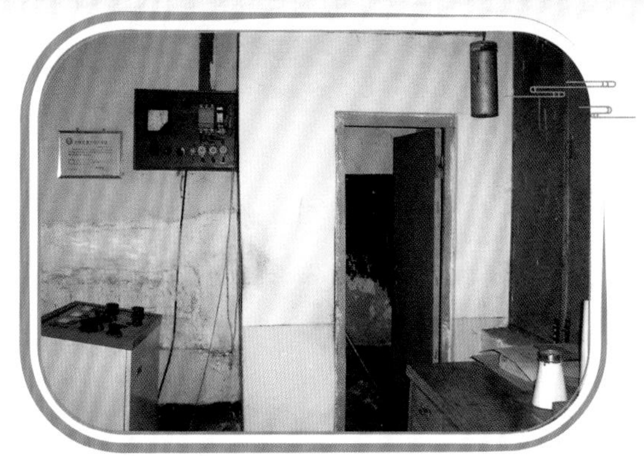

图 5-3-2　青岛地区某乡镇医院放射科（拍摄于 2005 年 11 月 16 日）
（图片由刘红光提供）

简陋的 X 线摄片操作室，砖砌的摄片室隔离墙，传统简单的 X 线控制台（左下角）、桌上白色锥形物为铅制的聚光筒（右下角）。

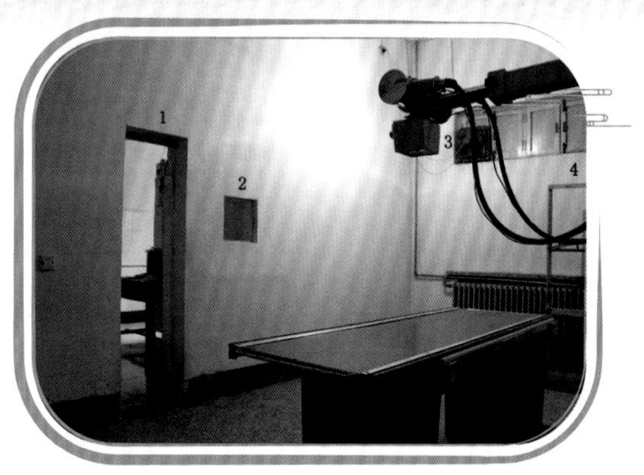

图 5-3-3　青岛地区某一级专科医院放射科（拍摄于 2014 年 3 月 12 日）
（图片由刘红光提供）

传统 X 线摄片室，用墙壁做隔离防护。1：门宽 45 cm；2：窄小的铅玻璃观察窗；3：墙上的排风扇；4：胸片架。

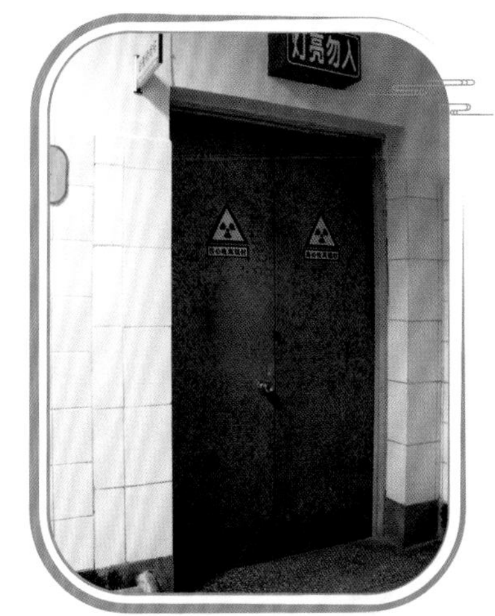

图 5-3-4　青岛地区某一级医院放射科铁皮防护门
（拍摄于 2014 年 3 月 12 日）
（图片由刘红光提供）

20 世纪 90 年代以前，二级以下医院放射科，多数自己动手，用镀锌铁皮加铅皮做成防护门窗，实施辐射防护。

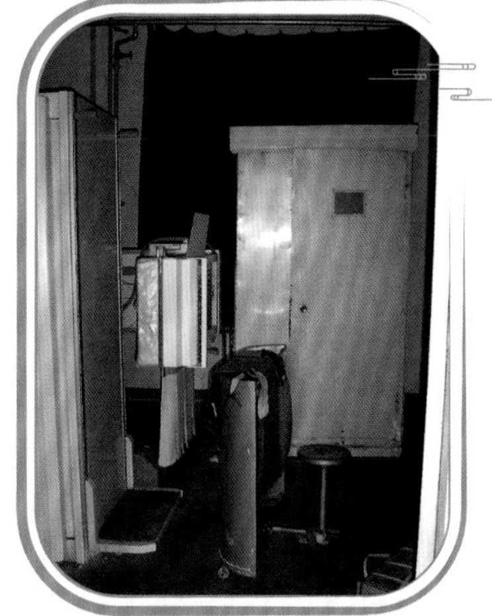

图 5-3-5　青岛地区某乡镇医院放射科透视室
（摄于 2005 年 11 月 16 日）
（图片由刘红光提供）

仍在使用铅防护垂帘、铅椅子、铅背心、铅围裙、铅屋。

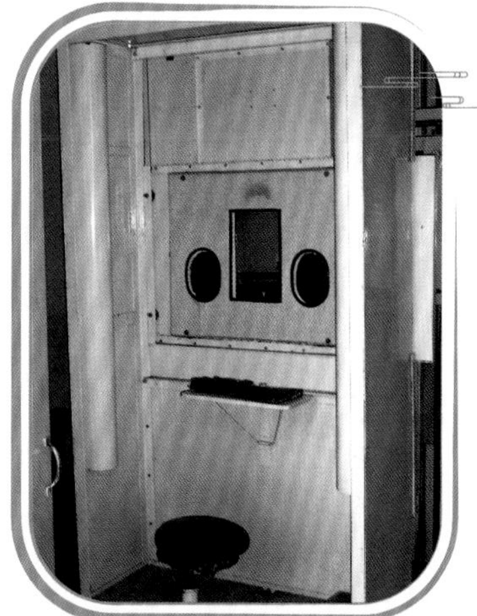

图 5-3-6　青岛地区某乡镇医院放射科透视室
（摄于 2005 年 11 月 16 日）
（图片由刘红光提供）

防护改良后的透视室（原始、简陋的隔室透视），辐射防护有明显改进，改善了对医师的辐射防护。

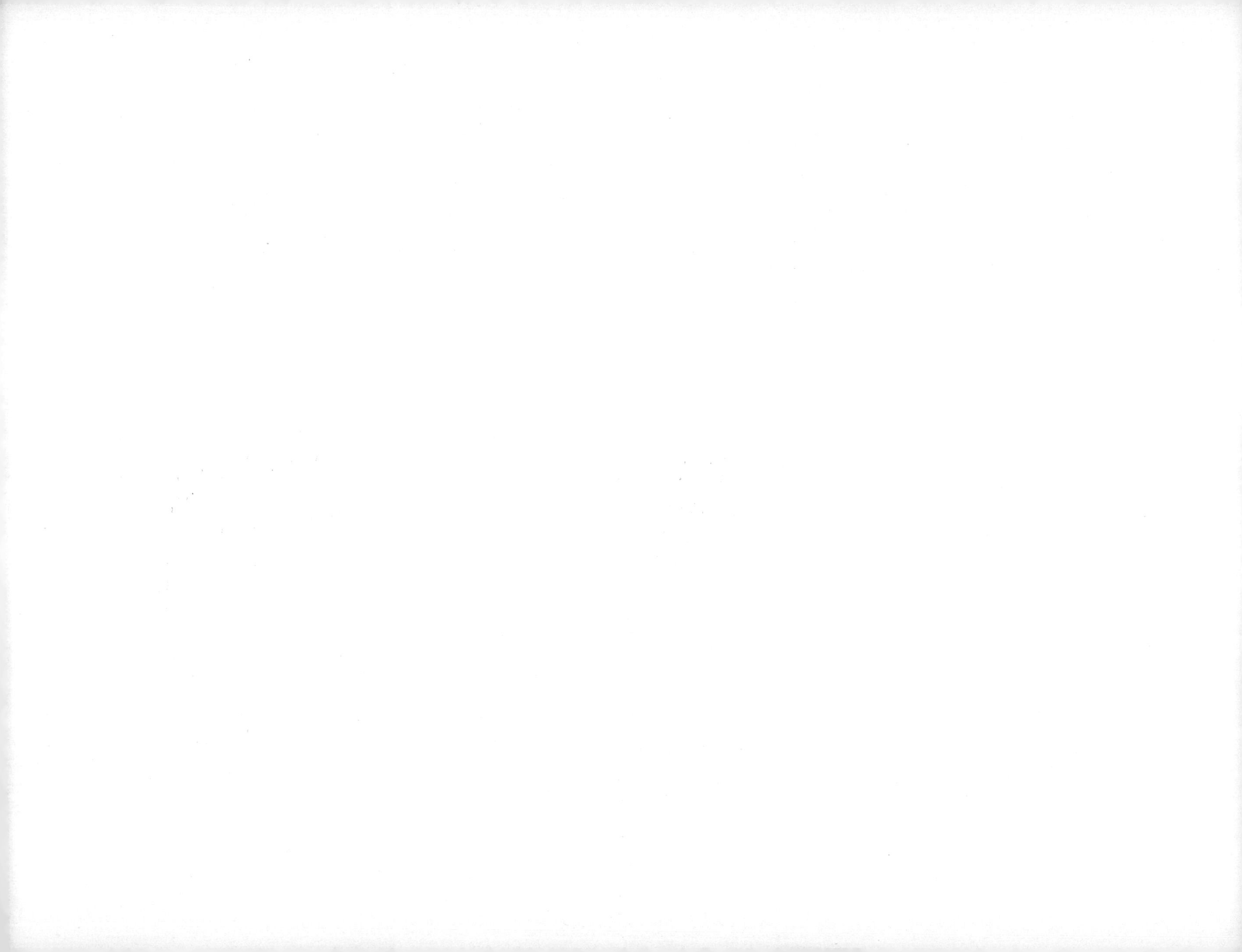

第六章

青岛市放射学界改革开放以前发表的部分学术论文题录（1937 年至 1979 年）

本章只罗列20世纪改革开放以前青岛市放射学工作者发表的部分代表性文章，改革开放以后发表的论文详见各医院介绍。

1. 唐希尧 .Contralateral Bronchial Infection in Pulmonary Tuberculosis：A Study of 242 Cases. Am J Roentgenol，1937，37：180-189.
2. 唐希尧 . The Position of the Transverse Interlobular Fissure of the Lung in Relation to Progress in Pulmonary Tuberculosis. Tubercle，1940，21：249.
3. 王胜森，卢筱英 . 阿米巴性肝左叶脓肿 . 中华内科杂志，1953，1（1）：124-128.
4. 卢筱英 . 骨与关节梅毒 . 中华放射学杂志，1954，2（4）：309-311.
5. 梁福临 . 巨大额窦与筛窦的粘液囊肿二例报告 . 中华耳鼻喉科杂志，1955，3（2）：129-134.
6. 梁福临 . 额窦骨瘤一例 . 中华耳鼻喉科杂志，1956，4（3）：225.
7. 卢筱英，邱祖荫，邱经熙 . 膈膨出症的 X 线诊断（附 3 例报告）. 青岛医学院学报，1957，1：79-81.
8. 卢筱英 .X 线发现小肠套叠一例 . 中华放射科杂志，1958，6（3）：218-219.
9. 张振湘，段慧灵 . 膀胱结石 217 例之分析 . 中华外科杂志，1958，6（2）：205-209.
10. 隋成祥，万长蓁 . 造影剂对肺结核空洞诊断之应用 . 山东医刊，1959，3（6）：19-22.
11. 曹来宾，周惠民 . 食管癌肉瘤一例报告 . 青岛医学院学报，1959（1）：76-78.
12. 王念斌，曹来宾 . 铁末尘肺 30 例临床及 X 线分析 . 山东医刊，1960，4（10）：35-37.
13. 曹来宾，于利甲 . 食管癌肉瘤（附三例报告）. 山东医刊，1960（12）：28-29.
14. 曹来宾，徐开阳 . 矽肺早期 X 线诊断 . 山东医刊，1960，4（9）：6.
15. 卢筱英 .12 例膈下脓肿的临床及 X 线分析 . 青岛医学院学报，1961（2）：61-66.
16. 曹来宾 . 髋臼骨软病的 X 线跖骨骨软骨炎的临床及 X 线分析 . 青岛医学院学报，1961，1（2）：45-47.
17. 曹来宾 . 腰疝 . 中华外科学杂志，1961（2）：88.
18. 曹来宾，何灿熙 . 石棉肺 X 线诊断 . 山东医刊，1961，1（9）：1-2，5.
19. 卢筱英 .20 例二尖瓣狭窄症的临床 X 线分析 . 青岛医学院学报，1962（1）：60-63.
20. 何灿熙 . 淋巴道肺转移癌 . 青岛医学院学报，1962（1）：39.
21. 青岛疗养院 . 肝直径 X 线正透测量法对肝肿大的临床意义（附 125 例正常人及 152 例传染性肝炎患者测量结果分析）. 青岛疗养院资料，1962.
22. 张振湘，马振林 . 下腔静脉后输尿管 . 山东医刊，1962，2（2）：1-2.
23. 曹来宾，高士伟，夏宝枢 . 肠气囊肿：附 10 例报告 . 青岛医学院学报，1962（2）：62-65.
24. 曹来宾，何灿熙，夏宝枢 . 氟骨症（附 46 例临床与 X 线分析）. 中华医学杂志，1962，48（11）：720-723.
25. 曹来宾 . 脑血管造影术 . 山东医刊，1962（57）：7-10.

26. 张维新．应用复方碘化钠溶液造影的初步经验．山东医刊，1962，2（3）：18.

27. 曹来宾，何灿熙，夏宝枢，等．地方性氟中毒（氟骨症）初步报告（附26例临床及X线分析）．山东医刊，1962，2（6）：25-26.

28. 邱祖荫，吴新彦．大骨节病的X线研究．青岛医学院学报，1963，1（8）：49.1963（中华医学会放射分会1964年学术年会论文摘要，P186）.

29. 卢筱英．小儿呼吸道异物的X线诊断（附32例分析）．青岛医学院资料，1963.

30. 曹来宾．腮腺造影在临床上的应用（附37例报告）．山东医刊，1963，3（10）：23-24.

31. 卢筱英．小儿呼吸道异物的X线诊断（附32例分析）．青岛医学院资料，1963.

32. 曹来宾，田维泽．膈肌囊肿一例报告．中华外科杂志，1963，11（1）：66.

33. 曹来宾．肺性肥大性骨关节病．青岛医学院学报，1963，8：62-67.

34. 张维新，曹来宾，吴新彦，等．中国正常儿童肺门的X线研究．中华医学会放射学分会1963年学术会议论文摘要，P46；山东放射学会1964年论文汇编，P10-17.

35. 曹来宾．女性非化脓性耻骨骨炎（附23例分析）．中华放射学杂志，1964，9（5）：445-447.

36. 曹来宾．磨针工人的肺铁末沉着症（附53例的临床X线观察）．中华放射学杂志，1964，9（4）：306-308.

37. 曹来宾．石墨尘肺X线检查初步报告．中华放射学杂志，1964，9（4）：309-310.

38. 张维新，曹来宾．胃内中药性异物二例．中华放射学杂志，1964，9（1）：80.

39. 曹来宾．奇静脉造影术．山东省医学会放射学分会1964年论文汇编.

40. 左继统．肺大疱病．山东医刊，1964，11：14-16.

41. 曹来宾，黄婉芬．双侧巨大腰疝一例．中华放射学杂志，1964，9（3）：274.

42. 曹来宾．畸形骨炎．青岛医学院学报，1964，9：47.

43. 曹来宾．畸形性骨炎（paget氏病）二例报告．山东医刊，1964，4（5）：10.

44. 吴新彦，何灿熙．软组织海绵状血管瘤X线诊断．山东医刊，1964（9）：38-39.

45. 卢筱英．阿米巴肝脓肿的X线诊断——附55例临床分析．中华内科杂志，1964，12（1）：47-49.

46. 曹来宾．肺钡末沉着症．中华放射学杂志，1965，10（2）：108-110.

47. 张之湘．颈椎损伤43例报告．青岛医学院学报，1965，（2）：50-51.

48. 曹来宾．奇静脉造影术应用于胸部疾患的初步报告（附81例分析）．中华放射学杂志，1965，10（6）：475-477.

49. 曹来宾，何灿熙，吴新彦．石棉肺115例的X线观察．中华放射学杂志，1965，10（5）：381-383.

50. 高士伟．败血肺炎之X线诊断（附73例报告）．山东医刊，

1965（11）：16.
51. 邱祖荫．先天性食管蹼两例报告．中华放射学杂志，1965，10（3）：269.
52. 吴新彦，杨金明．胃和十二指肠内中药性异物又四例．中华放射学杂志，1965，10（3）：272.
53. 卢筱英，吴新彦，盖维滨，等．正常成人肾脏位置与大小的观察．青岛医学院学报（外科学专辑），1965，11：22.
54. 卢筱英．颅狭窄症的X线研究．中华放射学杂志，1966，11(3)：214-215.
55. 何灿熙．成人颈椎枕、环、枢段X线观察．中华放射学杂志，1966，12（2）：95-97.
56. 曹来宾，夏宝枢，吴新彦，等．黄脂瘤病（附19例报告）．中华医学杂志，1972，52（2）：107-111.
57. 卢筱英，徐德永．慢性肺源性心脏病的X线诊断：附285例临床分析．山东医药，1973，13（1）：20-24.
58. 青岛医学院．潜水减压病四肢骨骼改变X线观察．《卫生防疫资料汇编》（山东省防疫站），1974年，P195-200.
59. 吴新彦．有关支气管淋巴结结核的几个问题（综述）．青岛医药科技简报，1974（3）：11-20.
60. 曹来宾．四肢骨与软组织疾患动脉造影X线诊断．放射学汇编（江苏如东人民医院），1974：33-36.
61. 曹来宾．骨纤维异常增殖症（附44例四肢躯干骨临床和X线分析）．青岛医学院资料，1974：1-11.
62. 吴新彦，杨全明，曹来宾，等．胃恶性淋巴瘤的临床X线诊断．中华医学杂志，1977，57（3）：155-157.
63. 邱祖荫．低张力十二指肠造影．青岛医药科技简报，1974，(1)：30；X线诊断学习资料（绍兴卫校），1975，2：93-95.
64. 曹来宾．氟骨症：慢性氟中毒．青岛医学院学报，1975，11(1)：68-71，73.
65. 邱祖荫．绒毛膜上皮癌与恶性葡萄胎肺转移的X线诊断．青岛医药科技简报，1975，1：6-9；临床参考资料（青岛医学院），1975，总5：227-230.
66. 曹来宾．骨纤维异常增殖症（100例四肢躯干骨临床和X线分析）.X线诊断学习资料（绍兴卫校），1975，2：125-132.
67. 曹来宾．骨纤维异常增殖症178例分析．青岛医学院资料，1975：1-19.
68. 青岛医学院，曹来宾．骨纤维异常增殖症（200例临床与X线分析）．中华医学杂志，1975，55（9）：655-659.
69. 宋焕云．避孕环与宫腔关系——31例X线分析．青岛医药科技简报，1975（3）：33-34.
70. 何灿熙．粘多糖病（附Morquio氏病二例报告）．青岛医药科技简报，1975（5）：10.
71. 青岛医学院，上海第一医学院，华山医院，等．阿尔伯利特综合征24例临床X线分析．中华医学杂志，1976，56（2）：118-120.
72. 丁士海．我国人的阑尾位置．山东医药，1976，16（2）：41-42.
73. 吴源清．纵隔肿瘤的X线诊断与有关问题．临床参考资料（青岛医学院），1976（总6）：195-205.
74. 何灿熙．小叶间隔腺对淋巴道肺转移癌的诊断意义．青岛医药科技简报，1976（3）：28.
75. 曹来宾．氟骨症—慢性氟中毒(概述).X线诊断学资料汇编(绍兴卫校)，1976，3：113-118；卫生研究，1976，5（4/5）：385-391.
76. 青岛市市立医院放射线科．乳腺X线检查初步体会．青岛医药科技简报，1976（2）：9-16.
77. 曹来宾．尘肺的X线诊断．青岛医学院学报，1977，113（1）：59-88.
78. 青岛医学院．纵隔淋巴瘤、纵隔型肺癌及成人纵隔淋巴结核的X线鉴别诊断．山东省放射经验交流会资料选编，1977：78-85.
79. 青岛市市立医院放射线科．原发性结肠癌肿的X线诊断（附100例分析）.山东省X线诊断经验交流会资料汇编，1977，2：17-26.
80. 辛复兴．针刺日月、期门穴对胆囊收缩的初步观察．青岛市市立医院资料，1977.
81. 曹来宾．骨淋巴肉瘤的临床X线诊断．中华医学杂志，1977，57（2）：155.
82. 曹来宾，杨全明，曹来宾，等．胃恶性淋巴瘤的临床X线诊断．中华医学杂志，1977，57（3）：155-157.
83. 曹来宾．活性炭尘肺9例报告．青岛市尘肺专辑，1977.
84. 曹来宾．橡胶业炭黑尘肺．青岛市尘肺专辑，1977.
85. 青岛市矽肺诊断小组．磨针工人尘肺X线动态观察．青岛市卫生防疫资料，1977.
86. 曹来宾．肺铁末沉着症X线动态观．青岛市尘肺专辑，1977.
87. 乐兴祥．大量骨溶解．青岛医学院学报，1977（1）：134.
88. 曹来宾，吴新彦，冯跃卿，等．骨纤维异常增殖症（附30例临床X线分析）.青岛医学院学报，1962（1）：25-30.
89. 曹来宾，崔玉珍，魏兆忠．潜水减压病骨关节改变的X线分析．中华医学杂志，1977，57（2）：115-117.
90. 曹来宾．潜水减压病．青岛医学院学报，1976，12（1）：96-105.
91. 吴新彦，王宗信，薛怀玲．针刺日月、期门对胆系功能的初步观察．青岛医药卫生，1978（6）：1.
92. 曹来宾．短管状骨病变的X线诊断．放射学资料选编（山东惠民地区），1978：12-34.
93. 青岛医学院．中医药治愈骨恶性肿瘤九例随诊观察报告．全国地区性放射学术交流会议资料（苏州市），1978.
94. 曹来宾．髋臼骨软骨病的X线诊断（附11例分析）.中华放射学杂志，1978，12（1）：42-44.
95. 青岛医学院附院.Conray脑室造影213例分析．青岛医学院附院资料，1978：1-8.
96. 夏宝枢，吴新彦．关于胆系造影的几个问题的认识．中西医结合急腹症通讯（遵义医学院），1978（2）：84-91.
97. 邱经熙．椎弓崩裂183例分析．山东省放射学年会论文集，1979年.
98. 夏宝枢，张绪敬，吴新彦．胆系X线检查的一些进展．医学研究通讯，1979，8（9）：21-22，13.
99. 邱祖荫．如何防止阅读胸片的差错？山东医药，1979，19（8）：56-57.

100. 邱经熙．婴儿和儿童下呼吸道病毒疾患的 X 线表现．医学资料选编（解放军 401 医院），1979（1）：106.

101. 辛复兴．内窥镜逆行胰胆管造影 32 例小结．山东省放射学年会论文汇编，1979.

102. 曹来宾．须与尘肺鉴别的全身性疾患．枣庄医药（矽肺专刊），1979（1）：44.

103. 王英年．弥漫性胸膜间皮瘤一例报告．青岛医药卫生，1979（3）：22.

104. 李建民，郑新吉，曹庆选，等．软骨沾液样纤维瘤的 X 线诊断（附 16 例分析）．中华放射学杂志，1979，13（4）：236-238.

105. 邱祖荫，吴源清．胸部透视诊断手册．济南：山东人民出版社，1975.

（夏宝枢收集）

编后记

2013 年 11 月 10 日，在青岛市医学会放射学分会 2013 年学术会议暨第八届青岛市中西医结合学会医学影像专业委员会学术会议和全国骨关节影像诊断新进展学习班上，青岛市第十二届放射学分会、《青岛放射学史志 1902—2022 年》编撰委员会宣布启动撰写青岛市首部放射学史志的工作。由于系首次编撰《青岛放射学史志 1902—2022 年》，年代跨度逾百年，史料收集困难重重。兼因多种主、客观因素所致，史志资料未能在原定之日 2014 年 3 月 31 日截稿，随后迁延至 2015 年年底，方陆续收到大部资料，得以整理成集。后又因各种原因停滞，编撰工作再延至 2021 年 12 月 31 日。期间，部分医院按要求补充递交了新资料，经核实后补充加入到史志内，部分医院未递交补充材料，则沿用 2013 年年底或 2015 年年底之资料编辑。

本史志原则上纳入县级市各人民医院、二级及以上医院放射科科室主任的基本信息，但个别二级医院由于医院放射科按设备类型设置科室并设置主任岗位，对上报材料的医院，也将相应的科室主任信息一并列入。另外，为了避免史料汇集、编撰中的漏误，所有医院放射学史志初稿成稿后，均发到了各相关资料收集人的邮箱中，多数资料收集人回复了邮件或电话回复予以确认。未回复者，视为其对所提供的史料无异议，特此说明，备忘并立证。

本史志资料编写的原则，如编撰说明第一条所强调的：尊重史实，直书其实。不掺杂个人观点，不做分析、评判，平铺直叙，据实记叙。对于原稿中某些创青岛市首次 / 位 / 率先或首台设备等字眼，由于实在无力一一核实，均予删除。是否居首，该技术 / 设备启用的时间可为佐证。只是在资料涵盖广与全的方面，由于本史志所涉及之时间段跨度逾百年，许多史实非我辈能探及；加之能力所限，难以做到周全。但吾等努力了，尽力了。

今此青岛百年放射学史志工程完成，得以交稿承印，深感骄傲与欣慰。记于此，备忘、作释。再次对史志撰写给予了大力支持的诸位老专家、同道们和各史料收集、提供者致以衷心的感谢！

青岛市医学会放射学分会

《青岛放射学史志 1902—2022 年》编撰委员会

2021 年 12 月 31 日

编撰说明

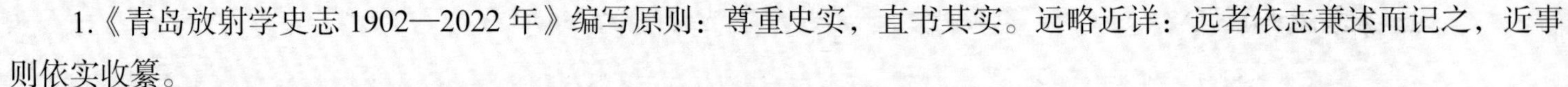

1.《青岛放射学史志 1902—2022 年》编写原则：尊重史实，直书其实。远略近详：远者依志兼述而记之，近事则依实收纂。

2. 本史志编撰内容的年代时限：上自 1902 年，今迄 2021 年 12 月 31 日。

3. 本史志的体裁有志、述、记、传，图、表、录，以志、述为主。分类则以设备与专业为主，自其在青岛初始记起，层次分章、节、条目。

4. 本史志主要内容：青岛市放射学科创立以来，在学会组织、设备、专业划分、医疗实践、教学、科研等方面主要的活动与沿革；青岛市所有二级以上医院放射科和部分民营医院史志及青岛市著名放射学专家学者介绍。

5. 本史志人物篇：入志人物分为 4 部分：①青岛市医学会放射学分会历任主任委员、副主任委员、秘书；②在省级及以上影像专业分会担任主任委员、副主任委员、秘书职务者；③各三级、二级医院放射科历任科主任及主持工作的副主任；④部分在国内公认的具有影响力的青岛市著名放射学专业老专家，以及对放射事业发展做出过突出贡献的青岛市放射界专家，如担任过中华医学会放射学分会委员及以上职务者，担任过中华医学会放射学分会专业学组副组长及以上职务者，享受国务院津贴者，其他对青岛市放射学专业发展做出过突出贡献的著名放射学专家等。

6. 各医院排序：市区三级医院按放射科创始时间、医院等级的先后排序；二级医院以青岛市直属（含专科医院）、各区和各县级市医院为序；各县级市按拼音字母先后排序。所在地其他医院，则分置各区和各县级市放射科史志之后。

7. 关于荣誉、科学技术进步奖、学术团体兼职：本志收载所获荣誉、科学技术奖励限厅市级及以上主管部门所颁发；学术团体兼职限卫生部、省级及以上主管部门主办的学会 / 协会或主管的杂志。

8. 其他放射学相关分会：放射技术分会、中西医结合学会医学影像专业委员会、分子影像学分会、介入放射学分会等的史料情况由各自学会委员会编写，本史料中设专门章节，仅列学会简介。

本着对历史负责的原则，为确保史志资料的真实性，史料初稿由各医院放射科主任、资料收集人阅审、签字。史料收集人的名字分别署在各自收集的史料之后，以证其责。

《青岛放射学史志 1902—2022 年》编撰委员会

2021 年 12 月 31 日